Bindung
und
Veränderung

AF636195

David J. Wallin

Bindung und Veränderung

in der psychotherapeutischen Beziehung

Aus dem amerikanischen Englisch
von Theo Kierdorf & Hildegard Höhr

G. P. PROBST VERLAG
Lichtenau/Westfalen

Verlagskontakt:
G. P. Probst Verlag GmbH
In den Rauten 3
D-33165 Lichtenau
Tel.: +49(0)5295 99 57 81
eMail: verlag@gp-probst.de

Für die Inhalte der im Buch angegebenen externen Webseiten übernehmen wir trotz sorgfältiger inhaltlicher Prüfung keinerlei Haftung. Für die Inhalte dieser Seiten sind ausschließlich deren Betreiber verantwortlich.

Weder der Verlag noch der Autor dieses Buches beabsichtigt, die Leser fachlich zu beraten. Die Ideen, Verfahrensweisen und Empfehlungen, die darin beschrieben werden, ersparen keine Beratung durch einen kompetenten Facharzt. Alle die Gesundheit betreffenden Fragen sollten grundsätzlich mit einem Arzt besprochen werden. Autor und Verlag übernehmen keine Verantwortung für Verluste oder Schädigungen, die angeblich durch Informationen oder Empfehlungen aus diesem Buch entstanden sind.

Copyright © der deutschen Ausgabe: G. P. Probst Verlag GmbH, Lichtenau/Westf. 2016
2. Auflage 2026
Originalausgabe: Copyright © 2007 The Guilford Press
A Division of Guilford Publications, Inc.
Titel der amerikanischen Originalausgabe: *Attachment in Psychotherapy.*

Übersetzung aus dem Amerikanischen: Theo Kierdorf & Hildegard Höhr, Köln
Umschlaggestaltung: Mareile Gropengießer (Paderborn)
Coverfoto: ©Vlad Sokolovsky – Fotolia.com
Satz: SpaceType, Köln
Druck & Bindung: MediaPrint, Paderborn
Printed in Germany

ISBN 978-3-944476-12-4

Alle Rechte vorbehalten. Das Werk einschließlich aller seiner Teile ist urheberrechtlich geschützt. Kein Teil des Werkes darf in irgendeiner Form ohne schriftliche Genehmigung des Verlages reproduziert bzw. unter Verwendung elektronischer Systeme verarbeitet, vervielfältigt oder verbreitet werden.

Bibliographische Information der Deutschen Nationalbibliothek
Die Deutsche Nationalbibliothek verzeichnet diese Publikation in der Deutschen Nationalbibliografie; detaillierte bibliografische Daten sind im Internet über *http://dnb.d-nb.de* abrufbar.

Inhalt

Für

Gina, Anya

und Gabriel

Only connect! That was the whole of her sermon. Only connect the prose and the passion, and both will be exalted, and human love will be seen at its height. Live in fragments no longer. Only connect, and the beast and the monk, robbed of the isolation that is life to either, will die.

— E. M. Forster (1910/1999)

Das Sein, welches das Objekt seiner eigenen Reflexion ist, wird infolge eben dieser Rekursion auf sich selbst blitzartig fähig, sich in eine neue Sphäre zu erheben.

— Pierre Teilhard de Chardin (1955)

Vorwort

Eine einzige Frage ließ mich zu der Odyssee aufbrechen, die zur Entstehung dieses Buches führte: *Wie ermöglicht Psychotherapie es Menschen, sich zu verändern?*

Diese Frage inspiriert mich seit mehr als drei Jahrzehnten und hat meine tiefste Neugierde geweckt, und das zweifellos nicht nur aus beruflichen, sondern auch aus persönlichen Gründen. Als ich als graduierter Student auf der Suche nach einem Thema für eine Dissertation war, dachte ich darüber nach, ob ich dieses Geheimnis würde lüften können, indem ich beobachtete, was meisterhafte Kliniker konkret mit ihren Patienten *taten*. Jahre später fand ich heraus, daß Bindungsforscher einen ähnlichen Ansatz verfolgt hatten, indem sie beobachtet hatten, wie sich einfühlsame Eltern ihren Kindern gegenüber konkret verhielten.

Weil die Art, »wie gute Therapeuten mit ihren Patienten umgehen, dem entspricht, wie gute Eltern ihre Kindern behandeln« (Holmes 2001, S. XI), müßten wir aus Untersuchungen über entwicklungsfördernde Beziehungen in der Kindheit viel darüber lernen können, wie therapeutische Beziehungen beschaffen sind, die Veränderungen am besten fördern. Und entsprechend müßten Erkenntnisse der Bindungsforschung über die Folgen einer Fehlentwicklung eine fundierte Grundlage für das Verständnis des Leidens und der Verletzungen liefern, die unsere Patienten dazu veranlassen, sich in Therapie zu begeben.

Aber was genau *sind* die klinischen Implikationen der Forschungsergebnisse? Und wie können sie uns helfen, als Therapeuten effektiver zu arbeiten?

Daß es so lange gedauert hat, bis es gelang, diese Fragen zu beantworten, hängt teilweise mit einer bedauerlichen historischen Entwicklung zusammen. Als sich bei John Bowlby, dem Vater der Bindungstheorie, die Überzeugung festigte, daß die *realen* äußeren Beziehungen von Menschen in ihrer frühen Kindheit – also keine inneren Phantasien über diese Beziehungen – sie formen, geriet er mit seinen Psychoanalytikerkollegen in Konflikt. Weil er die Bindung (nicht den Sexualtrieb oder die Aggression) für das Zentrum der menschlichen Entwicklung hielt, wurde er von den damals tonangebenden Psychoanalytikern ins Abseits gedrängt. Die Folge war, daß die Bindungstheorie zunächst und für lange Zeit hauptsächlich von akademischen Forschern aufgegriffen und ernst genommen wurde. Dies erklärt die historische Merkwürdigkeit, daß Bowlby selbst zwar den größten Teil seiner Zeit mit der Behandlung von Patienten verbrachte, seine Theorien aber – die er ja eigentlich entwickelt hatte, um psychotherapeutische Behandlungen wirksamer zu machen – von Forschern getestet und weiterentwickelt wurden, die größtenteils nicht klinisch arbeiteten.

Diese Forscher, die sich beim Studium der intimsten menschlichen Bindungen um empirische Strenge bemühten, gewannen eine Fülle von Erkenntnissen über Eltern-Kind-Beziehungen, über die innere Welt von Menschen und über Psychopathologie, wodurch die Bindungstheorie zum dominierenden Paradigma der heutigen Entwicklungspsychologie wurde. Kein anderer wissenschaftlich fundierter Denkansatz verrät uns mehr darüber, wie wir werden, die wir sind. Doch bis vor nicht allzu langer Zeit waren Therapeuten gezwungen, sich weitgehend selbst einen Reim darauf zu machen, was sie aus der Bindungstheorie und den auf dieser Grundlage gewonnenen Erkenntnissen für ihre praktische Arbeit ableiten sollten. Was die Bindungstheorie der klinischen Praxis in Aussicht stellte, ist (lange) nicht realisiert worden.

Im vorliegenden Buch leiste ich meinen Beitrag zur Erfüllung dieses Versprechens. Ich berufe mich darin auf Erkenntnisse der Neurobiologie, der Kognitionswissenschaft, der Traumaforschung, auf die buddhistische Psychologie, die Bindungstheorie und die relationale Psychoanalyse und versuche zu vermitteln, wie Therapeuten drei zentrale Erkenntnisse der Bindungsforschung für ihre praktische Arbeit nutzen können. Dementsprechend stelle ich die therapeutische Beziehung als wichtigen entwicklungsfördernden Faktor dar, verweise auf die zentrale Bedeutung der nonverbalen Dimension und hebe den transformierenden Einfluß von Reflexion und Achtsamkeit hervor.

Als ich vor Jahren mit der Arbeit an diesem Buch begann, glaubte ich, den Text ziemlich schnell zu Papier bringen zu können. Ich hatte schon seit Mitte der 1990er Jahre über Bindung und Psychotherapie gelehrt und war mir ziemlich sicher, Transkripte meiner Kurse in längstens sechs bis neun Monaten in ein Buch verwandeln zu können. Aber diese Transformation wurde zu einem wesentlich langwierigeren und lohnenderen Entdeckungsprozeß, als ich mir jemals hätte vorstellen können. Ich hoffe, die folgenden Kapitel werden das Resultat dieses Prozesses so veranschaulichen, daß der Wert meiner Entdeckungen für Sie als Leser nachvollziehbar ist und Sie zu überzeugen vermag.

Danksagung

Nachdem ich die Arbeit an diesem Buch abgeschlossen habe, ist es für mich eine große Freude, all jenen danken zu können, die mich bei der Realisation dieses Projekts unterstützt haben.

Von Anfang an daran beteiligt war Nancy Kaplan, durch die ich die Bindungstheorie wirklich kennengelernt habe. Owen Renik hat mich dazu inspiriert, das Risiko eines Brückenschlags zwischen der Bindungstheorie und der klinischen Praxis einzugehen. Und Karlen Lyons-Ruth schließlich hat mich dazu ermutigt, meine Synthese von Entwicklungspsychologie und relationaler Psychotherapie auszuarbeiten. Phillip Shaver hat mir außergewöhnlich großzügig seine Erkenntnisse und seine Erfahrung zur Verfügung gestellt. Als ich hörte, daß er dem Dalai Lama einen Vortrag über die Bindungstheorie gehalten hatte, rief ich ihn an und stellte fest, daß auch er sich für das einer Vereinigung von Bindungstheorie und Achtsamkeitsübung innewohnende Potential für die therapeutische Arbeit interessierte. Auch Erik Hesse und Mary Main bin ich zu Dank verpflichtet; sie haben mir in Berkeley ihre kostbare Zeit geschenkt und mir mit ihren wohldurchdachten Empfehlungen und ihrer Unterstützung sehr geholfen. Auf der anderen Seite des Atlantik hat mir Peter Fonagy immer wieder mit seinem Rat zur Seite gestanden. Mit ihm über unser beider Sichtweisen zu sprechen war mir eine große Freude und hat mir sehr geholfen.

Cindy Hyden danke ich von ganzem Herzen für ihre wertvollen Ratschläge zum Text und ihre intensive persönliche Unterstützung. Vom ursprünglichen Exposé bis zum Abschluß des Projekts war sie für mich eine sichere Basis. Auch Jim Nageotte von *The Guilford Press* schulde ich besonderen Dank. Er hat das Potential eines solchen Buches sofort erkannt und während seines Entstehungsprozesses immer wieder wichtige inhaltliche und formale Anregungen beigesteuert.

Von den vielen Freunden, Familienangehörigen und Kollegen, die Teile des Manuskripts gelesen, mit mir über deren Inhalt diskutiert und/oder mich als den Autor in anderer Form unterstützt haben, möchte ich hier Stephen Seligman, Richard Tarnas, Michael Blumlein, Lloyd und Catherine Kamins, Stephen Goldbart, Freda Wallin, Michael Wallin, Laurie Cohen, David Shaddock, Michael Guy Thompson, Diana Fosha, Judy Pickles, Lynnette Beall, Barbara Holifield, Jules Burstein, Johanne Busch, Ava Charney-Danysh, Sara Fisher, Michael Gray, Linda Hendricks und Horacio Miller nennen. Bob Cassidy danke ich, weil er mir geholfen hat, meine Ideen in der Welt bekannt zu machen, und mich immer wieder sanft, aber bestimmt dazu angehalten hat, dieses Buch zu schreiben. Ganz besonders danke ich auch Linda Graham für die immer sehr informativen und oft inspirierenden Gespräche mit ihr beim Lunch.

Auch meinen Patienten und insbesondere denjenigen, die mir erlaubt haben, unsere gemeinsamen Erlebnisse in diesem Buch zu schildern, habe ich viel zu verdanken. Sie haben mich in ihrem Leben, ihrem Herzen und ihrem Geist willkommen geheißen, und ich habe durch sie nicht nur viel darüber gelernt, wie man als Therapeut helfen kann, sondern auch vieles über mich selbst herausgefunden.

Alice Jones danke ich für ihren wichtigen Einfluß auf mein privates und berufliches Leben und auf meine Kreativität.

Und schließlich und ganz besonders danke ich meiner Frau Gina und meinen Kindern Anya und Gabriel, deren Liebe, (fast) unerschöpfliche Geduld und Aufopferung mir überhaupt erst ermöglicht haben, dieses Buch zu schreiben. Abgesehen von diesen Geschenken ist Gina durch ihre Intelligenz, ihre Sensibilität und ihren klinischen Scharfsinn eine überaus einfühlsame Partnerin – und eine von mir sehr geschätzte Mitarbeiterin – bei der Entwicklung der Ideen, aus denen dieses Buch entstanden ist.

1 Bindung und Veränderung

... Die Rolle des Therapeuten entspricht derjenigen einer Mutter, die ihrem Kind eine sichere Basis gibt, von der aus es die Welt erforschen kann.

— John Bowlby (1988)

In der Welt, so wie Bowlby sie sieht, geht es in unserem Leben von der Wiege bis zur Bahre um Bindungsbeziehungen. Obwohl unser Verhältnis zu solchen Bindungen am stärksten durch unsere ersten Beziehungen geprägt ist, bleiben wir auch im weiteren Verlauf unseres Lebens formbar. Waren unsere frühen Beziehungen problematisch, können spätere Beziehungen uns eine zweite Chance bieten und uns vielleicht sogar die Fähigkeit erschließen, mit jener Freiheit zu lieben, zu fühlen und zu reflektieren, die aus sicheren Bindungen resultiert. Eine Psychotherapie ermöglicht uns im besten Fall, eine solche heilende Beziehung zu erleben.

Mit der Frage, wie genau wir als Psychotherapeuten Patienten dazu befähigen können, über die Grenzen, die sie aufgrund ihrer Lebensgeschichte haben, hinauszuwachsen, befaßt sich die Bindungstheorie nicht direkt. Doch die durch Bowlbys Erkenntnisse inspirierte aktuelle Forschung ist für die klinische Praxis von enormem Wert und erschließt uns eine immer klarere Sicht der menschlichen Entwicklung in einem spezifisch relationalen Kontext.

Im Rahmen meiner Bemühungen, die Möglichkeiten, die die aktuelle Bindungsforschung uns eröffnet, zu nutzen, habe ich drei Erkenntnisse identifiziert, die für die Psychotherapie meines Erachtens die tiefsten und fruchtbarsten Implikationen haben: (1) Von beiden Beteiligten gemeinsam entwickelte *Bindungsbeziehungen* sind der entscheidende Kontext für die menschliche Entwicklung. (2) *Präverbales Erleben* bildet den Kern des sich entwickelnden Selbst. (3) Aufgrund der *Haltung des Selbst zum Erleben* läßt sich Bindungssicherheit besser voraussagen als aufgrund der Fakten der persönlichen Geschichte eines Menschen.

Wenn ich auf die klinischen Implikationen dieser drei zentralen Erkenntnisse Bezug nehme, berufe ich mich natürlich auf die Literatur über die Bindungsforschung. Ich gehe aber auch darüber hinaus, und zwar nicht nur, indem ich die intersubjektive und relationale Theorie einbeziehe, sondern auch indem ich Erkenntnisse der affektiven Neurowissenschaft – die Allan Schore (2004) die »Neurobiologie der Bindung« genannt hat – sowie der Kognitionswissenschaft, der Traumaforschung und der Bewußtseinsforschung für meine Zwecke nutze. Das hier vorliegende erste Kapitel meines Buches lotet die drei genannten Erkenntnisse der Bindungsforschung über die zentrale Bedeutung von Bindungsbeziehungen, präverbalem Erleben und Reflexionsfunktion aus. Es destilliert ihre Bedeutung für die klinische Arbeit zu einem Psychotherapiemodell, das die *Transformation des Selbst durch Beziehung* zum Ziel hat. Mir geht es hier darum, auf emotionale Heilung zu fokussieren – um die klinische Philosophie, die ich durch Auswertung von Forschungsberichten, durch das Studium der Bindungstheorie und durch meine persönlichen Erfahrungen entwickelt habe –, die Grundlage all der vielen verschiedenen Ansätze, durch die ich meinen Patienten zu helfen versuche.

Ich werde im folgenden erklären, inwieweit das hier vorgestellte Psychotherapiemodell als Transformation durch Beziehungen einen Zusammenhang beschreibt, der mit der sich entfaltenden Geschichte der Bindungstheorie identisch ist. Bowlbys Weg (1969/1982 – Bindung 1) begann mit der Erkenntnis, daß die Bindung ein biologischer Imperativ ist und in einer evolutionären Notwendigkeit wurzelt: Eine Bindungsbeziehung zu einer primären Bezugsperson ist für das körperliche und emotionale Überleben eines Kindes und für seine Entwicklung unverzichtbar. Aufgrund dieser Unverzichtbarkeit ist das Kind gezwungen, sich an die Bezugsperson anzupassen und radikal alles auszuschließen, was die Bindungsbeziehung gefährden könnte. Mary Ainsworths Untersuchungen (Ainsworth, Blehar, Waters & Wall 1978) stellten dann klar, daß die Qualität der *nonverbalen* Kommunikation in der Bindungsbeziehung darüber entscheidet, ob ein Baby eine sichere oder unsichere Bindung entwickelt – und in Zusammenhang damit auch, wie das Kind mit seinen eigenen Gefühlen umzugehen lernt. Mary Mains Forschung (Main, Kaplan & Cassidy 1985) veranschaulichte, wie sich diese frühe biologisch notwendige nonverbale Interaktion im Baby als mentale Repräsentationen und Regeln für die Informationsverarbeitung festsetzen und beeinflussen kann, wie frei das Kind später als Jugendlicher und schließlich als Erwachsener denken, fühlen, erinnern und handeln können wird. Und schließlich haben Mary Main (1991) und Peter Fonagy (Fonagy, Steele & Steele 1991a) auf die besondere Bedeutung der Einstellung des Selbst zu seinem eigenen Erleben hingewiesen. Sie zeigten, daß Bindungssicherheit, Resilienz und die Fähigkeit, sicher gebundene Kinder aufzuziehen, allesamt mit der Fähigkeit des Einzelnen, das eigene Erleben zu reflektieren, zusammenhängen. Somit ist in der Erzählung der Bindungstheorie, wie sie sich von Bowlby über Ainsworth, Main bis hin zu Fonagy entfaltet, eine Fokussierung auf intime Bindungen, den Bereich des Nonverbalen und die Beziehung des Selbst zum eigenen Erleben zu erkennen.

Die drei genannten Themen organisieren auch das Modell einer Therapie, die auf der Transformation durch eine Beziehung basiert. Für dieses Modell ist die Verbindung zwischen Patient und Therapeut grundlegend und zentral. Sie bildet die sichere Basis und damit die unverzichtbare Voraussetzung für Erkundung, Entwicklung und Veränderung. Das Gefühl einer sicheren Basis entsteht, wenn ein Therapeut im eingestimmten Zustand dem Patienten zu helfen vermag, schwierige Gefühle zu ertragen, zu modulieren und mitzuteilen. Durch das Gefühl der Sicherheit, das solche auf Affektregulation zielende Interaktionen erzeugen, schafft die therapeutische Beziehung einen Kontext für die Erschließung verleugneter oder dissoziierter Erlebnisse, die der Patient nicht in Worte gefaßt hat und die vielleicht auch gar nicht in Worte gefaßt werden können. Die Beziehung zwischen Therapeut und Patient ist auch ein Kontext, in dem beide, nachdem sie für Erlebnisse dieser Art Raum geschaffen haben, versuchen können, deren Bedeutung zu verstehen. Die Erschließung dissoziierter und nicht verbalisierter Empfindungen, Gedanken und Impulse, ihre Artikulation und die Reflexion über sie stärken die »narrative Kompetenz« des Patienten (Holmes 1996) und helfen ihm, Erlebtes stärker zu reflektieren. Generell kommt der für eine bindungsfokussierte Therapie zentrale *relationale/emotionale/reflektive Prozeß* der Integration verleugneter Erlebnisse zugute, und auf diese Weise fördert er beim Patienten ein kohärentes und sicheres Selbstempfinden.

Transformierende Beziehungen

So wie die erste Bindungsbeziehung es dem Kind ermöglichte, sich zu entwickeln, erschließt die *neue* Bindungsbeziehung zum Therapeuten dem Patienten die Möglichkeit, sich zu verändern. Bowlby (1988) paraphrasierend könnte man sagen, daß solch eine Beziehung als sichere Basis fungiert, von der aus der Patient sich in der Lage sieht, etwas zu fühlen, das er eigentlich nicht fühlen soll, und etwas zu wissen, das er nicht wissen soll. Die Aufgabe des Therapeuten besteht in diesem Zusammenhang darin, dem Patienten zu helfen, sowohl früher entstandene Bindungsmuster zu dekonstruieren als auch neue zu entwickeln. Wie wir gesehen haben, spiegeln sich die in unseren ersten Bindungsbeziehungen entstandenen Muster nicht nur in der Art, wie wir zu anderen Menschen in Beziehung treten, sondern auch in unseren Empfindungen und Denkgewohnheiten. Deshalb erschließt die Beziehung des Patienten zum Therapeuten die Möglichkeit, neue Muster der Affektregulation und des Denkens und sogar eine neue Bindung entstehen zu lassen. Man könnte die therapeutische Beziehung auch als Entwicklungslabor bezeichnen, in dem die Beziehung des Patienten zum Erleben der inneren und äußeren Realität völlig transformiert werden kann.

Das ungedachte Gewußte

Angesichts der vorsprachlichen Wurzeln der ursprünglichen Bindungsmuster und der Verleugnung und Dissoziation, die sie erforderlich gemacht haben können, muß der Therapeut sich in die nonverbalen Ausdrucksformen des Erlebens einstimmen, die der Patient noch nicht in Worte fassen kann. Deshalb muß er zu dem in Verbindung zu treten versuchen, was Christopher Bollas (1987) das »ungedachte Gewußte« *(unthought known)* des Patienten genannt hat. Um den unausgesprochenen (oder nicht denkbaren) Subtext des therapeutischen Gesprächs zu verstehen, muß man beherrschen, was verschiedene Autoren (Bateson 1979; Bion 1959) die »binokulare Sicht« des Klinikers genannt haben – die Kunst, gleichzeitig die Subjektivität des Patienten und die des Therapeuten im Blick zu behalten. Dem liegt die Annahme zugrunde, daß ein Patient, der seine eigenen dissoziierten oder verleugneten Erlebnisse nicht zum Ausdruck bringen kann (oder will), diese in anderen *evoziert*, sie mit ihnen *inszeniert (enact)* oder sie *verkörpert*. Dies bedeutet für die klinische Arbeit, daß der Therapeut nicht nur seinem eigenen subjektiven Erleben besondere Aufmerksamkeit schenken muß, jenen Übertragungs-Gegenübertragungs-Enactments, die er gemeinsam mit dem Patienten kreiert, sondern auch der nonverbalen Sprache der Emotionen und des Körpers – denn all dies ermöglicht, zu erschließen und schließlich zu integrieren, was der Patient verleugnen oder wovon er sich distanzieren mußte.

Der Umgang mit dem Erleben: Repräsentation, Reflexion und Achtsamkeit

Abgesehen von dem Hinweis auf die zentrale Rolle relationalen und nonverbalen Erlebens unterstreicht die Bindungsforschung die besondere Bedeutung der Reflexionsfunktion und der Metakognition. Ganz generell gibt diese Forschungsrichtung Aufschluß über die Bedeutung der Haltung der Person gegenüber dem eigenen Erleben.

Sichere Gebundenheit hängt eindeutig mit einer reflektierenden Haltung zusammen. Mains (1991) Darstellung zufolge basiert diese Haltung auf der metakognitiven Fähigkeit, das »*nur* repräsentationale Wesen« unserer eigenen Überzeugungen und Gefühle zu erkennen (S. 128). Wenn wir uns diese Haltung zu eigen machen, können wir von der unmittelbaren »Wirklichkeit« des Erlebens zurücktreten und im Lichte der ihnen zugrundeliegenden mentalen Zustände reagieren. Im Sinne Fonagys könnten wir sagen, daß wir »mentalisieren«. Wenn wir die Freiheit zu mentalisieren besser genießen können, unterliegen wir wahrscheinlich weniger stark der Macht der in unseren frühen Beziehungen entstandenen emotionalen Reflexe. Untersuchungen unter Verwendung von Mains *Adult Attachment Interview* haben gezeigt, daß sich die reflektierende Haltung dem Erleben gegenüber völlig von derjenigen unsicher gebundener Menschen unterscheidet, die die Auswirkungen ihrer Erlebnisse oft herunterspielen oder (im abweisenden mentalen Zustand hinsichtlich der Bindung) völlig ableugnen. Generell gilt: Je besser wir uns in eine reflektierende Haltung versetzen können, um so besser steht es um unsere Resilienz und um so besser gelingt es uns, sicher gebundene Kinder aufzuziehen.

Wenn wir sicher gebundene Patienten »aufziehen« wollen, müssen wir die Fähigkeit zur Reflexion über tiefreichende psychische Zusammenhänge selbst entwickeln. Und natürlich müssen wir sie auch bei denjenigen fördern, die zu uns kommen, weil sie Hilfe suchen. In unserer Funktion als Therapeuten sind unsere Bemühungen, die Mentalisierungsfähigkeiten unserer Patienten zu fördern oder zu befreien, ein wichtiger Aspekt der Hilfe, die wir anbieten. Indem wir Patienten dazu anleiten, zu mentalisieren, stärken wir ihre Fähigkeit, Affekte zu regulieren und dissoziierte Erlebnisse zu reintegrieren, und helfen wir ihnen, ein zuverlässigeres und kohärenteres Selbstempfinden zu entwickeln.

Abgesehen von der Fähigkeit, sich in eine reflektierende Haltung zu versetzen, existiert meiner Meinung nach das Potential für eine Haltung gegenüber dem inneren und äußeren Erleben, die in einem gewissen Sinne »tiefer« und unserem subjektiven Zentrum näher ist. Ich denke hier an eine Haltung, die absichtliche nichturteilende Aufmerksamkeit gegenüber dem Erleben im gegenwärtigen Augenblick erfordert – und meine damit eine Haltung der *Achtsamkeit* (Germer, Siegel & Fulton 2005; Kabat-Zinn 2005). Obgleich der Begriff Achtsamkeit nicht unmittelbar etwas mit der Bindungstheorie zu tun hat, sondern der buddhistischen Psychologie entstammt, wirkt dieses Konstrukt wie ein natürlicher Auswuchs von Bindungstheorie und Bindungsforschung. Phillip Shaver, der Mitherausgeber des *Handbook of Attachment*, hat mir berichtet, anläßlich der Vorbereitung einer wissenschaftlichen Präsentation für den Dalai Lama habe er fast ein Dutzend Bücher über den Buddhismus gelesen und bei der Lektüre zu seiner Überraschung festgestellt, daß die darin beschriebene psychologische Sicht mit der Psychologie der Bindungstheorie nicht nur vereinbar, sondern in vielerlei Hinsicht auch praktisch identisch ist (Shaver, persönliche Mitteilung 2005).

Wenn Sie wissen wollen, was mit einer »Haltung der Achtsamkeit« gemeint ist, können Sie sich vier konzentrische Ringe vorstellen, die jeweils ein Element repräsentieren, das zum Erleben der eigenen Existenz von Augenblick zu Augenblick als einem »achtsamen Ich« beiträgt.

Der äußerste dieser Ringe steht für die äußere Wirklichkeit. Diese Welt umfaßt nicht nur die Ereignisse, die uns widerfahren, und die Situationen, die wir gemeinsam schaffen, sondern auch – und vielleicht ist das am wichtigsten – die Menschen, denen wir im Leben begegnen.

In diesem ersten befindet sich ein zweiter Ring, der für die Welt der Repräsentationen steht: für die mentalen Modelle früherer Erlebnisse, die uns die Last abnehmen, in jedem Augenblick das Rad neu erfinden zu müssen. Diese Repräsentationsmodelle ermöglichen uns, uns zu orientieren, Vergangenheit und Gegenwart nach unseren Vorstellungen zu deuten und uns darüber klar zu werden, was wir von der Zukunft erwarten.

Im zweiten Ring befindet sich ein dritter, der für den Teil von uns steht, der sich Erlebnissen gegenüber in eine reflektierende Haltung versetzen kann – also für das »reflektierende Selbst«. In diesem Rahmen fungieren unsere Repräsentationen, einschließlich unserer inneren Modelle, als Vermittler oder Filter unseres Erlebens der äußeren Wirklichkeit. Weder setzen wir die subjektive Welt der Repräsentationen mit der objektiven Welt der äußeren Realität gleich, noch leugnen wir die Wirkung der äußeren Realität auf unser subjektives Erleben. Indem wir uns diese Haltung zu eigen machen, können wir bewußt oder unbewußt über den Sinn unseres Erlebens reflektieren, statt das Erlebte schlicht für bare Münze zu nehmen. Dadurch gewinnen wir ein hohes Maß an innerer Freiheit.

Die Bindungstheorie beschäftigt sich explizit nur mit den Aspekten, die durch diese ersten drei Ringe repräsentiert werden: mit der äußeren Realität, der Welt der Repräsentationen und dem reflektierenden Selbst. Mir scheint aber, daß es eine Verbindung zum entstehenden Narrativ der Bindungstheorie gibt, die zum vierten, von den drei übrigen umschlossenen Ring führt. Dieser vierte Ring repräsentiert etwas, das ich achtsames Selbst nenne.

Um es noch etwas mysteriöser zu formulieren, könnte man auch sagen: Dieses Selbst ist die Antwort auf die Frage »Wer (oder was) reflektiert tatsächlich über Erlebtes?« Denn wenn eine reflektierende Haltung Metakognition – Denken über das Denken –, erfordert, ist es naheliegend zu fragen: »*Wer denkt die Gedanken über das Denken?*« Sie können, so wie ich es getan habe, versuchen, die Augen zu schließen und sich diese Frage stellen. Meine eigene (empirisch gewonnene) Antwort darauf überraschte mich sehr. Sie lautete: »*Niemand*«. Einem Leitsatz der buddhistischen Psychologie entsprechend spiegelt dieses trügerische Verständnis das Paradox, daß das achtsame Selbst gleichzeitig ein sicher gebundenes Selbst und *kein* (personales) Selbst, sondern reines Gewahrsein sein kann (siehe hierzu Goldstein & Kornfield 1987; Kornfield 1993; Engler 2003).

Jeremy Holmes (1996), ein Autor, der sich sehr eloquent zum Thema Bindung äußert, berührt das gleiche Paradox, wenn er anerkennt, daß er der buddhistischen Terminologie den Begriff Nichtanhaftung (engl.: *nonattachment*) entlehnt hat, um eine »äquidistante Position« zu bezeichnen, die *sowohl* das Gewahrsein der Tiefe und Weite des eigenen Erlebens *als auch* die Tatsache umfaßt, daß das Selbst »letztlich eine Fiktion« (S. 30) ist.

Ein weiterer Aspekt dieser Sicht der Achtsamkeit ist: Während die reflektierende Haltung dem Erleben gegenüber dem Konzept der Metakognition entspricht, beinhaltet eine achtsame Haltung *Metagewahrsein* – Gewahrsein des Gewahrseins. Man könnte auch sagen: Das Selbst, das über Erlebtes *reflektiert*, nimmt den Prozeß des Erlebens wahr. Somit beleuchtet Achtsamkeit den Prozeß, durch den das Erleben entsteht (Engler 2003).

Fonagy verweist auf Untersuchungen, die sich mit der Möglichkeit befassen, die Achtsamkeitsmeditation zur Ergänzung einer Psychotherapie zu nutzen. Er erklärt: »Was wir ›Mentalisieren‹ nennen, wird durch die Meditationspraxis unmittelbar verstärkt« (Allen & Fonagy 2002, S. 35). Obwohl Fonagys Hinweis zweifellos sehr wertvoll ist, beinhaltet Achtsamkeit mehr als formelle Meditation. Und Meditation unterstützt nicht nur das Mentalisieren.

Auch regelmäßige Achtsamkeitsübung scheint die positiven Wirkungen zu haben – Förderung der Selbstregulation körperlicher und affektiver Prozesse, der Kommunikation im eingestimmten Zustand, der Einsicht, der Empathie und dergleichen mehr –, die vorliegende wissenschaftliche Studien einer sicheren Bindung in der Kindheit zuschreiben (Siegel 2005, 2006). Zwar gibt es verschiedene Erklärungen für diese Parallelität der Wirkungen, doch basieren sie nach meiner Auffassung allesamt auf der Tatsache, daß Achtsamkeit und sichere Gebundenheit – wenn auch auf unterschiedliche Weisen – ein und dieselbe wertvolle psychische Ressource generieren: eine *internalisierte* sichere Basis.

Sichere Bindungen in der Kindheit und entsprechende Bindungsbeziehungen in der Psychotherapie ermöglichen die Entwicklung dieser Sicherheit gebenden inneren Präsenz, indem sie uns erleben lassen, daß wir erkannt, verstanden und umsorgt werden, was wir, nachdem wir es erlebt haben, internalisieren können. Die Achtsamkeitsübung kann eine ähnliche innere Präsenz fördern, indem sie uns (kurze oder anhaltende) Erlebnisse jenes »selbstlosen« oder universellen Selbst ermöglicht, das reines Gewahrsein ist. Solche Erlebnisse gehen häufig mit tiefen Gefühlen der Sicherheit, des Akzeptiertwerdens und der Verbundenheit in Beziehung zu anderen Menschen wie zu uns selbst einher (Linda Graham, persönliche Mitteilung 2006).

Unsere eigene Fähigkeit, achtsam zu sein, kann für uns als Therapeuten den Erfolg unserer Bemühungen, unseren Patienten zu helfen, entscheidend beeinflussen. *Erstens*, und dies ist vielleicht der wichtigste Aspekt, fördert eine von Achtsamkeit geprägte Haltung das Erleben fester Verwurzelung im gegenwärtigen Augenblick. Der britische Psychoanalytiker Wilfried Bion (1970) erfaßt diesen Zustand offener Präsenz ebensogut wie ein buddhistischer Philosoph, wenn er als vorteilhaft anpreist, sich dem Patienten »ohne Erinnerung, Verlangen oder Verstehen« (S. 51–52) zu nähern. So im Hier und Jetzt – statt in der erinnerten Vergangenheit, der gewünschten Zukunft oder den Abstraktionen der Theorie – verwurzelt, sind wir weniger anfällig für unsere eigene Neigung, uns entweder abweisend zu verhalten oder uns zu verstricken. Eine von Achtsamkeit geprägte Haltung ermöglicht uns, stärker präsent, offener und – wie ein »hinreichend gut« eingestimmter Elternteil – besser in der Lage zu sein, uns den Erfordernissen des Augenblicks zu stellen, wenn sie im Rahmen unserer Interaktion mit einem Patienten erkennbar werden. *Zweitens* fördert eine achtsame und gegenwartszentrierte Haltung das Erleben des Im-Körper-Seins und des Körpergewahrseins. Daraus resultiert Eingestimmtheit in unsere somatischen Reaktionen, welche die Signale verstärkt, die es uns ermöglichen, uns in den nonverbalen Ausdruck des inneren Zustandes unseres Patienten einzufühlen. Achtsamkeit kann somit eine angemessene Empathie verstärken und unsere Fähigkeit, zu den nicht artikulierten und manchmal auch dissoziierten Erlebnissen des Patienten in Kontakt zu treten. *Drittens* fördert Achtsamkeit (ebenso wie ein sicherer Geisteszustand hinsichtlich der Bindung) eine akzeptierende Haltung – eine nichtdefensive Offenheit und Empfänglichkeit für das Erleben, *wie es ist*, die uns helfen kann, Raum für das gesamte Spektrum der Empfindungen, Gedanken und Wünsche eines Patienten zu schaffen. So kann die Achtsamkeit des Therapeuten seine Beziehung zum Patienten auf eine für den Integrationsprozeß günstige Weise beeinflussen.

Diese Art von Integration ist möglicherweise nicht nur ein primäres Ziel der Psychotherapie, sondern auch (wie bereits angedeutet wurde) eine Konsequenz sowohl einer sicheren Bindung als auch der Achtsamkeitsübung. Ein Aspekt der transformierenden Qualität einer therapeutischen Beziehung ist eine von Achtsamkeit bestimmte Grundhaltung des Therapeuten, die »ansteckend« wirken kann – weil sie beim Patienten selbst das Erleben von Achtsamkeit fördert, ähnlich wie der Ausdruck einer reflektierenden Haltung des Therapeuten dazu beiträgt, die Mentalisierungsfähigkeit des Patienten zu stärken. Einigen Patienten kann es darüber hinaus helfen, vom Therapeuten zur Aufnahme der formellen Meditationsübung ermutigt zu werden.

Ich hoffe, damit im Sinne der Bindungstheorie und Bindungsforschung klar dargestellt zu haben, daß die heilende Kraft der Psychotherapie primär ein Resultat der Interaktion zwischen Therapeut und Patient ist. Die neue Bindungsbeziehung, die der Patient mit dem Therapeuten zusammen begründet, kann der Entwicklung sehr förderlich sein. In den folgenden Kapiteln werde ich mich stärker in die drei zentralen Themen – die Beziehung zwischen Patient und Therapeut, die nonverbale Dimension und die Haltung des Selbst dem Erleben gegenüber –, an denen sich meine Arbeit mit allen meinen Patienten orientiert, vertiefen. Die Kapitel in Teil 1 geben einen kurzen Überblick über die Geschichte der Bindungstheorie und Bindungsforschung und erläutern damit zugleich die konzeptionelle Grundlage dieses Buches. Teil 2 beschreibt die Wirkung von Bindungsbeziehungen auf das sich entwickelnde Selbst. Teil 3 schlägt die ersten Brücken von der Bindungstheorie zur psychotherapeutischen Praxis. Teil 4 erklärt die klinischen Konsequenzen aus der Identifikation des dominierenden Bindungsmusters des Patienten. Teil 5 schließlich geht noch intensiver auf das Wesen der therapeutischen Arbeit im Reich des Nonverbalen ein und darauf, wie wir versuchen können, eine stärker reflektierende und achtsame Haltung dem Erleben gegenüber zu kultivieren, und wie wir diese auch bei unseren Patienten wecken können.

Teil 1 | Bowlby und seine Nachfolger

Natürlich ist John Bowlby der Vater der Bindungstheorie. Seine bahnbrechenden Erkenntnisse wurden später von Mary Ainsworth empirisch untersucht und ergänzt. Die intellektuelle Beziehung zwischen diesen beiden Gründergestalten wirkte sich auf beider Schaffen sehr anregend aus. Bowlbys Ideen inspirierten Ainsworth zu ihren Forschungsprojekten, die zu Verfeinerungen der Bindungstheorie führten, die wiederum Rückwirkungen auf Bowlbys Denken hatten – was weitere Untersuchungen und darauf basierende Verfeinerungen der theoretischen Grundlagen zur Folge hatte. Aus der Zusammenarbeit von Bowlby und Ainsworth entstanden die Grundlagen der Bindungstheorie, die eine regelrechte Flut empirischer Untersuchungen auslöste.

Die Erkenntnisse von Bowlby und Ainsworth wurden durch Mary Mains Arbeit ergänzt, durch die der Fokus der Bindungsforschung von der Kindheit auf das Erwachsenenalter und vom nonverbalen Verhalten auf die mentalen Repräsentationen verlagert wurde. Mains Beitrag wiederum inspirierte Peter Fonagy und seine Kollegen, die erkannten, daß intersubjektive Bindungsbeziehungen der Kontext sind, in dem sich die wichtigen menschlichen Fähigkeiten zur Einsicht und Empathie entwickeln.

Der nun folgende erste Teil dieses Buches berichtet über die Geschichte der Bindungstheorie und Bindungsforschung und konzentriert sich auf jene Entdeckungen, die für die Psychotherapie die unmittelbarsten und fruchtbarsten Implikationen haben. Deshalb kann Teil 1 als konzeptionelle Basis für die folgenden, auf klinische Aspekte fokussierenden Kapitel verstanden werden.

2 Die Grundlagen der Bindungstheorie

Zwar wird Bowlby oft als Vater der Bindungstheorie bezeichnet, doch sind einige, beispielsweise Inge Bretherton (1995), der Auffassung, die Bindungstheorie sei in Wahrheit das Kind *zweier* Eltern, und Mary Ainsworth sei sozusagen ihre Mutter. Es heißt zwar von ihr, sie habe mehr als einmal erklärt: »Bowlby entwickelt die Theorie« (Karen 1994, S. 434), doch glaube ich, daß sie bei solchen Äußerungen ihren eigenen Anteil zu sehr in den Hintergrund stellt. Als ich Bowlbys Sohn fragte, wie sein Vater Ainsworths Rolle gesehen habe, antwortete Sir Richard Bowlby, aus der Sicht seines Vaters seien sie

> ein dynamisches Duo gewesen. Man hätte ebensowenig sagen können, von wem die Theorie stammte, wie man von Treppenstufen sagen könnte: »Diese gehört zum Treppenhaus, jene dort aber nicht.« Ihre Beziehung war ein einziges langes Gespräch. Ohne Ainsworth wäre mein Vater nur ein Schatten gewesen … [aber] ohne meinen Vater wäre Ainsworth nichts gewesen (R. Bowlby, persönliche Mitteilung 2004).

John Bowlby: Nähe, Schutz und Trennung

Bowlbys wichtigste Erkenntnis war, daß die Bindung eines Kindes an seine primäre Bezugsperson eine biologisch begründete, für eine gesunde Entwicklung unverzichtbare Notwendigkeit ist. Er begriff, daß die vorrangige Rolle der Bindung als Motivationssystem auf dem unbedingten Bedürfnis des Babys, seiner primären Bezugsperson körperlich nahe zu bleiben, basiert, und zwar nicht nur um seiner emotionalen Sicherheit willen, sondern auch im Interesse der Sicherung seines schieren Überlebens. In den natürlichen Umgebungen, an die sich unsere menschlichen Vorfahren anpassen mußten, hätte ein von seinen primären Bezugspersonen getrenntes Kind aufgrund der Vielzahl von Raubtieren und anderen Todesgefahren kaum auch nur einige Minuten, ganz zu schweigen von Stunden, überleben können (Main,

Hesse & Kaplan 2005). Das von Bowlby so genannte *Bindungsverhaltenssystem* diente dazu, die Überlebenswahrscheinlichkeit zu erhöhen und die Fortpflanzung der Art zu sichern. Dieses Bindungssystem ist ein ebenso fester Bestandteil des genetischen Programms des Menschen wie Ernährung und Paarung (Bowlby 1969/1982).

Dieses Bindungssystem, eine Sammlung angeborener, instinktgeleiteter Reaktionen auf Gefahr und Unsicherheit, äußert sich in drei Arten von Verhalten:

1. *In der Suche nach einer schützenden Bindungsfigur* – oder nach einem Mitglied einer kleinen Hierarchie von Bindungsfiguren – *Beobachten dieser Person und Bemühen um ständige Nähe zu ihr*, wobei die betreffende Person meist, aber nicht immer, mit dem Kind verwandt ist. Man könnte nun denken, daß die Person, mit der ein kleines Kind am meisten zu tun hat (Mutter, Vater oder eine andere wichtige Bezugsperson), in der Bindungshierarchie in jedem Fall den obersten Platz besetzt; doch tatsächlich hat diese bevorzugte Position in der Regel die Mutter inne – unabhängig von der realen Stärke ihres Kontakts zum Kind und des Kindes zu ihr.[1] Weinen, sich an die Bindungsfigur klammern, sie rufen und zu ihr hin krabbeln – alle diese Verhaltensweisen sind Bestandteile des biologisch vorgegebenen Repertoires, das die physische Nähe zur wichtigsten Bezugsperson sichern soll.

2. *Nutzung der Bindungsfigur als »sichere Basis«*, von der aus das Kind unbekannte Situationen erforschen und sich auf neuartige Erlebnisse einlassen kann (Ainsworth 1963). Das Phänomen der sicheren Basis läßt sich durch Margaret Mahlers wohlbekannte Beobachtung veranschaulichen, nach der Babys und Kleinkinder, die sich von ihrer Mutter entfernen, nach einer Weile einige Augenblicke zu ihr zurückkehren, um »aufzutanken« [Bindungssicherheit], bevor sie sich wieder der Erforschung der Umgebung widmen (Mahler, Pine & Bergman 1975). Das von Bowlby so genannte *Explorationsverhaltenssystem* steht in enger Beziehung zum Bindungssystem. Ist die Bindungsfigur eines Kindes als nötigenfalls Schutz und Unterstützung bietende sichere Basis verfügbar, fühlt sich das Kind meist in der Lage, seine Umgebung zu erforschen. Ist die Bindungsfigur hingegen zeitweise abwesend, bricht das Kind seine Erkundungsversuche abrupt ab.

3. *In Gefahrensituationen bei einer Bindungsfigur Zuflucht suchen und sie als »sicheren Hafen« nutzen.* Wie andere auf dem Boden lebende Primaten, aber im Gegensatz zu vielen anderen Spezies suchen Menschen, wenn sie sich bedroht fühlen, Sicherheit nicht an einem *Ort* (beispielsweise in einer Höhle oder einem Bau), sondern in Gesellschaft eines anderen Menschen, den sie für »stärker und/oder weiser« halten (Bowlby 1988). Innere und äußere Faktoren, die das Überleben des Babys gefährden können, »natürliche Hinweise auf drohende Gefahren« (z. B. Dunkelheit, laute Ge-

räusche und fremdartige Situationen) und eine reale oder erwartete Trennung von der Mutter können alle jene Suche nach Nähe aktivieren, die für das Bindungsverhalten kennzeichnend ist.

Als Bowlby anfing, seine Theorie zu entwickeln, wurde körperliche Nähe ganz allgemein als das übergeordnete Ziel der Bindung angesehen. Diese Sichtweise wurde seither weiterentwickelt und verfeinert. Bowlby selbst erkannte, daß körperliche Nähe, so wichtig sie auch sein mag, gleichzeitig ein Symbol ist, das die tröstliche Nähe der primären Bezugsperson versinnbildlicht. Und in Anbetracht der Möglichkeit gleichzeitiger körperlicher Zugänglichkeit und emotionaler Abwesenheit einer Bezugsperson definierte Bowlby die »Verfügbarkeit« der Bindungsfigur nicht nur im Sinne ihrer Zugänglichkeit, sondern auch ihrer Fähigkeit zu emotionalen Reaktionen.

Dieser erweiterten Sicht fügte er schließlich die spezifisch innere Dimension der Bindung hinzu, indem er erklärte, die *Wertschätzung* der Erreichbarkeit der Bezugsperson sei entscheidend und hänge in der Gegenwart weitgehend davon ab, ob das Kind die Verfügbarkeit der Bezugsperson bereits in der Vergangenheit erlebt habe (Bowlby 1973/1976). In einem ähnlichen Sinne vertraten Sroufe und Waters (1977a) die Auffassung, das erklärte Ziel des Bindungssystems sei weniger die Distanzregulierung als vielmehr die »empfundene Sicherheit« – ein subjektiver Zustand, der nicht nur vom Verhalten der primären Bezugsperson abhängig ist, sondern auch vom inneren Erleben des Kindes, was seine eigene Grundgestimmtheit, seine körperliche Verfassung, seine Vorstellungsbilder usw. einschließt.

Man bedenke, daß Bowlby, obwohl er sich zunächst auf das Verhalten von Säuglingen und Kleinkindern konzentriert hatte, zu der Überzeugung gelangte, daß die Manifestationen des biologisch fundierten Bedürfnisses nach einer Bindungsbeziehung während des ganzen Lebens eine wichtige Rolle spielen. Daß dies zutrifft, läßt sich sowohl durch Statistiken als auch durch Alltagserlebnisse vielfältig belegen. Aus Versicherungsstatistiken geht hervor, daß Menschen, die mit einem Partner zusammenleben und/oder die enge Freunde haben, länger leben als Menschen, die isoliert sind. Ebenso kann man es als fast universelle Erfahrung bezeichnen, daß wir in Gefahrensituationen – man denke an den 11. September 2001 – die Nähe der Menschen suchen, mit denen wir uns am engsten verbunden fühlen. Je extremer die Gefahr, um so stärker ist der Wunsch nach Verbundenheit, nicht selten im Sinne von physischer Nähe in Form von Hautkontakt. Offenbar wird körperliche Nähe, die für das Überleben eines Säuglings unverzichtbar ist, auch von älteren Kindern und sogar von Erwachsenen häufig als emotionale Notwendigkeit empfunden.

Wir suchen in unserem ganzen Leben die physische und emotionale Erreichbarkeit und Reaktionsbereitschaft derjenigen, mit denen wir uns am engsten verbunden fühlen. Insbesondere wenn wir das Streben nach Nähe mit dem Bemühen um ein Gefühl eigener Sicherheit assoziieren, müssen wir die Existenz einer Bindung als ständig präsentes menschliches Bedürfnis verstehen, statt als kindliche Abhängigkeit, die wir überwinden, wenn wir erwachsen werden. Bowlby (1980/1983) hat dies wie folgt formuliert:

> Intime Bindungen an andere menschliche Wesen sind der Angelpunkt, um den sich das Leben eines Menschen dreht, nicht nur im Säuglings-, Kleinkind- oder Schulalter, sondern auch während der Adoleszenz und der reifen Jahre bis hinein in das Alter (S. 576).

Doch was macht sichere Gebundenheit in der frühen Kindheit und im ganzen Leben möglich? Bowlby war mit den psychoanalytischen Erklärungsmodellen seiner Zeit sehr unzufrieden – z. B. mit den Theorien von Melanie Klein, die den Ursprung einer gesunden ebenso wie einer pathologischen Entwicklung ausschließlich in den Phantasien des Kindes verortete, statt in den Besonderheiten der realen Situation der prägenden Beziehungen des Kindes. Kurz vor seinem Tod im Jahre 1989 brachte Bowlby seine Sicht in einem Interview mit Robert Karen (1994) zum Ausdruck:

> Ich war immer der Überzeugung, daß Ereignisse des realen Lebens – wie Eltern ein Kind behandeln – für die Entwicklung von zentraler Bedeutung sind, und Melanie Klein kümmerte sich um diesen Aspekt überhaupt nicht. … Die Vorstellung, daß innere Beziehungen äußere Beziehungen spiegeln, fehlte in ihrem Denken völlig (S. 46).

Bowlby war während seiner psychoanalytischen Ausbildung bei Melanie Klein in Supervision gewesen. Als er einmal an fünf Tagen in der Woche mit einem völlig verängstigten Jungen gearbeitet hatte, war er ziemlich bestürzt, daß Klein ihm verbat, zu der ebenfalls stark unter Ängsten leidenden Mutter des Jungen Kontakt aufzunehmen. Seine Bestürzung verwandelte sich in Entsetzen, als die Mutter drei Monate später wegen akuter Depression in die Psychiatrie eingewiesen wurde und Klein nur ihre Verärgerung darüber zum Ausdruck brachte, daß es nun niemanden mehr gab, der das Kind zur Behandlung bringen konnte:

> Die Tatsache, daß diese arme Frau einen Zusammenbruch erlitten hatte, war für sie nicht von geringstem klinischem Interesse. … Ehrlich gesagt, war ich darüber ziemlich entsetzt. Und von diesem Zeitpunkt an verstand ich es als meine Mission im Leben nachzuweisen, daß Ereignisse des realen Lebens für die Entwicklung von Menschen eine sehr wichtige Rolle spielen (S. 46).

Daß Bowlby die *Realität* dessen, wie uns Menschen, die uns wichtig sind, behandeln, so stark in den Vordergrund stellte, war nur teilweise auf die psychoanalytischen Dogmatiker seiner Zeit zurückzuführen. Wichtiger für die Entwicklung dieser Auffassung war vielleicht, daß er mit Kindern in Extremsituationen konfrontiert wurde – und zwar konkret mit Kindern, deren Beziehung zu ihrer Mutter durch Deprivation, Trennung oder Verlust gestört worden war. Er arbeitete Ende der 1930er Jahre in einem Erziehungsberatungszentrum, wo er fast drei Jahre lang straffällige Jungen behandelte und untersuchte. Welche katastrophalen Auswirkungen es haben kann, wenn Kinder zu früh von ihrer Mutter getrennt werden, beschreibt er in seinem Aufsatz »Forty-Four Juvenile Thieves: Their Characters and Home-life« (1944). Aufgrund dieser Publikation beauftragte die Weltgesundheitsorganisation (WHO) ihn, eine Monographie über das emotionale Schicksal von Kindern, die in den Nachwehen des Zweiten Weltkriegs obdachlos geworden waren, zu verfassen (Bowlby 1951). Als stellvertretender Leiter der Kinderstation der Tavistock Clinic wurde Bowlby Zeuge der verheerenden Wirkung längerer stationärer Behandlung oder der Heimunterbringung von Kleinkindern, die von ihren Eltern getrennt waren, auf die Psyche.

Die faktischen Realitäten von Trennung und Verlust hatten eine deutlich unheilvolle Wirkung auf die beobachteten straffälligen, obdachlosen und hospitalisierten Kinder gehabt. Bowlby (1969/1982) entdeckte, daß diese Wirkung sich regelmäßig in einer Folge von Reaktionen niederschlug, die den Kampf des Kindes mit einer schmerzhaften Realität spiegelten. Zunächst reagierte es auf eine traumatische Trennung mit Protest, gefolgt von Verzweiflung, die schließlich durch eine Distanzierung abgelöst wurde.

Während Bowlbys Untersuchungen über Trennung und Verlust sein Verständnis der menschlichen Entwicklung stark beeinflußten, wurden Traumata dieser Art andererseits hauptsächlich deshalb zum primären Fokus seiner Untersuchungen, weil sie sich empirisch dokumentieren und wissenschaftlich untersuchen ließen (Bowlby 1986; Bretherton 1991). Im Gegensatz dazu hatte Bowlby in seiner Monographie für die Weltgesundheitsorganisation über Kinder, die unter kriegsbedingter Entwurzelung litten, auf die wesentlich schwerer erforschbaren, aber ebenso verheerenden Auswirkungen chronisch unzulänglicher elterlicher Betreuung hingewiesen. Im gleichen Bericht vertritt er die Auffassung, eine gesunde Entwicklung sei nur möglich, wenn »ein kleines Kind eine warmherzige, intime und unterbrechungsfreie Beziehung zu seiner Mutter (oder zu einem dauerhaften Mutterersatz) erlebe, in der beide Beteiligte Befriedigung und Freude finden« (Bowlby 1951, S. 13). Bowlby war also offensichtlich klar, daß die alltäglichen Interaktionen von Kindern mit ihren Eltern in stärkerem Maße die psychische Entwicklung bestimmen als das Trauma einer Trennung und des Verlustes – doch fehlten ihm die empirischen Werkzeuge, mit deren Hilfe er diese Interaktionen hätte studieren können. Später wurden diese zwar alltäglichen, aber sehr schwer zu untersuchenden Interaktionen zum Gegenstand der Studien von Bowlbys Kollegin Mary Ainsworth.

Mary Ainsworth: Bindung, Kommunikation und die »fremde Situation«

Mary Ainsworth, eine Entwicklungspsychologin und Forscherin, die an der Universität Toronto arbeitete, war auch eine brillante Diagnostikerin, die als Co-Autorin zusammen mit Bruno Klopfer, einem führenden Rorschach-Spezialisten jener Zeit, ein Buch verfaßte. Als Ainsworth im Jahre 1950 heiratete, zog sie mit ihrem Mann nach London, wo sie gegen Ende jenes Jahres auf eine von John Bowlby aufgegebene Stellenanzeige in der *Times* reagierte. Er suchte jemanden, der bereit war, die psychische Wirkung einer Trennung von der Mutter in der frühen Kindheit zu erforschen. Damit begann eine für beide Beteiligten sehr fruchtbare Zusammenarbeit, die sich über 40 Jahre erstreckte. In dieser Zeit testete Ainsworth zunächst Bowlbys Hypothesen empirisch. Durch ihre Untersuchungen, die sie zunächst in Uganda und später in Baltimore durchführte, verwandelte sie die Bindungstheorie ebenso wie die Bindungsforschung.

Obwohl ihre Untersuchungen viele Ideen Bowlbys bestätigten, gelangen ihr auch völlig eigenständige Beiträge zur Bindungstheorie, die für die weitere Entwicklung des Bindungskonzepts sehr wichtig wurden. Am wichtigsten unter ihnen ist vielleicht Ainsworths Entdeckung, daß das angeborene, biologisch gesteuerte Bindungssystem tatsächlich *formbar* ist – und daß qualitative Unterschiede im Bindungsverhalten von Menschen vom unterschiedlichen Verhalten ihrer primären Bezugspersonen abhängen (Grossmann 1995). Diese Entdeckung führte zur Entwicklung jener Klassifikation von Bindungsstilen für Kindheit und Erwachsenenalter, die ein so überaus wichtiger Bestandteil dessen ist, was die Bindungstheorie für die Psychotherapie leistet.

Ainsworth gelang auch eine vorläufige Identifikation der Arten von Eltern-Kind-Interaktionen, die mit höchster Wahrscheinlichkeit zur Entstehung sicherer Bindungen führen, sowie der vielfältigen Ausdrucksformen unsicherer Gebundenheit. Ihr wurde klar, daß der Schlüssel zur Verursachung von sicherer und unsicherer Gebundenheit in den *Mustern der Kommunikation* zwischen Kind und Bezugsperson zu suchen ist.

Von Mary Ainsworth stammt auch das Konzept der »sicheren Basis«, und sie spielte eine zentrale Rolle bei der Erweiterung der Bindungstheorie über die ausschließliche Fokussierung auf Nähe hinaus durch Einbeziehung des Einflusses der *Erwartungen* des Kindes an die Bezugsperson – Erwartungen, die sich irgendwann in Form jener mentalen Landkarten oder Repräsentationen verdichteten, die Bowlby

»internal working models« (dt.: *»innere Modelle«*) taufte. Es gibt aber auch noch einen weiteren, eigenständigen Beitrag von Ainsworth zur Bindungsforschung, der inzwischen zu einer Art Synonym für alles, was mit dem Studium von Bindungsbeziehungen zusammenhängt, geworden ist: die *Ainsworth Strange Situation.* Das Auftauchen dieses 1964 in Baltimore entwickelten Verfahrens zur Untersuchung der Kind-Eltern-Beziehung führte zu einer regelrechten Explosion der Forschungsvorhaben, wodurch die Bindungstheorie zum dominierenden Paradigma der zeitgenössischen Entwicklungspsychologie wurde.

Ainsworth in Uganda

Die Untersuchungen, die schließlich zur Entwicklung der sogenannten »fremden Situation« führten, begannen zehn Jahre vor dem Erreichen dieses wichtigen Meilensteins der Bindungsforschung, als Ainsworth mit ihrem Mann erneut umzog, diesmal nach Uganda. Ebenso wie Bowlby, mit dem zusammen sie dreieinhalb Jahre lang die Wirkung traumatischer Trennungen erforscht hatte, war auch sie davon überzeugt, daß die Auseinandersetzung mit »fehlgeschlagenen Entwicklungen« als Fundament für das Verständnis der normalen Entstehung einer Bindung kein geeigneter Ansatzpunkt war (Marvin & Britner 1999). Deshalb initiierte sie kurz nach ihrem Umzug nach Kampala die erste empirische Langzeitstudie mit Kindern in der Interaktion mit ihren Müttern. Ainsworth beobachtete neun Monate lang 26 Familien mit noch nicht abgestillten Kindern. Indem sie diese Familien vierzehntägig für zwei Stunden besuchte, sammelte sie Informationen, die erste Antworten auf grundlegende Fragen über die Entstehung von Bindungen lieferten: Was ist charakteristisch für das Reifen einer Bindung? Und was signalisiert ihre »Geburt«? Was fördert eine sichere Bindung? Und was behindert ihre Entstehung?

Die Daten, die Ainsworth (1967) auf diese Weise sammelte, deuteten darauf hin, daß sich eine Bindung in Phasen entwickelt, in denen das Baby anfangs nicht in der Lage ist, seine Mutter von anderen Personen zu unterscheiden, dann aber eine eindeutige Präferenz für sie erkennen läßt, die sich im Alter zwischen sechs und neun Monaten zu einer starken Verbindung zu ihr verdichtet. Die Präferenz spiegelte sich (unter anderem) darin, daß das Kind, wenn es sich unwohl fühlte oder beunruhigt war, bei seiner Mutter Zuflucht suchte, daß es sie als sichere Basis nutzte, von der aus es sich zur Erforschung der Umgebung aufmachte, und daß es sich der Mutter später aus eigenem Antrieb wieder näherte, um die Verbindung zu ihr wiederherzustellen. Ainsworths Dokumentation dieses bei allen Kindern der Gruppe beobachteten Entwicklungsverlaufs ist eine deutliche empirische Bestätigung der Theorie Bowlbys. Doch was die Forscherin am meisten faszinierte, waren die Unterschiede (nicht die Gemeinsamkeiten) im Verhalten der beobachteten Kinder.

Während die meisten Babys zweifellos eine Bindung entwickelt hatten, ließ sich eine kleine Gruppe von ihren Müttern nicht beruhigen, und bei ihnen war auch kein Explorationsverhalten zu erkennen; bei einer noch kleineren Gruppe war praktisch keinerlei Anzeichen für eine Bindung vorhanden. Ainsworth entwickelte die Theorie, daß sich in diesen unerwarteten Varianten Unterschiede hinsichtlich der Art der Betreuung der Kinder spiegelten. Zwar waren Babys, die von ihren Müttern mit einem Höchstmaß an fürsorglicher Zuwendung und Aufmerksamkeit bedacht worden waren, in den meisten Fällen sicher gebunden, doch gab es in dieser Hinsicht auch verblüffende Ausnahmen, die Ainsworth zu der Überzeugung brachten, daß es nicht auf die Menge fürsorglicher Zuwendung, sondern auf deren *Qualität* ankam. Durch ihre Interviews mit den Müttern kam sie zu dem Schluß, daß die Sensibilität der Mutter den Signalen ihres Kindes gegenüber für den Bindungsstatus entscheidend war. Außerdem fand sie eine positive Korrelation zwischen der Bindungssicherheit des Kindes und der Freude der Mutter am Stillen (Bretherton 1995; Marvin & Britner 1999). Diese letzte Entdeckung stützte Bowlbys frühe Hypothese (Bowlby 1951), eine gesunde Entwicklung sei davon abhängig, daß *beide* Beteiligte an der Bindungsbeziehung Freude hätten. Obwohl es Ainsworth nicht gelang zu spezifizieren, welche Arten von mütterlichem Verhalten der Entwicklung einer sicheren Bindung förderlich waren und welche nicht, deutete ihre Identifikation der wahrscheinlichen Verbindung zwischen mütterlicher Eingestimmtheit und Bindung auf etwas hin, das sie acht Jahre später in Baltimore feststellte, als sie dort die Studie, die sie in Uganda durchgeführt hatte, replizierte und gleichzeitig signifikant verfeinerte.

Die »fremde Situation«

Im Jahre 1963 wählte Mary Ainsworth 26 Schwangere für die Teilnahme an einer Studie über die frühe Entwicklung aus. Nach der Geburt der Babys wurden ihre Interaktionen mit den Müttern ein Jahr lang sorgfältig protokolliert. Während 18 jeweils vierstündigen Besuchen bei allen beteiligten Familien sammelte Ainsworth mit ihrem Team Daten, die fast perfekt mit den in Uganda beobachteten Bindungsverhaltensweisen übereinstimmten. Diese kulturübergreifende Korrelation stützte Bowlbys Überzeugung, daß Bindung ein universelles, instinktbasiertes Bedürfnis sei. Doch Mary Ainsworth entdeckte auch einen verblüffenden und provokanten Unterschied zwischen den beiden Gruppen: Während die Kinder in Uganda zu Hause das für die Existenz einer sicheren Basis charakteristische Verhalten zeigten, war das bei der in Baltimore untersuchten Gruppe nicht der Fall.

Ainsworth maß dem Phänomen der sicheren Basis zentrale Bedeutung bei, und sein Vorhandensein war in ihren Augen ein Zeichen für die Sicherheit, die sich in einem ausgewogenen Verhältnis zwischen Explorations- und Bindungsverhalten spiegelte. In Uganda hatte sich das kindliche Explorationsverhalten in Gegenwart der Bindungsfigur gezeigt und hatte abrupt geendet, wenn die primäre Bezugsperson den Raum verließ. In Baltimore hingegen schien das Explorationsverhalten von der Anwesenheit der Bindungsfigur nicht abhängig zu sein.[2] Um herauszufinden, ob eine sichere Basis in Wahrheit genetisch bedingt war, wie Bowlby zunächst angenommen hatte, entwickelte Ainsworth (zusammen mit Barbara Wittig) ein anfangs umstrittenes Verfahren, bei dem das Problem der Vertrautheit umgangen wurde, indem man die Kinder der Gruppe aus Baltimore mit einer »fremden Situation« (Ainsworth, Blehar, Waters & Wall 1978) konfrontierte.

Bei diesem strukturierten Labortest, der ungefähr 20 Minuten dauert, wurden die Mütter mit ihren inzwischen zwölf Monate alten Kindern in einen angenehmen Raum mit viel Spielzeug gebracht. Es folgte eine Sequenz dreiminütiger Episoden, in denen das Kind Gelegenheit erhielt, sich in Anwesenheit seiner Mutter der Exploration zu widmen, in denen es weiterhin zweimal von der Mutter getrennt wurde und schließlich auch zwei Wiedersehen mit ihr erlebte; außerdem wurde es einmal mit einer fremden Person konfrontiert (in allen Fällen handelte es sich dabei um ausgebildete Baby-Beobachter). Bei diesem Test wurde erwartet, daß die beunruhigende Kombination einer nicht vertrauten Umgebung, der Trennung und einer fremden Person die voraussehbaren, biologisch basierten Manifestationen des Bindungsverhaltenssystems aktivieren würde. Ainsworth sagte voraus, daß die Kinder, die in ihrer häuslichen Umgebung als sicher gebunden beurteilt worden waren, ihre Mutter als sichere Basis würden nutzen können und in ihrer Gegenwart spielen würden, daß sie unter der Trennung von der Mutter leiden, sich aber bei deren Rückkehr so weit beruhigen würden, daß sie sich erneut spielerisch der Exploration widmen könnten. Doch das tatsächliche Verhalten einiger dieser Kinder in der »fremden Situation« überraschte die Forscherin völlig.

Die meisten Babys in Baltimore – die aufgrund einjähriger Beobachtung in der häuslichen Umgebung als »sicher gebunden« beurteilt worden waren – reagierten tatsächlich der Voraussage entsprechend. Sie waren offensichtlich in der Lage, sich sowohl freizügig der Exploration zu widmen, als auch dazu, sich durch das Wiedersehen mit ihrer Mutter trösten zu lassen. Doch Ainsworth hatte nicht vorausgesehen und verstand anfangs auch nicht, daß eine ansehnliche Minderheit von Babys auf die Möglichkeit, die Verbindung zu ihrer Mutter wiederherzustellen, verzichtete und sich statt dessen der Exploration widmete. Weil sich diese Kinder nicht nur während des gesamten Tests der Exploration widmeten, sondern ihre Mutter bei der Wiedervereinigung auch mieden, wurden sie als »vermeidend gebunden« bezeichnet. Eine noch kleinere Gruppe schien zugunsten der Verbundenheit völlig auf Exploration zu verzichten. Weil diese Kinder nicht nur ständig damit beschäftigt waren, sich der Gegenwart ihrer Mutter zu vergewissern, sondern außerdem auf das

Wiederauftauchen der Mutter wütend oder passiv/untröstlich reagierten, wurden sie als »ambivalent gebunden« (oder »widerständig gebunden«) bezeichnet.

Zweifellos war Ainsworths wichtigster Beitrag zur Entwicklung der Bindungstheorie, daß sie mit Hilfe der »fremden Situation« drei unterschiedliche Bindungsmuster entdeckte, denen jeweils ein Muster der Mutter-Kind-Interaktion in der häuslichen Umgebung entsprach. Weil sowohl die Bindungsklassifikationen für die Kinder als auch die Interaktionsstile, auf denen erstere zu basieren schienen, für die klinische Arbeit sehr wichtig sind, ist es angebracht, sie ein wenig genauer zu beschreiben.

Die Bindungsklassifikationen für Babys

Die sichere Bindung

Sicher gebundene Babys scheinen sowohl ihre Erkundungsbedürfnisse ausleben zu können, wenn sie sich sicher fühlen, als auch Trost in der Verbundenheit suchen zu können, wenn sie sich nicht sicher fühlen. Ainsworth gelangte zu der Überzeugung, daß die Reaktion des Babys auf die Rückkehr der Bezugsperson, nicht auf die Trennung, das meiste über den sicheren oder unsicheren Bindungsstatus offenbare. Sicher gebundene Babys – so sehr sie auch unter einer Trennung gelitten haben mochten – fühlten sich nach der Wiederherstellung der Verbindung zu ihrer Mutter fast sofort wieder sicher und wendeten sich dann bereitwillig wieder dem Spiel zu.

Diese Flexibilität und Resilienz waren allem Anschein nach das Resultat der Interaktion mit einer sensiblen Mutter, die auf die Signale und Kommunikationen des Kindes einging. Grundsätzlich reagierten die Mütter sicher gebundener Babys sehr schnell, wenn ihre Kinder weinten, und hielten sie dann zärtlich und fürsorglich – aber nur so lange, wie die Kinder gehalten werden wollten. Diese Mütter schienen ihre Rhythmen einfühlsam mit denjenigen ihrer Babys in Einklang zu bringen, statt ihnen ihre eigenen Vorstellungen oder Bedürfnisse aufzuzwingen. Auf eine Weise, die offenbar »hinreichend gut« war (um Winnicotts Ausdruck aufzugreifen), zeigten diese Mütter Sensibilität, statt Fehleinstimmung zu spiegeln, Akzeptieren statt Zurückweisung, Kooperation statt Kontrolle und emotionale Zugänglichkeit statt Ferne (Ainsworth et al. 1978).

Die vermeidende Bindung

Vermeidend gebundene Babys können merkwürdig gleichgültig darauf reagieren, daß sie in der »fremden Situation« in eine ziemlich beunruhigende Umgebung versetzt werden. Sie widmen sich unablässig der Erkundung und reagieren auf das Verschwinden und das spätere Wiederauftauchen ihrer Mutter verdächtig unbeteiligt, und der Eindruck, den sie erwecken, unter der ungewohnten Situation ganz und gar nicht zu leiden, kann leicht als Zustand innerer Ruhe mißverstanden werden. Tatsächlich ist ihre Herzfrequenz in den Trennungsepisoden ebenso stark erhöht wie bei deutlich sichtbar leidenden, aber sicher gebundenen Babys, wohingegen ihr Kortisolspiegel (die Menge des wichtigsten Streßhormons im Blut) vor und nach der »fremden Situation« deutlich höher ist als bei sicher gebundenen Kindern (Sroufe & Waters 1977b; Spangler & Grossmann 1993).

Ainsworth gelangte zu der Überzeugung, daß die oberflächliche Gleichgültigkeit vermeidend gebundener Babys – sowie das praktisch völlige Fehlen von Bindungsverhalten bei ihnen – eine defensive Akkommodation spiegele, die jener Distanziertheit ähnele, die Bowlby bei Zwei- und Dreijährigen beobachtet hatte, die unter längeren Trennungen von ihren Eltern litten. Die vermeidend gebundenen Babys schienen ebenso wie die älteren, durch Trennung und Verlust traumatisierten Kinder zu dem Schluß gelangt zu sein, daß ihr Ersuchen um Trost und fürsorgliche Zuwendung ohnehin nicht erfüllt würde – sie hatten also in einem gewissen Sinne aufgegeben.

Wenig überraschend erschient Ainsworths Entdeckung, daß Mütter von Babys, die als vermeidend gebunden beurteilt worden waren, das Bemühen ihrer Kinder, zu ihnen in Verbindung zu treten, aktiv zurückgewiesen hatten (Ainsworth et al. 1978). Andere Forscher beobachteten später, daß sich diese Mütter auch zurückzogen, wenn ihre Kinder traurig zu sein schienen (Grossmann & Grossmann 1991). Hemmung des emotionalen Ausdrucks, Aversion gegenüber körperlichem Kontakt und eine generell schroffe und abweisende Haltung dem Kind gegenüber waren typisch für die Art mütterlichen Verhaltens, die Art, die bei Babys eine vermeidende Bindung erzeugte, was bedeutet, daß diese Kinder, wenn sie gehalten werden, darauf mit einer Art von Unwillen ausdrückender Schlaffheit reagierten, statt sich anzukuscheln oder sich an die Mutter zu klammern (Main & Weston 1982).

Die ambivalente Bindung

Ainsworth gelang es, durch ihre Untersuchungen zwei Arten von ambivalent gebundenen Babys zu unterscheiden: diejenigen, die wütend reagieren, und diejenigen, die passiv bleiben. Beide waren zu sehr mit ihren Müttern beschäftigt, um sich frei der Erkundung ihrer Umgebung widmen zu können, und beide litten unter Trennungen von ihrer Mutter so stark, daß die Trennungsepisoden der »fremden Situation« häufig unterbrochen werden mußten. In den Wiedervereinigungsepisoden schwankten die zur Wut neigenden Kinder zwischen aktivem Bemühen, eine Verbindung herzustellen, und dem Ausdruck von Zurückweisung – was in einem Spektrum von Versuchen, sich einer Umarmung zu entziehen, bis hin zu vehementen Wutanfällen geschehen konnte. Im Gegensatz dazu schienen die als passiv klassifizierten Babys nur sehr schwach oder nur indirekt um Trost bitten zu können, als stünden sie zu sehr im Banne ihrer Gefühle der Hilflosigkeit und des Elends, um sich ihrer Mutter direkt nähern zu können. Unglücklicherweise vermochten die Wiedervereinigungsphasen das Leid der ambivalent gebundenen Kinder weder zu lindern, noch sie von ihrer Fixierung auf die Erreichbarkeit der Mutter zu erlösen. Es war, als suchten die Kinder selbst dann, wenn die Mutter anwesend und für sie erreichbar war, eine Mutter, die nicht existierte.

Ainsworth stellte fest, daß die Mütter ambivalent gebundener Babys bestenfalls unberechenbar und nur gelegentlich für ihre Kinder erreichbar waren. Und obwohl sie die Kinder weder verbal noch körperlich zurückwiesen wie die Mütter vermeidend gebundener Kinder, reagierten sie auf die Signale ihrer Babys ebenso unsensibel.[3] Und schließlich schienen die Mütter ambivalent gebundener Babys auf subtile oder weniger subtile Weise die Autonomiebestrebungen ihrer Kinder zu hintertreiben – was vielleicht teilweise die für diese Gruppe charakteristische Hemmung des Erkundungsverhaltens erklärt (Ainsworth et al. 1978).

Kommunikation ist der Schlüssel

Bei ihren Bemühungen, zwischen sicherer Gebundenheit und verschiedenen Arten unsicherer Bindung zu unterscheiden, entdeckte Ainsworth, daß in Bindungsbeziehungen die *Qualität der Kommunikation* zwischen Baby und primärer Bezugsperson entscheidend ist.

In sicher gebundenen Dyaden brachte das Baby nach einer Trennung deutlich sein Bedürfnis nach Trost zum Ausdruck, seine Erleichterung darüber, daß es während der Wiedervereinigung getröstet wurde, und seine anschließende Bereitschaft, sich wieder dem Spiel zuzuwenden. Die Mutter verstand die nonverbalen Signale des Kindes richtig (seine Annäherung mit erhobenen Armen unter Tränen, sein Verschmelzen mit ihrem Körper, wenn es von ihr gehalten wurde, und seine eventuelle Rastlosigkeit) und reagierte dementsprechend (indem sie das Kind auf die Arme nahm, es sanft hielt und es später wieder freigab, damit es spielen konnte). Diese Sequenz spiegelte eine Art eingestimmter Kommunikation, die als *kollaborativ* und *kontingent* (hier im Sinne von »wechselseitig«) bezeichnet wird: Eine Seite gibt ein Signal, woraufhin die andere mit einem Verhalten antwortet, das im Wesentlichen sagt: Ich kann spüren, was du fühlst, und ich reagiere auf das, was du brauchst.

In unsicher gebundenen Dyaden hat die Kommunikation einen völlig anderen Charakter. Bei der Trennung von ihrer Mutter drückten vermeidend gebundene Babys ihr starkes Leiden nicht aus, sondern es zeigte sich indirekt in Form ihrer stark erhöhten Herzfrequenz und ihres hohen Kortisolspiegels. Auch gaben sie bei der Wiedervereinigung nicht ihr Bedürfnis, beruhigt zu werden, zu erkennen. Vermeidend gebundene Babys hemmten praktisch jede Art von Kommunikation, die zur Verbundenheit eingeladen hätte: Sie ließen keinen Wunsch nach Nähe erkennen und stellten sich gegenüber affektiven Angeboten ihrer Mutter taub.

Fast das Gegenteil war bei ambivalent gebundenen Babys zu beobachten. Sie schienen Formen des Ausdrucks von Gebundenheit zu verstärken. Praktisch von Anfang der von Ainsworth entwickelten »fremden Situation« an zeigten diese Kinder, wie bestürzend stark sie auf die Erreichbarkeit der Mutter fixiert waren. Sie litten extrem stark unter der Trennung und zeigten sich bei der Wiedervereinigung kaum erleichtert. Die ambivalent gebundenen Kinder kommunizierten ihre Bindungsbedürfnisse ständig sozusagen mit großer Lautstärke, unabhängig von der fürsorglichen Zuwendung, die sie von der Mutter tatsächlich erhielten (Ainsworth 1969; Main 1990, 1995; Slade 1999).

Ainsworth lernte, die unterschiedlichen Kommunikationsmuster in der »fremden Situation« als Spiegelungen des Bedürfnisses der einzelnen Kinder zu sehen, in den Genuß der bestmöglichen Bindung unter Berücksichtigung der besonderen Stärken und Schwächen ihrer Eltern zu kommen. »*Only connect!*« hat Forster geschrieben, aber um sich zu verbinden – eine Bindung herzustellen –, müssen Babys sich an den Charakter ihrer primären Bezugsperson anpassen. Die Beobachtungen in der häuslichen Umgebung hatten gezeigt, daß die Mütter sicher gebundener Kinder sensibel und einfühlsam auf die Signale der Kinder reagierten und daß ihr Verhalten verblüffend gut auf das Verhalten ihrer Babys eingestimmt war – was Mary Main als Beweis für »frühe Eingestimmtheit« deutet (Main 1995, S. 417). Somit mußte es als plausibel erscheinen, daß sicher gebundene Babys ihre Gefühle und Bedürfnisse direkt kommunizierten – als nähmen sie an, daß diese Art von Kommunikation eine eingestimmte Reaktion hervorrufen werde.

Mütter vermeidend gebundener Kinder hingegen hatten während der Beobachtung in der häuslichen Umgebung Bindungsverhalten ihrer Kinder eher zurückgewiesen: Sie waren emotional unerreichbar, fühlten sich bei physischem Kontakt unwohl und zogen sich tendenziell zurück, wenn ihre Kinder traurig waren. Nicht selten reagierten die Kinder auf die Zurückweisung ihrer Mutter mit Wut. Deshalb war es für diese vermeidend gebundenen Kinder adaptiv, die Kommunikation ihrer Bindungsbedürfnisse zu hemmen – sowohl um nicht zurückgewiesen zu werden als auch um Wutausbrüche zu vermeiden, die ihre Mütter noch stärker hätte zurückschrecken lassen, wenn die Bedürfnisse ihrer Kinder nicht erfüllt worden waren.

Bei den Müttern ambivalent gebundener Babys wurden inkonsistente Reaktionen auf die Signale ihrer Kinder und nur unzuverlässige emotionale Erreichbarkeit beobachtet. Diese Unzuverlässigkeit war allem Anschein nach ein Resultat der geistigen Verfassung der Mutter selbst, die sich negativ auf ihre Fähigkeit, sich auf ihre

Kinder einzustimmen, auswirkte (Siegel 1999/2006). Angesichts der Unzuverlässigkeit der Reaktion ihrer Mütter auf ihre Bedürfnisse war es für ambivalent gebundene Kinder adaptiv, ihre Bindungsbedürfnisse sehr beharrlich und unmißverständlich auszudrücken – als vermöchte das Aufrechterhalten von Druck die fürsorgliche Zuwendung zu erzwingen.

Die desorganisierte Bindung

Ainsworths Forschungsarbeit – und zweifellos auch ihre Autorität als Person und Lehrerin – zog wie ein Magnet einige außergewöhnlich begabte Studenten an, die mit ihr zusammenarbeiten wollten, darunter Inge Bretherton, Jude Cassidy, Alicia Lieberman, Everett Waters und, die wohl bekannteste unter ihnen, Mary Main. Mains Beitrag zur Bindungstheorie und Bindungsforschung wird in Kapitel 3 beschrieben, und an dieser Stelle muß die Feststellung genügen, daß er von monumentaler Bedeutung ist. Im Kontext des hier präsentierten Überblicks über die ursprünglichen drei »organisierten« Bindungskategorien ist von Interesse, daß Main fast 20 Jahre nach Ainsworths Pionierarbeit ein bis zu diesem Zeitpunkt unbekanntes Muster entdeckte: das der desorganisierten/desorientierten Bindung.

Main und ihre ehemalige Studentin Judith Solomon stellten bei einer sorgfältigen erneuten Durchsicht von 200 Videoaufnahmen von Babys, deren Verhalten in der »fremden Situation« sich mit den bisherigen drei Klassifikationen nicht hatte erfassen lasssen, fest, daß 90 Prozent dieser Babys auf die Gegenwart ihrer Mütter auf eine Art reagierten, die unerklärlich, widersprüchlich oder bizarr war. Beispielsweise wandten sie der Mutter bei der Wiedervereinigung den Rücken zu, erstarrten völlig, warfen sich auf den Boden oder verfielen in einen benommenen, tranceartigen Zustand. Eines der Kinder bedeckte beim Anblick der Mutter seinen Mund mit einer Hand – eine Geste, die schon Charles Darwin bei Primaten beobachtet hat und die er als unterdrückten Schrei deutete (Hesse 1999). Die desorganisierte Bindung war vermutlich deshalb so lange unentdeckt geblieben, weil Verhaltensweisen wie die soeben beschriebenen (die oft nur 10 bis 30 Sekunden anhielten) das sonstige Verhalten eines Kindes in der »fremden Situation« nur sehr kurz unterbrachen (Main & Solomon 1990). Aus diesem Grund erhielt jedes als desorganisiert gebunden klassifizierte Kind zusätzlich eine Alternativklassifikation, die sein generelles Verhalten in der »fremden Situation« am besten beschrieb – als sicher, vermeidend oder ambivalent gebunden.

Main war der Auffassung, eine desorganisierte Bindung entstehe, wenn die Bindungsfigur nicht nur als der sichere Hafen, sondern gleichzeitig als Quelle der Gefahr erlebt werde – wenn das Kind, genetisch darauf programmiert, sich in Gefahrensituationen an seine primäre Bezugsperson zu wenden –, sich zwischen widersprüchlichen Impulsen zur Annäherung und zum Vermeiden gefangen sieht. Aus dieser unerträglichen Situation gibt es für das Kind aufgrund seiner Abhängigkeit von der primären Bezugsperson kein Entrinnen. Es ist kaum verwunderlich, daß das Resultat einer solchen entsetzlichen, aus konträren biologischen Gegebenheiten resultierenden paradoxen Situation Desorganisation und/oder Desorientiertheit ist.

Beispielsweise wurden im Rahmen einer Studie mit Kindern, die von ihren Eltern mißhandelt worden waren, 82 Prozent als desorganisiert klassifiziert, in einer Kontrollgruppe hingegen nur 18 Prozent (Carlson et al. 1989). Außerdem waren desorganisiert gebundene Kinder in Hochrisikogruppen besonders stark vertreten – Familien, die durch Stressoren wie Armut, psychische Erkrankungen, Substanzmißbrauch und ähnliches besonders gefährdet waren. Erstaunlicherweise wurden aber auch bei Babys, die weder mißhandelt worden waren noch Hochrisikogruppen angehörten, desorganisierte Bindungen vorgefunden.

Um diese letzte Entdeckung zu verstehen, entwickelte Main die Hypothese, daß desorganisierte Bindungen bei Babys nicht nur durch die Interaktion mit Eltern entstehen können, deren Neigung zu Wutausbrücken und Mißhandlungen verständlicherweise *beängstigend* wirkt, sondern daß sie auch das Resultat von Interaktionen sein konnten, in denen das Kind die primäre Bezugsperson als *verängstigt* erlebt. Insbesondere konnte eine desorganisierte Bindung entstehen, wenn die Angst der Bezugsperson in Reaktion auf das Kind auftrat und wenn die Bezugsperson entweder mit körperlichem Rückzug oder mit Rückzug in einen tranceähnlichen Zustand darauf reagierte. Nach Mains Auffassung entstand eine desorganisierte Bindung somit durch die Interaktionen von Kindern mit Eltern, die entweder beängstigend, verängstigt oder dissoziiert waren. Im Gegensatz zu den organisierten Strategien sicher, vermeidend und ambivalent gebundener Kinder sollte man die desorganisierte Bindung als Resultat eines *Zusammenbruchs* jeder Strategie von seiten des Babys verstehen, das in solchen Fällen eine Furcht erlebt, deren Auflösung nicht zu erwarten ist *(fright without solution* – Main & Hesse 1992).

Die langfristigen Auswirkungen frühkindlicher Bindungsmuster

Nach Ainsworths bahnbrechenden Untersuchungen (die mittlerweile viele Male repliziert wurden) haben zahlreiche Folgestudien gezeigt, daß sich die in der frühen Kindheit entstandenen Bindungsmuster langfristig auswirken. Früh entstandene sichere, vermeidende, ambivalente und desorganisierte Bindungsmuster schaffen – im Guten wie im Schlechten – die Voraussetzungen für Entwicklungen im weiteren Verlauf der Kindheit, in der Adoleszenz und im Erwachsenenalter.

Kinder, die als Babys eine sichere Bindung entwickeln konnten, haben im Unterschied zu unsicher gebundenen Gleichaltrigen ein erheblich stärkeres Selbstwertgefühl, sie sind emotional gesünder, sie lassen eine stärkere Resilienz erkennen, und sie zeigen positiven Affekt, Initiative, soziale Kompetenz und Konzentration beim Spiel. In der Schule werden sicher gebundene Kinder von ihren Lehrern warmherzig und altersgemäß behandelt, wohingegen vermeidend gebundene Kinder (die oft mißmutig, arrogant und trotzig wirken) leicht wütende, um die Wahrung der Kontrolle kämpfende Reaktionen hervorrufen und ambivalent gebundene (die oft übermäßig anhänglich und unreif wirken) verwöhnt oder bevormundet werden. Vermeidend gebundene Kinder werden oft zu Opfern, sicher gebundene Kinder hingegen werden weder selbst zu Opfern, noch tyrannisieren sie andere Menschen (Sroufe 1983; Elicker, Englund & Sroufe 1992; Weinfeld, Sroufe, Egeland & Carlson 1999).

Im Laufe der weiteren Entwicklung scheint sichere Gebundenheit denjenigen, die diesen günstigen Einfluß früh im Leben genossen haben, erhebliche Resilienz zu bescheren. Hingegen hat sich herausgestellt, daß die Entstehung einer desorganisierten Bindung in der frühen Kindheit das Risiko der Entstehung einer Psychopathologie schon in der Kindheit oder später stark erhöht. Beispielsweise liegt bei Borderline-Patienten oft eine desorganisierte Bindung vor (Dozier, Chase, Stoval & Albus 1999; Schore 2002; Fonagy et al. 2002). Die organisierten Strategien unsicherer Bindungen sind zwar auch ein Risikofaktor, aber ein weniger starker. Vermeidende Bindungen wurden mit zwanghaften, narzißtischen und schizoiden Problemen assoziiert, wohingegen in Zusammenhang mit ambivalenten Bindungen hysterische oder histrionische Probleme gehäuft beobachtet wurden (Schore 2002; Slade 1999).

Wie die soeben referierten Erkenntnisse zu verstehen sind, konnte bisher nicht geklärt werden. Der Bann erster Beziehungen könnte bestehen bleiben, weil die ursprünglichen Muster des Verhaltens, der Kommunikation und der Affektregulation durch den Fortbestand der Beziehung der Kinder zu ihren Eltern, die ja die Entstehung dieser Muster überhaupt erst verursacht haben, aufrechterhalten bleiben und immer wieder verstärkt werden. Andererseits werden die Bindungsmuster, die Ainsworth mit Hilfe der »fremden Situation« kodifiziert hat, wahrscheinlich als strukturierte Muster internalisiert.

Was als biologisch prädeterminierte Interaktion beginnt, kann zu einer mentalen Repräsentation werden, die lebenslang Verhalten und subjektives Erleben prägt, selbst wenn die ursprünglichen Bindungsfiguren physisch nicht präsent sind. Nachdem Mary Ainsworth das Bindungsverhalten in der frühen Kindheit studiert hatte, blieb es ihrer begabtesten Studentin, Mary Main, vorbehalten zu klären, wie frühe Bindungserlebnisse im Geist enkodiert werden und zukünftige Beziehungen des älteren Kindes und späteren Erwachsenen – zu sich selbst und zu anderen – beeinflussen können.

ANMERKUNGEN

1. Nach Bowlby resultiert die Tatsache, daß Babys vorzugsweise die Nähe ihrer Mutter suchen, aus der Realität, daß Bindung hauptsächlich eine Funktion von Erreichbarkeit ist. Interessant ist, daß Mary Main mit Blick auf in Schweden durchgeführte Studien darauf hinweist, selbst wenn die Mutter einer Arbeit nachgehe und der Vater *de facto* die primäre Bezugsperson sei, präferiere das Kind die Mutter immer noch stark. Main äußert die Auffassung, diese »verblüffende Entdeckung« könne mit vorgeburtlichen Erlebnissen zu erklären sein (beispielsweise damit, daß das Kind im Uterus die Stimme seiner Mutter wahrnehme und deshalb schon dort eine Präferenz für sie entwickele), die mehr oder weniger sicherstelle, daß die Mutter zur primären Bindungsfigur werde, noch bevor das Kind den Mutterschoß verlasse (Main 1999).
2. Ainsworth versuchte, diesen Unterschied mit der Beobachtung zu erklären, daß amerikanische Babys – im starken Gegensatz zu den Kindern in Uganda – zu stark an das Kommen und Gehen ihrer Mütter gewöhnt seien. Sie scheute sich jedoch zu glauben, daß auf sicherer Gebundenheit basierendes Verhalten – theoretisch ein biologisch vorgegebenes Phänomen – bei den Kindern aus Baltimore völlig fehlte, auch wenn es in der vertrauten häuslichen Umgebung nicht klar zu erkennen war.
3. Sie wurden in 41 Prozent der »Pickup-Episoden«, die Ainsworth beobachtete, mit ihren Babys nicht fertig und waren in nur zwei Prozent dieser Episoden »zärtlich und fürsorglich« – in krassem Gegensatz zu den Müttern sicher gebundener Babys, die in 53 Prozent der Fälle zärtlich und fürsorglich waren und sich nur sehr selten unbeholfen verhielten (Ainsworth et al., zitiert in Main 1995).

3 Mary Main

Mentale Repräsentationen, Metakognition und das Adult Attachment Interview

Kurz nachdem Mary Main Mitte der 1970er Jahre an die *University of California* in Berkeley gewechselt war, initiierte sie eine ambitionierte Langzeitstudie über Bindung, in der eine Gruppe von Mittelklassefamilien begleitet werden sollte, während ihre Kinder aufwuchsen und das Erwachsenenalter erreichten. Zu Beginn dieses Projekts wurde jedes der Kinder zweimal in die »fremde Situation« versetzt, einmal mit der Mutter und einmal mit dem Vater. Fünf Jahre später leitete Main eine zweite Phase dieser Studie ein, indem sie mit Hilfe von Videoaufnahmen 40 Familien evaluierte (Main, Kaplan & Cassidy 1985). Diese Untersuchung, in ihrer Struktur erstaunlich einfallsreich, führte zu einer Art »zweiter Revolution der Bindungsforschung« (Karen 1994, S. 216).

Die erste Revolution war die Erfindung der »fremden Situation« gewesen, die Forschern ermöglicht hatte, innerhalb von 20 Minuten eine Einschätzung der Bindungssicherheit von Säuglingen durchzuführen, für die Ainsworths Team 72 Stunden Beobachtung in der häuslichen Umgebung benötigt hatte. Man erinnere sich, daß Ainsworths bahnbrechende Untersuchungen auf das *Verhalten* gezielt hatten. Wie Main erklärte, resultierte die Entwicklung der »fremden Situation« aus Beobachtungen »der Organisation der physischen Bewegungen eines Säuglings in Relation zu Bewegungen der primären Bezugsperson« (Main et al. 1985, S. 93).

Mains Untersuchung sechs Jahre alter Kinder und ihrer Eltern verlagerte den Fokus von der äußeren Welt interpersonaler Interaktion in die innere Welt *mentaler Repräsentationen*. Ihre Forschungsarbeit zielte auf die Erschließung internalisierter Objektbeziehungen (um ein psychoanalytisches Konstrukt zu bemühen), welche die Bindungsgeschichte in einem komplexen Netzwerk von Erinnerungen, Emotionen und Überzeugungen zusammenfaßten, das seinerseits das gegenwärtige und zukünftige Bindungsverhalten beeinflußte.

Um diese Entwicklungen im Kontext zu sehen, vergegenwärtige man sich, daß Bowlby zwei wichtige Erfolge gelangen: (1) Er erkannte die Bindung als originäres, biologisch begründetes fundamentales Verhaltens- bzw. Motivationssystem; und (2) er gelangte zu der Überzeugung, daß individuelle Unterschiede hinsichtlich der Funktionsweise des Bindungssystems untrennbar mit den »inneren Modellen«, die Menschen von sich selbst und anderen entwickeln, verbunden sind (Bretherton 1985). So wie Ainsworths Forschung Bowlbys erste These bestätigt hatte, leistete Mains Forschungsarbeit dies für seinen zweiten Beitrag: Wie die »fremde Situation« Forschern empirische Untersuchungen des Bindungsverhaltens ermöglicht hatte, ermöglichten Mains Innovationen die wissenschaftliche Auseinandersetzung mit dem Konstrukt des inneren Modells. Und ähnlich wie die »fremde Situation« im Jahre 1964 einen genaueren Blick auf die Bindungsbeziehungen in der Kindheit freigegeben hatte, hatte das *Adult Attachment Interview* – Mains wichtigster methodischer Beitrag – Forschern zwei Jahrzehnte später die innere Welt der Bindung in der späten Adoleszenz und in der Zeit danach erschlossen. Doch um die Bedeutung von Mains Innovationen und die Entdeckungen, zu denen sie führten, wirklich zu begreifen, müssen wir uns noch einmal mit Bowlbys Pionierarbeit beschäftigen, denn nur auf dieser Grundlage können wir die innere Welt verstehen.

Bowlby und das innere Modell

Bowlby war natürlich mit der damaligen psychoanalytischen Sicht der inneren Welt psychischer Repräsentationen unzufrieden. Insbesondere die Sicht Melanie Kleins hatte ihn abgestoßen, nach der internalisierte Objektbeziehungen und »Phantasien« sozusagen aus dem Inneren des Kinds hervorschießen, also nicht, wie er selbst annahm, aus realen Interaktionen mit realen anderen Menschen resultierten. Er scheute sich auch, die dynamische und sich ständig weiterentwickelnde Welt der Repräsentationen mit statischen Metaphern wie »Bilder« oder »Landkarten« zu bezeichnen. Er bevorzugte die Theorie des »inneren Modells« *(internal working model)*, die Kenneth Craik vorgeschlagen hatte, ein Vorreiter jenes Denkansatzes, der später unter dem Namen »künstliche Intelligenz« bekannt geworden ist (Bretherton & Munholland 1999):

> Wenn der Organismus ein Modell der äußeren Realität im verkleinerten Maßstab und der potentiellen Aktivitäten in seinem Kopf mit sich führt, kann er verschiedene Alternativen ausprobieren, um festzustellen, welche die geeignetste ist, sich auf zukünftige Situationen schon einstellen, bevor sie überhaupt eingetreten sind, das in früheren Situationen gewonnene Wissen im Umgang mit der Gegenwart und Zukunft nutzen und ganz generell in jeder Hinsicht deutlich weitblickender, sicherer und kompetenter auf aktuelle Gefahren reagieren (Craik 1943, S. 61).

Bowlby war auch von Jean Piaget, einem kognitiven Psychologen, beeinflußt, nach dessen Auffassung die Handlungen des kleinen Kindes in Beziehung zu Objekten (nach ihnen greifen, daran saugen oder auf sie schlagen) Wissen sowohl über die physische Welt als auch über die Möglichkeiten des Kindes, auf sie einzuwirken, generierte – Wissen, das innerlich in Form von »Schemata« registriert wird. Ähnlich vertrat Bowlby die Auffassung, die wiederholten Interaktionen des Säuglings mit Bezugspersonen generierten Wissen über die interpersonale Welt, das als »inneres Modell« gespeichert werde:

> Ein zentrales Merkmal des Modells der Welt, das jeder Mensch entwickelt, ist die Vorstellung des Betreffenden davon, wer seine Bindungsfiguren sind, wo sie sich befinden und wie sie wahrscheinlich reagieren. Ähnlich ist ein zentrales Merkmal des inneren Modells eines jeden Menschen von sich selbst die Vorstellung des Betreffenden davon, wie akzeptabel oder inakzeptabel er in den Augen seiner Bindungsfiguren ist. Auf der Beschaffenheit dieser einander ergänzenden inneren Modelle basieren Voraussagen dieses Menschen darüber, wie zugänglich und reaktionsbereit seine Bindungsfiguren wahrscheinlich sein werden (Bowlby 1973/1976, Parallelstelle der dt. Ausg. S. 247).

Nach Bowlbys Auffassung ermöglichte das innere Modell der Bindung es Menschen von früher Kindheit an, Muster ihrer Interaktion mit der primären Bezugsperson zu erkennen, die schon wiederholt genutzt wurden, und aufgrund dessen zu »wissen«, was die Bezugsperson als nächstes tun werde. Weil das innere Modell sowohl die Erwartungen als auch das aus diesen resultierende Verhalten beeinflußt, kann es Interaktionen entweder selbst *formen* oder durch sie geformt werden.

Die funktionalsten Bindungsmodelle sind wahrlich »funktionierende Modelle«*: Ihre provisorische Qualität ermöglicht es, sie aufgrund neuer Erlebnisse zu modifizieren. Vielleicht erklärt dies den klinischen Eindruck, daß die »gesündesten« Patienten auch diejenigen sind, die eine Therapie am besten zu nutzen verstehen, um sich zu verändern. Modelle einer unsicheren Bindung sind in der Regel starrer, somit weniger offen und deshalb gezwungen, neuartige Erlebnisse an alte Erwartungen anzupassen. Beispielsweise könnte ein vermeidender Patient, der zu erwarten gelernt hat, daß er abgewiesen werden wird, die akzeptierende Haltung des Therapeuten auf den Umstand zurückführen, daß der Therapeut bezahlt wird.

Bowlby war einerseits der Auffassung, innere Modelle könnten im Lichte neuer, anders gearteter Beziehungen oder durch eine Verstärkung des Gewahrseins aktualisiert werden. Andererseits hatte er beobachtet, daß diese Modelle sich oft jeder

* Hier bezieht sich der Autor auf eine andere Bedeutung des englischen Worts »working« – »funktionieren« – und spielt so mit dem englischen Begriff »working model«, der ungeachtet dessen im Deutschen nichts anderes als ein »Modell« oder ein »inneres Modell« ist. Anm. d. Übers.

Veränderung verschließen – teilweise weil sie so häufig außerhalb des Bewußtseins wirken und teilweise aufgrund der Wirkung von Abwehrmechanismen, die dem Selbstschutz dienen, aber auch kontraproduktiv sind.

Doch wie stabil sind diese Modelle der Bindung tatsächlich? Was ist ihre Struktur? Wie entstehen sie in der frühen Kindheit und in der Zeit danach? Was unterscheidet sichere von unsicheren inneren Modellen? Vorläufige Antworten auf diese Fragen hatte Bowlby in seiner Theorie gegeben, aber Fragen dieser Art waren nie empirisch untersucht worden – bis Mary Main mit ihrem Forschungsprojekt begann. Ihre Entdeckungen erwiesen sich bald als eine wichtige Ergänzung von Bowlbys Theorie der inneren Modelle.

Eine Revision des Konzepts des inneren Modells

Nachdem Mary Main den Allgemeinplatz »Repräsentationsprozesse kann man nicht direkt beobachten« zum Ausgangspunkt ihrer Untersuchung gemacht hatte (Main et al. 1985, S. 78), gelang ihr die Entwicklung einer Untersuchungsmethode, die ihr ermöglichte, etwas bislang Unsichtbares zu »sehen«. So wie Archäologen sich aufgrund von ausgegrabenen Artefakten ein Bild von längst untergegangenen Zivilisationen machen können, konnte sich Main – auf der Grundlage von ihr so bezeichneter »repräsentationaler Artefakte« – die innere Welt der Kinder und Eltern vergegenwärtigen, die sie mit ihrer Langzeitstudie begleitete (Main 1991, S. 130).

Mains Suche nach diesen repräsentationalen Artefakten weist gewisse Bezüge zur Linguistik (ihrer ersten Liebe im Bereich der Wissenschaft [Karen 1994]) sowie zu jenen projektiven Tests auf, die es Ainsworth einige Jahre vor ihrer ersten Begegnung mit Bowlby ermöglicht hatten, wie durch ein Fenster in die menschliche Seele zu blicken. Weil sie annahm, das innere Modell der Bindung eines Menschen müsse in bestimmten charakteristischen Mustern des Erzählens, des Diskurses und der Vorstellung sowie im Verhalten zum Ausdruck kommen, strukturierte sie ihre Untersuchungen dementsprechend.

Besonders großen Einfluß auf zukünftige Untersuchungen hatte ein »täuschend einfaches«, locker strukturiertes Protokoll mit Namen *Adult Attachment Interview* (AAI) – mit dessen Hilfe Main die an ihrer Studie teilnehmenden Eltern dazu brachte, sich an die Geschichte ihrer Beziehung zu ihren eigenen Eltern zu erinnern und darüber nachzudenken, wobei sie auch Erlebnisse des Verlustes, der Zurückweisung und der Trennung einbeziehen sollten (Slade 2000, S. 1152; George, Kaplan & Main 1984, 1985, 1996). Das AAI – ursprünglich dazu gedacht, wie Main selbst es formulierte, »das Unbewußte zu überraschen« – scheint das Bindungssystem zu aktivieren. Aufgrund dieser Eigenschaft hat sich dieses semiklinische Interview als wichtiges

Werkzeug für die Einschätzung von Bindungen im Erwachsenenalter erwiesen, so wie die »fremde Situation« dies für die Einschätzung von Bindungen in der frühen Kindheit leistet (Main 1995, S. 436 f.).

Allerdings ist zu beachten, daß das Wesen der »Bindung«, so wie es mit den beiden genannten Instrumenten gemessen wird, ein wenig unterschiedlich gefaßt wird: Die Kategorien der »fremden Situation« zielen auf die Qualität der Bindung in *bestimmten* Beziehungen – was bedeuten kann und oft tatsächlich bedeutet, daß ein Kind einem Elternteil gegenüber als sicher und dem anderen gegenüber als unsicher gebunden klassifiziert wird. Von der »fremden Situation« heißt es, sie identifiziere (bzw. bezeichne) eher eine Beziehung als einen Persönlichkeitszug des untersuchten Kindes. Hingegen hat Main (1995) die Auffassung vertreten, weil die Bindungsklassifikationen für Erwachsene von einer bestimmten Beziehung *unabhängig* sind, schätze das AAI den derzeitigen generellen »mentalen Zustand hinsichtlich der Bindung«[1] (S. 437) ein.

Das AAI besteht aus einer Anzahl von Fragen (und anschließenden »Sondierungen«), welche die Aufmerksamkeit explizit auf die mit der Bindung zusammenhängenden Erinnerungen lenken. Nachdem die Probanden zunächst um eine allgemeine Beschreibung ihrer Kindheitsbeziehung zu beiden Eltern gebeten werden, sollen sie fünf Adjektive oder Ausdrücke nennen, die ihre frühe Beziehung zu beiden Eltern möglichst treffend beschreiben. Anschließend sollen sie diese fünf Charakterisierungen durch konkretere Erinnerungen veranschaulichen: »*Liebevoll* – Sie haben dieses Wort benutzt, um Ihre Beziehung zu Ihrer Mutter zu beschreiben. Können Sie sich an Szenen erinnern, die zeigen, warum Sie sich für dieses Adjektiv entschieden haben?« (Main 2000, S. 1078) Anschließend werden den Probanden in rascher Folge komplexere und detailliertere Fragen gestellt (siehe Abbildung 3.1).

Obwohl Mains engster Mitarbeiter und Ehemann Erik Hesse darauf hinweist, daß das AAI auf der Grundlage einer verkürzten oder modifizierten Fragenliste wie der in Abbildung 3.1. nicht durchgeführt werden kann, habe ich persönlich festgestellt, daß Befragungen anhand dieser Kurzform bei der klinischen Arbeit und insbesondere zu Beginn einer Behandlung sehr nützlich sein können. Beispielsweise habe ich kürzlich einen Patienten kennengelernt, dessen ausufernde Konflikte mit seiner Frau den Bestand seiner Ehe gefährdeten. Zunächst beschrieb er seine frühe Beziehung zu seinen beiden Eltern in den leuchtendsten Farben. Dann fragte ich ihn, was er als Kind getan habe, wenn er verängstigt oder aufgebracht gewesen sei. Nachdem er sich zunächst nicht an irgendwelche Empfindungen hatte erinnern können, kam ihm, als er über kürzliche Anfälle von Nachtangst bei seiner vierjährigen Tochter berichtete, eine verstörende Erkenntnis. Während seine Tochter bei ihrer Mutter Trost suchen konnte und dort auch fand, hatte er selbst als Kind immer genau gewußt, daß seine Eltern in solchen Situationen nicht für ihn da sein würden. Weil er damals gelernt

1. Könnten Sie mir zunächst einmal kurz helfen, Ihre Familie ein wenig kennenzulernen? Zum Beispiel interessiert mich, wer zu Ihrer engsten Familie gehörte und wo Sie mit Ihrer Familie gelebt haben.
2. Nun möchte ich, daß Sie Ihre Beziehung zu Ihren Eltern in der Zeit, als Sie noch ein kleines Kind waren, beschreiben. Versuchen Sie, sich so weit wie möglich zurückzuerinnern.

3.–4. Können Sie mir fünf Adjektive oder Ausdrücke nennen, die Ihre Beziehung zu Ihrer Mutter/Ihrem Vater in der Kindheit charakterisieren? Ich schreibe sie auf, und wenn wir alle fünf haben, werde ich Sie bitten, mir Erinnerungen oder Erfahrungen zu nennen, die Sie dazu gebracht haben, sich für diese Charakterisierungen zu entscheiden.

5. Haben Sie sich Ihrer Mutter oder Ihrem Vater näher gefühlt, und warum?
6. Wenn Sie als Kind aufgebracht waren, was haben Sie dann getan, und was ist daraufhin passiert? Könnten Sie mir ein paar konkrete Situationen nennen, in denen Sie emotional aufgebracht waren? Oder körperlich verletzt? Oder krank?
7. Können Sie Ihre erste Trennung von Ihren Eltern beschreiben?
8. Hatten Sie als Kind jemals das Gefühl, zurückgewiesen zu werden? Und was haben Sie in dieser Situation getan? Glauben Sie, daß Ihren Eltern klar war, daß sie Sie zurückgewiesen haben?
9. Haben Ihre Eltern Sie jemals bedroht – um Sie zu disziplinieren oder im Scherz?
10. Was glauben Sie, wie Ihre frühen Erlebnisse sich generell auf Ihre Persönlichkeit im Erwachsenenalter ausgewirkt haben? Gibt es Aspekte, die Sie als für Ihre Entwicklung schädlich ansehen?
11. Was glauben Sie, warum sich Ihre Eltern in Ihrer Kindheit so verhalten haben, wie sie es getan haben?
12. Gab es in Ihrer Kindheit außer Ihren Eltern andere Erwachsene, die Ihnen ähnlich nahe standen wie sie?
13. Haben Sie als Kind oder im Erwachsenenalter den Verlust eines Elternteils oder eines anderen Ihnen nahe stehenden Menschen erlebt?
14. Hat sich in der Zeit zwischen Kindheit und Erwachsenenalter in Ihrer Beziehung zu Ihren Eltern viel verändert?
15. Wie erleben Sie momentan Ihre Beziehung zu Ihren Eltern?

Abbildung 3.1. Kurzfassung des *Adult Attachment Interview* nach *George, Kaplan & Main* (1996). Das AAI kann nicht auf der Grundlage dieser Kurzfassung durchgeführt werden, weil darin einige Fragen fehlen und weil auch für die Follow-up-Untersuchung wichtige Fragen nicht berücksichtigt sind. Der vollständige Fragebogen mit ausführlichen Nutzungshinweisen kann bezogen werden über Professor Mary Main, Department of Psychology, University of California at Berkeley, Berkeley, CA 94720. Aus *Hesse* (1999). Copyright 1999 by The Guilford Press. Genehmigter Abdruck.

hatte, »darüber hinwegzukommen«, war es ihm nun fast unmöglich, seine Gefühle der Verletzlichkeit anzuerkennen; wütend zu werden fiel ihm wesentlich leichter.

In dem Wissen, daß Sprache ebensoviel verbergen wie offenbaren kann – und daß innere Repräsentationen größtenteils unbewußt sind und es deshalb nicht möglich ist, sie in Worte zu fassen –, konzentrierte Main sich auf die spezifischen *Arten*, auf die die an ihrer Studie teilnehmenden Eltern Worte benutzten, statt darauf, *welche* konkreten Worte genau sie benutzten: Sie interessierte sich also stärker für den Prozeß und die Form als für den Inhalt des Gesprochenen. Und diese Art der Annäherung an das Verständnis der Welt der Repräsentationen – wobei die Aufmerksamkeit primär darauf gerichtet wird, *wie* Menschen kommunizieren, statt darauf, *was* sie sagen –, hat Mains Arbeit für Kliniker so wertvoll gemacht.

Mains Langzeitstudie[2] führte zu zwei wichtigen Entdeckungen, durch welche die Bindungsforschung von der Verhaltens- auf die Repräsentationsebene gehoben wurde – was diese Untersuchung für Kliniker unmittelbar relevant macht, deren Interesse sich auf die dem Verhalten ihrer Patienten zugrundeliegenden Emotionen und Überzeugungen konzentriert. Beide Entdeckungen beruhten auf Schlüssen, die aus repräsentationalen Artefakten gezogen wurden (beispielsweise aus den Reaktionen eines sechsjährigen Kindes auf Fotos, die Trennungen im Kindesalter darstellten, oder aus den AAI-Transkripten von Eltern), von denen angenommen wurde, sie spiegelten innere Repräsentationen.

Beim Studium dieser Artefakte entdeckte Main zwei verblüffende Korrelationen: *Erstens* fand sie eine Beziehung zwischen dem Verhalten des Kindes im Alter von 12 Monaten in der »fremden Situation« gegenüber seiner primären Bezugsperson und der Struktur seiner inneren Welt fünf Jahre später. *Zweitens* stellte sie eine *intergenerationale* Korrelation zwischen einerseits dem Verhalten des Kindes in der »fremden Situation« und andererseits dem »mentalen Zustand hinsichtlich der Bindung« des Elternteils fest. Diese beiden Entdeckungen – die zeigen, daß nonverbale Verhaltensmuster des Kindes Voraussagen über Repräsentationsmuster ermöglichen – waren für die Weiterentwicklung von Bowlbys Konzept des inneren Modells durch Mary Main von zentraler Bedeutung.

Das Verhalten des Säuglings und die innere Welt des Sechsjährigen

Die strukturellen Parallelen zwischen den Kommunikationsmustern, die Main in der »fremden Situation« bei Mutter und Kind beobachtet hatte, und den repräsentationalen Artefakten der Sechsjährigen erwiesen sich als geradezu verblüffend.[3] Man vergegenwärtige sich zur Illustration die folgenden Mini-Dialoge, zu denen es in Reaktion auf die Trennungsfotos kam. Nachdem der Interviewer (seine Äußerungen sind in Kursivschrift wiedergegeben) jedem Kind ein Bild gezeigt hatte, das eine bevorstehende zweiwöchige Trennung darstellte, fragte er: »Was würde ein Kind in dieser Situation tun?«

KIND 1 *(als Säugling sicher gebunden)*: Weinen. [kichert] *Weinen?* [nickt bestätigend] *Warum sollte sie weinen?* Weil sie ihre Mutter und ihren Vater lieb hat. *Weil sie ihre Mutter und ihren Vater wirklich lieb hat?* Hmm. *Und was tut sie sonst noch?* Ein bißchen spielen.

KIND 2 *(als Säugling vermeidend gebunden)*: Ich weiß nicht. *Was könnte er denn tun?* Weiß nicht. *Keine Idee?* Au, Au [mit hoher Stimme durch ein Spielzeugpferd gesprochen] Nein, mir fällt nichts ein. *Nein?* Wuuuuh. Sitz, Löwe!

KIND 3 *(als Säugling ambivalent gebunden)*: Sie jagen. *Wen jagen?* Seinen Papa und seine Mama mit seinem neuen Spielzeugauto – er ist pssssssssss ... mit Pfeil und Bogen auf sie schießen. *Auf seine Mama und seinen Papa schießen?* Ja. Wenn er will, vielleicht.

KIND 4 *(als Säugling desorganisiert gebunden)*: Wahrscheinlich versteckt er sich. *Er versteckt sich?* Ja. *Und was passiert dann?* Wahrscheinlich wird er in den Schrank gesperrt. [gezwungenes Kichern] *Er wird in den Schrank gesperrt?* Ja, ich bin auch schon mal in den Schrank gesperrt worden. (Main et al. 1985, S. 103 f.).

Unterschiede hinsichtlich des Verhaltens von Kindern ihrer Mutter gegenüber in der »fremden Situation« ließen Voraussagen über entsprechende Unterschiede nicht nur in Trennungs-»Narrativen« wie den obigen, sondern auch in den Familienzeichnungen der Sechsjährigen, ihren Reaktionen auf eine Schnappschußaufnahme ihrer Familie und ihrem Verhalten bei der Wiedervereinigung mit ihren Eltern nach kurzen Trennungen zu. Insgesamt veranschaulichten diese Resultate, daß »verschiedene Muster der Mutter-Kind-Interaktion nicht nur zur Entwicklung *unterschiedlichen Verhaltens*, sondern auch unterschiedlicher Repräsentationsprozesse führen« (Main 2000, S. 1059). Angesichts dieser Erkenntnisse kann kaum Zweifel daran bestehen, daß unsere ursprünglichen inneren Modelle der Bindung im Schmelztiegel unserer frühesten Interaktionen geformt werden.

Die innere Welt der Eltern und das Verhalten des Kindes: Das Adult Attachment Interview und die »fremde Situation«

Mains zweite Entdeckung deutet stark darauf hin, daß die inneren Modelle unserer *Eltern* einen starken Einfluß auf die Qualität dieser prägenden Interaktionen haben, die wiederum unsere eigenen inneren Modelle formen. Main entdeckte eine signifikante Korrelation zwischen der Bindungssicherheit der Kinder, die an ihrer Studie teilnahmen (so wie sie fünf Jahre zuvor in der »fremden Situation« gemessen worden war) und dem »mentalen Zustand hinsichtlich der Bindung« ihrer Eltern (gemessen mit Hilfe des AAI).

Konkreter sagten die Klassifikationen in der »fremden Situation« die Resultate beim AAI voraus (Main et al. 1985). Aber auch das Umgekehrte wurde als zutreffend nachgewiesen: Spätere Untersuchungen von Main, die viele andere Forscher auf der ganzen Welt repliziert haben, zeigten, daß die AAI-Klassifikation des Elternteils die Klassifikation des Kindes in der »fremden Situation« bezüglich Sicherheit oder Unsicherheit der Bindung mit 75-prozentiger Genauigkeit voraussagt. Erstaunlicherweise sind solche Voraussagen ebenso treffsicher, wenn das AAI mit den Eltern *vor der Geburt ihres Kindes* durchgeführt wird (van Ijzendoorn 1995).

Man erinnere sich daran, daß das AAI das Bindungssystem ähnlich aktiviert, wie die »fremde Situation« es tut. Dadurch kann dieses Interview die Befragten in eine extrem evozierende, wenn nicht sogar belastende Situation versetzen, wodurch sie reichlich Gelegenheit erhalten, ihre Fähigkeit zu einem »kohärenten Diskurs« unter Beweis zu stellen, die Main als Kennzeichen eines sicheren mentalen Zustandes hinsichtlich der Bindung identifiziert hat. Für einen kohärenten Diskurs sind AAI-Transkripte charakteristisch, die konsistent und plausibel sind und die Fähigkeit zur Zusammenarbeit erkennen lassen (Main 1991, 1995).

Mains Studie förderte auffällige Unterschiede zwischen den AAI-Transkripten jener Eltern, die sicher gebundene Kinder aufgezogen hatten, und den Transkripten von Eltern, deren Kinder eine unsichere Bindung entwickelt hatten, zutage. Erstere spiegelten deutlich, daß die Eltern mit ihren Interviewern kooperieren konnten und daß es ihnen leichtfiel, sich zu erinnern, sowie ihre Besonnenheit und Objektivität bei der Auseinandersetzung mit der eigenen Bindungsgeschichte. Und wegen ihrer Objektivität im Hinblick auf Bindungsbeziehungen – deren Wichtigkeit und Einfluß diese Eltern ohne Umschweife anerkannten – schrieb Main ihnen einen »sicheren/autonomen« mentalen Zustand hinsichtlich der Bindung zu.

In krassem Gegensatz dazu zeigten Eltern unsicher gebundener Kinder in ihren AAI-Transkripten ein generelles Muster, dem zufolge es ihnen schwerfiel, einen kohärenten und kollaborativen Diskurs aufrechtzuerhalten – wobei drei *spezielle* Muster der Inkohärenz und gescheiterter Zusammenarbeit sich als Spiegelungen der drei entsprechenden Muster des für unsichere Bindungen charakteristischen Verhaltens in der »fremden Situation« erwiesen. Die Eltern vermeidend gebundener Kinder wurden als »abweisend« bezeichnet, weil sie Wert und Einfluß der Bindung tendenziell herunterzuspielen pflegten und weil sie darauf beharrten, sich nicht an Bindungserlebnisse erinnern zu können. Die Eltern ambivalent gebundener Säuglinge wurden als »verstrickt« *(preoccupied)* charakterisiert, weil sie frühere Bindungen

Geisteszustand hinsichtlich der Bindung im Erwachsenenalter	Verhalten des Säuglings in der »fremden Situation«
sicher/autonom (F) Kohärenter, kollaborativer Diskurs, Wertschätzung von Gebundenheit, wirkt aber objektiv gegenüber jedem konkreten Ereignis/jeder konkreten Beziehung. Beschreibung und Evaluation von bindungsbezogenen Erlebnissen sind konsistent, unabhängig davon, ob diese Erlebnisse angenehm oder unangenehm sind. Diskurs verstößt nicht nennenswert gegen eine von Grices[4] Konversationsmaximen.	sicher (B) Erforscht in den Episoden der »fremden Situation« vor der Trennung den Raum und Spielzeuge mit Interesse. Zeigt während der Trennung, daß er/sie Mutter/Vater vermißt; weint in der zweiten Trennungsphase häufig. Bevorzugt offensichtlich Mutter/Vater gegenüber der fremden Person. Begrüßt Mutter/Vater aktiv, nimmt in der Regel körperlichen Kontakt zu ihr/ihm auf. Hält nach der zweiten Wiedervereinigung den Kontakt meist eine Weile aufrecht und wendet sich dann wieder dem Spiel zu.
abweisend (Ds) Nicht kohärent. Abweisend gegenüber bindungsbezogenen Erlebnissen und Beziehungen. Neigung, Situationen grundsätzlich als ganz normal hinzustellen (»sehr gute, ganz normale Mutter«), in Verbindung mit generalisierenden Repräsentationen von Vorfällen, die durch die berichteten Episoden nicht gestützt werden oder diesen sogar widersprechen, was gegen Grices Qualitätsmaxime verstößt.	vermeidend (A) Weint nicht bei Trennung von der primären Bezugsperson. Vermeidet und ignoriert die Bezugsperson bei der Wiedervereinigung aktiv (z. B. durch Abwenden oder widerstrebende Reaktion beim In-die-Arme-Nehmen). So gut wie keine Suche nach Nähe oder Kontakt, kein erkennbares Leiden und keine Wutreaktion. Reaktion auf die Bezugsperson wirkt emotional distanziert. Konzentriert sich während des ganzen Tests auf das Spielzeug oder die Umgebung.
verstrickt (E) Nicht kohärent. Auf frühere Bindungsbeziehungen/-erlebnisse fixiert. Sprecher wirkt wütend, passiv oder ängstlich. Sätze oft lang, grammatikalisch verwickelt oder mit vagen Formulierungen durchsetzt (»dadadada«, »und so was«), was gegen Grices Maximen der Relevanz und des Stils verstößt. Transkripte sind oft überlang und verstoßen gegen die Maxime der Quantität.	widerständig oder ambivalent (C) Kann auch schon vor der Trennung argwöhnisch oder verzweifelt sein; wenig Erkundungsdrang. Während des gesamten Tests auf die Bezugsperson fixiert; kann wütend oder passiv wirken. Schafft es nicht, sich zu beruhigen und in der Wiedervereinigungssituation bei der primären Bezugsperson Trost zu suchen; fixiert sich meist weiter auf die Bezugsperson und weint. Schafft es nicht, sich nach der Wiedervereinigung wieder der Exploration zuzuwenden.
unaufgelöst/desorganisiert (U) Gespräche über Verlust oder Mißbrauch/Mißhandlungen weisen starke Fehler hinsichtlich der Schlüssigkeit der Darstellung auf. Beispielsweise können die Berichte solcher Menschen Hinweise auf die Überzeugung enthalten, ein Toter lebe im physischen Sinne weiter oder sei durch einen Kindheitsgedanken getötet worden. Sie können auch in eine längere Schweigephase oder in eine hymnisch schwelgende Rede verfallen. Im übrigen entsprechen diese Menschen in der Regel einer der Kategorien Ds, E oder F.	desorganisiert/desorientiert (D) Das Kind zeigt in Gegenwart der Bezugsperson desorganisiertes und/oder desorientiertes Verhalten, was auf einen zeitweiligen Zusammenbruch der Verhaltensstrategie hindeutet. Beispielsweise kann es mit einem tranceartigen Ausdruck erstarren, wobei es die Hände in die Luft hält; es kann sich auch beim Eintritt der primären Bezugsperson in den Raum erheben und dann auf den Bauch fallen und zusammengekrümmt liegen bleiben; oder es klammert sich an die Bezugsperson, weint dabei heftig und lehnt sich mit abgewendetem Blick von ihr weg. Im übrigen entspricht das Verhalten des Kindes gewöhnlich einer der Kategorien A, B oder C.

ABBILDUNG 3.2. AAI-Klassifikationen und entsprechende Muster des Verhaltens von Säuglingen in der »fremden Situation«. Die Beschreibungen des Bindungsklassifikationssystems der Erwachsenen wurden aus *Main, Kaplan & Cassidy* (1985) und aus *Main & Goldwyn* (1984–1998) abgeleitet. Die Beschreibungen der Kategorien A, B und C der Bindungsmuster von Säuglingen sind Zusammenfassungen aus *Main & Solomon* (1990). Aus *Hesse* (1999). Copyright 1999 by The Guilford Press. Genehmigter Abdruck.

als einen Faktor erlebten, der ständig die Gegenwart beeinflußte. Und weil die Eltern desorganisiert gebundener Kinder abwechselnd desorganisiert und desorientiert wirkten, wenn es im Gespräch um frühere traumatische Erlebnisse ging, wurden sie als »unaufgelöst/desorganisiert«* bezeichnet (Main et al. 1985; Main 1991, 1995, 2000; Siegel 1999/2006). Abbildung 3.2. faßt diese Klassifikationen noch einmal zusammen.

Mains Untersuchung offenbarte eine unbestreitbare Entsprechung zwischen dem »Diskursmodus« der Eltern beim AAI – wie sie über ihre eigenen Bindungserlebnisse redeten – und dem Bindungsverhalten ihres Kindes in der »fremden Situation«. Wir könnten mit gutem Grund annehmen, daß die Fähigkeit von Eltern, kohärent über die Vergangenheit zu reflektieren, ihre Fähigkeit, ihren Kindern eine sichere Bindung zu ermöglichen, signifikant beeinflußt. Und wie wir bald sehen werden, könnte die Sicherheit unseres eigenen »mentalen Zustandes hinsichtlich der Bindung« letztlich weniger von den konkreten Fakten unserer persönlichen Geschichte abhängen – so problematisch diese auch gewesen sein mag – als vom Erfolg unserer Bemühungen, diese Geschichte in einem nachvollziehbaren Zusammenhang zu verstehen.

Innere Modelle als »Regeln« statt als »Schablonen«

Main war sehr beeindruckt von den erstaunlichen Parallelen zwischen (1) den nonverbalen Verhaltensmustern von Säuglingen, (2) den Bindungsrepräsentationen von Sechsjährigen und (3) Form und Inhalt des Diskurses der Eltern beim AAI, die sie durch ihre Studien entdeckte. Sie veranschaulichte diese Parallelen durch folgendes Beispiel:

> Der unsicher-vermeidend gebundene Säugling wendet sich von der Bezugsperson ab, entfernt sich von ihr, ignoriert sie in der »fremden Situation« und wendet sich fünf Jahre später von Repräsentationen ab, die an die primäre Bezugsperson erinnern. Im Diskurs mit dem Kind fokussiert die Bezugsperson auf Objekte und Aktivitäten, stellt rhetorische Fragen und bietet (wie das Kind) wenig Gelegenheit zu echtem Austausch oder gemeinsamer Auseinandersetzung mit einem Thema. Während des AAI schließlich neigt die primäre Bezugsperson eines vermeidend gebundenen Kindes zu der Aussage, sie könne sich an Ereignisse aus ihrer Kindheit nicht erinnern, und/oder sie tut diese Ereignisse ab oder bestreitet, daß ihnen irgendein Wert zuzuschreiben sei. Selektive Unaufmerksamkeit gegenüber Signalen, die ein Bindungsverhalten hervorrufen oder an eine bestehende Beziehung erinnern könnten, scheinen eine für beide Partner verbindliche Regel zu sein … (Main et al. 1985, S. 100).

* Der Begriff »unaufgelöst« bezieht sich auf das unaufgelöste bzw. unverarbeitete traumatische Erlebnis solcher Eltern. Anm. d. Übers.

Main war der Auffassung, daß man sich innere Modelle am besten nicht als feste, schablonenartige Muster *(templates)* vorstelle – wie die verinnerlichten Abbilder des Ich und von Objekten der psychoanalytischen Theorie –, sondern als »*strukturierte Prozesse*, die dazu dienen, den Zugang zu Informationen zu ermöglichen oder einzuschränken« (Main et al. 1985, S. 77, Hervorhebung des Autors). Auf Bowlbys ursprünglicher Sicht aufbauend, verstand Main das innere Modell

> als eine Reihe bewußter und/oder unbewußter *Regeln* für die Organisation bindungsrelevanter Informationen … [D]ie Organisation der sicheren Bindung und die verschiedenen Arten unsicherer Bindung versteht man am besten als Begriffe, *die sich auf bestimmte Arten von inneren Modellen beziehen … welche nicht nur Gefühle und Verhalten, sondern auch Aufmerksamkeit, Gedächtnis und Kognition beeinflussen* … Individuelle Unterschiede der … inneren Modelle betreffen *nicht nur individuelle Unterschiede hinsichtlich der Muster nonverbalen Verhaltens, sondern auch sprachliche Muster und Muster von mentalen Strukturen* (S. 67; Hervorhebungen des Autors).

Main entwickelte die Hypothese, daß die Regeln, die wir im Rahmen unserer ersten Beziehungen verinnerlichen, sich in unserer frühen Kindheit aufgrund unserer Erfahrungen damit herausbilden, was in unserer Beziehung zu einer bestimmten Bindungsfigur »seinen Zweck erfüllt«. Diese »Regeln hinsichtlich der Bindung« *(»rules of attachment«)* sind recht buchstäblich Lebensregeln – Regeln, nach denen wir leben –, insofern sie aus Interaktionen zwischen dem biologisch begründeten, überlebensbasierten Bindungssystem und den realen Gegebenheiten erlebter elterlicher Zuwendung resultieren. Vorher hatte Main die Auffassung vertreten, die unterschiedlichen kommunikativen Verhaltensweisen vermeidend und ambivalent gebundener kleiner Kinder könnten als Spiegelungen entsprechender unterschiedlicher *adaptiver Strategien* zur Optimierung der Bindung an die Eltern verstanden werden, die entweder voraussehbar verschlossen oder voraussehbar aufgeschlossen waren (Main 1981, 1995). Nun fügte sie dem hinzu, die Regeln, die ursprünglich in Form einer »behavioral-kommunikativen« Strategie zum Ausdruck kämen, generierten später eine »repräsentational-attentionale« Strategie, die für Umfang und Wesen unseres Zugangs zu bindungsbezogenen Gefühlen, Wünschen und Erinnerungen entscheidend sei. So wie Ainsworth eine sichere Bindung mit einem flexiblen Gleichgewicht zwischen Bindungs- und Explorationsverhalten assoziiert hatte, bezeichnete Main nun Flexibilität von Fokus, Affekt, Denken und Erinnerung als Marker für Bindungssicherheit – weil sie gemerkt hatte, daß die am sichersten gebundenen Dyaden in ihrer Studie auch am freiesten von »voraussehbaren, ›regelartigen‹ Gesetzmäßigkeiten und Mustern« waren (Main et al. 1985, S. 101; Main 1995).

Versteht man die Kommunikationsmuster kleiner Kinder als entstehende Repräsentationsstrategien, die der Förderung von Bindungsbeziehungen (oder der Verhinderung ihrer Zerstörung) dienen, so erklärt das ziemlich viel über die interpersonale und intrapersonale Welt. In der »fremden Situation« hatte Ainsworth Kommunikationsverhalten beobachtet, das vielfach durch Flexibilität (bei sicher gebundenen Kindern) und Hemmung oder Verstärkung (bei unsicher gebundenen Kindern) gekennzeichnet war. Mains Arbeit legte nahe, daß sich diese unterschiedlichen Muster interpersonaler Kommunikation in entsprechend unterschiedlichen Mustern in der Kommunikation der Kinder mit sich selbst spiegelten.

Weil sicher gebundene Kinder darauf vertrauen konnten, daß ihre Mütter auf sie reagieren würden, konnten sie riskieren, mit ihren eigenen bindungsbezogenen Gefühlen und Bedürfnissen in Kontakt zu bleiben; sie waren ihrer gewahr und konnten sie ausdrücken. Vermeidend gebundene Kinder hingegen sahen die abweisende Haltung ihrer Mutter und ihre eigene Wutreaktion auf die Abweisung kommen und konnten es sich folglich nicht leisten, ihrer bindungsbezogenen Gefühle und Bedürfnisse gewahr zu sein; deshalb benutzten sie die Vermeidungsstrategie des Hemmens oder Herabspielens solcher inneren Prozesse. Ambivalent gebundene Kinder entwickelten in Reaktion auf die nie voraussehbare Verfügbarkeit ihrer Mutter allem Anschein nach eine Strategie zur Verstärkung oder Maximierung sowohl des Gewahrseins als auch des Ausdrucks ihrer bindungsbezogenen Gefühle und Bedürfnisse, als wollten sie sich so die Aufrechterhaltung der elterlichen Betreuung sichern.

Main weist auch auf einen für die klinische Arbeit sehr wichtigen Aspekt hin: darauf, daß die in diesen organisierten repräsentational-attentional-behavioralen Strategien zum Ausdruck kommenden Regeln *aktiv* in die Tat umgesetzt werden. Beispielsweise nimmt ein vermeidend gebundenes Kind seine Mutter nicht nur nicht wahr, sondern lehnt sie sogar grundsätzlich ab und ignoriert sie, indem es seine Aufmerksamkeit auf das Spielzeug konzentriert – als wollte es sich von der durch die »fremde Situation« bei ihm geweckten Angst und dem leidvollen Wissen, daß es den Trost, den es sich von seiner Mutter wünschte, niemals bekommen würde, ablenken. Wir können davon ausgehen, daß ein Kind in dieser Situation sein Explorationssystem übertrieben stark aktiviert, um sein Bindungssystem zu hemmen, dessen Bestrebungen ihm nicht gelegen kommen. Ebenso ist ein ambivalent gebundenes Kind mit seiner Mutter nicht nur beschäftigt, sondern sucht aktiv Kontakt und fixiert seine Aufmerksamkeit strikt darauf, sich ihres Befindens und ihres Aufenthaltsortes zu vergewissern; während es sein Spielzeug völlig ignoriert, beobachtet es unablässig die interpersonale Umgebung und hält nach dem kleinsten Signal für ein Ereignis Ausschau, das sein Leid noch verstärken könnte. Wir können annehmen, daß solch ein Kind sein Bindungssystem übermäßig stark aktiviert, um einerseits die unberechenbare Aufmerksamkeit seiner Mutter auf sich zu lenken und andererseits die autonome Exploration zu hemmen, welche die Mutter zu unterbinden versucht hat (Main 1995, 1999).

Sehr ähnlich wie über diese Kinder können wir auch über unsere erwachsenen Patienten sagen, daß sie ihr Festhalten an den »Bindungsregeln« aktiv verstärken. Beispielsweise wird die Aufmerksamkeit von Patienten mit einem abweisenden mentalen Zustand hinsichtlich der Bindung häufig durch die Bedürfnisse anderer gefesselt – was ihnen hilft, ihre eigenen unerfüllten emotionalen Bedürfnisse habituell zu leugnen. Entsprechend verzehren sich Patienten mit einem verstrickten mentalen Zustand hinsichtlich der Bindung oft in Zweifeln an der Zuverlässigkeit ihres Liebespartners – wodurch sie ihre wohlbekannte Unaufmerksamkeit eigenen autonomen Sehnsüchten gegenüber fördern.

Aus klinischer Sicht betrachtet richten unsere Patienten ihre Aufmerksamkeit unbewußt so aus, daß ihre vorbestehenden Erwartungen und ihr gegenwärtiges Verhalten verstärkt werden und als gerechtfertigt erscheinen. Um zu erzeugen, was Main *»secondary felt security«* (»sekundär empfundene Sicherheit«) genannt hat, sehen sich diese Erwachsenen gezwungen, eine »Strategie zur Sicherung der zweitbesten Möglichkeit« *(»second best strategy«)* zu entwickeln, um ein gewisses Maß an Nähe (aber auch Selbstorganisation) zu voraussehbar desinteressiert oder unberechenbar reagierenden Eltern aufrechterhalten zu können (Main 1995, S. 462). Wir sollten in diesem Zusammenhang unbedingt bedenken, daß ein Großteil des Denkens, Fühlen, Erinnerns und Verhaltens, das wir bei unseren Patienten (und uns selbst) beobachten, entstanden ist und weiterhin besteht, um überholte – aber allzu »haltbare« – innere Modelle der Bindung zu erhalten.

Die »Adhäsivität« dieser Modelle hat Klinikern wie Forschern lange gleichermaßen Sorgen gemacht. Freud lenkte unsere Aufmerksamkeit natürlich auf den »Wiederholungszwang«, wohingegen Bowlby (1980/1983) sich zur »sich selbst perpetuierenden Eigenart« innerer Modelle äußerte. Main führte in ihren Reflexionen über ihre Forschungsarbeit die Stabilität solcher Modelle – insbesondere derjenigen unsicherer Gebundenheit – auf den überlebenskritischen Kontext ihres ursprünglichen Auftretens zurück, wobei sie darauf hinwies, daß (1) Regeln, die einem Menschen das Überleben ermöglicht haben, von ihm wahrscheinlich nicht ohne weiteres aufgegeben werden und daß (2) durch ein inneres Modell vorgegebene Regeln solche Modelle tatsächlich über lange Zeiträume erhalten. Solche Regeln – die festlegen, was Menschen sich zu bemerken, zu fühlen, zu erinnern und zu tun zugestehen – werden strikt eingehalten, weil durch ihre Verletzung mentale Zustände und Seinsweisen in Frage gestellt werden, die den Betreffenden ermöglicht haben, emotional zu überleben. Somit hatten die Bindungsmodelle, die ursprünglich bei sicher, vermeidend, ambivalent oder desorganisiert gebundenen Säuglingen entstanden waren, die Neigung, durch entsprechende Muster des Gewahrseins, des affektiven Erlebens und des Verhaltens – auch in Form von elterlicher Zuwendung – aktiv perpetuiert zu werden.

Die intergenerationelle Übertragung von Bindungsmustern

Bindungsmuster bleiben, wie dargelegt, häufig über Generationen bestehen. Nach Abschluß von Mains ursprünglicher Untersuchung wertete van IJzendoorn (1995) die damals vorliegenden vergleichbaren Studien im Rahmen einer Metaanalyse (die 18 Untersuchungen aus sechs Ländern einbezog) aus und stellte so fest, daß die AAI-Klassifikation der Eltern eine korrekte Voraussage der zu erwartenden Klassifikation der Kinder in der »fremden Situation« ermöglichte. Mit deutlich erhöhter Wahrscheinlichkeit wurde aus einem sicher gebundenen Kind ein sicher gebundener Erwachsener, der selbst sicher gebundene Kinder aufzog. Ebenso war bei einem vermeidend gebundenen Kind zu erwarten, daß es zu einem abweisend gebundenen Erwachsenen würde, dessen Kinder wahrscheinlich ebenfalls vermeidend gebunden wären, und so weiter. In eine ähnliche Richtung weisend deutete die einzige Studie, die sich mit der Bindungscharakteristik innerhalb einer Familie über drei Generationen auseinandersetzte, darauf hin, daß die Bindungsklassifikationen von Großmüttern in der Regel nicht nur denjenigen ihrer erwachsenen Töchter entsprachen, sondern auch denjenigen der Kinder ihrer Töchter (Benoit & Parker, zitiert in Hesse 1999). Wie und warum es zu dieser intergenerationalen Übermittlung von Bindungsmustern kommt, ist sowohl für Forscher als auch für Kliniker von großem Interesse. Außerdem hat die Beantwortung dieser Frage wichtige Implikationen für elterliches Verhalten.

Mains Untersuchung deutete darauf hin, daß eine sichere Bindung das Resultat der Flexibilität von Eltern war, die diese Eigenschaft auf ihre Kinder übertrugen. Mit einem großen Verhaltens- und Affektrepertoire und weil wenig die Entfaltung ihrer Aufmerksamkeit einschränkte, schienen sicher gebundene Eltern gut darauf vorbereitet zu sein, den Signalen ihrer Kinder gegenüber jene Sensibilität zu entwickeln, die nach den Erkenntnissen von Ainsworth und anderen bei der Entstehung von Bindungssicherheit eine so zentrale Rolle spielte.

Bezüglich der Bindungsunsicherheit vertrat Main die Auffassung, ablehnend und verstrickt gebundene Eltern versuchten mit ihrem Verhalten ihren Kindern gegenüber unbewußt, den eigenen mentalen Zustand hinsichtlich der Bindung zu erhalten. Die mentalen Zustände dieser Eltern hatten sich in Reaktion auf ihr absolut vorrangiges Bedürfnis nach Nähe zu ihren eigenen Eltern entwickelt. Alle Herausforderungen, mit denen die mentalen Zustände konfrontiert wurden – einschließlich bestimmter Aspekte des Verhaltens ihrer eigenen Kinder –, erlebten diese Eltern als Bedrohungen, vor denen sie sich durch Regeln schützten, die ihnen selektive Unaufmerksamkeit und eine fehleingestimmte Reaktionsweise vorschrieben. Doch diese Einschränkungen der Aufmerksamkeit und des Verhaltens schützten die unsicher gebundenen Eltern nicht nur, sondern untergruben auch ihre Fähigkeit, die Signale ihrer Kinder zuverlässig sensibel aufzunehmen. In Reaktion darauf eigneten sich auch die Kinder Regeln an, in denen sich die ihrer Eltern spiegelten. Auf diese Weise minimierten vermeidend gebundene Kinder ihr Bindungsverhalten und maximierten sie ihre Bemühungen, die nichtmenschliche Umgebung zu erkunden, während die verstrickt gebundenen das Bindungsverhalten maximierten und die autonome Erkundung minimierten.

Im Gegensatz zu sicher, vermeidend und verstrickt gebundenen Kindern nahm man von desorganisiert gebundenen an, daß sie ihre Eltern wiederholt als beängstigend erlebt hatten – oft weil ihre Eltern sie mißbraucht oder mißhandelt hatten, aber manchmal auch, weil sie selbst von ihren Kindern verängstigt und/oder dissoziiert wahrgenommen worden waren. Mains AAI-Forschung zeigte, daß desorganisiert gebundene Eltern selbst unter ungelösten Kindheitstraumata oder Verlusterlebnissen litten.

Diese überwältigenden Erlebnisse waren nie bewußt verarbeitet worden und deshalb in einem dissoziierten Zustand erhalten geblieben, so daß sie in deaktivierter Form weiter existierten, aber durch emotional besonders stark erregende Kontexte reaktiviert werden konnten. Bei einer Konfrontation mit Signalen, welche die traumatischen Erlebnisse oder Verlusterfahrungen dieser desorganisiert gebundenen Eltern evozierten – was unter anderem durch den Ausdruck des Leidens, die Forderungen oder die Wut ihrer eigenen Kinder geschehen konnte –, liefen diese Gefahr, von (ehemals) dissoziierten Erlebnissen überflutet zu werden, die bei ihnen nur zu oft ein Verhalten auslösten, das ihre Kinder verängstigte. Die Kinder befanden sich dann in einem lähmenden Widerspruch – sie mußten sich um ihrer eigenen Sicherheit willen reflexhaft ihren Eltern zuwenden, und im gleichen Augenblick aktivierte ihre Angst vor ihren Eltern bei ihnen das Bedürfnis zu fliehen. Wiederholte Erlebnisse dieser Art führten in der frühen Kindheit zur Desorganisation und später zu einem herrschsüchtigen, die Rollen umkehrenden Verhalten den eigenen Eltern gegenüber, ein Versuch, den unauflösbaren Widerspruch allen Unabänderlichkeiten zum Trotz doch noch »aufzulösen«. Das Resultat der unaufgelösten Verlusterfahrungen oder traumatischen Erlebnisse der Eltern war somit ein ebenso verkapseltes und schwer auflösbares Trauma bei den Kindern, wie es in der folgenden Vignette dargestellt wird.

Vor einiger Zeit erforschte ich mit einem meiner Patienten dessen somatisches Entsetzen vor medizinischen Behandlungen jeder Art (er war mehr als einmal schon bei der bloßen Aussicht auf eine Blutentnahme ohnmächtig geworden). Ich fragte ihn, wer ihn als Kind zum Arzt gebracht hätte. Er antwortete: »Meine Mutter.« Ich arbeitete zwar schon einige Jahre mit diesem Mann, hatte aber die Geschichte, die er mir daraufhin sehr sachlich erzählte, noch nie gehört – eine Geschichte, die jene Furcht, unter der er schon sein ganzes Leben lang litt, etwas verständlicher machte:

> »Meine Mutter war fünf Jahre alt, als ihre Mutter wegen eines vermeintlichen Routineeingriffs ein Krankenhaus aufsuchte. Sie verstarb im Operationssaal; aber niemand sagte meiner Mutter damals, daß ihre Mutter tot sei. Sie war zu Verwandten in Pflege gegeben worden, nachdem sie ihren Vater hatte sagen hören, ihre Mutter sei zu krank, um sich um sie kümmern zu können. Als sie acht Jahre alt war, heiratete ihr Vater wieder und nahm seine Tochter, meine Mutter, wieder zu sich. Als er ihr seine neue Frau vorstellte, sagte er nur: ›Das ist deine Mutter.‹ Das glaubte sie. Erst Jahre später erfuhr sie die Wahrheit.«

Um zu erklären, wie diese Art von Trauma und Bindungsunsicherheit von Eltern auf ihre Kinder übertragen wird, entwickelte Main die Hypothese, das Bindungsbedürfnis sei so stark, daß kleine Kinder selbst dann bemüht seien, den psychischen Status quo ihrer Eltern zu erhalten, wenn dies für ihre eigene Entwicklung mit hohen Kosten verbunden sei. Ebenso seien Eltern in der Regel bemüht, mit ihren Kindern zusammen jene interaktiven Muster zu erhalten, welche die mentalen Zustände erhalten, die sie unterdessen weitergegeben hätten.

Beispielsweise begrüßen desorganisiert gebundene Eltern manchmal das rollenumkehrende Verhalten ihres ebenfalls desorganisiert gebundenen Nachwuchses, weil dieses Verhalten ihren eigenen emotionalen Bedürfnissen entgegenkommt. Weil sie vor langer Zeit gelernt haben, beflissen oder strafend auf ihre eigenen Eltern zu reagieren, legen sie die gleiche Reaktionsweise nun ihren Kindern nahe, weil dadurch die früher einmal unentbehrlichen inneren und interpersonalen Muster aufrechterhalten werden. Das (oft unbewußte) Bedürfnis, diese starren Aufmerksamkeits- und Verhaltensmuster zu perpetuieren, fördert somit die Herausbildung ähnlich starrer Muster bei ihren Kindern. Nach Mains Auffassung war dies der Mechanismus der intergenerationalen Übermittlung unsicherer Bindungen (Main 1995).

Allerdings wurde die Frage, wie es zu dieser Musterübermittlung kommt, nicht endgültig geklärt. In der bereits erwähnten Metaanalyse untersuchte van IJzendoorn (1995) die relevanten Studien im Sinne eines sehr komplexen statistischen Ansatzes und gelangte zu dem Schluß, daß man das Phänomen, mit dem sich die Bindungsforscher konfrontiert sahen, treffend als »Transmissionslücke« *(transmission gap)* (S. 387) bezeichnen konnte. Die Fähigkeit der primären Bezugsperson, einfühlsam zu reagieren – die lange für die Grundlage jeder Bindung, ob sicher oder unsicher, gehalten worden war –, scheint zwar teilweise, aber nicht vollständig zu erklären, wie und warum die inneren Modelle der Eltern in der Regel auf ihre Kinder übergehen. Verblüffenderweise hat Mary Main im Jahre 1991 zwei wichtige Konzepte neu in den Bereich der Bindungstheorie eingeführt: *metakognitives Wissen* und *metakognitives Monitoring*, die später von Peter Fonagy genutzt wurden, um die sogenannte Transmissionslücke zu schließen.

Metakognition: Denken über das Denken und Repräsentieren der repräsentationalen Welt

Main hatte sich bei ihren Bemühungen, in ihrer Studie die repräsentationale Welt von Säuglingen, Sechsjährigen und Erwachsenen zu kartieren, auf Bowlbys Konzept des inneren Modells berufen. Doch irgendwann wurde ihr klar, daß nur *sicher* gebundene Menschen über ein einziges, eigenständiges »Modell« der Bindung verfügen. Ihre Erfahrungen mit einer verläßlich sensiblen Betreuungsperson – die ihnen eine sichere Basis lieferte – schienen bei ihnen die relativ stabile Erwartung erzeugt zu haben, daß andere auf ihre Bedürfnisse eingehen würden.

Unsicher gebundene Menschen hingegen waren bei Eltern aufgewachsen, die ihnen keine solche sichere Basis geliefert, sondern sich ihnen gegenüber zurückweisend, unberechenbar oder beängstigend verhalten hatten. Zur Beschreibung der widersprüchlichen, inkohärenten und dissoziierten Repräsentationen der Bindung, die durch ungünstige Erlebnisse wie die genannten entstanden, benutzte Main den Begriff »multiple Modelle«. In dieser Hinsicht folgte sie Bowlbys Sicht. Er hatte geschrieben: »Die Hypothese von mehreren Modellen, von denen eines großen Einfluß hat, aber relativ oder vollständig unbewußt ist, ist nicht mehr als eine in andere Begriffe gefaßte Version der Freudschen Hypothese vom dynamischen Unbewußten« (Bowlby, 1973/1976, S. 250).

Anders als die »singulären« integrierten Modelle sicher gebundener Menschen, die Flexibilität und leichten Zugang zu bindungsbezogenen Informationen fördern, erfordern multiple – und dies bedeutet inkompatible oder kollidierende – Modelle eine defensive Einschränkung der Aufmerksamkeit, um mit dem Problem, »zu wissen, was man nicht wissen soll, und zu fühlen, was man nicht fühlen soll«, fertig zu werden, wie Bowlby (1988) es formuliert hat. Wir haben bereits gesehen, daß dieses starre Ausschließen bedrohlicher Gedanken und Gefühle die Fähigkeit unsicher gebundener Eltern, sensibel auf die Signale ihrer kleinen Kinder zu reagieren, behindert. Und natürlich unterminiert es auch ihre Fähigkeit, einen Schritt vom Geschehen zurückzutreten und über ihr eigenes Erleben zu reflektieren.

Main gelangte ihren eigenen Äußerungen zufolge durch das Nachdenken über multiple Modelle direkt zur *Metakognition* (Main 1991). Und von dort führt sie uns ebenso direkt zum klinisch wichtigen Aspekt der Haltung des Selbst gegenüber dem eigenen Erleben und insbesondere dem mentalen Erleben. Die Metakognition, mit der sich lange hauptsächlich Kognitionspsychologen beschäftigt haben, ist eine Kognition über eine Kognition: Denken über das Denken. Sie erfordert – um Main zu paraphrasieren – die Fähigkeit, die »*bloß* repräsentationale Natur« unserer eigenen mentalen Repräsentationen (oder derjenigen anderer Menschen) zu würdigen.

Main hob den Unterschied zwischen Repräsentation (»Ich bin ein vergeßlicher Mensch«) und Metarepräsentation oder Metakognition hervor (»Ich bin ein Mensch, der sich oft vergeßlich fühlt – warum das so ist, weiß ich nicht«). Mit einer funktionsfähigen Metakognition können wir uns in einem konkreten Augenblick in einem bestimmten mentalen Zustand wiederfinden; fehlt uns diese Fähigkeit, so *sind* wir der betreffende mentale Zustand einfach. Main unterschied außerdem zwischen »metakognitivem Wissen« und »metakognitivem Monitoring«.

Metakognitives Wissen beinhaltet zentral das Vermögen, das zu begreifen, was Kognitionswissenschaftler die Fähigkeit, zwischen Erscheinung und Realität (oder zwischen Schein und Sein) zu unterscheiden, nennen. Ohne sie ist es unmöglich, sich darüber klar zu werden, daß unsere Ideen und Wahrnehmungen jeder realen Grundlage entbehren könnten oder daß andere Menschen Dinge glauben könnten, die nicht wahr sind. Insoweit sich unsere Patienten nicht über die »Fehlbarkeit des Wissens« im klaren sind, ist sowohl ihr Wunsch als auch ihre Fähigkeit, über ihre Erlebnisse zu reflektieren, häufig begrenzt (Main 1991, S. 134). Beispielsweise versicherte mir kürzlich ein Patient mit dem Brustton der Überzeugung, ein bestimmter Sachverhalt treffe zu, der mir selbst als völlig unwahrscheinlich erschien. Als ich meine Verwunderung angesichts seiner Überzeugung zum Ausdruck brachte, sagte er, diese *fühle* sich für ihn wahr an. Als wollte er in dieser Angelegenheit unbedingt das letzte Wort behalten, fügte er noch sehr entschieden hinzu: »Sind Gefühle nicht die ultimativen Tatsachen?«

Für uns als Therapeuten ist die Fähigkeit zu metakognitivem Verstehen *beider* an der therapeutischen Beziehung beteiligter Partner deshalb so wichtig, weil sie es unseren Patienten ermöglicht, sich zu verändern. Denn aufgrund dieser Art des Verstehens können wir reflektiert, statt reflexhaft antworten – sind wir in der Lage, über die komplexen Bedeutungen von Gefühlen, Überzeugungen und Wünschen nachzudenken, statt sie unhinterfragt für bare Münze zu nehmen.

Abgesehen von der Unterscheidung zwischen Erscheinung und Wirklichkeit ermöglicht metakognitives Wissen, *repräsentationale Veränderung* (das Gefühl, daß sich Überzeugungen und Gefühle im Laufe der Zeit verändern können) und *repräsentationale Diversität* (die Erkenntnis, daß sich auf die gleichen Umstände bezogene

Überzeugungen und Gefühle anderer Menschen von unseren eigenen unterscheiden, aber ebenso zutreffend wie diese sein können) zu würdigen. Am wichtigsten jedoch ist vielleicht, daß metakognitives Wissen uns ermöglicht, dessen gewahr zu sein, daß unser laufendes Erleben zutiefst durch grundlegende mentale Zustände beeinflußt wird, was auch all das einschließt, was wir glauben, fühlen und wünschen.

Dieses Wissen ist die Grundlage dessen, was Main *metakognitives Monitoring* genannt hat. Dabei handelt es sich um eine Haltung aktiver Selbstprüfung, die uns das gleichzeitige Verweilen innerhalb und außerhalb unseres Erlebens ermöglicht. In dieser reflektierenden Haltung können wir vom Erleben zurücktreten, um der Aspekte unserer *Ideen* über das Erleben gewahr zu werden, die widersprüchlich, tendenziös oder nicht plausibel sind. Außerdem regt diese Haltung zu Bemühungen an, solche Widersprüche und potentiellen »Irrtümer« zu verstehen oder sie aufzulösen. Metakognitives Monitoring beinhaltet demnach die Beobachtung jener geistigen Gewohnheiten, die unser Erleben beeinflussen. Im AAI-Kontext wurden Beispiele für metakognitives Monitoring als Marker einer sicheren Bindung verstanden, wohingegen das zeitweilige Aussetzen dieses Monitoring bei Eltern als Indiz für das Bestehen einer desorganisierten Bindung bei den Kindern angesehen wurde (Main 1995).

Main vertrat die Auffassung, daß starke metakognitive Fähigkeiten bei Kindern, die so alt waren, daß sie sie erworben haben konnten, die schädigende Wirkung ungünstiger Bindungserlebnisse unter Einschluß von Traumata verringern. Das gleiche kann natürlich auch für Erwachsene gelten. Andererseits beobachtete sie, daß ein entwicklungsstufenbedingter *Mangel* an metakognitiven Fähigkeiten bei jüngeren Kindern deren Anfälligkeit für die Wirkung problematischer bindungsbezogener Ereignisse verstärkte. Das gleiche könnte auch für Erwachsene gelten, bei denen die Metakognition entweder noch nicht entwickelt ist oder aus Gründen des Selbstschutzes gehemmt wird. Während die Metakognition ganz sicher bei der Übermittlung entweder von Resilienz oder von Verletzlichkeit eine wichtige Rolle spielt, erschien Main die Frage ihrer *Zentralität* für die Bindung als nicht geklärt.

Ihr war ziemlich klar, daß eine funktionsfähige Metakognition mit einer sicheren Bindung und deren Fehlen mit einer unsicheren Bindung *assoziiert* war. Sie sah sich aber nicht in der Lage, die Frage zu klären, ob Metakognition sichere Gebundenheit *oder* eine sichere Bindung den Aufbau der Metakognition förderte, einfach weil zur Klärung dieser Fragen noch keine abgeschlossenen Untersuchungen vorlagen. Aus ähnlichen Gründen (und ungeachtet der Tatsache, daß die hohen AAI-Werte für metakognitives Monitoring mit sicherer Gebundenheit der Nachkommen in Verbindung gebracht wurde) sah Main sich außerstande, bezüglich der Rolle der Qualität elterlicher Metakognitionsfähigkeiten bei der Einschätzung der Frage, ob die Kinder dieser primären Bezugspersonen sicher oder unsicher gebunden waren, klar Position zu beziehen (Main 1991). Einige Jahre später jedoch gelang es Peter Fonagy –

einem englischen Psychoanalytiker, der sich der Bindungsforschung widmete –, genau diese Position zu vertreten. Dies gelang ihm durch die Erweiterung von Mains Vorstellungen über Metakognition im Lichte jener psychischen Fähigkeit, die (auch im Deutschen) unter dem Namen *Theory of mind* (Fonagy et al. 1995) bekannt geworden ist.

ANMERKUNGEN

1. Main hat (wie andere Forscher) durch ihre Untersuchungen nachgewiesen, daß dieser »Zustand« über die Zeit so stabil ist, daß man ihn mit Recht als »Charakterzug« bezeichnen kann – wobei dieser keineswegs unveränderbar ist.
2. Man erinnere sich daran, daß Main und ihre Kollegen im Jahre 1982 in der zweiten Phase ihrer Langzeitstudie mit vierzig Familien zweistündige Interviews durchgeführt hatten. Das Verfahren, mit dessen Hilfe sechsjährige Kinder und ihre Eltern evaluiert werden sollten und in dessen Mittelpunkt Trennung und Wiedervereinigung standen, zielte ebenso wie die »fremde Situation« selbst auf die Aktivierung des Bindungssystems. Jede Familie wurde beim Eintreffen in der Forschungseinrichtung gebeten, sich auf einem Polaroidfoto ablichten zu lassen. Anschließend schaute sich die ganze Familie einen kurzen Film an, der dramatisch die Trennung eines zweijährigen Kindes von seinen Eltern darstellte (Robertson & Robertson 1971). Auf diese Filmvorführung folgte eine reale Trennung: Das sechsjährige Kind wurde in ein Spielzimmer geführt, und die beiden Eltern arbeiteten jeweils separat in verschiedenen Räumen das AAI durch. Das sechsjährige Kind nahm in dieser Zeit zwanzig Minuten lang an einer »Warmwerde«-Sitzung mit einer weiblichen wissenschaftlichen Hilfskraft teil, die ihm anschließend sechs Fotos von Kindern zeigte, die gerade eine Trennung von ihren Eltern erlebten. Nachdem das Kind sich alle Fotos angeschaut hatte, wurde es gefragt, was die Kinder auf dem Bild *fühlen* und *tun* würden, wenn ihre Eltern sie verließen. Dann zeigte der Assistent dem Kind das Polaroidfoto, das vorher von ihm aufgenommen worden war, und sagte: »Aber hier ist ein Foto von dir und deiner Familie, und wie du siehst, seid ihr alle zusammen« (Main et al. 1985, S. 89). Das Kind wurde auch gebeten, ein Bild von seiner Familie zu zeichnen. Danach widmete es sich noch eine Weile dem freien Spiel in einem Sandkasten, bis der erste Elternteil in den Raum zurückkehrte. Die Wiedervereinigungsphase dauerte drei Minuten; dann tauchte auch der zweite Elternteil wieder auf und nahm für weitere drei Minuten an der Wiedervereinigung teil.
3. Voraussagen über die Bindungsrepräsentationen der Sechsjährigen aufgrund ihres Verhaltens in der »fremden Situation« im Austausch mit ihrer Mutter erwiesen sich in 68 bis 88 Prozent der Fälle als zutreffend. Interessanterweise standen Verhalten und Diskurs bei der Wiedervereinigung nur in einem signifikanten Zusammenhang mit dem Verhalten gegenüber dem Vater in der »fremden Situation« (Main 1995).
4. Grice, Paul: Sprachphilosoph.

4 Fonagy und die weitere Entwicklung

Main hat erklärt, sie und Fonagy seien unabhängig voneinander auf die Idee gekommen, sich wissenschaftlich mit der *Theory of Mind* zu beschäftigen (Main, persönliche Mitteilung 2004). Dieser Begriff bezieht sich darauf, wie wir alle in unterschiedlichem Maße unser eigenes Verhalten und das anderer Menschen zu verstehen versuchen, indem wir uns mit den mentalen Zuständen, die diesem Verhalten zugrunde liegen, auseinandersetzen – was Überzeugungen, Emotionen und Wünsche einschließt. Dabei geht es darum, daß wir von unserer Kindheit an eine »Theorie« entwickeln, die uns zu verstehen (und in einem gewissen Maße auch vorauszusagen) ermöglicht, was andere Menschen in Anbetracht dessen, was nach unserer Meinung in ihrem Geist vor sich geht, tun werden. Fonagy könnte durch die gleiche Literatur über die *Theory of Mind* wie Main beeinflußt worden sein, doch aufgrund seines persönlichen Verständnisses dieser Quellen entwickelte er ein deutlich umfassenderes Konzept als Mary Main.

Peter Fonagy: Mentalisierung, Erlebensmodi und die intersubjektiven Ursprünge des Selbst

Vor 35 Jahren hatte Peter Fonagy als junger Lehrbeauftragter am *University College London* den Auftrag erhalten, die Seminare und Beratungsgespräche des Gastprofessors, der als *Freud Memorial Professor of Psychoanalysis* eingeladen worden war, zu organisieren und zu betreuen – und dieser Gast war im Jahre 1980 niemand anders als John Bowlby. Fonagy (der die Freud-Memorial-Professur mittlerweile selbst innehat) nahm in jenem Jahr an allen Lehrveranstaltungen Bowlbys teil und berichtet darüber, daß nicht nur Bowlbys Ideen ihn sehr beeindruckt hätten, sondern auch seine tiefgehenden sozialen Ansichten:

> Bowlby lag sehr viel am Wohl von Menschen, die nicht so privilegiert waren wie er selbst. Seine Sichtweise beeindruckte mich sehr – wie er seine wissenschaft-

> lichen Interessen mit der Sorge um den einzelnen Menschen und seinen subjektiven Bedürfnissen verband und wie er sich der Wirkung gesellschaftlicher Kräfte und des sozialen Drucks bewußt war. Dies ist und bleibt für mich der wichtigste und faszinierendste Aspekt der Bindungstheorie. (Fonagy, persönliche Mitteilung 2006)

Einige Jahre später organisierte Fonagy zusammen mit Miriam und Howard Steele eine Studie über die generationenübergreifende Transmission von Bindungsmustern. Während der Arbeit an diesem Projekt wurden er und seine Kollegen laufend von Bowlby beraten. Außerdem ließen sie sich von Mary Main in der Anwendung des AAI ausbilden.

Mentalisieren und die »Reflexionsfunktions«-Skala

Von Mains wegweisender Arbeit inspiriert, versuchte Fonagy zunächst, Mains Ideen über individuelle Unterschiede hinsichtlich der metakognitiven Fähigkeiten zu operationalisieren. Doch anders als Main, die sich auf das *Selbst*-Monitoring des Denkens und der Erinnerung bei Erwachsenen während des AAI konzentriert hatte, erweiterte Fonagy diesen Fokus (im Sinne seines Ausgangspunktes, der *Theory of Mind)*, indem er die Aufmerksamkeit des Erwachsenen ganz generell auf mentale Zustände lenkte, wobei er insbesondere die mentalen Zustände anderer Menschen einbezog (Fonagy, Steele & Steele 1991a). Fonagy erläuterte später, kennzeichend für die Fähigkeit, die er *Mentalisieren* nannte – womit er »den Prozeß, durch den wir erkennen, daß unser Geist unsere Weltwahrnehmung vermittelt«, meinte (Fonagy, Gergeley, Jurist & Target 2002/2004, S. 10) –, sei nicht Selbstkenntnis, sondern seien Kenntnisse über den Geist im allgemeinen. Zwar ist solches Wissen größtenteils implizit, doch benutzen Fonagy und Target den Begriff *»mentalization proper«* zur Bezeichnung der Aktivität »expliziten Nachdenkens über mentale Zustände«. Mentalisierende Aktivität (beispielsweise wenn einer Tochter klar wird, daß sie von ihrem Vater nicht aus Feindseligkeit zurückgewiesen wurde, sondern weil er unter einer Depression litt) wurzelt in dem, was Fonagy als Fähigkeit zu reflektieren oder *Reflexionsfunktion* bezeichnet hat.

Mit Hilfe der Reflexionsfunktion können wir uns selbst und andere als Wesen mit einer psychischen Tiefenstruktur sehen. Sie ermöglicht uns, auf unsere Erlebnisse nicht nur auf der Grundlage von beobachtetem Verhalten, sondern auch der diesem zugrunde liegenden mentalen Zustände – Wünsche, Gefühle, Überzeugungen – zu reagieren, wobei letztere das Verhalten verständlich machen und seinen Sinn hervorheben. Insofern ist die Reflexionsfunktion eng mit unserer Einsichts- und Empathiefähigkeit verbunden.

Um die Mentalisierungsfähigkeit eines Menschen evaluieren zu können, entwickelten Fonagy und seine Kollegen eine Skala zur Messung der Reflexionsfunktion *(Reflective-Functioning Scale)*. Diese Skala wurde zwar ursprünglich für Forschungszwecke entwickelt, man kann sie aber auch informell nutzen, um zu beurteilen, von welchen Arten von Interventionen bestimmte Patienten profitieren könnten. Eine starke Mentalisierungsfähigkeit – und im Rahmen einer Behandlung vielleicht auch Aufgeschlossenheit den Deutungen des Therapeuten gegenüber – liegt wahrscheinlicher vor, wenn beim Interviewten (oder Patienten) folgende Anzeichen zu erkennen sind:

- *Gewahrsein des Wesens mentaler Zustände* – beispielsweise dessen, daß wir uns selbst und andere immer nur unvollständig verstehen können; daß Menschen mentale Zustände modifizieren können, um Schmerz zu verringern; daß Menschen innere Zustände absichtlich verbergen können; daß bestimmte psychische Reaktionen unter bestimmten Umständen vorhersehbar sind.
- *Explizites Bemühen, mentale Zustände zu identifizieren, die bestimmten Verhaltensweisen zugrunde liegen* – beispielsweise Verhalten im Sinne von Überzeugungen, Gefühlen und Wünschen plausibel zu erklären; verstehen, daß unsere Deutung des Verhaltens anderer von unseren eigenen mentalen Zuständen beeinflußt sein kann; erkennen dessen, daß Gefühle angesichts einer Situation mit beobachtbaren Aspekten der Situation nicht immer im Einklang stehen.
- *Erkennen der »entwicklungsbasierten« Aspekte mentaler Zustände* – beispielsweise dessen, daß sich das, was Menschen gestern gefühlt haben, von dem unterscheiden kann, was sie heute oder morgen fühlen; daß das Verhalten von Eltern sowohl vom Verhalten ihrer eigenen Eltern geprägt ist als auch das Verhalten ihrer Kinder prägt; daß in der Kindheit entstandene Sichtweisen im Lichte des Verständnisses von Erwachsenen häufig revidiert werden müssen.
- *Gewahrsein mentaler Zustände, die sich auf den Interviewer (oder Therapeuten) beziehen* – beispielsweise darauf, daß der Therapeut nicht wissen kann, was der Patient weiß, wenn niemand es ihm sagt; daß der Therapeut selbst auf die Erzählung des Patienten anders reagiert als dieser; daß sich die Lebensgeschichte des Therapeuten und folglich auch seine mentalen Zustände durchaus von denjenigen des Patienten unterscheiden können (adaptiert mit freundlicher Genehmigung von Fonagy, Target, Steele & Steele 1998).

Fonagy vertritt die Auffassung, daß es in diesem Zusammenhang nicht um die Formulierung von Prinzipien bezüglich mentaler Zustände gehe (»Man kann nie wissen, was jemand anders fühlt«), sondern um Belege dafür, daß solche Prinzipien *implizit* verstanden werden (»Als Kind war ich mir sicher, daß ich meiner Mutter ziemlich gleichgültig war; aber nachdem ich von meinem Vater hörte, *sie* habe sich von *mir* abgelehnt gefühlt, bin ich mir nicht mehr so sicher darüber, was sie tatsächlich empfunden hat.«).

Im Jahre 1987 rekrutierten Fonagy, Steele und Steele 100 Paare, die ein Kind erwarteten, und führten mit diesen AAI-Untersuchungen unter Verwendung ihrer Skala durch. Diese Studie war aus verschiedenen Gründen bemerkenswert. *Erstens* dokumentierte sie, daß sich anhand des – *vor der Geburt des Kindes untersuchten* – mentalen Zustandes der Eltern hinsichtlich der Bindung die Klassifikation des Säuglings in der »fremden Situation« im Alter von zwölf Monaten voraussagen läßt. *Zweitens* ging aus der Studie hervor, daß Mütter und Väter mit einer starken Reflexionsfähigkeit mit drei- bis viermal höherer Wahrscheinlichkeit sicher gebundene Kinder aufziehen als Eltern mit eher schwacher Mentalisierungsfähigkeit. Und *drittens* demonstrierte die Untersuchung, daß eine starke Reflexionsfähigkeit jenen »Kreislauf der Benachteiligung« zu durchbrechen vermag, der dazu führt, daß Eltern mit einer ungünstigen Bindungsgeschichte in der Regel unsicher gebundene Kinder aufziehen.

Um die Voraussage zu testen, daß die Fähigkeit, über mentale Zustände zu reflektieren, den »vergiftenden« Einfluß einer problematischen Vergangenheit neutralisieren kann, wurden die an der Studie teilnehmenden Mütter in zwei Gruppen unterteilt: Die Mitglieder der ersten hatten selbst in schwerwiegendem Maße Deprivation erlebt (aufgrund einer psychischen Erkrankung ihrer eigenen Eltern, längerer Trennung von ihnen usw.), wohingegen dies bei den Mitgliedern der zweiten definitiv nicht der Fall war. Es stellte sich heraus, daß unter den Müttern, die unter Deprivation gelitten hatten, diejenigen mit *starker* Reflexionsfunktion alle sicher gebundene Kinder hatten. In krassem Gegensatz dazu hatte unter den Müttern mit schwacher Reflexionsfunktion nur eine einzige von 17 ein Kind mit sicherer Bindung. Die Stärke der Mentalisierungsfähigkeit war eindeutig ein Schutzfaktor, der die Wirkung schwieriger früher Erlebnisse abpufferte und die Wahrscheinlichkeit der generationenübergreifenden Transmission einer unsicheren Bindung verringerte (Fonagy, Steele, Steele, Moran & Higgitt 1991b; Fonagy et al. 1995; Fonagy 2001).

Entdeckungen wie diese brachten Fonagy dazu, die Mentalisierungsfähigkeit als von zentraler Bedeutung für die Bindungsqualität anzusehen. Er hat sogar die Auffassung vertreten, »daß die Bindung kein Selbstzweck ist, sondern daß sie dazu dient, die Entwicklung eines Repräsentationssystems zu ermöglichen, das nach unserer Meinung im Dienste des menschlichen Überlebens steht« (2002/2004, S. 10). Dieses Repräsentationssystem ist ein *Mentalisierungs*system, das den für das Überleben wichtigen evolutionären Vorteil bietet, das Verhalten anderer Menschen ebenso wie das eigene zu verstehen, zu deuten und vorauszusagen. Insofern ist es ein »Eckstein sozialer Intelligenz« und für die verschiedensten Formen von Arbeit, Spiel und Kooperation entscheidend (Allen & Fonagy 2002).

Im Laufe von mehr als 15 Jahren ist es Fonagy und Kollegen mittels eines außergewöhnlich engagierten Forschungsprogramms und entsprechend intensiver Theoriebildungsbemühungen immer überzeugender gelungen nachzuweisen, daß Mentalisierung und Bindung zusammen für die menschliche Entwicklung, psychopathologische Erscheinungen und die Psychotherapie eine wichtige Rolle spielen. Verkürzt dargestellt ist die Mentalisierungsfähigkeit von Eltern entscheidend für die Entwicklung einer sicheren Bindung bei ihren Kindern, und eine sichere Bindung schafft die maßgeblichen Voraussetzungen für die Aktivierung des Mentalisierungspotentials der Kinder. Ein großer Teil der Psychopathologie, die wir bei unseren Patienten vorfinden, kann entweder als Hemmung der Mentalisierungsfähigkeit oder als in deren mangelnder Entwicklung begründet verstanden werden. Dementsprehend können wir Psychotherapie als das Bemühen verstehen, die Mentalisierungsfähigkeit eines Patienten wiederherzustellen oder zu reaktivieren.

Im Einklang mit Mains theoretischen Anschauungen bezüglich innerer Modelle hat Fonagy die Auffassung vertreten, für die Repräsentation früher Bindungserlebnisse sei nicht so sehr die »Schablone«, die wir erkennen, entscheidend, als vielmehr die Tiefe, bis zu der wir mit Hilfe unserer Mentalisierungsfähigkeit unsere Erlebnisse untersuchen können, insbesondere mit Emotionen befrachtete Erlebnisse. Den Begriff »mentalisierte Affektivität« prägte er für die Fähigkeit, gleichzeitig Gefühle zu empfinden und über deren Bedeutung zu reflektieren. Fonagys überragende Mitarbeiterrin Mary Target hat es wie folgt formuliert: »Die Reflexionsfunktion in ihrer entwickeltsten Form beinhaltet Denken über das Fühlen und Fühlen über das Denken« (persönliche Mitteilung 2005).

Arten des Erlebens

Ein großer Teil der Untersuchungsarbeit Fonagys zielte darauf, die Arten psychischen Erlebens zu verstehen, die unser Empfinden der Beziehung zwischen der Welt in uns und der äußeren Realität spiegeln. Fonagy beschreibt drei derartige Modi: psychische Äquivalenz, Als-ob-Modus und Mentalisieren.

Im Modus *psychischer Äquivalenz* werden die innere Welt und die äußere Realität einfach gleichgesetzt. Es wird also nicht zwischen Überzeugungen und Tatsachen unterschieden. Was wir denken und fühlen, scheint zu spiegeln, womit wir in der physischen Welt konfrontiert werden, und umgekehrt. Wenn wir in diesem mentalen Bezugsrahmen schlecht behandelt werden, haben wir wahrscheinlich das Gefühl, daß wir tatsächlich schlecht *sind* – und wenn wir das Gefühl haben, selbst schlecht zu sein, dann »wissen« wir, daß man uns schlecht behandeln wird. In einem solchen geschlossenen System wird das Selbst als psychisches Agens leicht überflutet: Es gibt kein »Ich« (engl.: »*I*«), das Erlebnisse deutet oder selbst kreiert, sondern nur ein »ich« (engl.: »*me*«), dem Erlebnisse zustoßen.

Im *Als-ob-Modus* wird die innere Welt von der äußeren abgekoppelt. Hier stehen wir nicht unter dem Einfluß realer Gegebenheiten: Was immer wir uns vorstellen, fühlt sich für uns real an, und was wir ignorieren, wird bedeutungslos. Dissoziation, Leugnen und extreme narzißtische Grandiosität sind allesamt Beispiele für den Als-ob-Modus. In ihm ist ebenso wie im weiter oben beschriebenen ersten Modus das Selbst als Deuter oder Schöpfer des Erlebens eingeschränkt, weil die Einbeziehung der Realität das Vorgestellte bedroht und dem Ignorierten die Tür öffnet.

Im *mentalisierenden (oder reflektierenden) Modus* können wir erkennen, daß die innere Welt von der äußeren Wirklichkeit getrennt ist, aber auch in Beziehung zu ihr steht. In diesem Fall können wir darüber reflektieren, wie unsere Gedanken, Gefühle und Phantasien das, was uns tatsächlich widerfährt, beeinflussen und selbst davon beeinflußt werden. Unser subjektives Erleben gewinnt darin Deutungstiefe, und weil wir den Unterschied zwischen Ereignissen und unseren Reaktionen auf sie begreifen, können wir in einem gewissen Maße innere Freiheit genießen. Das Mentalisieren offenbart uns Aspekte unserer selbst und anderer, die vielgestaltig, komplex und vieldeutig sind – eine Welt, in der wir unsere mentalen Repräsentationen der äußeren Realität revidieren können, wenn sich unsere Wirklichkeit verändert.

Nach Fonagy manifestieren sich diese drei Erlebensmodi sequentiell im Laufe der menschlichen Entwicklung. Zunächst leben Säuglinge und kleine Kinder in einer Welt psychischer Äquivalenz, in der das subjektive Erleben als zwingend und manchmal erschreckend real erscheint. Später finden Heranwachsende eine Art von Befreiung mit Hilfe des Als-ob-Modus, in dem das subjektive Erleben von der Realität abgekoppelt ist: Beim Spiel können sie so tun, als existierten die Einschränkungen der Realität nicht. Und schließlich kommt es bei normalem Entwicklungsverlauf etwa ab dem Alter von vier Jahren zu einer Integration der beiden zuvor entstandenen Modi. Nun wird die innere Welt weder mit der äußeren gleichgesetzt noch völlig von ihr getrennt. Mit dem Auftauchen des reflektiven Modus nimmt die Fähigkeit zu, implizit und explizit die Beziehung zwischen innerer und äußerer Realität in Betracht zu ziehen (Fonagy 2001; Allen & Fonagy 2002; Fonagy et al. 2002/2004).

Patienten, die zur Psychotherapie zu uns kommen, haben oft Schwierigkeiten, sich aus den Modi der psychischen Äquivalenz und/oder des Als ob zu befreien. Im ersten Fall werden sie von Gefühlen und Gedanken tyrannisiert, die fordern, daß man auf sie eingeht, weil sie mit Tatsachen gleichgesetzt werden. Im zweiten Fall sind die Patienten Gefangene ihres Wunschdenkens, und gleichzeitig werden sie von ihren Gefühlen sowie von Menschen, die für sie wichtig sein könnten, isoliert.

Für Psychotherapeuten und Eltern wie auch für Forscher muß die Schlüsselfrage lauten: Was fördert die Befreiung aus den Erlebensmodi der psychischen Äquivalenz und des Als-ob und die Hinwendung zum Mentalisierungsmodus? Fonagys Antwort – eine Weiterentwicklung der Erkenntnisse Bowlbys, Ainsworths und Mains – lautet: eine intersubjektive Bindungsbeziehung, die zunächst in vollem Umfang die Affektregulierung ermöglicht und dann, was alles andere als unwichtig ist, eine Prise Spiel in Gegenwart eines reflektierenden (spiegelnden) Anderen.

Affektregulation, intergenerationale Transmission und Intersubjektivität

Fonagy ist der Auffassung, daß die Brücke zu einem reflektierenden Erlebensmodus auf der Grundlage der Affektregulation errichtet wird. Während die »biologische Funktion« des Bindungsverhaltens im Schutz vor Raubtieren besteht, brauchen Babys die Bindungsfigur auch zur Sicherung ihres *emotionalen* Überlebens. Vom Augenblick ihrer Geburt an werden sie mit schmerzlichen Gefühlen konfrontiert, mit denen sie unmöglich allein fertig werden können. Um jene »empfundene Sicherheit« zu erleben, die als das erklärte Ziel einer Bindung bezeichnet worden ist, sind Babys darauf angewiesen, daß die Bindungsfigur ihnen hilft, mit überwältigenden Affekten fertig zu werden.

Nach Fonagy haben Eltern, denen es im allgemeinen gelingt, den Schmerz ihres Kindes einzugrenzen, gewöhnlich ein sicher gebundenes Kind mit guten Voraussetzungen zum Mentalisieren. Warum ist das so? Und welcher Zusammenhang besteht zwischen Affektregulation, Bindungssicherheit und Mentalisieren?

Erfolgreiches Containment und sichere Gebundenheit

Der Psychoanalytiker Wilfried Bion (1962/1990) war der Auffassung, eine unterstützende Mutter grenze das emotionale Erleben, mit dem ihr Baby allein nicht fertig werden kann, daß es aber in ihr zu evozieren vermag, mental ein. Dieses Containment setzt voraus, daß die Mutter das für das Baby unerträgliche emotionale Erleben in sich selbst hineinzunehmen, es zu verarbeiten und es dem Baby anschließend in erträglicher Form erneut zu präsentieren (also zu »re-präsentieren«) vermag. Bions Ideen aufgreifend vertritt Fonagy, daß Eltern die belastenden Affekte ihrer Kinder eingrenzen können, indem sie affektiv und in der Sprache physischer Fürsorge kommunizieren, daß sie (1) die Ursache des Schmerzes und ihre emotionale Wirkung *verstehen*; daß sie (2) mit dem Schmerz *fertig werden* und ihn lindern können; und daß sie (3) in der Lage sind, die sich herausbildende *intentionale Haltung* des Kindes zu erkennen – womit die Fähigkeit des Kindes gemeint ist, die einem bestimmten

Verhalten, und zwar insbesondere dem Verhalten seiner Eltern zugrunde liegenden Intentionen zu erschließen (Dennett 1987). Bemerkenswert ist, daß Fonagy glaubt, dieses dritte Element des Containment – daß die Eltern das Kind als separates Wesen mit einem eigenen Geist erkennen, das zu erkennen in der Lage ist, was sowohl im Geist seiner Eltern als auch in seinem eigenen vor sich geht – spiele »die wichtigste Rolle bei der Maximierung der Wahrscheinlichkeit, daß das Kind eine sichere Bindung entwickelt« (Fonagy et al. 1995, S. 248).

Eltern, denen es gelingt, die widerspenstigen Emotionen ihrer Kinder einzugrenzen, indem sie Empathie, Coping und Wertschätzung der intentionalen Haltung des Kindes erkennen lassen, befinden sich in einem Prozeß interaktiver Affektregulation. Mit Hilfe dieses Prozesses verstärken sie das Vertrauen ihres Kindes zur Bindungsbeziehung als einem sicheren Hafen und einer sicheren Basis. Und indem sie die intentionale Haltung des Kindes anerkennen, schaffen diese (mentalisierenden) Eltern das Fundament für die Entwicklung der Mentalisierungsfähigkeit des Kindes selbst. Man beachte die Synergie von Affektregulation, sicherer Bindung und Mentalisierung, die hier zum Ausdruck kommt.

Die Affekte des Kindes spiegeln

… Der Vorläufer des Spiegels ist das Gesicht der Mutter.

— D. W. Winnicott (1971a/1979)

Fonagy beobachtet, daß emotional eingestimmte Eltern ihre Empathie und ihre Bewältigungsfähigkeiten mittels Affektspiegelung übermitteln, die sowohl »kontingent« als auch «markiert« ist. Kontingentes Spiegeln ist exakt: Der mimische oder vokale Ausdruck des Elternteils entspricht den Affekten des Säuglings – und somit wird der affektive Ausdruck des Elternteils zur Grundlage für die ersten Repräsentationen eigener Affekte, die das Kind entwickelt. Damit solche kontingenten Ausdrucksweisen als Reflexionen des emotionalen Erlebens *des Kindes* statt der Eltern gesehen werden, müssen die Eltern diese Ausdrucksformen als gespielt oder »als ob« markieren – indem sie beispielsweise den gespiegelten Affekt übertreiben oder einen beunruhigenden Affekt mit einem ihm entgegengesetzten vermischen (Fonagy et al. 2002/2004). Auf diese Weise spiegeln die Reaktionen der Eltern »dem Säugling sein eigenes Selbst zurück« (Winnicott 1971a/1979, S. 135).

Solches Spiegeln im Zustand emotionaler Eingestimmtheit ist überaus wichtig, denn durch »Resonieren mit, Reflektieren über und Ausdrücken des inneren Zustandes, den das Kind erkennen läßt«, ermöglichen die Eltern ihm, allmählich die eigenen Emotionen als mentale Zustände zu entdecken, die es erkennen und anderen mitteilen kann – eine Entdeckung, welche die Grundlage für die Fähigkeit zur Affektregulation und zur Impulskontrolle schafft (Allen & Fonagy 2002, S. 11). Und indem das Kind sich außerdem im Spiegel des Bildes *seiner Eltern* von sich als eines Wesens mit einer intentionalen Haltung sieht, kann es anfangen, sich als ein fühlendes, überzeugtes, wünschendes und *mentalisierendes* Individuum zu sehen, das auf Erlebtes nicht nur im Sinne physischer Realitäten reagiert, sondern auch im Lichte bestimmter mentaler Zustände (Fonagy et al. 1995). Am wichtigsten jedoch ist vielleicht, daß das Kind aufgrund der Markierung des Spiegelns seiner Eltern dessen gewahr wird, daß sein Geist ihm eigen ist:

> Durch die Markierung leugnen wir, was wir fühlen, und gleichzeitig erhalten wir unsere Individualität aufrecht. Faktisch werden wir zu dem, was wir den Bedürfnissen des Kindes entsprechend sein müssen. Und wenn die Bezugsperson dazu nicht in der Lage ist – wenn sie entweder zu sehr sie selbst ist [was nicht-kontingentem Spiegeln gleichkäme] oder zu sehr das Kind [nicht-markiertes Spiegeln] –, kann das Kind nicht ebenso effektiv ein Gefühl der Eigenständigkeit entwickeln. (Fonagy, persönliche Mitteilung 2006)

Im Grunde ist diese interaktive Affektregulation, die aufgrund des Mentalisierens in einem wichtigen relationalen Kontext ein hohes Maß an Kontingenz ermöglicht, der Prozeß, durch den eine sichere Bindung von einer Generation auf die nächste übergeht. Nach Fonagy wird dies durch die Mentalisierung ermöglicht und kann sogar Eltern mit eigener problematischer Bindungsgeschichte in die Lage versetzen, sicher gebundene Kinder aufzuziehen.

Die intergenerationale Transmission einer unsicheren Bindung

Fonagy beschreibt eine Anzahl ungünstiger Szenarien, deren Gemeinsamkeit darin besteht, daß die Bezugsperson unfähig ist, die problematischen Affekte des Kindes einzugrenzen. Verstrickt gebundene Eltern können das Leiden eines Kindes vielleicht empathisch spiegeln, sie sind aber nicht in der Lage, damit umzugehen. Ablehnend/abweisend gebundene Eltern können möglicherweise keine Empathie kommunizieren, sie können aber das Gefühl vermitteln, daß sie schwierige Situationen bewältigen und Stabilität gewährleisten können. Außerdem beeinträchtigt bei manchen Eltern die eigene Verletzlichkeit die Fähigkeit, empathisch auf die intentionale Haltung des Kindes ihren eigenen mentalen Zuständen gegenüber zu reagieren. Von zentraler Bedeutung, was die Verletzlichkeit anbetrifft, sind die Defizite der Eltern hinsichtlich der Mentalisierungsfähigkeit sowie die reflektierten Ängste, die durch die Eigenständigkeit des Kindes ausgelöst werden. Beispielsweise hat mir einmal eine werdende Mutter erzählt, sie fühle sich in Gegenwart von Babys unwohl, weil sie sicher sei, daß diese »durch sie hindurchschauen« könnten. Und was fürchtete sie, das die Babys sehen könnten? Daß sie ihr Weinen, ihre Wutanfälle, ihre Unordnung und all die anderen Arten, auf die sie ihr auf die Nerven gehen könnten, nicht ertrage.

Wenn Eltern die schmerzhaften Affekte ihres Kindes chronisch nicht eingrenzen können, spiegelt das Verhalten des Kindes häufig eine Verinnerlichung der charakteristischen Reaktionen der Eltern auf seine Affekte. Reagiert beispielsweise eine ablehnend/abweisend gebundene Mutter auf den Ausdruck von Schmerz ihres Kindes, indem sie diesen Ausdruck ignoriert oder unterdrückt, kann das Kind eine vermeidende Strategie des Umgangs mit seinen schmerzhaften Affekten entwickeln – was nichts anderes bedeutet, als daß das Kind diese Affekte dann vermeidet oder unterdrückt. Im Grunde »borgen« die Kinder unsicher gebundener Eltern deren Abwehrstrategien, weshalb die elterliche Unsicherheit oft ihre Parallele in der unsicheren Gebundenheit des Kindes findet (Fonagy et al. 1995).

Problematische Arten des Spiegelns

> *Wenn das Gesicht der Mutter nicht antwortet, ist ein Spiegel [für das Kind] etwas, das man anschauen kann, aber nicht etwas, in das man hineinschauen kann.*
>
> — D. W. WINNICOTT (1971/1979, dt. Parallelstelle S. 130)

Nach Fonagys Auffassung könnten bestimmte Psychopathologien auf bestimmte Mängel der elterlichen Einstimmung und Spiegelung zurückzuführen sein. Ist das Spiegeln von Affekten durch die Eltern nicht »markiert«, kann das Kind sich von der »ansteckenden« Wirkung seines Leidens überwältigt fühlen – weil es den Eindruck gewinnt, daß seine Aufgebrachtheit bei seiner primären Bezugsperson eine identische Emotion hervorruft. Vom wiederholten Erleben unmarkierten Spiegelns wird angenommen, daß der Modus psychischer Äquivalenz dadurch verstärkt wird, weil das innere Erleben des Kindes immer wieder seinem äußeren Erleben entspricht und weil es den Eindruck gewinnt, daß es keinen Ausweg aus der Situation gibt. Nach Fonagys Auffassung könnte dies ein Grund für die Entstehung von Borderline-Störungen sein.

Im Gegensatz dazu kann nicht-kontingentes Spiegeln ein Gefühl innerer Leere hervorrufen und Varianten der Thematik des falschen Selbst ins Spiel bringen – weil das, was das Kind zu internalisieren eingeladen wird, kein Bild von seinem eigenen emotionalen Selbst, sondern von dem seiner primären Bezugsperson ist. Weil in solch einem Fall die Verbindungen zwischen dem inneren Erleben des Kindes und seiner Spiegelung in den Reaktionen der Außenwelt durchtrennt werden, wird angenommen, daß nicht-kontingentes Spiegeln die Nutzung des Als-ob-Modus verstärkt. Deshalb könnte nach Fonagys Auffassung ein Kind, das regelmäßig nicht-kontingentem Spiegeln ausgesetzt ist, für die narzißtische Pathologie anfällig sein, wobei imaginierte Grandiosität den durch ein »leeres Selbst« erzeugten Schmerz lindert (Fonagy et al. 2002/2004).

Über das Containment hinaus

Wenn der Weg aus den Bereichen psychischer Äquivalenz und des Als ob heraus beim Containment und bei der Affektregulation beginnt, so führt er zum Bereich der Reflexion teilweise mit Hilfe des Mediums Spiel. Ist das Kind völlig in sein eigenes Spiel versunken, können ihm die Welten der Vorstellung und der Wirklichkeit als völlig voneinander getrennt erscheinen. Doch wenn eine primäre Bezugsperson, ein älteres Kind oder ein Therapeut dieses Spiel beobachtet, können die Als-ob-Welt und die reale Welt einander zu überlappen anfangen. Durch eine Bemerkung, einen Blick oder eine »Deutung« stellt der Beobachter Verbindungen zwischen dem inneren Erleben und der äußeren Realität her, so daß zwischen beiden eine Beziehung entstehen kann – statt daß sie einander gleichgesetzt oder durch Dissoziation völlig voneinander getrennt sind. So entsteht das Fundament für die Mentalisierung und darüber hinaus für die »Meta-Repräsentation« – die Fähigkeit, über das eigene Erleben und das Erleben anderer im Lichte der *nur* repräsentationalen Natur jenes Erlebens zu reflektieren (Fonagy et al. 2002/2004).

Fonagy betont, daß eine Entwicklung dieser Art nur in einem relationalen und intersubjektiven Kontext möglich ist. Das bereits früher erläuterte affektive Spiegeln ist ein zentrales Element des intersubjektiven Prozesses, durch den wir Aspekte von uns selbst im Geiste anderer wiederfinden. Ganz gleich, ob im Laufe der kindlichen Entwicklung oder im Rahmen einer Psychotherapie, es scheint, daß das psychische, emotionale, reflektierende Selbst hauptsächlich entdeckt (oder vielleicht sogar geschaffen) wird, wenn andere es erkennen und verstehen. Das optimale Setting für solches Erkennen und Verstehen ist natürlich eine Bindungsbeziehung.

Von der Bindung zur Intersubjektivität

> *Die erste Anleitung zu intersubjektivem Gewahrsein gibt in der Regel eine Bindungsfigur, deren Präsenz und Teilnahme es dem Kind ermöglicht zu überleben. …*
>
> — KARLEN LYONS-RUTH (1999, S. 605)

Intersubjektivität ist sowohl für Säuglingsforscher als auch für psychoanalytische Theoretiker zu einem zentralen Begriff geworden, über dessen Bedeutung allerdings keine Einigkeit besteht. Der Begriff »Intersubjektivität« wird unter anderem als

Aspekt der Beschaffenheit des Menschen von seiner Geburt an, als Entwicklungserfolg und/oder als Theorie über Therapie verstanden. In Anbetracht der unterschiedlichen Arten der Nutzung des Begriffs haben Beebe, Knoblauch, Rustin und Sorter (2003) empfohlen, von »Formen der Intersubjektivität« zu sprechen. Weil Intersubjektivität, vereinfacht gesagt, die Interaktion zwischen zwei Individuen bezeichnet – die Schnittstelle zwischen dem Geist zweier Menschen –, ist sie für die in der Kindheit und in der Psychotherapie entstehenden entwicklungsfördernden Beziehungen, mit denen sich dieses Buch beschäftigt, eindeutig von zentraler Bedeutung.

Angeborene Intersubjektivität

Nach einer von Säuglingsforschern vertretenen Auffassung existieren rudimentäre Formen von Intersubjektivität praktisch von der Geburt an. Wir scheinen auf Intersubjektivität vorprogrammiert (neurologisch »vernetzt«) zu sein. (Die Entdeckung der *Spiegelneuronen* ist ein zentraler Bestandteil dieser Geschichte, mit dem wir uns in Kapitel 5 in Zusammenhang mit der Neurobiologie der Bindung näher befassen werden.) Die Forscher Andrew Meltzoff und Colwyn Trevarthen fanden als erste bei Neugeborenen Beweise für das, was Trevarthen (1979) *primäre Intersubjektivität* genannt hat.

Meltzoff und seine Kollegen entdeckten, daß Säuglinge schon 42 Minuten nach ihrer Geburt absichtlich den Gesichtsausdruck Erwachsener imitieren. Nachdem sie zunächst an einem Schnuller gesaugt hatten und deshalb zum Imitieren nicht in der Lage waren, beobachteten sie mit weit offenem Mund und heraushängender Zunge das Gesicht des Erwachsenen. In den folgenden zweieinhalb Minuten, in denen man ihnen den Schnuller abnahm, wurde beobachtet, daß die Kinder den Ausdruck, den sie auf dem Gesicht des anwesenden Erwachsenen beobachteten, immer besser nachzuahmen vermochten. Sechs Wochen alte Säuglinge, die den Gesichtsausdruck eines Erwachsenen erlebt haben, imitieren dessen Mienenspiel am folgenden Tag, wenn sie mit dem »neutralen« Gesicht des Erwachsenen konfrontiert werden. Offenbar können Säuglinge schon sehr früh die Entsprechung zwischen dem, was sie auf dem Gesicht eines anderen Menschen *sehen*, und dem, was sie in ihrem eigenen Gesicht *fühlen*, feststellen – und eine mentale Repräsentation davon entwickeln und aufrechthalten. Dieses absichtliche crossmodale Matching deutet auf eine außergewöhnlich früh existierende Fähigkeit zur Interkonnektivität zwischen Selbst und anderen hin – und auf die Existenz des Gefühls »Ich bin wie du« (Meltzoff 1985, 1990; Meltzoff & Moore 1998). Durch Imitation und die Wahrnehmung von Entsprechungen entdecken Säuglinge Aspekte von sich selbst in anderen.

Trevarthen entdeckte wie Meltzoff Anhaltspunkte für angeborene Intersubjektivität im Imitationsverhalten von Neugeborenen. Doch abgesehen von Imitation beobachtete Trevarthen auch *wechselseitig regulierte Kommunikation* zwischen Säugling und Erwachsenem: »Beide Partner können die Motivationen und Ziele des jeweiligen anderen unmittelbar spiegeln. Somit stehen Säuglinge und ihre Partner in *unmittelbarem teilnahmsvollem Kontakt*« (Trevarthen, zitiert in Beebe et al. 2003, S. 782). Die Grundlage für diesen Kontakt ist die Fähigkeit des Babys, praktisch vom Augenblick seiner Geburt an Kontingenzeffekte zu entdecken – zu erkennen, wann das Verhalten des Partners in Reaktion auf die Handlungen des Babys kontingent ist, und umgekehrt. Babys ziehen kontingente Reaktionen eindeutig vor, und ihre Fähigkeit, diese Art von Responsivität zu erkennen, ermöglicht die wechselseitige Regulation gemeinsamen Handelns. Nach Trevarthen generieren Säuglinge und ihre Partner konkret durch das »Lesen« der Entsprechungen *(matches)* hinsichtlich Timing, Form und Intensität des kommunikativen Verhaltens des anderen Beteiligten nonverbale »Protokommunikationen«. Diese Handlungsdialoge lassen eine ausgezeichnete Interkoordination erkennen, in der sich eine Übereinstimmung nicht nur des Verhaltens, sondern auch der entsprechenden eigenen inneren Zustände und jener des anderen – insbesondere deren Motive und Intentionen – zu spiegeln scheint (Trevarthen 1998). Fonagy stimmt mit Trevarthen darin überein, daß Menschen auf intersubjektive Bezogenheit hin voradaptiert sind: »Es *gibt* eine primäre Intersubjektivität. Wir werden schon mit der Überzeugung geboren, daß unser Geist in anderen Menschen existiert. Wir wenden uns anderen Menschen zu, um herauszufinden, was in unserem Geist vor sich geht, und um zu verstehen, was Dinge bedeuten« (Fonagy, persönliche Mitteilung 2006).

In einem sehr ähnlichen Sinne äußert sich Daniel Stern (1985/1992), wenn er erklärt, daß Babys sich ihren Müttern zuwenden, um etwas über sich selbst, aber auch über andere Menschen und die Welt herauszufinden. Ungefähr im Alter von neun bis zwölf Monaten gelingt dem Säugling nach Stern eine Entdeckung von großer Tragweite: daß es einen Geist hat, daß seine Mutter einen Geist hat und daß man das, womit sich der Geist beschäftigt, anderen mitteilen kann. Beispielsweise gibt es ein klassisches Experiment, in dem ein einjähriges Kind aufgefordert wird, über eine etwas beunruhigende Glasoberfläche zu gehen, um auf der anderen Seite des »visuellen Abgrundes« ein attraktives Spielzeug zu erreichen. In dieser unsicheren Situation schaut das Baby immer wieder das Gesicht seiner Mutter an – und versucht so herauszufinden, wie die Mutter die Situation einschätzt –, um sich darüber klar zu werden, was es selbst in der Situation subjektiv empfinden sollte: Lächelt die Mutter, scheint das Baby sich sicher genug zu fühlen, um sich kühn auf das unbekannte Terrain zu wagen; wirkt sie eher ängstlich, wird das Baby unruhig und zieht sich aus der potentiellen Gefahrenzone zurück. Diese Art von »sozialem Referenzieren« beinhaltet ein Form von gemeinsamer Aufmerksamkeit, mit deren Hilfe sich das Kind ein eigenes Urteil bildet, indem es in den Geist der anderen Person hineinschaut.

Solches Miteinander-Teilen der Aufmerksamkeit ist eines der Kennzeichen intersubjektiver Bezogenheit. Es gibt aber noch zwei weitere: das Einander-Mitteilen von Intentionen und, was vielleicht am wichtigsten ist, von Gefühlszuständen. *Affekteinstimmung (affect attunement)* ist Sterns Begriff für die Kombination von emotionaler Resonanz und Kommunikation, einen Prozeß, der es uns sowohl ermöglicht, etwas zu fühlen, das dem, was jemand anders fühlt, stark ähnelt, als auch, dem anderen die Tatsache dieses gemeinsamen Erlebens mitzuteilen.

Stern beobachtet, daß es nicht ausreicht, wenn die Mutter die Affekte des Babys imitiert, um ihm das Gefühl zu vermitteln, daß die Mutter in seinen inneren Zustand eingestimmt ist, weil die Imitation eine Reaktion auf sein Verhalten, nicht auf sein Erleben, kommuniziert. Wenn die Mutter mitteilen will, daß sie am *Erleben* ihres Kindes teilhat, muß sie eine crossmodale Reaktion auf den emotionalen Ausdruck des Babys anbieten. Beispielsweise kann sie im Rhythmus mit dem körperlichen Ausdruck von Begeisterung des Babys Laute produzieren oder ihre Eingestimmtheit in die Enttäuschung des Babys durch Seufzer ausdrücken, die unglücklichem Weinen des Kindes ähneln. Timing, Intensität und Form kommunikativer Verhaltensweisen (hier ähneln Sterns Ansichten denjenigen Trevarthens) sind die nonverbalen Dimensionen, die Eingestimmtheit zum Ausdruck bringen.

Für Stern definiert das *Einander-Mitteilen* und *Miteinander-Teilen* von Intentionen, Gefühlen und eines Aufmerksamkeitsfokus das Wesen des intersubjektiven Erlebens des Kindes und dementsprechend auch sein Selbsterleben. Im Sinne der Entwicklung ist hier die Frage entscheidend, was mit anderen geteilt bzw. ihnen mitgeteilt werden kann und was nicht. Wie diese Frage beantwortet wird, entscheidet darüber, »welche Erlebnisse innerhalb und welche außerhalb der Grenzen wechselseitiger Rücksicht und beidseitigen Akzeptierens liegen« (Stern 1985/1996, Parallelstelle der dt. Ausg. S. 290). Wenn eine Intention, ein Gefühl oder ein Aufmerksamkeitsfokus eine eingestimmte Reaktion hervorrufen, so ist dies mitteilbar und kann folglich in das Selbstempfinden des Kindes integriert werden, wohingegen in Fällen, in denen es nicht möglich ist, eine solche Reaktion hervorzurufen, nichts mitgeteilt noch integriert werden kann. Aus dieser Perspektive betrachtet sind intersubjektive Beziehungen der entscheidende Kontext, in dem subjektives Erleben Gestalt annimmt. Stern (2004/2005) formuliert: »Zwei Psychen erzeugen Intersubjektivität. Doch ebenso werden sie von der Intersubjektivität geformt. Das Zentrum der Schwerkraft hat sich vom Intrapsychischen auf das Intersubjektive verlagert« (dt. S. 90).

Bindung, Mentalisierung und Intersubjektivität

Stern hält Bindung und Intersubjektivität für separate und einander ergänzende Motivationssysteme. Das Bindungssystem sorgt für eine Balance zwischen den verwandten Bedürfnissen nach der Sicherheit körperlicher Nähe und nach dem Wissen, das durch Erkundung gewonnen wird. Das intersubjektive System basiert auf unserem Bedürfnis, andere zu kennen und von ihnen gekannt zu werden. Fördert die Bindung das Sicherheitsgefühl, so hat das intersubjektive System die Aufgabe, das Erleben psychischer Nähe und der Zugehörigkeit zu fördern. Wie die Bindung beinhaltet auch das intersubjektive Erleben im Rahmen der evolutionären Entwicklung einen Überlebensvorteil. Zum einen fördert es die Entstehung und Funktionsfähigkeit von Gruppen (auch die von Gruppen zweier Menschen, die sich verlieben). Außerdem stützt es die Entstehung und Aufrechterhaltung einer Identität. Zwar können Menschen gebunden, aber nicht intersubjektiv bezogen sein (etwa bei Autismus) und auch intersubjektiv bezogen, aber nicht gebunden (wie bei einer zufälligen Begegnung mit einem Fremden, zu dem man eine Seelenverwandtschaft zu spüren meint), doch gilt generell, daß Bindung und Intersubjektivität einander verstärken (man denke an Psychotherapie).

Stern versteht das Mentalisieren als Manifestation von Intersubjektivität, sieht beide aber auch als deutlich unterschiedlich. *Mentalisieren* ist, wie die Konnotationen des Wortes erahnen lassen, ein Prozeß, der es uns ermöglicht, unser eigenes Erleben und das Erleben anderer zu verstehen und als sinnvoll zu erkennen. *Intersubjektive Bezogenheit* hat, wie die Konnotationen des Ausdrucks nahelegen, weniger mit Verstehen und Bedeutung zu tun als mit Resonanz, Orientierung und dem »Austausch mentaler Landschaften« mit anderen. Die Durchlässigkeit persönlicher Grenzen ermöglicht uns die Teilhabe am subjektiven Erleben anderer Menschen. In diesem Lichte betrachtet können wir die Affekteinstimmung, die ein Charakteristikum von Intersubjektivität ist, als Sache nicht nur von Kommunikation, sondern auch dessen, was Stern »interpersonale Gemeinsamkeit« *(interpersonal communion)* (1985/1992, S. 212) nennt, verstehen – sich am intersubjektiven Erleben eines anderen Menschen zu beteiligen, es mitzuvollziehen, daran Anteil zu nehmen, ohne zu versuchen, etwas daran zu verändern.

Intersubjektivität als Entwicklungserrungenschaft

Trevarthen und Stern beleuchten nicht nur die Angeborenheit der Intersubjektivität und ihren Ursprung in der Wahrnehmung der Entsprechung zwischen dem Selbsterleben und dem Erleben anderer, sondern weisen auch darauf hin, daß das intersubjektive Erleben von beiden daran Beteiligten wechselseitig reguliert wird. Die psychoanalytische Theoretikerin Jessica Benjamin entwickelt das Konzept der Intersubjektivität noch einen Schritt weiter, indem sie vertritt, daß Intersubjektivität im umfassendsten Sinne nicht nur von Entsprechung (Gleichartigkeit), sondern auch von Differenz abhänge, nicht nur von wechselseitiger Regulation, sondern auch von wechselseitigem Erkennen.

Benjamin (1990/1999) fragt: »Wie unterscheidet sich die Begegnung zweier Subjekte von einer Situation, in der ein Subjekt mit einem Objekt zusammentrifft?« (S. 35). Sie beantwortet ihre eigene Frage mit der Feststellung, die Fähigkeit zu intersubjektiver Bezogenheit sei eine sich entwickelnde und unvollkommen erworbene, die auf ihrem Gipfelpunkt eine Begegnung zwischen zwei *Subjekten* ermögliche – von zwei separaten, aber äquivalenten Zentren der Initiative und des Erlebens. Es handelt sich um eine Begegnung zweier Psychen, bei der, wie Benjamin formuliert, »du weißt, was ich fühle, auch wenn ich das Gegenteil dessen will oder fühle, was du willst oder fühlst« und »wir einander Gefühle mitteilen können, ohne daß ich zu fürchten brauche, daß meine Gefühle einfach deine Gefühle sind« (S. 40). Diese Art intersubjektiver Bezogenheit bezeichnet Benjamin als »wechselseitiges (An-)Erkennen« *(mutual recognition)* – womit sowohl die Fähigkeit gemeint ist, andere zu erkennen, als auch die, selbst von anderen erkannt zu werden.

Dieses (An-)Erkennen ist von grundlegender Bedeutung für ein »intersubjektives« im Gegensatz zum »intrapsychischen« Erleben anderer. *Ersteres* setzt die Wahrnehmung des anderen als separates Subjekt voraus, das primär außerhalb des Bereichs unserer mentalen Aktivitäten existiert. *Zweiteres* erfordert, daß wir auf den anderen primär in Form von Projektion, Identifikation und anderer intrapsychischer Prozesse reagieren – was bedeutet, daß er im Grunde ein Objekt in der Welt unserer Repräsentationen ist, das wir idealisieren oder abwerten, nicht aber als reale Person erleben können. Im Sinne der »interhumanen« Philosophie des Dialogs Martin Bubers (1923) ermöglicht intersubjektive Bezogenheit eine Ich-Du-Beziehung, für die Austausch, Dialog und die Fähigkeit, sich in die Position anderer hineinzuversetzen, charakteristisch sind. Hingegen begrenzt uns intrapsychische Bezugnahme auf eine »Ich-Es«-Beziehung, in der es keinen Austausch gibt, in der es kein Verhandeln, sondern nur Erzwingen gibt, und in der von vornherein feststehende Kategorien darüber entscheiden, wie wir Menschen erleben.

Einerseits versichert Benjamin (1990/1999) (Freud umformulierend) hinsichtlich der Ziele der Psychotherapie: »Wo Objekte waren, müssen Subjekte sein« (S. 34). Andererseits hält sie (wie Buber) beide Arten von Beziehung – Subjekt-Subjekt- und Subjekt-Objekt-Beziehungen – für notwendig und glaubt, daß sie einander paradoxerweise ermöglichen.

Um dieses Paradox zu erklären, verfolgt Benjamin (1990/1999) die Entwicklung der Intersubjektivität vom frühesten Gewahrsein von Entsprechung und Ähnlichkeit beim Säugling bis zu den Annäherungs-Distanzierungskonflikten von Kleinkindern zwischen Trennung/Individuation und Bezogenheit, die in der Mitte des zweiten Lebensjahrs einsetzen:

> Wir könnten sagen, daß es mit »Wir fühlen dieses Gefühl« beginnt und sich dann entwickelt zu: »Ich weiß, daß du, ein anderer Geist, dieses Gefühl auch hast.« Im Falle einer Annäherung jedoch kommt es zu einer Krise, weil das Kind beginnt, sich mit Differenz auseinanderzusetzen – »Du und ich wollen nicht das gleiche fühlen.« Die anfängliche Reaktion auf diese Entdeckung ist ein Zusammenbruch des gegenseitigen Erkennens von Selbst und anderem: »Ich beharre auf meiner Sicht; ich versuche, dich zu zwingen, und deshalb erlebe ich deine Ablehnung als Umkehrung: Du zwingst mich.« (S. 40)

Den »Zusammenbruch des Erkennens« zu beheben ist unabdingbar für die Entwicklung der Fähigkeit zu wechselseitigem Erkennen. Dazu reicht natürlich einmalige Bemühung nicht aus, sondern es handelt sich um einen Prozeß, der schon früh beginnen kann, der aber ein Leben lang fortgesetzt wird. In seinem Verlauf muß das Kind zunächst lernen, sich seiner eigenen Realität zu vergewissern, und später, die konträre Realität des anderen zu akzeptieren.

Winnicott folgend, erklärt Benjamin, daß nur ein Kind, das seine Wut vehement zum Ausdruck bringt und dann feststellt, daß der andere »die Vernichtung überlebt« – und weder Vergeltung übt noch sich zurückzieht –, lernen kann, daß der andere tatsächlich ein separates Subjekt und kein Objekt ist. Hier ist die Auflösung des Paradoxes zu suchen, daß der andere als Subjekt entdeckt werden kann, indem er wie ein Objekt behandelt wird. Weil das Kind mit seinem Versuch, dem anderen seinen Willen aufzuzwingen und die Intention des anderen zu negieren, scheitert, entdeckt es, daß Differenzen gemeinsames Erleben nicht unmöglich machen müssen, und daß Dialog das Dominieren des einen Partners und das Sich-Fügen des anderen unnötig machen kann. Aufgrund dieser Entdeckung kann sich das Kind seine eigene Subjektivität stärker zu eigen zu machen, weil ihm so klar wird, daß eine Beziehung Raum für zwei bieten kann – für zwei Willen, zwei Sichtweisen der Realität und zwei Subjekte.

Gegenseitiges (An-)Erkennen und Mentalisieren sind konzeptionell miteinander verwandt. Ohne auf Benjamins Erörterung über Subjekte und Objekte Bezug zu nehmen, trifft Fonagy eine ähnliche Unterscheidung, indem er die Auffassung vertritt, daß wir beim Mentalisieren auf andere nicht als *Objekte*, sondern als *Personen* reagieren.

Intersubjektivität als Theorie der Psychotherapie

Benjamin schreibt Robert Stolorow und seinen Kollegen das Verdienst zu, den Begriff »Intersubjektivität« in die klinische Theorie eingeführt zu haben. Diese Autoren bezeichnen ihre Arbeit als Erweiterung der psychoanalytischen Selbstpsychologie und beschreiben Intersubjektivität im analytischen Kontext als »das spezifische psychische Feld, das durch Überschneidung von zwei Subjektivitäten entsteht – die des Patienten und die des Analytikers« (Stolorow, Brandschaft & Atwood 1987, S. 1). In einem ähnlichen Sinne erklären Natterson und Friedman (1995) in ihrem Buch *A Primer of Clinical Intersubjectivity*: »Intersubjektivität ist der überspannende Begriff, der auf den reziproken Einfluß der bewußten und unbewußten Subjektivität zweier Menschen in einer Beziehung verweist« (S. 1).

Während diese Autoren das Wort »Intersubjektivität« in Verbindung mit einem spezifischen Behandlungsansatz benutzen, verstehe ich es in einem umfassenderen Sinne als den besten Oberbegriff für einen unschätzbar wertvollen Fundus klinischer Untersuchungen, der in den letzten zwanzig Jahren Form angenommen hat und der die fruchtbaren klinischen Erkenntnisse der Bindungstheorie und der Eltern-Kind-Forschung widerspiegelt und erweitert. Mit Begriffen wie »Intersubjektivitätstheorie«, »relationale Psychoanalyse« oder »sozialer Konstruktivismus« bezeichnet, haben diese Erkenntnisse aus der Praxis im klinischen Bereich zu einem Paradigmenwechsel geführt, der uns neue Werkzeuge an die Hand gibt, mit deren Hilfe wir mit dem »nicht verbalisierbaren« Erleben arbeiten können, dem die Bindungsforschung eine so zentrale Bedeutung zuschreibt. Im Zentrum dieses Wandels steht die Ablehnung des Ideals des anonymen Therapeuten als eines objektiven Beobachters. An seine Stelle rückt die Anerkennung unseres unvermeidlichen Einbezogenseins in Enactments, welche die ineinandergreifenden Verletzlichkeiten des Patienten und des Therapeuten spiegeln – und die Herausforderung, die darin liegt, diese potentiellen Hindernisse in Heilungschancen zu verwandeln.

Bindung und Intersubjektivität in der heilenden Beziehung

Bowlbys bahnbrechende Erkenntnisse und die Forschungsaktivitäten von Ainsworth, Main und Fonagy verweisen auf die absolute Zentralität von Bindungsbeziehungen als dem Schmelztiegel, in dem unsere Persönlichkeit Form annimmt. Folglich könnten Bindungsbeziehungen auch der Zusammenhang sein, in dem – in der Liebe wie in einer Psychotherapie – unsere frühen emotionalen Verletzungen am wahrscheinlichsten geheilt werden. Dementsprechend kann der Therapeut eine neue Bindungsfigur sein und der Patient in Beziehung zu dieser neue Bindungsmuster entwickeln.

Fonagy verweist im Rahmen seines Bemühens, zwischen Bindungsforschung und klinischer Praxis eine Brücke zu schlagen, darauf, daß der Patient dazu befähigt werden muß, im Geiste des Therapeuten ein Bild von sich als einem denkenden und fühlenden Wesen zu finden. In diesem Sinne »wirkt« Psychotherapie, indem sie eine sichere Bindungsbeziehung hervorbringt, in welcher der Patient die Fähigkeiten des Mentalisierens und der Affektregulation entwickeln kann. Für Fonagy muß eine Beziehung dieser Art intersubjektiven Charakter haben, damit der Patient sich selbst kennenlernen kann, indem er von einem anderen Menschen (an-)erkannt wird.

Fonagy ist nicht der einzige Kliniker und Forscher, der versucht, Bindungstheorie, Intersubjektivität und Psychotherapie miteinander zu verbinden. Auch Beebe (2004), Beebe und Lachmann (2002), Beebe et al. (2003), Fosha (2000, 2003), Holmes (1996, 2001), Seligman (2000, 2003) und Slade (1999/2000) haben wichtige Beiträge zum Verständnis der Bedeutung intersubjektiver Bindungsbeziehungen für die Entwicklung geleistet. Besondere Aufmerksamkeit verdienen in diesem Zusammenhang die Beiträge, die aus einer Gruppe hervorgegangen sind, die Daniel Stern im Jahre 1995 ins Leben gerufen hat.

Damals brachte Stern Entwicklungsforscher und Psychoanalytiker zusammen (unter denen die prominentesten Karlen Lyons-Ruth, Louis Sander und Edward Tronick waren), um die heute so genannte *Change Process Study Group* (CPSG) zu gründen (Stern et al. 1998; Lyons-Ruth & Boston Change Process Study Group 2001; Boston Change Process Study Group 1998, 2002, 2005). Von Sterns These ausgehend, daß die Intersubjektivität dem Menschen angeboren ist, hat die Arbeit dieser Gruppe die Auffassung erhärtet, daß es sowohl in der Kindheit als auch in der Psychotherapie unverzichtbar ist, auf die Nuancen der Interaktion zu achten, wenn man die Entwicklung verstehen will. Insbesondere haben die Forscher sich auf den von beiden Beteiligten gemeinsam gestalteten, impliziten und oft nicht verbalisierten Prozeß konzentriert, der sowohl in Kind-Eltern- als auch Patient-Therapeut-Beziehungen zu Veränderungen führt. Aus Sicht dieser Forscher ist die *gelebte*, nicht die analysierte therapeutische Beziehung die primäre therapeutische Intervention. Stern selbst hat – vielleicht auf sein früheres Interesse an der Affekteinstimmung als einer Art intersubjektiver Gemeinsamkeit zurückblickend – die Auffassung vertreten, das Bemühen, den Sinn des Geschehens zu ergründen, könnte die Vertiefung von Erleben unmöglich machen – insbesondere wenn es um das Erleben einer intersubjektiven Begegnung zwischen Patient und Therapeut gehe, die an und für sich zu den umfassendsten therapeutischen Veränderungen führen könne. Ohne sich direkt über Achtsamkeit zu äußern, hebt Stern in diesem Zusammenhang die zentrale Bedeutung einer Fokussierung auf den gegenwärtigen Augenblick hervor (Stern 2004/2005).

Wenn man das gesamte Spektrum dieser Beiträge Revue passieren läßt, zeichnen sich Umrisse eines integrierten Behandlungsansatzes ab, der das bisherige fast völlige Fehlen einer klinischen Dimension der Bindungstheorie beheben könnte. Wie in den folgenden Kapiteln eingehender erläutert wird, stellt dieser Ansatz die neue Bindungsbeziehung ins Zentrum therapeutischer Arbeit. Im Kontext dieser von beiden Beteiligten gemeinsam geschaffenen intersubjektiven Beziehung spielt implizite und nicht verbalisierte Kommunikation eine entscheidende Rolle, insofern sie es uns ermöglicht, nicht voll ausgereifte Aspekte der Entwicklung des Patienten zu erkennen und ihm Gelegenheit zu geben, sich erneut mit ihnen zu befassen. Ebenso wichtig ist die sich bietende Möglichkeit, die therapeutische Beziehung so zu strukturieren, daß sie wie eine Art Brutkasten wirkt, in dem die mehr oder weniger unentwickelten Fähigkeiten des Patienten, frei zu fühlen, zu denken und zu lieben, nachreifen können. Winnicott (1965/1974) schreibt: »Das Merkmal des Reifungsprozesses ist der Drang zur *Integration*« … (S. 315). Wenn es uns gelingt, im Patienten den Drang zu erneutem Engagement zu wecken, entfaltet die neue Bindungsbeziehung eine transformierende Wirkung.

Teil 2 | Bindungsbeziehungen und die Entwicklung des Selbst

Die ersten Beziehungen eines Kindes formen im Guten wie im Schlechten sein Selbst. Bei Patienten, deren gesunde Entwicklung unter den Mängeln dieser ersten prägenden Beziehungen gelitten hat, vermag eine Psychotherapie eine interaktive Bindungsmatrix zu kreieren, in der das Selbst geheilt werden kann. Angesichts der Überschneidung zwischen dem, was sensible Eltern leisten können, und den Möglichkeiten eines empathisch eingestimmten Therapeuten kann unsere klinische Arbeit in dem Maße gestärkt werden, wie wir die Veränderungsprozesse der Kindheit zu verstehen lernen.

Ein solches Verstehen erfordert eine etwas detailliertere Darstellung der verschiedenen Facetten des Selbst – der neurobiologischen ebenso wie der psychologischen –, die sich im Laufe der Entwicklung manifestieren und dem Geschehen in der Folgezeit den Weg bereiten. Wie wir bald sehen werden, wird der spätere Entwicklungsverlauf dadurch geprägt, wie das Kind anfangs lernt (oder nicht lernt), mit schwierigen Emotionen umzugehen. Bindungsbeziehungen sind die Schule, in der wir den Umgang mit Emotionen zunächst erlernen. Indem die Bindungsforschung frühe Muster interaktiver Affektregulation (sowohl sichere als auch unsichere) identifiziert, erweitert sie unsere Möglichkeiten, als Therapeuten eine entwicklungsfördernde Beziehung zu unseren Patienten aufzubauen, in der wir gleichzeitig alte Erlebnisse überarbeiten und neue kreieren können.

Kapitel 5 beschreibt die vielen Dimensionen des Selbst, die in einem Bindungskontext zunächst geformt werden – und die später umgeformt werden können. Kapitel 6 berichtet über eine Vielzahl von Untersuchungen, in denen die Vielfalt der Bindungserlebnisse von der frühen Kindheit bis zum Erwachsenenalter dokumentiert wurde und die uns außerdem eine einzigartige evokative Grundlage liefern, von der aus wir Ursprung, Bedeutung und Wirkung jedes der vier primären mentalen Zustände hinsichtlich der Bindung begreifen können. In Kapitel 7 werden erste Brücken zwischen Bindungsforschung und klinischer Praxis geschlagen, wobei die

Affektregulation, die co-kreierte Bindungsbeziehung und jene Aspekte kooperativer Kommunikation im Zentrum stehen, die Bindungssicherheit in der Kindheit ebenso wie in der Psychotherapie am wirksamsten fördern.

5 Die vielen Dimensionen des Selbst

Bei uns allen wirken Körper, Gehirn und Geist gemeinsam auf die Schaffung jenes relativ stabilen inneren Bezugspunkts hin, der *Selbst* genannt wird. Dies ist der Teil des Menschseins, der das Leben *erlebt*, aber auch formt, unbewußt wie bewußt. Man kann das Selbst auch im Sinne des Clusters mehr oder weniger stabiler Muster beschreiben, die unsere individuelle Art, auf Erlebtes zu reagieren, determinieren. Der aktuelle Charakter des Selbst verändert sich im Einklang mit unserer Lebensgeschichte und dem Kontext, in dem wir leben. Besonders einflußreich ist in diesem Rahmen natürlich die Geschichte der Bindungsbeziehungen, die das Selbst geformt haben.

Die Domänen des Selbsterlebens

Die Wirkung von Bindungsbeziehungen schlägt sich in den miteinander verbundenen und einander sogar überschneidenden Bereichen des Körpers, der Emotionen und der Welt der Repräsentationen nieder, und sie beeinflussen in allen diesen Bereichen unsere Haltung gegenüber Erlebtem. Die Bereiche oder Dimensionen des Selbst sind miteinander verbunden und beeinflussen einander so stark, daß es schwierig sein kann, das eine vom anderen zu unterscheiden: Somatische Empfindungen sind ein Bestandteil von Emotionen, die ihrerseits Repräsentationen beeinflussen, welche sich auf die Qualität nachfolgender Empfindungen, Emotionen und Repräsentationen auswirken. Doch trotz dieser Feedbackschleife oder Überlappung ist es für die klinische Perspektive sehr wichtig, die separaten Bereiche des Selbst zu identifizieren, unter anderem weil es hilft, das Wesen der Integration (oder ihres Fehlens) zu beleuchten, die bestimmte Patienten (und Kliniker) in die therapeutische Beziehung einbringen.

Vor allem die Besonderheiten der Bindungsgeschichte entscheiden darüber, wie frei die verschiedenen Dimensionen des Selbst zugänglich sind und wie gut sie integriert werden können. Inwieweit erleben Patienten ihre Körperempfindungen, spüren sie ihre Emotionen, denken sie über ihre eigenen Gedanken nach? Und wie effektiv können sie diese Bereiche integrieren – beispielsweise indem sie über ihre Gefühle nachdenken? Antworten auf Fragen dieser Art helfen zu klären, was unsere Patienten in der neuen Bindungsbeziehung, die wir ihnen anbieten, am dringendsten brauchen.

Das somatische Selbst

Das Ich ist vor allem ein körperliches.
— Sigmund Freud (1923, GW XIII, S. 253)

Die ersten Erlebnisse des Säuglings schlagen sich mit Sicherheit im Körper nieder: ein befriedigendes Gefühl der Völle nach dem Füttern; eine angenehme Schläfrigkeit, die in einen Schlaf auf den Armen der Mutter übergeht; eine Kälteempfindung, die beim Windelwechseln in einem kühlen Raum Tränen hervorruft. Daniel Stern (1985/1996) berichtet in seinem Buch *Die Lebenserfahrung des Säuglings*, daß das »Kernselbst« aus dem frühen Erleben von »Selbst-Invarianten« resultiert, in deren Zentrum sich der Körper des Kindes und dessen Grenzen befinden. Der Neurobiologe Antonio Damasio (1999/2000) spricht ebenfalls davon, daß die »Strukturen und Operationen des Körpers so bemerkenswert invariant sind« (S. 172).

Bowlby sah die Grundlage der Bindungstheorie natürlich in der Evolutionsbiologie, wenn er die Auffassung vertrat, daß die Suche des Kindes nach Nähe zu seiner primären Bezugsperson dem Bedürfnis nach körperlichem Schutz entspringt. Spätere Untersuchungen zeigten, daß die anhaltende Nähe zur Bindungsfigur buchstäblich die inneren Funktionen des Körpers von Säuglingen beeinflußt; und es gibt Hinweise, die nahelegen, daß die Qualität der Bindungsbeziehung – ob sie sicher oder unsicher ist – sich darauf auswirkt, wie die sich entfaltende Physiologie des Kindes die Reaktionsfähigkeit seines Körper-Ich auf Erlebtes formt. Beispielsweise haben sicher gebundene Kinder sensibel reagierender Mütter eine höhere Schwelle für die Aktivierung physiologischer Streßreaktionen als unsicher gebundene Kinder abweisend, verstrickt und insbesondere desorganisiert gebundener Mütter (Polan & Hofer 1999; Lyons-Ruth 1999).

Somit wurzelt das ursprüngliche Selbstempfinden im somatischen Erleben, dessen Beschaffenheit größtenteils von der Qualität früher Bindungsbeziehungen abhängt. Dieses Erleben formt das Selbst in den ersten Lebensmonaten und -jahren, oft mit dauerhaften Folgen. Es kann dem körperlichen Erleben ermöglichen, das Selbst während des ganzen Lebens zu erden, zu beseelen und zu bereichern. Körperliches Erleben kann aber auch geleugnet, dissoziiert oder verzerrt werden – der Körper kann aus vielen psychischen Gründen ausgebeutet oder angegriffen werden. Weil das Körpererleben des Patienten so wichtig ist und weil es in einem relationalen

Kontext Form annimmt, muß eine bindungsorientierte Behandlung auch auf das somatische Selbst fokussieren. Mit der Integration des Körpers in die »Redekur« werde ich mich beschäftigen, wenn ich mich der Rolle des nonverbalen Erlebens in der Entwicklungszeit und in einer Psychotherapie zuwende.

Das emotionale Selbst

> *Gefühle von Schmerz, Lust und jede Empfindung dazwischen bilden das Grundgefüge unseres Geistes.*
>
> — Antonio Damasio (2003/2003, S. 11)

Als Sroufe und Waters (1977a) zur Nähe als Bindungsziel »empfundene Sicherheit« *(felt security)* hinzufügten, hoben sie ausdrücklich die zentrale Bedeutung der Emotion für die Bindung hervor. Tatsächlich ist das *Gefühl der Sicherheit* noch wichtiger als Nähe – denn ein Baby kann seiner Bindungsfigur natürlich körperlich nahe sein, ohne sich sicher zu fühlen. Auch nach der frühesten Kindheit bleibt für unser Gefühl dessen, wer wir *sind*, weiterhin zentral, wie wir uns *fühlen*.

Schon Bowlby (1988) hob den Vorrang der Emotion[1] hervor, als er den Austausch von Affekten als einzige Möglichkeit zur Kommunikation in den ersten Lebensjahren bezeichnete. Daniel Stern (1985/1992) bestätigt Bowlby, geht aber mit seinem Bericht über seine Beobachtung, daß »Affekte in der frühen Kindheit sowohl das primäre *Medium* als auch das primäre *Thema* der Kommunikation darstellen« (S. 190), noch einen Schritt weiter. Allan Schore (1994) faßt die Thematik wie folgt prägnant zusammen: »Der Kern des Selbst ist in Mustern der Affektregulation zu suchen« (S. 33).

Emotionale Reaktionen sind für das entstehende Selbstempfinden aus mindestens drei Gründen überaus wichtig. *Erstens* gilt, was Bowlby (1969/1975) in seiner Bindungstrilogie schreibt: »... Emotionen [sind] ... [die] *intuitive*[..] *Einschätzung* [...] der eigenen organismischen Zustände ... oder der Aufeinanderfolge der vom Individuum erfahrenen Umweltsituationen« (S. 107; Hervorhebungen wurden dem Original hinzugefügt).

Zweitens stimulieren Emotionen Handlungen, wie die Etymologie des Wortes (lateinisch *movere* = bewegen) nahelegt – manchmal durch Aktivierung angeborener Verhaltenssysteme, unter anderem des Bindungssystems. Emotionale Beurteilungen haben Bowlby zufolge Überlebenswert, weil sie unmittelbare Entscheidungen fördern – z. B. ob man kämpfen oder fliehen soll. Im Einklang mit entwicklungsgeschichtlichen Anlagen initiieren bestimmte Emotionen automatisch bestimmte Handlungstendenzen: Wut aktiviert eine Konfrontation oder eine Hemmung, Furcht aktiviert eine Flucht oder eine körperliche Lähmung, Hilflosigkeit aktiviert einen Zusammenbruch, und so weiter (van der Kolk 2006; Damasio 1999/2000).

Drittens sind Emotionen immer mit dem Körper verbunden. Körperempfindungen sind die Form, in der sich unsere Emotionen zuerst manifestieren, und Emotionen gelangen grundsätzlich durch den Körper zum Ausdruck. Wenn wir Emotionen spüren, spüren wir (oder stellen wir uns vor), was in unserem Körper vor sich geht (Damasio 2003). William James (1884) formulierte recht provokant, daß unser Körper nicht vor einer Gefahr davonläuft, weil wir Angst haben, sondern wir haben Angst, weil unser Körper davonläuft. Im Körper geerdet, sind Emotionen in unserem gesamten subjektiven Erleben gegenwärtig und dominieren es häufig. Werden sie intensiv empfunden, überstimmen sie oft die rationale Analyse oder hebeln sie aus.

Emotionen sind ganz allgemein der Prozeß, mit dessen Hilfe wir das Gut oder Schlecht unserer Erlebnisse *viszeral* beurteilen – und hauptsächlich aufgrund solcher Urteile entscheiden wir (bewußt oder unbewußt), wie wir handeln werden. Grundsätzlicher können wir unsere Emotionen als Ursprung eines inneren Systems von Werten ansehen, die es uns während unseres ganzen Lebens ermöglichen, unserem Erleben einen Sinn zuzuschreiben und Entscheidungen bezüglich unseres Verhaltens zu treffen (Siegel 1999/2006).

Fonagy et al. (2002/2004), Schore (2003/2007) und andere vertreten die Auffassung, daß die Emotionsregulation für die Entwicklung zentral ist und daß Bindungsbeziehungen der primäre Kontext sind, in dem wir lernen, unsere Affekte zu regulieren – sie zu kontaktieren, zu modulieren und zu nutzen. Die relationalen Muster, die unsere ersten Bindungsbeziehungen charakterisieren, sind grundsätzlich Muster der Affektregulation, die später unsere einzigartigen Reaktionen auf Erlebtes bestimmen – und damit unser Wesen ausmachen. Dementsprechend sind in der neuen Bindungsbeziehung, die der Therapeut aufzubauen versucht, die Emotionen und ihre effektive Regulation zentral – was es ermöglicht, sie zu spüren, zu modulieren, mitzuteilen und zu verstehen – und in der Regel stehen sie im Mittelpunkt des Prozesses, der dem Patienten zur Heilung und zur Weiterentwicklung verhilft.

Das repräsentationale Selbst

> *Man stelle sich ein Modell im Gehirn vor, als ein Spielzeug, das zugleich ein Werkzeug, eine Imitationswelt ist, die wir in der Art und Weise manipulieren können, die uns am besten paßt, wobei wir herausfinden, wie sich die wirkliche Welt, die diese darstellen soll, manipulieren läßt.*
>
> — J. Z. Young (1964, zitiert in Bowlby 1969/1975, S. 86)

Bowlby hielt eine repräsentationale Welt, die eine reale abbildet, für eine evolutionäre Notwendigkeit: Um effektiv handeln zu können, hätten wir Wissen über die Welt und über uns selbst gebraucht (und bräuchten es immer noch), und dieses Wissen müsse transportierbar sein. Wir leiten es aus früher Erlebtem ab und benutzen es, um Voraussagen über gegenwärtige oder zukünftige Erlebnisse zu treffen. Daher das innere Modell. Doch es heißt ja, die Landkarte sei nicht das Gebiet.

Die Modelle unserer Bindungsbeziehungen sind selektive, mehr oder weniger repräsentative Abbildungen gelebter relationaler Erfahrung. Dem Verständnisrahmen Daniel Sterns (1985/1992) gemäß bestehen sie aus »Repräsentationen von Interaktionen, die generalisiert wurden«*. Sie geben uns in unserem ganzen Leben eine grundlegende Orientierung bzw. ermöglichen uns, im Sinne einer bestimmten Qualität auf Erlebtes zu reagieren.

Waren unsere frühen Beziehungen sicher, kann das Resultat durchaus eine offene und flexible Reaktionsfähigkeit sein – d. h., wir könnten dann in Reaktion auf das Erlebte offen und flexibel denken, spüren, fühlen und handeln, und es wäre uns möglich, alte Repräsentationen im Lichte neuer Erlebnisse zu modifizieren. Solche formbaren Repräsentationen können wir zusammen mit unseren Gefühlen zur adaptiven Gestaltung unserer bewußten Entscheidungen nutzen. Waren für unsere prägenden Beziehungen hingegen Vermeiden, Ambivalenz oder Desorganisation charakteristisch, ist unsere Fähigkeit zu »Reaktionsflexibilität« (Siegel 1999/2006), die mit den beschriebenen veränderbaren Repräsentationen verbunden ist, beeinträchtigt.

Am wichtigsten jedoch ist wohl, in welchem Maße unsere frühen Bindungen uns das relationale Erlebnis einer sicheren Basis und damit die Schaffung der Grundlagen für eine mentale Repräsentation einer *verinnerlichten* sicheren Basis ermöglicht haben. Die innere Repräsentation hilft uns manchmal, das emotionale Gleichgewicht wiederherzustellen, indem wir *symbolischen* Kontakt zu Sicherheit gebenden Bindungsfiguren aufnehmen, ohne deren reale Nähe zu suchen (Mikulincer & Shaver 2003; Holmes 2001). Wenn wir uns einer solchen beruhigend wirkenden inneren Präsenz (bewußt oder nicht) zuwenden können, entwickeln wir ein gewisses Maß an Resilienz – und das daraus resultierende Vertrauen, das wir benötigen, um uns selbst und die Welt zu erforschen –, das uns fehlt oder über das wir weniger üppig verfügen, wenn wir keine sichere Basis verinnerlicht haben.

Nach der Objektbeziehungstheorie umfaßt die Entwicklung mentaler Repräsentationen, die »funktionieren« (ihren Zweck erfüllen), zwei grundlegende Prozesse: die der Differenzierung und der Integration (Kernberg 1976/1981). *Differenzierung* schafft psychische Grenzen, insbesondere zwischen Selbst und anderen sowie zwischen innerer Welt und äußerer Realität. Eine gut differenzierte Selbstrepräsentation

* Aus dem Vorwort der englischen Taschenbuchausgabe, die in der deutschen Ausgabe nicht enthalten ist. Anm. d. Übers.

ermöglicht uns, autonom zu agieren, ohne das Gefühl zu haben, wir würden durch die Emotionen, die andere bezogen auf uns haben, beeinflußt. Problematisch ist ein Mangel an Differenzierung zwischen innen und außen, zwischen der mentalen (psychischen) und der physischen Welt, also genau das, was den Modus psychischer Äquivalenz kennzeichnet, der viele unsicher gebundene Patienten beeinträchtigt. *Integration* beinhaltet Synthese und Verbundenheit. Integrierte Repräsentationen unserer selbst und anderer ermöglichen uns, emotional widersprüchliche Erlebnisse überein zu bringen – so daß wir beispielsweise jemanden selbst dann lieben können, wenn wir auf ihn wütend sind. Integration fördert die innere Balance und das Gewahrsein der Nuancen und der Komplexität von Erlebtem. Ohne integrierte Repräsentationen besteht die Gefahr, daß wir uns selbst und andere auf extreme und stark vereinfachende Weise erleben: als ganz und gar gut oder ganz und gar schlecht, als Helden oder Schurken.

So wie die Wurzeln des *emotionalen Selbst* im körperlichen Erleben zu finden sind, ist das *repräsentationale Selbst* im emotionalen Erleben verwurzelt, und zwar oft in einem stark aufgeladenen Zustand. Wie Bowlby (1969/1975) erwähnt, rufen Erlebnisse der Gebundenheit und/oder deren Bruch häufig stärkste Gefühle hervor. Somit beinhalten Repräsentationen, die uns selbst, andere und Beziehungen betreffen, nicht nur eine starke emotionale Komponente, sondern sie werden in den meisten Fällen auch außerhalb des Bewußtseins von stützenden Emotionen *dominiert*.[2]

Hauptsächlich die *unbewußte* emotionale Dimension immunisiert unsere inneren Repräsentationen gegen eine Revision. Haben wir beispielsweise durch unsere prägenden Interaktionen gelernt, daß es gefährlich ist, anderen Menschen nahe zu sein, werden bei uns Abwehrmechanismen etabliert, die verhindern, daß wir unseres Bedürfnisses nach Nähe bewußt werden; wir sind dann einfach nicht dazu motiviert, uns um Nähe zu bemühen, weil diese, sollte sie sich als erfolgreich erweisen, unser altes (vermeidendes) Bindungsmodell in ein stärker vom Empfinden von Sicherheit geprägtes umwandeln könnte. Und weil Emotionen es erforderlich machen, sowohl anderen als auch uns selbst entsprechende körperliche Signale zu übermitteln, kann die Erwartung, daß unsere Avancen zurückgewiesen werden könnten, Gefühle der Angst oder Wut hervorrufen, deren unbewußter körperlicher Ausdruck genau die Zurückweisung zur Folge hat, die zu erwarten unser inneres Modell uns gelehrt hat. Bowlby und auch Main betonen, daß innere Modelle – und zwar insbesondere solche einer unsicheren Bindung – sich häufig selbst perpetuieren. Diese präverbal im Setting der frühen Bindungsbeziehungen geformten inneren Repräsentationen üben zwangsläufig einen mächtigen und weitgehend unbewußten Einfluß auf das Wesen des Selbst in der Entwicklung aus.

Therapeuten müssen sich darüber im klaren sein, daß solche Repräsentationen in zahlreichen miteinander interagierenden Bereichen existieren. Nach Mains Auffassung registrieren und enkodieren innere Modelle Erlebnisse nicht nur in Form von Bildvorstellungen, die visualisiert, oder Überzeugungen, die artikuliert werden können – also in Form von Symbolen –, sondern auch in Form von »Regeln«, die darüber entscheiden, womit wir uns befassen können und womit nicht, was Gedanken, Gefühle, Wünsche und Erinnerungen einschließt (Main et al. 1985; Main 1991). Andere Bindungsforscher haben sich später auf die von Karlen Lyons-Ruth (1999) so genannten *enaktiven Repräsentationen* konzentriert. Dabei handelt es sich um präsymbolische Repräsentationen von Erlebtem, die nur in Handlungen oder Interaktionen zum Ausdruck kommen – also in »Prozeduren« oder Arten zu sein und insbesondere in bestimmten Arten des Zusammenseins mit anderen. Beispielsweise können wir uns zwar vielleicht nicht an unsere frühe Kindheit erinnern, aber trotzdem einige Facetten dessen, was wir in dieser Zeit erlebt haben, zum Ausdruck bringen, und zwar als Eltern im Umgang mit unseren eigenen Kindern. Und schließlich haben sich außerhalb des Bereichs der Bindungsforschung Wissenschaftler, die sich mit Traumata beschäftigen (so wie Bessel van der Kolk [1996]), und Neurowissenschaftler (so wie Joseph LeDoux 1996/1998) mit *somatischen* und *emotionalen Erinnerungen* befaßt, die Erlebtes in Form von Körperempfindungen und affektiven Reaktionen enkodieren.

Diese verschiedenen Formen von Repräsentation – körperliche, emotionale und enaktive sowie symbolische – zu verstehen ist bei der klinischen Arbeit von enormem Wert. In einer Therapie zuvor unzugängliche Repräsentationen zutage zu fördern, unsichtbare Spuren der Vergangenheit, kann die Fähigkeit von Patienten, in der Gegenwart zu fühlen, zu denken und zu handeln, stark verbessern. Mit diesen Aspekten werde ich mich in den Kapiteln über nonverbales Erleben ausführlicher beschäftigen. Im momentanen Zusammenhang muß die Feststellung genügen, daß ein Therapeut, um diese impliziten Repräsentationen explizit zu machen – und sie somit potentiell dem integrierenden Einfluß bewußter Reflexion auszusetzen –, sich in die körperlichen, emotionalen und enaktiven sowie linguistischen Kommunikationen seiner Patienten einstimmen muß.

Natürlich gilt das, was in dieser Hinsicht für Patienten gilt, auch für deren Therapeuten: Nur wenn unsere Repräsentationen des Erlebten vom Gewahrsein beleuchtet werden, können wir sie hinterfragen. Ohne das Verstehen, das erst durch Gewahrsein möglich wird, laufen wir ebenso wie unsere Patienten Gefahr zu glauben, was wir in einem bestimmten Moment denken oder fühlen – insbesondere wenn die Wellen der Emotionen in einem bestimmten Augenblick besonders hoch schlagen. In solch einem nicht von Reflexion geprägten mentalen Zustand sind wir schlicht in unser subjektives Erleben eingebettet oder darin versunken. Einer umfassenderen Perspektive beraubt, erkennen wir das essentiell *repräsentationale* Wesen mentalen Erlebens nicht und bleiben deshalb Gefangene der (vermeintlichen) Realität.

Das reflektierende Selbst und das achtsame Selbst

Während die körperliche, emotionale und repräsentationale Dimension des Selbst jedem Menschen wesenseigen und deshalb den meisten von uns zugänglich ist, gilt dies für die Bereiche des reflektierenden und des achtsamen Selbst nur *potentiell*, wobei genau diese Bereiche besonders wichtig sind. Denn auf unterschiedliche Weisen sind Mentalisieren und Achtsamkeit gleichermaßen mit der verinnerlichten sicheren Basis assoziiert, die Resilienz und Exploration ermöglicht. Außerdem fördern beide Einsichtsfähigkeit und Empathie, Affektregulation und das Gefühl persönlicher Handlungsfähigkeit, innere Freiheit sowie die Fähigkeit, mit adaptiver Flexibilität auf komplexe und oft schwierige Umstände zu reagieren. Insofern sind Mentalisieren und Achtsamkeit Pfade zur psychischen Befreiung.

Wie bereits früher erläutert, manifestiert sich unser reflektierendes oder mentalisierendes Selbst grundsätzlich durch eine Beziehung, in der wir die Bindungsfigur als sichere Basis erleben, was es für uns sicher macht, die äußere und innere Welt zu erforschen. Diana Fosha (2003) vertritt die Auffassung, daß wir, »wenn wir von einem anderen Menschen verstanden werden und wenn wir das Gefühl haben, im Geist und im Herzen eines solchen liebevollen, fürsorglichen, eingestimmten und zur Affektregulation fähigen Menschen einen Platz zu haben« (S. 228), als Person statt als Objekt gekannt werden, d. h., uns zu einem Wesen entwickeln können, dessen Verhalten seinen Sinn aus den Gefühlen, Intentionen und Überzeugungen ableitet, die ihm zugrunde liegen. Wenn wir mit einem Menschen aufwachsen, der dem, was in unserem Geist vor sich geht, Beachtung schenkt, so macht dies uns selbst zu mentalen Akteuren *(mental agents)*, die sich bewußt bemühen können, subjektives Erleben zu verstehen und darin gegenwärtig zu sein, statt sich davon überwältigen zu lassen oder sich davon abgeschnitten zu fühlen. Viele unserer Patienten, deren Kindheitsbeziehungen die Entwicklung mentaler Handlungsfähigkeit *(mental agency)* nicht unterstützt haben, bleiben von ihrem inneren Erleben überflutet oder ihm entfremdet. Uns als Therapeuten ermöglicht hauptsächlich das Mentalisieren, solchen Patienten die Art von Beziehung – eine neue Bindungsbeziehung – zu erschließen, in der ihre Fähigkeit, ein reflektierendes Selbst zu entwickeln, gedeihen kann.

Ebenso wie das Mentalisieren kann auch Achtsamkeit uns zur Präsenz unserem Erleben gegenüber geleiten, statt daß wir davon überflutet werden oder davon dissoziiert sind. Denn so wie das Mentalisieren die innere Freiheit fördert, indem es uns ermöglicht, als mentale Akteure aufzutreten, fördert Achtsamkeit die Freiheit, indem sie uns ermöglicht, als »Aufmerksamkeits-Akteure« *(attentional agents)* zu fungieren. Wenn wir unserem Erleben im Hier und Jetzt freiwillig, anhaltend und nicht urteilend Aufmerksamkeit schenken, so wird dadurch unser Erleben verändert – indem es gleichzeitig vertieft und »aufgehellt« wird: vertieft wird es, weil wir umfassender präsent sein, es besser akzeptieren und seiner besser gewahr sein können, und aufgehellt wird es, weil auf gegenwartszentriertem Gewahrsein das Gewicht von Vergangenheit und Zukunft weniger stark lastet und weil es weniger von Scham und Furcht bedrückt wird. Dieses Gewahrsein kann in vielerlei Hinsicht positiv wirken. Es trägt zur Regulierung schwieriger Emotionen bei, vermag gewohnte Reaktionsmuster zu deautomatisieren (Engler 2003; Martin 1997; Safran & Muran 2000) und ermöglicht uns, »aufzuwachen« und die Welt frisch zu erleben – wie mit einem »Anfängergeist« (Suzuki 1970/1975). Und wie ich schon in Kapitel 1 erwähnte, hat das achtsame Selbst die Neigung, sich mit dem Gewahrsein selbst statt mit dessen Inhalt zu identifizieren – den Gedanken, Gefühlen oder Empfindungen, derer wir gewahr sind. Diese Identifikation mit dem Gewahrsein – letztlich ein Erlebnis der Ichlosigkeit, welches das Bedürfnis, das (persönliche) Ich zu schützen, verringert – kann unser Gefühl einer verinnerlichten sicheren Basis stärken. Und schließlich beruhigt Achtsamkeit den Geist. Sie senkt den Pegel mentaler Hintergrundgeräusche und verbessert so unsere Fähigkeit, Signale aus jedem Bereich des Selbst zu empfangen. Das Erleben von Achtsamkeit wird somit nicht nur integriert, sondern wirkt auch integrierend, indem es die adaptiven Verbindungen zwischen verschiedenen Aspekten des Selbst sowie zwischen Selbst und anderen fördert.

So verstanden, kann Achtsamkeit als wichtige therapeutische Ressource gelten, die – wie das Mentalisieren – die neue Bindungsbeziehung, die wir aufzubauen versuchen, stärkt und auch durch sie gestärkt wird. Wie wir diese einander ergänzenden Fähigkeiten bei unseren Patienten und uns selbst kultivieren können, werde ich in späteren Kapiteln erläutern, in denen es um das Verhältnis des Selbst zum Erleben geht.

Die Neurobiologie der Bindung

> *… Die evolutionäre Rolle der Bindungsbeziehung geht weit über die Funktion, dem Säugling physischen Schutz zu bieten, hinaus. Die Bindung stellt sicher, daß die Gehirnfunktionen, die später für die soziale Kognition zuständig sind, adäquat organisiert und darauf vorbereitet werden, das Individuum zu jener kollaborativen und kooperativen Existenz mit anderen Menschen zu befähigen, die zu ermöglichen Aufgabe des Gehirns ist.*
>
> — Peter Fonagy und Mary Target (2006)

Weil psychische Muster auch Muster der neuronalen Organisation sind und weil sich das Gehirn wie der Geist im Schmelztiegel der Bindungsbeziehungen entwickelt, bereichert die Vertrautheit mit den Grundlagen der heutigen Neurowissenschaft unser Verständnis der vielfältigen Dimensionen des Selbst. Die letzten zehn Jahre des 20. Jahrhunderts wurden »das Jahrzehnt des Gehirns« genannt, weil die neurowissenschaftliche Forschung in dieser Zeit geradezu explodierte. Innovative Neuroimaging-Techniken haben unser Wissen über Struktur und Funktionsweise des Gehirns so schnell erweitert, daß sie die Realisation von Freuds Traum in seinem *Entwurf einer Psychologie* (1895) möglich machen – daß seine Theorien über die Psyche eines Tages mit neurophysiologischen Fakten belegt werden könnten.

Bindung, Erleben und Gehirn

Die stärksten konzeptuellen Verbindungen zwischen Gehirn und Geist – sowie zwischen Neurowissenschaft und Psychotherapie – haben Allan Schore (1994, 2002, 2003/2007) und Daniel Siegel (1999/2006, 2001, 2006) entdeckt und beschrieben. Interessant ist, daß die Sichtweisen dieser beiden Autoren sowohl der psychischen Entwicklung als auch der Gehirnentwicklung auf der Bindungsforschung basieren. Schore (2002) erklärt unmißverständlich, daß eine gesunde *neuronale* wie auch psychische Entwicklung in der frühen Kindheit von der eingestimmten Bereitschaft und Fähigkeit der Bindungsfiguren zu adäquaten Reaktionen abhängt: »Das Gehirn des Babys wird durch diese Interaktionen nicht nur beeinflußt; von der Interaktion von Gehirn zu Gehirn im Kontext einer positiven Beziehung zwischen Mutter und Säugling hängt buchstäblich die Entwicklung des Kindes ab« (S. 62). Wenn das Baby den Mutterleib verläßt, ist sein Gehirn – das aus Millionen von Neuronen besteht – das am wenigsten differenzierte Organ in seinem Körper. Wie sich sein Gehirn in der Folgezeit entwickelt, hängt größtenteils davon ab, wie »die genetisch vorprogrammierte Reifung des Nervensystems« (Siegel 1999/2006, S. 16) durch interpersonales Erleben beeinflußt wird. Demnach sind sowohl aus neurobiologischer als auch aus psychologischer Sicht die wichtigsten und einflußreichsten Erlebnisse diejenigen, die im Kontext von Bindungsbeziehungen stattfinden, ganz gleich, ob sie eher positiv oder eher negativ sind.

Siegel erklärt, daß das, was in Geist und Körper als »Erleben« verzeichnet wird, auf neuronaler Ebene bestimmten Mustern des Feuerns oder der Aktivierung von Gehirnzellen entspricht. Diese Muster neuronalen Feuerns stellen im Gehirn die Synapsenverbindungen her, die über Struktur und Funktionsweise des Gehirns entscheiden. Den Neuroanatom Donald Hebb paraphrasierend, schreibt Siegel (1999/2006): »Neuronen, die zu einem bestimmten Zeitpunkt gemeinsam aktiviert werden, werden auch in Zukunft mit erhöhter Wahrscheinlichkeit gemeinsam aktiviert« (engl.: »*Neurons that fire together wire together*«). Die Architektur des Gehirns ist assoziativ: Wenn eintreffende Reize (die sensible Berührung der Mutter, ihre beruhigende Stimme, ihr Ruhe ausstrahlender Blick) im Gehirn des Babys Aktivität initiieren, verbinden sich die Neuronen, die gleichzeitig feuern, und begründen ein »neuronales Netzwerk«, das einige oder alle diese mütterlichen Reize mit einem Gefühl der Sicherheit assoziiert. Auf diese Weise formt Erleben – und insbesondere sich wiederholendes Erleben – die »Schaltkreise« des Gehirns. Jüngere Gehirne sind darauf eingestellt, von älteren Gehirnen zu lernen, und Bindungsbeziehungen sind die Umgebung, in welcher der größte Teil dieses Lernens zunächst stattfindet. So werden die relationalen Verbindungen zu neuronalen Verbindungen, die wiederum beeinflussen, wie das Selbst auf neue Erlebnisse reagiert. Umgekehrt kann das Fehlen relationaler Verbindungen – beispielsweise zwischen ablehnenden Eltern und einem leidenden Kind – die Entwicklung neuronaler Netzwerke behindern, wodurch die Fähigkeit des Kindes, seine Emotionen zu spüren, eingeschränkt wird. Schore und Siegel führen überzeugende Beweise – die ich aufgrund meiner eigenen klinischen Praxis bestätigen kann – dafür an, daß Vertrautheit mit den Grundlagen der Neurowissenschaft und Wissen über die Wirkung früher Beziehungen auf das Gehirn Therapeuten helfen können, bei der Arbeit mit ihren Patienten bessere Resultate zu erzielen.

Die Struktur des Gehirns

Beginnen wir mit den Grundlagen. Man kann das Gehirn als neuronales Äquivalent eines dreistöckigen Doppelhauses verstehen, das genau in der Mitte geteilt ist (rechte Hemisphäre/linke Hemisphäre) und dessen drei Stockwerke (Gehirnstamm, limbisches System, Neokortex) von unten nach oben aufeinandergebaut sind.

Der Gehirnstamm

Im Laufe der individuellen Entwicklung wie auch der Evolution manifestiert sich die »unterste« Ebene oder das Untergeschoß des Gehirns, der Gehirnstamm, zuerst. Weil er schon im Mutterschoß aktiv und zum Zeitpunkt der Geburt völlig funktionsfähig ist, verdankt er Erfahrung und Lernen weniger als alle anderen Gehirnbereiche. Er befindet sich am oberen Ende der Wirbelsäule, stellt die für die Steuerung grundlegender Körperfunktionen (wie Herzfrequenz, Atmung und Verdauung) erforderlichen neuronalen Mechanismen bereit und aktiviert Reflexe, einschließlich derjenigen, welche die Entwicklung einer Bindungsbeziehung initiieren: »Das neugeborene Kind orientiert sich auf den Geruch der Mutter hin, sucht ihre Brustwarze, schaut ihr in die Augen und greift nach ihrem Haar. … Die Augen des Kindes orientieren sich zu Augen und Gesicht seiner Mutter hin. Das erste Lächeln eines Babys ist auch ein Reflex, der vom Gehirnstamm gesteuert wird, um Bezugspersonen auf sich aufmerksam zu machen« (Cozolino 2002, S. 75).

Als neuronales Substrat des somatischen Selbst ist der Gehirnstamm aus klinischer Sicht deshalb signifikant, weil er den Erregungszustand moduliert und das ANS reguliert, das Schore (2003/2007) als »physiologische Basis des Bewußtseins« (S. 229) bezeichnet. Ein stark erhöhtes Arousal wird mit der Aktivierung des sympathischen Zweigs des ANS in Verbindung gebracht, was uns durch Beschleunigung der Atmung, Erhöhung der Herzfrequenz und Beförderung von großen Mengen Blut in die Gliedmaßen auf Kampf oder Flucht vorbereitet. Ein sehr geringer Erregungsgrad hingegen ist ein Zeichen für die Aktivierung des parasympathischen Systems, das im Extremfall tonische Immobilität oder »Erstarren« herbeiführt.

Dem Gehirnstamm entspringt ein zweigeteilter Kranialnerv, der Vagus, der unsere Reaktionen in Situationen beeinflußt, die wir als sicher, gefährlich oder lebensbedrohlich erleben. Fühlen wir uns sicher, aktiviert der reifere der beiden Äste, der *myelinisierte ventrale Vagus*, die »Vagusbremse«, die das sympathische Nervensystem herunterregelt (den Körper beruhigt und die Herzfrequenz verlangsamt), so daß soziales Engagement möglich wird. Fühlen wir uns gefährdet, wird die Vagusbremse aktiviert, was die Hemmung des sympathischen Nervensystems aufhebt und uns auf einen Kampf oder die Flucht vorbereitet. Wenn wir das Gefühl haben, in Todesgefahr zu sein, aktiviert der primitivere *nicht-myelinisierte dorsale Vagus* das parasympathische Nervensystem (Shutdown) und leitet so die Immobilisierung ein. Hilflos angesichts eines lebensgefährdenden Traumas, »spielen wir tot«. Dissoziation ist in der Regel das psychische Äquivalent dieser physischen Reaktion (Porges 2006; Schore 2006).

Wichtig ist, daß das ventral-vagale System die primäre Kontrolle nicht nur über die viszeralen Organe wie das Herz, sondern auch über die Muskulatur des Gesichts und des Kopfes hat, ohne die effektive soziale Kommunikation (Blickkontakt, stimmlicher Ausdruck mit ansprechendem Tonfall, kontingenter Gesichtsausdruck) unmöglich ist. Ist der ventrale Vagus durch eine lebensbedrohliche Gefahr außer Funktion gesetzt, kann die daraufhin erfolgende sympathische Mobilisierung oder parasympathische Immobilisierung durchaus adaptiv sein. Hat jedoch ein früher erlebtes Trauma die Wirkung der Vagusbremse des Gehirnstamms geschädigt, ist die anschließend aufkommende Neigung zu kämpfen, zu fliehen oder zu erstarren, fast immer dysfunktional. Man beachte die angespannte Reaktion und/oder das ausdruckslose Gesicht und die starre Stimme von Traumatisierten, mit denen wir in der Psychotherapie immer wieder konfrontiert werden (van der Kolk 2006; Porges 2006).

Eine Implikation für die klinische Arbeit in diesem Zusammenhang ist, daß eine Behandlung die gehirnstammbasierten Muster übermäßiger und zu geringer Erregung berücksichtigen muß. Der Erfolg einer Therapie hängt insbesondere bei traumatisierten Patienten von unserer Fähigkeit ab, ihre physiologischen Erregungszustände sowie ihr Bedürfnis nach Engagement in Beziehungen (und die Furcht davor) adäquat zu beeinflussen. Dazu müssen wir auf den Körper, das nonverbale Erleben und die Nuancen der therapeutischen Interaktion fokussieren.

Das limbische System

Wenn Paul MacLean (1990) mit seinem Modell des »dreieinigen Gehirns« Recht hat und der Gehirnstamm das Äquivalent zum Reptilienhirn ist, entspricht das limbische System grob dem paläomammalischen Gehirn, das wir ebenso wie andere Säuger haben. Das limbische System, das manchmal auch »emotionales Gehirn« genannt wird, ist der Ort, wo wir Gefühle verarbeiten. Diese Verarbeitung ist wichtig, weil Emotionen uns nicht nur grundsätzlich die Möglichkeit geben, das, was wir erleben, viszeral zu beurteilen, sondern uns auch die nonverbale Sprache erschließen, die effektive soziale Interaktion ermöglicht. Das limbische System ist außerdem unerläßlich für Gedächtnis, Lernen und Motivation – einschließlich der mit der Bindung assoziierten.

Wie das Erdgeschoß eines Doppelhauses, von dem aus man leicht die Straße erreichen kann, befindet sich das limbische System dort, wo innere und äußere Welt aufeinandertreffen. Hier erarbeiten wir auf emotionaler Ebene die Beziehung zwischen uns selbst und den dringlichen Realitäten außerhalb unseres Körpers. Und auf der Grundlage unserer gelebten Erfahrung merken wir, was wir erwarten können. Buchstäblich mit der ersten Berührung unserer Mutter fangen wir an abzuwägen, ob wir gefahrlos bei ihr Trost suchen können. Ganz gleich, ob unsere Schreie ihre beruhigende Präsenz heraufbeschwören oder ob sie unserem Leiden mit Irritation oder Gleichgültigkeit begegnet, diese Erlebnisse setzen sich im emotionalen Gedächtnis fest und beeinflussen unsere Urteile über Sicherheit oder Gefahr in späteren bindungsbezogenen Situationen. Das limbische System ist eindeutig das neuronale Substrat des emotionalen Selbst. Es beherbergt zwei wichtige Strukturen.

Die *Amygdala*, die zum Zeitpunkt der Geburt schon gut entwickelt ist, kann als sensorisches Tor zum limbischen System bezeichnet werden. Zusammen mit dem Vagusnerv des Gehirnstamms, der die viszeralen Empfindungen der inneren Welt (des Herzens, der Lunge und des Darms) zu Bewußtsein bringt, ist sie für unsere »Bauch«-Reaktionen auf Erlebtes verantwortlich (Schore 2003/2007). Sie ist für unsere Fähigkeit, »den Geist in den Augen zu lesen«, von zentraler Bedeutung, lenkt die Aufmerksamkeit vorrangig auf besondere Anzeichen im Bereich des Gesichts und vermittelt uns einen intuitiven Eindruck von anderen Menschen (Baron-Cohen 1999). Man könnte die Amygdala auch als »Überlebenszentrale« (Rothschild 2000/2002) bezeichnen, weil sie Kampf- oder Fluchtreaktionen auslöst. Im Bruchteil einer Sekunde kann sie sensorischen Input beurteilen (ein wütendes Gesicht, das

Knurren eines Hundes), insbesondere was dieser Input im Hinblick auf Sicherheit oder Gefahr der aktuellen Situation bedeutet.

Indem die Amygdala dem Hirnstamm signalisiert, er möge das SNS aktivieren, übersetzt sie zeitnahe Gefahreneinschätzungen in physische Reaktionen, die den Körper auf Kampf oder Flucht vorbereiten. Zwar basieren einige dieser Einschätzungen auf biologischen Banalitäten (beispielsweise fürchten sich Menschen instinktiv vor Schlangen), doch die restlichen werden durch die Eigentümlichkeiten der persönlichen Geschichte konditioniert.

Die Amygdala, die ebensosehr ein Organ der Erinnerung wie des Urteils ist, registriert Erleben in Form unbewußter präsymbolischer »emotionaler Erinnerungen« (LeDoux 1996/1998). Völlig außerhalb des Gewahrseins, beeinflussen diese sprachlich nicht erschließbaren Spuren der Vergangenheit (und insbesondere einer traumatischen Vergangenheit), wie wir unsere Erlebnisse in der Gegenwart beurteilen. So kann es sein, daß ein Veteran, der unter einem Kriegstrauma leidet, auf die Fehlzündungen eines Autos reagiert, indem er sich reflexartig und kalten Schweiß produzierend auf den Boden fallen läßt. Ähnlich verstehen Patienten, die traumatische Bindungsbeziehungen erlebt haben, mehrdeutige, nicht bedrohliche oder sogar positive soziale Signale manchmal automatisch als Gefahrenzeichen.

Der *Hippocampus* moduliert die Neigung der Amygdala zu willkürlichen, unkontrollierten und angespannten Reaktionen. Darauf spezialisiert, Informationen im Sinne einer bestimmten Sequenz und eines Kontexts zu organisieren, ermöglicht er uns, völlig anders auf eine Klapperschlange zu reagieren, die sich vor uns auf dem Weg zusammengerollt hat, und auf eine Klapperschlange, die in einem Vivarium hinter Glas liegt. Wenn die Amygdala, die nicht über solche Differenzierungsfähigkeiten verfügt, der Beschleuniger ist, der das SNS aktiviert, so ist der Hippocampus die Bremse, die das PNS aktiviert und es uns so ermöglicht, uns zu beruhigen (wobei Atmung und Herzfrequenz verlangsamt werden), wenn die vermeintliche Notsituation sich als falscher Alarm herausstellt (Siegel 1999/2006).

Aus klinischer Sicht ist es wichtig, sich darüber im klaren zu sein, daß der Hippocampus erst im zweiten bis dritten Lebensjahr voll funktionsfähig wird, weshalb Erlebtes und neu Erlerntes im ersten Lebensjahr in der Amygdala als unbewußte emotionale Erinnerungen registriert und tendenziell zu stark verallgemeinert werden und deshalb einen unverhältnismäßigen Einfluß gewinnen. In einer Therapie sind solche Erinnerungen möglicherweise nur in Form der Empfindungen, Gefühle oder Impulse des Patienten verfügbar, die ihrerseits die körperlichen, emotionalen oder verinnerlichten Repräsentationen früher Erlebnisse spiegeln.

Im Gegensatz dazu sind die Erinnerungen, die mit Hilfe des Hippocampus registriert werden – dessen Verbindungen zu den höheren Gehirnzentren des Kortex bis in die späte Adoleszenz hinein weiter reifen –, explizit, sprachlich abrufbar und hinsichtlich der Zeit, des Ortes und der Person kontextualisiert. Während sichere Bindungsbeziehungen es dem sich entwickelnden Hippocampus des Kindes ermöglichen, die Reaktionen der Amygdala auszugleichen, können akute und relationale Traumata ihn zeitweilig außer Funktion setzen oder seine Entwicklung hemmen, was bewirkt, daß die starken Reaktionen der überwachsamen Amygdala kaum oder gar nicht moduliert werden.

Es könnte sein, daß die emotionalen Erinnerungen der Amygdala dauerhaft bestehen bleiben. Doch die Furchtreaktion ist konditioniert, ein Produkt des Assoziationslernens. Frühe Bindungstraumata können durchaus eine neuronale Verbindung zwischen Nähe und Gefahr geschaffen haben. Wenn ein Patient sich in einer Psychotherapie erneut mit alten traumatischen Erlebnissen im Rahmen einer neuen Bindungsbeziehung konfrontiert, können in seinem Gehirn und Geist neue Assoziationen entstehen. Das Wiedererleben von Ängsten und Verletzungen aus der Kindheit in einem Sicherheit gebenden Kontext kann die erinnerte Vergangenheit eines Patienten nach und nach umwandeln, und im Laufe dieses Prozesses können automatische Reaktionen der Amygdala, die lange evoziert wurden, gedämpft werden.

Der Neokortex

Anatomie und Funktion

Über dem Hirnstamm und dem limbischen System liegt der Neokortex, die obere Etage des neuronalen Doppelhauses. Dieser Teil des Gehirns, den wir mit unseren Verwandten, den Primaten, gemeinsam haben, läßt uns das, was wir erleben, als sinnvoll erscheinen, und organisiert unsere Interaktion mit der Welt. Dieser Teil des Gehirns ist in der Evolution zuletzt entstanden, und er reift auch in der individuellen Entwicklung zuletzt, und auch dies nur mit dem Zuwachs an Erfahrung und neu Erlerntem und somit praktisch während des ganzen Lebens. Die hinteren Kortexbereiche sind für die Wahrnehmung der physischen Welt mit Hilfe der fünf Sinne und des Körpers zuständig, während die Frontalbereiche auf die Verarbeitung von Informationen aus anderen Teilen des Gehirns und auf die Steuerung von Verhalten spezialisiert sind.

Der *Frontalkortex* kann als »ausführendes Gehirn« (Cozolino 2002) verstanden werden, das bewußtes Denken, Planen, Erinnern, absichtliches Handeln, fokussierte Aufmerksamkeit und abstraktes Denken ermöglicht. Dies ist der »Sitz« der Sprache und jener Ideen und mentalen Repräsentationen, die auf die Ebene des Gewahrseins gehoben und dort reflektiert und verändert werden können. Der Frontalkortex ist sozusagen der Lieferant der neuronalen Grundlage für die symbolische/repräsentationale, reflektierende und achtsame Dimension des Selbst.

Der in seiner Entwicklung am weitesten fortgeschrittene und für eine Psychotherapie besonders wichtige Bereich des Kortex ist der *Präfrontalkortex*. Er wird in zwei Hauptregionen unterteilt, von denen die erste, die auf kognitive Intelligenz spezialisierte dorsolaterale Region, mit dem Hippocampus und der sprachlich orientierten linken Gehirnhälfte verbunden ist. Die zweite Region, der Sitz der emotionalen Intelligenz, nennt Siegel (2006) den *medialen Präfrontalkortex*, und dieser ist eng mit der Amygdala und der emotionsorientierten rechten Gehirnhälfte verbunden.

Die *dorsolaterale Region* wurde »rationaler Geist« (van der Kolk 2006) genannt und ist der Schlüssel zum »willensgesteuerten Gehirn« *(volitional brain)* (Libet, Freeman & Sutherland 1999). Sie ermöglicht uns, über das, was wir erleben, *bewußt* nachzudenken, unsere Aufmerksamkeit absichtlich auf unsere Wahrnehmungen, Erinnerungen und/oder Ideen zu richten und uns nötigenfalls mentale Repräsentationen der Vergangenheit, Gegenwart und Zukunft zu vergegenwärtigen. Diese Gehirnregion scheint die neuronale Umgebung des Arbeitsgedächtnisses zu sein, die »Kreidetafel des Geistes« (Siegel 1999/2006, S. 51), die wir benutzen, um Probleme zu lösen, über Entscheidungen nachzudenken und ganz generell um Dinge zu verstehen.

Der *mediale Präfrontalkortex* hat eine integrative Funktion und verbindet den gesamten Körper mit dem Gehirnstamm, dem limbischen System und dem Kortex. Schore (1994, 2002) und Siegel (1999/2006, 2006) haben auf die zentrale Bedeutung dieser Region als Vermittler von Bindungsverhalten, Affektregulation, sozialer Kommunikation und Mentalisierung hingewiesen. Sie heben insbesondere den Kortexbereich direkt hinter den Augen hervor – den *Orbitofrontalkortex* (Ofk) –, der sowohl als Erweiterung des limbischen Systems als auch als Teil des Kortex verstanden werden kann (Cozolino 2002, S. 180).

Der Orbitofrontalkortex scheint emotionale Signale zu dekodieren, denn er ermöglicht uns, nonverbale Signale wie den Gesichtsausdruck, Gesten und Stimmcharakteristika zu »lesen«. Als »denkender Teil des emotionalen Gehirns« (Goleman 1995/1995) spielt er auch eine Schlüsselrolle bei der Affektregulation, die sowohl als Sinn und Zweck sicherer Bindungsbeziehungen als auch als deren Resultat verstanden wird. Solche Regulationen werden unter anderem möglich, weil der Ofk die schnellen Reaktionen der Amygdala auf Gefahrenwahrnehmungen moduliert. Während der Ofk (wie die Amygdala) auf bedrohlich wirkende Mimik reagiert, kontextualisiert er die Gefahr auch und bestimmt ihre Stärke genauer (was die Amygdala nicht tut). Diese Differenzierung fördert sowohl die Selbstregulation als auch die soziale Bezogenheit. Schädigungen oder Mängel des Ofk andererseits können zu Schwierigkeiten im Umgang mit den eigenen Emotionen, mit der Beurteilung der eigenen Wirkung auf andere und mit der Fähigkeit, angemessen auf soziale Signale und mentale Zustände anderer Menschen zu reagieren, führen. Der Ofk ist sehr gut mit allen anderen Gehirnregionen verbunden und steuert als eine Art Konvergenzzone und Organ der Integration den Fluß der über physische, emotionale und kognitive Kanäle eintreffenden Informationen. Diese Synthesefähigkeit ist wichtig für die Anpassung unserer inneren Modelle an die aktuelle Situation und das Bemühen um Einklang mit anderen Menschen – was im Falle einer schwierigen Situation in der eigenen Entwicklungszeit darüber entscheiden kann, ob es uns selbst gelingt, eine sichere Bindung zu entwickeln, und ob wir in der Lage sein werden, unseren Kindern Bindungssicherheit weiterzugeben. Natürlich sind diese Fähigkeiten für Therapeuten, die ihren Patienten zu sicherer Gebundenheit verhelfen wollen, nicht weniger wichtig.

Während der Ofk als »Manager des sozial-emotionalen Gehirns« (Schore 2002, S. 42) bezeichnet wurde, spielt auch eine Region über und hinter ihm, das *anteriore Zingulum*, eine wichtige Rolle für Bindung, Affektregulation und Mentalisierung. Einer Hypothese zufolge könnte das anteriore Zingulum die neuronale Basis für das mütterliche Verhalten, das implizite und explizite Selbstempfinden und das bewußte Erleben von Emotionen sein. Außerdem könnte ihm die integrierteste Sicht des Körperzustandes entstammen. Und schließlich scheint es in jedem Augenblick für die Ausrichtung der Aufmerksamkeit und die Organisation der motorischen Reaktionen zu sorgen, die beide durch Emotionen gesteuert werden (Damasio 1999/2000; Cozolino 2002; Allen & Fonagy 2002).

Wie der Ofk und das anteriore Zingulum hat noch eine dritte Region des medialen Präfrontalkortex, die *Insel*, für die Psychotherapie besondere Bedeutung. Sie ist wichtig für die »Interozeption« – die Wahrnehmung unserer Körperzustände und insbesondere der viszeralen Zustände. Weil das somatische Empfinden die Emotionen stützt, könnte die Interozeption, an der »die Insel [...] womöglich mehr Anteil [hat] als irgendeine andere Struktur« (Damasio 2003/2003, S. 127), uns ermöglichen zu wissen, wie wir uns fühlen. Außerdem könnte die Insel der Schlüssel zu unserer Fähigkeit, die Emotionen *anderer* zu spüren, sein, weil sie unsere sensumotorischen Eindrücke – den Anblick, den Klang und das »Gefühl« – *ihres* affektiven Verhaltens vom Kortex zur Amygdala weiterleitet (Iacoboni 2005). Dies ist das Terrain der Empathie und der *Spiegelneuronen*, mit denen wir uns in Kürze befassen werden.

Wie es funktioniert

Hawkins (2005/2006) hat ein Modell der Kortexfunktion mit wichtigen Implikationen für die klinische Praxis vorgestellt. Ihm gemäß ist der Neokortex in erster Linie ein Organ der Erinnerung und der Vorhersage. Der Kortex registriert aufgrund der Informationen über Erlebtes, die von den Sinnesorganen und aus dem physischen Körper eintreffen, sich wiederholende Muster als Erinnerungen, die Voraussagen über das in unmittelbarer und fernerer Zukunft zu Erwartende beeinflussen. Als

Muster von Synapsenverbindungen zwischen Neuronen gespeichert, haben diese kortikalen Erinnerungen drei wichtige Charakteristika: Sie sind *autoassoziativ*, beinhalten *invariante Repräsentationen* und haben eine *hierarchische Struktur*.

Dem visuellen Gedächtnis entstammen die klarsten Beispiele hierfür. Wenn ich beim Versteckspiel die Füße meiner Tochter unter einem Vorhang sehe, stelle ich mir sofort ihren ganzen Körper vor. Die »autoassoziative« Eigenschaft der kortikalen Erinnerungen beinhaltet, daß der Anblick eines Teils ein visuelles Bild des ganzen Objekts heraufbeschwören kann: Wenn wir tatsächlich nur ein visuelles Fragment sehen, vervollständigt unser Gedächtnis das Bild. Ein anderes Beispiel für diesen Vorgang ist, daß sich meine Aufmerksamkeit in einem dunklen Zuschauerraum kurz auf ein nur undeutlich erkennbares Profil mehrere Sitzreihen weiter vorn richtet und dann plötzlich – unerwünscht – das Vorstellungsbild eines Freundes vor dem inneren Auge auftaucht. Wie kommt es zu dieser Übersetzung eines Teils in ein Ganzes?

Was Hawkins (2005/2006) »invariante Repräsentationen« (S. 134) nennt, sind neuronale Muster im Kortex, die Erlebtes als von *Detailvarianten unabhängige Formen* (S. 87f.) speichern. Wenn diese invarianten Erinnerungsformen durch fragmentarische (oder verzerrte) visuelle Inputs aktiviert werden, sagen sie vorher – und determinieren so sehr stark –, was wir sehen werden. Deshalb, so Hawkins (2005/2006), gilt: »Das Meiste, das wir wahrnehmen, stammt nicht von unseren Sinnen; es wird von unserem inneren Gedächtnismodell generiert« (S. 45). Ohne invariante Repräsentationen würde die Welt, die wir erleben, wie die des Säuglings, »blühende, schwirrende Konfusion« (James 1890/1950, S. 488) bleiben.

Jede Kortexregion verfügt über sechs Neuronenschichten. In der »kortikalen Hierarchie«, die Hawkins beschreibt, erzeugt diese sechsschichtige Struktur unser subjektives Erleben, indem sie sensorischen Input im Hier und Jetzt von den drei »unteren« Schichten mit erinnerungsbasierten Voraussagen von den drei »oberen« Schichten kombiniert. Der Einfluß des Gedächtnisses auf die Wahrnehmung wird von Kognitionswissenschaftlern »Top-down«-Verarbeitung genannt, wohingegen die Summe der Wahrnehmungen aufgrund von sensorischem Input als »Bottom-up«-Verarbeitung (LeDoux 1996/1998) bezeichnet wird. Diese Struktur ist vorteilhaft, weil wir mit ihrer Hilfe unser Wissen über vorher Erlebtes automatisch auf gegenwärtige Erlebnisse anwenden können – indem wir beispielsweise das Gesicht eines bärtigen Freundes (invariante Repräsentation) selbst dann erkennen, wenn wir diesen Menschen zum ersten Mal bartfrei sehen (aktueller visueller Input). Der Nachteil einer solchen Struktur, in der »beobachtete Muster die Hierarchie hinabwandern« (Hawkins 2005/2006, S. 193), ist, daß erinnerungsgespeiste Erwartungen oft neu Erlebtes übertrumpfen – was beispielsweise dazu führen kann, daß wir das unerwartete Fehlen des Bartes unseres Freundes gar nicht bemerken. Oft sehen wir das, was zu sehen wir erwarten.

Was für die Funktionsweise des visuellen Kortex gilt, könnte auch ganz generell gelten – nicht nur für andere Sinnesmodalitäten, sondern für alle Arten, auf die wir Erlebtes aufnehmen und verarbeiten. Dies impliziert unter anderem, daß das, was wir für unsere Wahrnehmungen halten, (mehr oder weniger) Deutungssache ist. Und die Deutungen wurzeln natürlich in der Vergangenheit. Hawkins schreibt: »Ein großer Teil der Psychologie basiert auf den Folgen frühkindlicher Erfahrungen, Bindung und Zuwendung, denn das ist der Zeitpunkt, zu dem das Gehirn erstmals sein Modell der Welt festlegt« (S. 245).

Das System der Spiegelneuronen

> *»... eine archaische Art von Soziabilität, die Selbst und andere nicht unterscheidet, ist tief im Primatenhirn verankert.«*
>
> — Leslie Brothers (1997, S. 78)

Mitte der 1990er Jahre gelang dem italienischen Neurowissenschaftler Rizzolatti eine wichtige Entdeckung. Er fand im prämotorischen Kortex von Makaken-Affen eine Klasse von Neuronen, die nicht nur während selbstinitiierter Bewegungen feuerten, sondern auch beim Beobachten entsprechender Bewegungen anderer Affen. Spätere Untersuchungen haben bestätigt, daß wir Menschen wie unsere Primatenvorfahren über ein »Spiegelneuronen«-System verfügen, das in unserem Gehirn die Handlungen anderer dupliziert oder simuliert.

Doch nur *absichtliche* Handlungen initiieren das Feuern von Spiegelneuronen. Offenbar ruft nicht unsere Wahrnehmung von Handlungen ganz generell eine Resonanzreaktion hervor, sondern nur die Wahrnehmung von Handlungen, denen eine Intention zugrunde zu liegen scheint. Allem Anschein nach feuern unsere Spiegelneuronen sowohl in Reaktion auf Handlungen zugrundeliegende mentale Zustände als auch in Reaktion auf die Handlungen, die durch die mentalen Zustände initiiert werden. Dies belegen Untersuchungen, aus denen hervorgeht, daß nicht nur die wahrgenommenen intentionalen Zustände anderer, sondern auch ihre Emotionen und Körperempfindungen unsere Spiegelneuronen zum Feuern veranlassen können – beispielsweise wenn wir bei einem anderen Menschen einen Gefühlsausdruck beobachten oder wenn wir sehen, daß der Betreffende mit einer Nadel gestochen wird. Wie bereits erwähnt, wurde die Hypothese entwickelt (Iacoboni 2005), daß die Insel unsere Eindrücke über die Affekte anderer Menschen vom Kortex, der sie wahrnimmt, zur Amygdala übermittelt, die körperbasierte Empfindungen aktiviert.

Demnach scheinen Spiegelneuronen in uns sowohl das beobachtete Verhalten als auch die mentalen Zustände (z. B. Gefühle), in denen wir andere vermuten, zu simulieren. Deshalb wird das System der Spiegelneuronen als neuronale Grundlage für Empathie, Affekteinstimmung, Mentalisieren und Intersubjektivität verstanden. Es könnte sogar die Grundlage unserer Erlebnisse von »Einheit« sein, die uns mit anderen lebenden Wesen verbinden (Allen & Fonagy 2002; Gallese 2001; Siegel, Siegel & Amiel 2006).

Lateralität: Zwei Gehirne in einem

Die beiden Hemisphären des Gehirns sind darauf spezialisiert, Erlebtes auf jeweils andere Art zu verarbeiten und zu repräsentieren. Die *rechte* Hemisphäre, die Ornstein (1997) das »rechte Gehirn« nennt, ist darauf spezialisiert, emotional, holistisch, nonverbal, intuitiv, relational und rezeptiv zu reagieren. Es hat dichte neuronale Verbindungen zum limbischen System und zum Körper – insbesondere zur Amygdala und zum ANS – und kann deshalb auf Erlebtes viszeral reagieren, sozusagen von innen nach außen. Von der rechten Hemisphäre heißt es auch, sie verarbeite Informationen »analog« – sie nehme Erlebtes als integriertes Ganzes auf und repräsentiere es entsprechend. Weil die rechte Gehirnhälfte nicht zu jener Art von »digitaler« Analyse in der Lage ist, welche die Realität untersucht und dekonstruiert, um ihren Sinn zu verstehen, reagiert sie direkt auf das, was ist – auf die Gestalt, den Kontext insgesamt, die Teile in Beziehung zueinander statt in Isolation. Weil die rechte Gehirnhälfte das Gewahrsein des Kontexts und vielfältige Blickwinkel einbezieht und weil sie auf das Dekodieren nonverbaler Kommunikation eingestimmt ist, kann man sie als neuronale Basis des reflektierenden oder mentalisierenden Selbst verstehen. Außerdem wird die rechte Hemisphäre als Sitz des Unbewußten und des Freudschen Primärprozesses angesehen.

Die *linke* Hemisphäre hat die Anlagen für eine völlig andere Reaktionsweise. Sie ist der Ursprung des bewußten Denkens – des Freudschen Sekundärprozesses – und repräsentiert Erlebtes sprachlich im Sinne einer linearen Logik. Ihre wichtigste Informationseinheit ist das Wort. Wenn wir unser eigenes bewußtes Denken untersuchen, stellen wir meist fest, daß es in erster Linie aus einem Strom von Worten besteht; und während unser innerer Monolog inhaltlich von der rechten Hemisphäre bestimmt sein kann, ist sein verbaler Ausdruck hauptsächlich ein Resultat der linken Hemisphäre. Verlassen wir uns nur auf die linke Gehirnhälfte, deren Spezialität es ist, sich auf das Detail zu konzentrieren, sehen wir den Wald vor lauter Bäumen nicht.

Auch die Verarbeitung der Emotionen scheint zwischen den beiden Hemisphären aufgeteilt zu sein. Die linke wird offenbar durch das Erleben moderater und positiver Emotionen aktiviert, und die rechte wird durch Emotionen aufgeweckt, die sehr stark und/oder negativ gefärbt sind. Dementsprechend vermittelt die linke Hemisphäre offenbar Annäherung und die rechte Rückzug.

Ungehinderter Zugang zu beiden Hemisphären ist die Voraussetzung für die Flexibilität, die effektive Adaptation ermöglicht. Demnach sind »zwei Gehirne besser als eines« – es sei denn, sie schaffen es nicht, miteinander zu kommunizieren. Glücklicherweise ist das Gehirn von vornherein darauf eingerichtet, die Kommunikation zwischen seinen beiden Hemisphären zu fördern: Das *Corpus callosum*, der Balken, ein Nervenfaserstrang, der die beiden Hirnhälften miteinander verbindet, ermöglicht uns, sowohl ihre besonderen Stärken als auch die positiven Auswirkungen ihrer harmonischen Integration zu nutzen – beispielsweise die Integration der emotionalen Reaktionsfähigkeit der rechten Hemisphäre und der Analysefähigkeit der linken (Schore 2003/2007; Siegel 1999/2006; Cozolino 2002).

Integration und Gehirn

Gesunde Bindungsbeziehungen sind insbesondere in den ersten Lebensjahren wichtig für die Entwicklung und Integration der rechts- und linkshemisphärischen Funktionen – und der limbischen und kortikalen Funktionen. Diese Integration schafft die Voraussetzungen für die funktionale Verbindung der verschiedenen Fähigkeiten des Gehirns – der sensorischen, motorischen, emotionalen, analytischen usw. – mit dem Ziel, eine möglichst koordinierte und adaptive Nutzung aller potentiellen Ressourcen zu ermöglichen.

Diese Aspekte der zerebralen Integration (rechts/links und oben/unten) sind der neuronale Niederschlag jener psychischen Integration, die nicht nur das angestrebte Resultat einer sicheren Bindung, sondern auch das Ziel der Psychotherapie ist. Diese psychische Integration, die verschiedene mentale Zustände sowie Geist und Körper, Denken und Fühlen, Selbstdefinition und Bezogenheit miteinander verbindet, ermöglicht uns den Zugang zu den tiefsten Tiefen unseres Erlebens und zu seinem gesamten Spektrum. Eine solche Integration hilft uns, die vielfältigen Dimensionen des Selbst zu entwickeln und zu harmonisieren, statt es für notwendig zu erachten, bestimmte Anteile von uns zu leugnen oder abzulehnen.

Als Kliniker sollten uns Untersuchungen zuversichtlich stimmen, die zeigen, daß das Gehirn eines Erwachsenen genau wie das Gehirn eines Kindes in der Entwicklungszeit durch aktuelle Erlebnisse umgeformt werden kann, durch die nicht nur neue neuronale Verbindungen entstehen, sondern auch die reale physische Struktur des Gehirns verändert wird. Diese Entdeckung der *neuronalen Plastizität* läßt darauf schließen, daß die Neuentwicklung einer Bindungsmatrix jener Art, in der sich Körper, Gehirn und Geist ursprünglich entwickeln, überaus wichtig sein könnte, wenn wir in einer Therapie das Bestmögliche zur Förderung von Veränderungen tun wollen.

Bindung, der verkörperte Geist und der achtsame Körper – eine Zusammenfassung

... Das Gehirn ist das faszinierte Auditorium des Körpers.

— ANTONIO DAMASIO, 1994/1995

Antonio Damasio verweist in seinem Buch *Descartes' Irrtum* auf neurobiologische Erkenntnisse, um die Untrennbarkeit von Geist und Körper zu erhärten, wobei er unter anderem äußert, Gefühle seien im Grunde Deutungen von Körperempfindungen durch den Geist, und die Vernunft müsse in den vom Körper ausgehenden emotionalen Signalen verankert sein. Doch wenn der »verkörperte Geist« (Varela, Thompson & Rosch 1992; Lakoff & Johnson 1999) von vielen Wissenschaftlern und Philosophen als Tatsache der Beschaffenheit des Menschen anerkannt wird, ist seine Realität für diejenigen unter uns — Patienten ebenso wie Therapeuten –, die nur zu oft den Eindruck erwecken, sie lebten in einem körperlosen Geist oder einem geistlosen Körper, alles andere als selbstverständlich.

Die verschiedenen Dimensionen des Selbst (die somatische, emotionale, repräsentationale, reflektierende und achtsame) zu integrieren und zwischen den verschiedenen Bereichen des Gehirns (der linken und rechten Hemisphäre, dem kortikalen und dem subkortikalen Bereich) reziproke Verbindungen herzustellen, sind zwei Seiten ein und derselben Münze. Als Resultat der Entwicklung einer sicheren Bindung in der Kindheit und als Ziel einer bindungsorientierten Psychotherapie können diese Arten von Integration das subjektive Erleben sowohl eines verkörperten Geistes als auch eines vom Geist geprägten Körpers fördern.

Mit einem verkörperten Geist fühlen wir uns geerdet, und unser Handeln wird von innen gesteuert. Wir haben dann einen nützlichen, psychisch bereichernden Zugang zu unseren somatischen Empfindungen und unseren Emotionen und das Gefühl, daß unser Denken und Fühlen, »aus lebenden menschlichen Körpern hervorgehen, von ihnen geformt werden und durch sie einen Sinn erlangen« (Lakoff & Johnson 1999, S. 6).

Patienten, bei denen im Sinne der Bindungstheorie eine vermeidende oder eine abweisende Bindung identifiziert wurde, sind gewöhnlich (mehr oder weniger) »entkörpert«. Einer von ihnen hat einmal gesagt: »Ich schwebe über meinem Erleben, statt in meinem Körper zu landen.« Für solche Patienten mag wichtig sein, wie ihr Körper funktioniert oder wie er von außen betrachtet aussieht, doch was er innerlich empfindet oder spürt, interessiert sie fast nie. Aufgrund ihrer linkshemisphärischen Orientierung wirken sie manchmal, als wäre ihre emotionsorientierte rechte Hemisphäre völlig unzugänglich. Trotzdem werden sie von starken subkortikalen »Reflexen« geplagt, die ihre Handlungsfähigkeit einschränken und ihre Aufmerksamkeit von ihren Gefühlen und Empfindungen ablenken. Solchen Patienten kann man als Therapeut meist nur helfen, den Zugang zu ihren Gefühlen wiederherzustellen und ihren Körper als einen unverzichtbaren Teil von sich selbst wahrzunehmen.

In krassem Gegensatz zu Patienten, die in einem entkörperten Geist zu wohnen scheinen, stehen diejenigen, die in einem »geistlosen« Körper hausen – einem Körper, der das Selbst beherrscht, weil der Geist seine Ausdrucksformen nicht hinterfragen kann. Solche Patienten, die aufgrund eines erlebten Traumas oft verstrickt oder unaufgelöst bzw. desorganisiert gebunden sind, fühlen sich manchmal von ihrem Körper tyrannisiert, weil sie das Gefühl haben, von ihm verraten zu werden. Sie neigen zum »Somatisieren«, was bedeutet, daß ihre Emotionen und Erinnerungen hauptsächlich in der Sprache körperlicher Symptome zum Ausdruck kommen. Sind diese Emotionen oder Erinnerungen unerträglich geworden, verlassen sie den Körper, der sie peinigt, psychisch: Das Verlassen des eigenen Körpers, auch Dissoziation genannt, ermöglicht ihnen, »zu fliehen, wenn keine Flucht möglich ist« (Putnam 1992, S. 104). Solche Patienten können nicht zu den Ressourcen eines achtsamen Körpers in Kontakt zu treten – eines Körpers, der von Gewahrsein erfüllt ist und deshalb nicht nur gespürt und gekannt werden, sondern auch selbst spüren und kennen kann.

Nach Siegel (2005, 2006) fungieren Herz und Darm (der von Zellstrukturen umgeben ist, die denjenigen des Gehirns ähneln) nicht nur als Organe, die den Kreislauf des Blutes durch den Körper und die Verdauung ermöglichen, sondern auch als Wahrnehmungsorgane – weshalb es Ausdrücke wie »Herzensgefühle« und »Reaktionen aus dem Bauch« heraus gibt. Wenn wir in der Lage sind, »den Körper zu vergeistigen« (Damasio 1994/1995, S. 218), haben wir Zugang zu einem tiefen Gewahrsein unserer selbst und anderer, das für uns sonst unerreichbar ist. Am wichtigsten ist vielleicht, daß wir mit einem vom Geist bewohnten Körper und einem durch den Körper belebten Geist umfassender präsent sein können – ein wichtiger Aspekt, auf den ich in Kürze noch einmal zurückkommen werde.

Als Therapeuten können wir eine solche Integration bei unseren Patienten ähnlich fördern, wie gute Eltern bei ihren sicher gebundenen Kindern die Integration fördern – indem sie das gesamte Spektrum der impliziten und expliziten Kommunikation der Kinder erkennen und eingestimmt darauf reagieren, ganz gleich, ob diese Kommunikationsweisen durch den Körper der Kinder, durch den Ausdruck von Emotionen oder durch Worte übermittelt werden. Eine solche Rezeptivität und Responsivität, die das gesamte Spektrum möglicher Ausdrucksformen umfaßt, kann unseren Patienten helfen, Fähigkeiten zu entwickeln und Erlebnisse zu integrieren – ganz gleich, ob dabei der Körper oder der Geist im Vordergrund steht –, für die ihr ursprünglicher Bindungsstatus ihnen nicht genügend Raum gelassen hat.

Zurück zum Gehirn

Wenn wir die Integration von Geist und Körper unserer Patienten – von Denken und Fühlen, Gewahrsein und Erleben – fördern, tun wir gut daran, uns die klinischen Implikationen einiger aktueller neurowissenschaftlicher Erkenntnisse zu vergegenwärtigen, darunter auch einige, die bereits weiter oben angesprochen wurden.

Die ersten unter diesen Erkenntnissen (Damasio 2003/2003; Siegel et al. 2006) sind diejenigen, die belegen, daß sowohl die Evolution als auch die individuelle Entwicklung »höherer« (kortikaler/linkshemisphärischer) Strukturen im Gehirn auf »niederen« (subkortikalen/rechtshemisphärischen) aufbauen – und von diesen oft dominiert werden. Im Einklang mit diesem Muster der Beeinflussung ist der neuronale »Verkehr« von unten nach oben – von der Amygdala (Furchtreaktion) zum Kortex (Furchtbewältigung) – deutlich stärker als der von oben nach unten (LeDoux 1996/1998). Dies spricht dafür, in der Psychotherapie einen entsprechenden Bottom-up-Ansatz zu verfolgen, der die klinische Arbeit durchgängig in den Körperempfindungen und Emotionen verwurzelt, die Verhalten und Denken zugrunde liegen. Die genannten Forschungsergebnisse sprechen auch dafür, auf die nonverbale, primär rechtshemisphärische Dimension der therapeutischen Beziehung zu fokussieren, die nicht in dem, was gesagt wird, sondern im dem, was gespürt, gefühlt und getan wird, zum Ausdruck kommt (van der Kolk 2006; Ogden, Pain, Minton & Fisher 2005; Schore 2005).

Zweitens geht der vom Kortex zur Amygdala verlaufende neuronale Einfluß hauptsächlich vom *medialen Präfrontalkortex*, nicht vom *dorsolateralen* Kortexbereich aus. Vielleicht erinnern Sie sich noch, daß Ersterer affektregulierend wirkt und Input aus dem ganzen Gehirn integriert, wohingegen Letzterer (der »rationale Geist«) auf bewußte, weitgehend verbale Informationsverarbeitung spezialisiert ist. Die klinische Implikation der (weitgehend) fehlenden Verbindung zwischen dem dorsolateralen Kortex und dem limbischen System ist, daß Nachdenken über schwierige Emotionen im Gespräch mit unseren Patienten – und insbesondere mit traumatisierten Patienten – zwar nützlich sein mag (siehe weiter unten), aber nicht ausreicht.

Wir müssen zusätzlich den medialen Präfrontalkortex solcher Patienten aktivieren, indem wir ihnen helfen, sich mit ihrem inneren Erleben zu befassen, was insbesondere für die Vorgänge in ihrem Körper und insbesondere für ihre Atmung gilt. Die Aufmerksamkeit auf den Körper zu richten mag den Patienten »gegen den Strich« gehen, aber solch ein Fokus kann eine wirkmächtige Ressource sein, welche die Fähigkeiten zur Affekt- und Selbstregulation zu stärken vermag (van der Kolk 2006). Diese interozeptive Aufmerksamkeit ist eine Form von Achtsamkeit. Sie hilft, Patienten im gegenwärtigen Augenblick zu verwurzeln, wodurch das Leiden, das sie mit ihrer traumatischen Vergangenheit und mit ihren Zukunftsängsten assoziieren, gemildert werden kann. Wenn wir unsere Patienten auffordern, zu beschreiben, was sie in ihrem Körper spüren, nutzen wir kortikale Fähigkeiten für die Verarbeitung schmerzhafter subkortikaler (somatischer/affektiver) Erlebnisse. Sie werden eingeladen, ihre Empfindungen zu *beobachten*, statt sich nur mit ihnen zu identifizieren und sich von ihnen überwältigt zu fühlen. Eine Verstärkung des körperlichen Gewahrseins und die Stärkung des Gefühls, daß Empfindungen, die schmerzhaft sind, nicht unerträglich sein müssen, bereitet die Patienten auf die bewußte Verarbeitung und Integration zuvor dissoziierter Erlebnisse vor (Ogden 2006).

Drittens möchte ich Sie bitten, sich noch einmal die Theorie über die Funktionsweise des geschichteten Kortex zu vergegenwärtigen: Die unteren drei Schichten verarbeiten aktuellen Input von den Sinnesorganen und aus dem Körper. Die oberen drei Schichten entwickeln Vorhersagen über zukünftige Erlebnisse aufgrund von Erinnerungen, die als »invariante Repräsentationen« gespeichert sind und als momentane Realität mißverstanden werden können (Hawkins 2005/2006). Eine klinische Implikation in dieser Hinsicht ist, daß wir, um den Würgegriff invarianter *Fehl*repräsentationen (z. B. überholter innerer Modelle) zu lockern, unsere Patienten dazu anleiten müssen, ihre Aufmerksamkeit auf das Hier-und-jetzt-Erleben zu richten. Indem wir ihnen helfen, buchstäblich »zur Besinnung [und zu Sinnen] zu kommen« (Kabat-Zinn 2005/2006), verringern wir die Gefahr, daß die Gegebenheiten unseres gegenwärtigen Erlebens, die in der kortikalen Hierarchie aufwärts fließen, von den Erinnerungen und Vorhersagen, die sich auf dem Weg nach unten befinden, weggeschwemmt werden.

Und schließlich gibt es neurowissenschaftliche Erkenntnisse, die direkt mit Mentalisieren und Achtsamkeit in Zusammenhang stehen. Hinsichtlich des Mentalisierens zeigen Studien, daß dadurch nicht nur der Präfrontalkortex, sondern auch die Amygdala aktiviert wird (Allen & Fonagy 2002). Dies bedeutet, daß sich unsere Patienten, um ihre Fähigkeit zum Mentalisieren tatsächlich nutzen zu können, mit ihren belastenden Gefühlen befassen müssen, *während sie diese tatsächlich spüren* – weil sie andernfalls nur »pseudo-mentalisieren« (Fonagy, persönliche Mitteilung 2006). Außerdem gibt es Studien, die zeigen, daß die Wirkung belastender Erlebnisse verringert wird, wenn man sie sprachlich beschreibt – ein unverzichtbares Merkmal *expliziten* Mentalisierens: Bei Probanden, denen man belastende Bilder vorlegte und die man dann aufforderte, zu beschreiben, was sie sahen, war die Amygdala deutlich weniger stark aktiviert als bei anderen, die ebenfalls die Bilder sahen, aber nicht aufgefordert wurden, sie verbal zu beschreiben (Hariri, Bookheimer & Mazziotta 2000; Hariri, Mattay, Tessitore, Fera & Weinberger 2003). Außerdem gibt es Hinweise darauf, daß das »Neubewerten« oder »Neurahmen« schwieriger emotionaler Erlebnisse die Reaktion der Amygdala dämpfen kann (siehe Ochsner & Gross 2005). Studien dieser Art sprechen für einen Behandlungsansatz, der sowohl Top-down- als auch Bottom-up-Elemente umfaßt. Es scheint tatsächlich möglich zu sein, die Emotionsregulation zu stärken, indem man bei der Echtzeitverarbeitung rechtshemisphärischer/subkortikaler Erlebnisse (körperbasierter Empfindungen) linkshemisphärische/kortikale Ressourcen (Sprache/Deutung) nutzt.

Es liegen weiterhin Untersuchungen vor, nach deren Ergebnissen man die Emotionsregulation durch achtsames Fokussieren auf den atmenden Körper fördern kann. Austin (1999), der darauf hinweist, daß eine Verlängerung des Ausatmens erreicht werden kann, indem man die Aufmerksamkeit auf die Atmung fokussiert, zitiert Untersuchungsergebnisse, die zeigen, daß *das Ausatmen das Feuern der Amygdala verringert*, wodurch »das Gehirn still« (S. 94) und der Körper beruhigt wird. Lazar et al. (2005) beobachteten, daß bei Meditierenden, deren Meditationspraxis auf einem auf die Atmung gerichteten Fokus basiert, der Kortex und insbesondere die Insel, die den Kortex mit dem limbischen System verbindet, dicker wird, was bedeutet, daß Gedanken stärker mit körperbasierten Empfindungen verbunden werden. Die Autoren beziehen sich auf eine frühere Studie, in der bei Menschen, die zu jonglieren lernten, in den für visuelle Bewegungswahrnehmung zuständigen Kortexbereichen eine Gewebeverdickung beobachtet wurde, und vertreten aufgrund dessen die Auffassung, das Fokussieren auf den Atem und auf andere innere Empfindungen sei eine interozeptive Praxis, von der man vorhersagen könne, daß sie die Insel »aufbaut« – was möglicherweise auch den Zugang zu unseren eigenen Emotionen und zur Empathie gegenüber den Emotionen anderer erschließt.

Generell scheint durch das Fokussieren des Gewahrseins auf bestimmte Facetten unseres Erlebens das neuronale Feuern in mit den betreffenden Erlebnissen assoziierten Gehirnbereichen aktiviert zu werden. Wird *wiederholt* auf solche Erlebnisse fokussiert, entstehen neue Synapsenverbindungen, und schließlich kommt es zu einer »Umgestaltung des Kortex« (Lazar et al. 2005, S. 1895). Für die klinische Arbeit bedeutet dies, daß wir durch wiederholtes Fokussieren auf verschiedene Aspekte des Erlebens von Patienten – somatische, emotionale, repräsentationale usw. – und indem wir diese verschiedenen Bereiche miteinander verbinden, im Gehirn der Patienten neue Synapsenverbindungen herstellen können. Die Fähigkeit zur Herstellung solcher neuen Verbindungen ist das neuronale Äquivalent zur psychischen Integration, die wir beim Patienten durch eine Beziehung zu fördern hoffen, die inklusiver und kooperativer ist als diejenigen, durch die er ursprünglich geprägt wurde.

Um einem Patienten zu helfen, bestmöglichen Gebrauch von der neuen Bindungsbeziehung zu machen, die wir ihm zu bieten versuchen, müssen wir die verschiedenen Muster frühkindlicher Bindung verstehen, und zwar sowohl die sicheren als auch die unsicheren. Wenn uns klar ist, wie Eltern und Betreuer eine sichere Bindung möglich machen, können wir unsere Reaktionen auf die Patienten so maßschneidern, daß Integration und Sicherheit gefördert werden. Die verschiedenen Arten unsicherer Gebundenheit zu verstehen hilft uns, die Erlebnisse zu identifizieren, für die in den ersten Bindungsbeziehungen unserer Patienten kein Raum vorhanden war – und ihnen Reaktionen auf solche Erlebnisse anzubieten, die ihre Integration ermöglichen.

ANMERKUNGEN

1. Einige Autoren benutzen die Begriffe »Emotion«, »Affekt« und »Empfinden« austauschbar. Ich ziehe es jedoch vor, das Wort »Emotion« nur dann zu verwenden, wenn ich von der übergeordneten Kategorie psychophysiologischen Arousals und der Fähigkeit, auf Erlebtes zu reagieren, spreche, wohingegen ich den Betriff »Affekt« nur benutze, wenn ich beschreiben will, wie Emotionen aus der Außenperspektive wirken, und »Empfindung«, wenn ich beschreiben will, wie sich Emotionen innerhalb des Körpers anfühlen (siehe hierzu Rothschild 2000/2002; Nathanson 1992; Siegel 1999/2006; Damasio 2003/2003).
2. In diesem Zusammenhang diskutiert Bucci (2003) den »affektiven Kern« unserer inneren Repräsentationen oder Modelle, für die er – im Licht dessen, was sie antreibt – den Begriff »Emotionsschemata« vorzieht.

6 Die Vielfalt der Bindungserlebnisse

Unsere ersten Bindungsbeziehungen liefern die erste Blaupause für die Entwicklung unseres Geistes. Die Muster interpersonaler Kommunikation, die sich in diesen Beziehungen herausbilden, werden als jene Sammlung strukturierter Muster internalisiert, die als Selbst bezeichnet wird. Auf der Ebene der impliziten enaktiven Repräsentationen – der inneren Modelle – ist das Medium die Botschaft. Die Struktur der Dialoge, die wir in der Entwicklungszeit mit denjenigen führen, von denen unser Überleben abhängt, wird zur anfänglichen Struktur unserer inneren Welt (Lyons-Ruth 1999; Main & Goldwyn 1984–1998; van IJzendoorn 1995).

Auf der simpelsten Ebene bezieht der Säugling alles, was in seiner nonverbalen Kommunikation eine eingestimmte Reaktion seiner Eltern hervorruft, in sein Modell der Welt ein, wohingegen er alles, was eine aversive Reaktion hervorruft (oder nicht erkannt wird) ausschließt. Mains Untersuchung zeigt, daß die Regeln, die Säuglinge aus dem frühesten kommunikativen Austausch ableiten, nicht nur bestimmen, wie sie sich verhalten, sondern auch, was sie sich zugestehen, selbst zu fühlen, zu wollen, zu denken und zu erinnern. Diese Regeln werden in den inneren Modellen der Kinder enkodiert, die das Wissen über ihre Bindungsgeschichte bewahren und ihre aktuellen und zukünftigen Beziehungen zu anderen Menschen und sich selbst formen (Main et al. 1985).

Doch wie stabil sind die Bindungsmuster aus der frühen Kindheit? Fonagy konstatiert, die Resultate der wichtigsten großen Langzeitstudien zusammenfassend, daß die Klassifikationen in Zusammenhang mit der »fremden Situation« im Sinne sicherer oder unsicherer Gebundenheit in 68–75 Prozent der Fälle mit den AAI-Klassifikationen im Erwachsenenalter übereinstimmen: »Dies ist ein verblüffender Grad an Übereinstimmung zwischen dem Verhalten, das in der frühen Kindheit beobachtet wurde, und den Testergebnissen im Erwachsenenalter …« (Fonagy et al. 2002/2004, S. 48). Die aktuellen Ergebnisse von Mary Mains ursprünglicher Studie lassen eine gewisse Konsistenz vom Säuglingsalter bis zum Alter von 19 Jahren erkennen, die deutlich über 80 Prozent liegt – jedoch nur, wenn Teilnehmer, die inzwischen ein Trauma erlitten hatten, aus der Analyse ausgeschlossen wurden. Traumata (es ging in diesen Fällen nicht um Mißbrauch/Mißhandlungen, sondern um Vorfälle wie den Tod eines Elternteils) können allem Anschein nach alles verändern, und gewöhnlich verändert sich nichts zum Positiven (Main et al. 2005). Andererseits gibt es Erwachsene, deren Vorgeschichte auf die Entstehung einer unsicheren Bindung schließen läßt, deren AAI-Narrative aber kohärent sind und spiegeln, daß die Betreffenden eine sogenannte »verdiente sichere Bindung« erreicht haben. Solche Beobachtungen sind für die psychotherapeutische Arbeit ebenso verheißungsvoll wie jene Studie, aus der hervorgeht, daß eine Ehe unsichere Gebundenheit bei Erwachsenen in sichere Gebundenheit verwandeln kann – was nahelegt, daß innere Modelle von Menschen hinsichtlich der Bindung durch Veränderungen des Charakters der Bindungsbeziehungen der Betreffenden günstig beeinflußt werden können (Hesse 1999; Crowell, Treboux & Waters 2002).

Für Patienten mit unsicherer Bindung kann die neu entstehende Bindungsbeziehung zum Therapeuten für die Integration von Erlebnissen, denen in den ersten Beziehungen der Betreffenden nicht der erforderliche Raum gegeben werden konnte, entscheidend sein. Während die frühen Bindungsbeziehungen dem Kind eine erste Struktur geben, kann die spätere Bindungsbeziehung eines Patienten zum Therapeuten das Selbst *re*strukturieren und ein unsicheres inneres Modell in ein erworbenes sicheres Modell verwandeln. Eine Psychotherapie kann in dieser Hinsicht nur dann transformierend wirken, wenn sie gleichzeitig Raum für die dissoziierte Vergangenheit schafft und dem Patienten ein neues Modell für gegenwärtige Beziehungen anbietet. Wichtig ist auch, daß sich das Integrieren alter Bindungserlebnisse und die Schaffung neuer als die beiden Seiten einer Münze erweisen können (Lyons-Ruth 1999; Amini et al. 1996).

Wenn Kliniker Veränderungen zu fördern versuchen, indem sie ihren Patienten eine neue Bindungsbeziehung anbieten, kann ihnen Wissen über die verschiedenen Arten von – sicheren und unsicheren – Bindungserlebnissen helfen, die Gefühle, Gedanken und Arten des Zusammenseins mit anderen Menschen, die in den frühesten Beziehungen des Patienten keinen Raum hatten, zu identifizieren und ihnen zu Raum zu verhelfen. Außerdem stärkt dieses Wissen unsere Fähigkeit, uns das subjektive Erleben eines Patienten und seine Kindheitsgeschichte vorzustellen, sie zu verstehen und zu ihr in empathische Resonanz zu treten. Und schließlich kann es uns Aufschluß darüber geben, welche therapeutische Haltung uns am wahrscheinlichsten ermöglicht, mit den konkreten Entwicklungsbedürfnissen des Patienten in Einklang zu sein.

Bindungsmuster in der frühen Kindheit und danach

Mary Main startete ihre wegweisende Langzeitstudie Mitte der 1970er Jahre und verfolgte darin eine Gruppe von Familien, während deren Kinder sich vom Säuglingsalter bis zur Adoleszenz und zum frühen Erwachsenenalter entwickelten. Fünf Jahre nachdem die Säuglinge zweimal in der »fremden Situation« getestet worden waren – einmal mit ihrer Mutter, einmal mit ihrem Vater –, führte Main mit den Familien zweistündige Video-Evaluationen durch, in denen es ebenso wie in der »fremden Situation« um Trennung und Wiedervereinigung ging.

In ihrem Bemühen, die Bindungsforschung über die »fremde Situation« hinauszuentwickeln, konzentrierte sich Main nicht nur auf das Bindungsverhalten nach dem Säuglingsalter, sondern bemühte sich auch – was viel wichtiger war –, die mentalen Repräsentationen der Probanden zu beleuchten: jene inneren Modelle, von denen angenommen wird, daß sie das Bindungsverhalten im ganzen Leben prägen. Wie ein Archäologe, der ausgegrabene Artefakte sammelt, um sich ein Bild von nicht mehr existierenden Zivilisationen zu machen, sammelte Main bei ihren Probanden »repräsentationale Artefakte« (z. B. in Form der AAI-Transkripte der Eltern und von den Kindern gezeichneten Familienporträts), um ihre unsichtbare innere Welt sichtbar zu machen.

Mains Erkenntnisse (Main et al. 1985) über Erleben und Repräsentation von Bindungsbeziehungen bei Säuglingen, sechsjährigen Kindern und Erwachsenen veranschaulichen sehr plastisch Entstehung, Charakteristika und Auswirkungen der vier wichtigsten mentalen Zustände hinsichtlich der Bindung. Die folgende Zusammenfassung ist ein Versuch, in Kenntnis des beherrschenden Einflusses von Bindungsmodellen bzw. -regeln die strukturelle Kontinuität der Repräsentationsmuster herauszuarbeiten, die in der frühen Kindheit erstmals auftauchen, sich in der Folgezeit weiterentwickeln und in vielfältigen Modalitäten (nonverbalem Verhalten, Sprache, bildlicher Vorstellung usw.) ihren Ausdruck finden. Diese Kontinuität über die verschiedenen Bereiche läßt es als so wichtig erscheinen, die Bindungsmuster unserer Patienten (wie auch unsere eigenen) zu erkennen und zu verstehen.

Sichere/Autonome Bindung: Freiheit, in Kontakt zu treten, zu erforschen und zu reflektieren

In der »fremden Situation« war bei als sicher gebunden klassifizierten Säuglingen in der Regel ein flexibles Gleichgewicht zwischen der Suche nach Geborgenheit in der Nähe zur Mutter und dem eigenständigen Erforschen eines mit Spielzeug gefüllten Raumes zu erkennen: Die Mutter schien weder zu fordern noch zu erwarten, das Objekt der Aufmerksamkeit ihres Kindes entweder zu sein oder nicht zu sein.

Man beachte, wie sich die Situation dieser Kinder weiterentwickelte: Als Sechsjährige wirkten sie in der Regel emotional offen. Legte man einem solchen Kind ein Foto vor, auf dem eine Trennung zu sehen war, konnte es über die Gefühle des abgebildeten Kindes ruhig sprechen und sich deren Ursprung vorstellen. Auch konnte es sich eine konstruktive Lösung der Krise vorstellen – was dem Verhalten des sicher gebundenen Säuglings entsprach, der sich nach der »Krise« der Trennung seiner Mutter freudig näherte, bei ihr Trost und Geborgenheit fand und sich anschließend wieder der Erkundung der Umgebung und dem Spiel zuwandte. Ähnlich war auch sein Verhalten bei der Wiedervereinigung mit der Mutter/dem Vater von Anfang an einladend, und sein verbaler Austausch wurde als »fließend« beurteilt – als flüssig statt unnatürlich, ausgewogen, im Dialog und deutlich uneingeschränkt hinsichtlich des Fokus. Die Familienzeichnung eines sicher gebundenen sechsjährigen Kindes war in der Regel realistisch, und oft zeigten sie Eltern und Kinder, die mit ausgestreckten Armen eng beieinander standen, als wären sie offen für Kontakt. Als man den Sechsjährigen ein Polaroidbild von ihrer Familie in die Hand gab, das zu Beginn der Evaluation aufgenommen worden war, zeigten sie sich erfreut, sie lächelten, kommentierten manchmal auch, was sie sahen, und gaben die Schnappschußaufnahmen dann zurück. Mains Kollegin Nancy Kaplan bezeichnete Kinder wie diese als *»secure-resourceful«* (Main et al. 1985; Main 1995, 2000).

Was weiß die Forschung über die Eltern solcher sicher gebundener Kinder zu berichten? Zunächst wurden ihre AAI-Transkripte in der Regel der Kategorie »sicher-autonom« zugeordnet. Inhalt und Form der Transkripte ließen die Fähigkeit dieser Eltern erkennen, ihre Bindungsbeziehungen sowohl frei zu beurteilen als auch objektiv zu reflektieren. Main bezeichnete den »Diskursmodus« der Eltern als kohärent und kollaborativ; ihre Aufmerksamkeit schien sich frei zwischen den Fragen des Interviewers und ihren eigenen Erinnerungen, Gefühlen und Gedanken zu bewegen. Suchten sie das stark evozierende Gebiet ihrer eigenen Bindungsgeschichte auf, wirkten sie völlig »präsent«, aufmerksam und offen für ihre eigenen Emotionen, ließen sich jedoch nicht von diesen gängeln. Selbst wenn es um sehr unangenehme Erlebnisse mit ihren eigenen Eltern ging, waren sie zu einer ausgewogenen Sicht in der Lage, die ihre Bemühungen spiegelte, ihre Eltern zu verstehen und ihnen in manchen Fällen sogar zu vergeben.

Später entdeckte Main eine Untergruppe sicher gebundener Eltern, die sie als »verdient sicher gebunden« bezeichnete; diese hatten problematische und schmerzhafte Kindheitsgeschichten der Art beschrieben, wie sie normalerweise mit unsicherer Gebundenheit assoziiert werden, doch es war ihnen möglich gewesen, kohärent und kollaborativ über ihre Lebensgeschichte zu berichten (Main & Goldwyn 1984–1998). Im Sinne psychotherapeutischer Arbeit wurde als sehr ermutigend eingeschätzt, daß diese Erwachsenen mit »erworbener« Bindungssicherheit oft emotional signifikante Beziehungen zu engen Freunden, Liebespartnern und/oder Therapeuten unterhielten (Siegel 1999/2006).

Die Eltern sicher gebundener Kinder erwiesen sich auch als fähig, sich im Falle einer Rückerinnerung an Bindungserlebnisse mit diesen auseinanderzusetzen. Die Fähigkeit, ein Erlebnis gleichzeitig zu *haben* und darüber zu *reflektieren* – sich sowohl im eigenen Erleben als auch gleichzeitig außerhalb davon zu befinden –, ist das, was Main (1991) *metakognitives Monitoring* nennt. Wie die Fähigkeit sicher gebundener Eltern, eines großen Spektrums bindungsbezogener Erinnerungen, Gefühle und Gedanken gewahr zu sein, wurde auch ihre Fähigkeit zu metakognitivem Monitoring als Spiegelung innerer Modelle sicherer Gebundenheit oder mentaler Zustände hinsichtlich der Bindung verstanden.

Main vertrat die Auffassung, daß solche Modelle oder mentalen Zustände – eben weil sie offen und flexibel waren und die Selbstbeobachtung zuließen, statt bestimmten Regeln bezüglich des Fokus der Aufmerksamkeit unterworfen zu sein – jene sensible Reaktionsweise ermöglichten, derentwegen sicher gebundene Eltern sicher gebundene Kinder aufziehen konnten. Weil für sie so gut wie keine Notwendigkeit bestand, die bindungsbezogenen inneren »Neuigkeiten« zu zensieren oder zu »bearbeiten«, konnten solche Eltern sich Empfänglichkeit für das gesamte Spektrum interpersonaler Kommunikationen und Signale ihrer Kinder leisten. Die Umfassendheit des Dialogs in der Entwicklungszeit schafft hier die relationale Grundlage für die Integration der Psyche – die Balance zwischen Bindungsbedürfnis und Erkundungsdrang, Bezogenheit und Selbstdefinition –, die zum willkommenen Erbe der Geschichte sicherer Gebundenheit des Kindes werden kann.

Wie wir bald sehen werden, können sich die Nachkommen unsicher gebundener Eltern weniger glücklich schätzen.

Vermeidende/Ablehnende Bindung: Eine gar nicht so wunderbare Isolation

Vermeidend gebundenen Kindern fehlt typischerweise die Flexibilität und der Einfallsreichtum von Kindern mit sicherer Bindung. In der »fremden Situation« widmen sie sich hauptsächlich der Erkundung und zeigen so gut wie kein Bindungsverhalten. Im Alter von zwölf Monaten wird deutlich, daß sie ihre Mutter aktiv meiden, vermutlich in Reaktion auf frühere ständige Zurückweisungen ihrer Bemühungen um körperlichen und emotionalen Kontakt von seiten der Mutter – oder, wie andere Forscher vertreten haben (Sroufe 1996), in Reaktion auf ihre intrusive, kontrollbesessene und übermäßig stark erregende Aktivität in der Elternrolle. Als bestünde ihr ganzes Lied aus einem einzigen Ton, beschränkte sich der Emotionsausdruck vermeidend gebundener Säuglinge auf ihr Interesse an bestimmten Objekten. Doch obwohl sie in der Trennungsphase unbeeindruckt wirkten und ihre Mütter bei der Wiedervereinigung ignorierten, ließen ihre *physiologischen* Reaktionen ihr momentanes Leiden deutlich erkennen (Sroufe & Waters 1977b). Sie hatten gelernt, den automatischen Ausdruck von Emotionen, die mit Trennung und Bindung zusammenhingen, zu unterdrücken – was nicht bedeutet, daß sie diese Emotionen nicht gespürt hätten.

Noch einmal sei hier auf die Kontinuität des beobachteten Verhaltens hingewiesen: Im Alter von sechs Jahren konnte das Kind, das sich als Säugling so verhalten hatte, als hätte es keinerlei Hoffnung, von seiner Mutter getröstet zu werden, die Traurigkeit der Kinder auf den Fotos von Trennungssituationen verbal ausdrücken, konnte sich aber nicht vorstellen, wie die auf dem Foto dargestellte Trennungskrise gelöst werden könnte. Und so wie der Säugling seine Mutter in der Wiedervereinigungsszene der »fremden Situation« ignoriert hatte, ignorierte das sechsjährige Kind sie jetzt auch, allerdings auf subtilere Weise. Ihre Interaktion zum Zeitpunkt der Wiedervereinigung wurde als »eingeschränkt« charakterisiert: Das vermeidend gebundene Kind überließ dem Elternteil jede Initiative und reagierte nur sehr schwach darauf; das Gespräch zwischen beiden verlief stockend, und es wurde nur über unpersönliche Themen gesprochen. Auf dem Familienbild – das von den Forschern als »unsicher-verletzlich« charakterisiert wurde – waren in der Regel undifferenzierte Figuren zu sehen, die alle ein stereotyes »glückliches Gesicht« hatten, Abstand von einander hielten, oft in der Luft schwebten und häufig keine Arme hatten. (Main fordert uns in diesem Zusammenhang auf, uns an die Aversion abweisend gebundener Mütter gegenüber körperlichem Kontakt zu ihrem Kind zu erinnern.) Wurde einem vermeidend gebundenen sechsjährigen Kind ein Foto seiner Familie gezeigt, weigerte es sich oft, dieses anzuschauen, und manchmal ließ es das Foto sogar auf den Boden fallen (Main 1995, 2000).

Fast immer wurden die Eltern vermeidend gebundener Kinder als »ablehnend/abweisend gebunden« klassifiziert – teilweise weil sie Bedeutung und Einfluß der Bindungsbeziehungen generell herunterzuspielen schienen. Im AAI-Kontext, in dem der Diskurs dieser Eltern weder als kohärent noch als kollaborativ beurteilt wurde, waren ihre beiden charakteristischen Merkmale einerseits das Beharren darauf, daß sie sich an eigene Kindheitserlebnisse kaum erinnern könnten, und andererseits der Widerspruch zwischen der idealisierten Beziehung, die gehabt zu haben sie behaupteten, und den problematischeren Beziehungen, die sie tatsächlich gelebt zu haben schienen.[1]

Am auffälligsten an den AAI-Transkripten abweisend/ablehnend gebundener Eltern war die Diskrepanz zwischen den überaus positiven anfänglichen Beschreibungen ihrer Beziehungen zu ihren eigenen Eltern – sie bezeichneten diese schlimmstenfalls als »normal« und gestanden ihnen meist eine Klassifikation im Spektrum von »sehr gut« bis »ausgezeichnet« zu – und den häufig sehr negativen Erinnerungen, über die sie später berichteten, um ihre Entscheidungen zu erklären. Ihre idealisierenden oder Normalität vorspiegelnden Beschreibungen wurden durch Erlebnisse, auf die sie später im AAI zu sprechen kamen, entweder nicht gestützt oder widersprachen diesen sogar.

Main veranschaulicht solche Inkonsistenzen an einem Beispiel aus dem AAI-Transkript einer Mutter, die ihre eigene Mutter als »fürsorglich, liebevoll … und unterstützend« bezeichnet hatte:

> Einmal brach ich mir beim Spielen im Garten einen Arm. Solche Vorfälle machten meine Mutter wütend; sie haßte so etwas. Der Bruch tat lange sehr weh, aber ich erwähnte das ihr gegenüber nie; ein Nachbar muß ihr davon erzählt haben, oder sie hat gemerkt, daß ich den Arm etwas ungewöhnlich hielt … Sie mochte auch keine Heul-Babys. Ich habe mich immer bemüht, nicht zu weinen, denn sie war eine ziemlich starke Frau (Main 2000, S. 1084 f.).

Die Mutter, die Main beschreibt, hatte offenbar als Kind gelernt, ihre bindungsbezogenen Gefühle zu hemmen. Als Erwachsene meidet sie Gefühle und Impulse dieser Art, indem sie ihre »fürsorgliche, liebevolle und unterstützende« Mutter idealisiert. Wird diese Idealisierung durch schmerzhafte Erinnerungen gefährdet, versucht sie, dieselbe zu verteidigen, indem sie die Mängel ihrer Mutter als Stärken hinstellt: »Ich habe mich immer bemüht, nicht zu weinen, denn sie war eine ziemlich starke Frau.« Ablehnend/abweisend gebundene Eltern »rechtfertigen« oft die emotionale Isolation in der eigenen Kindheit, indem sie die Zurückweisung, Vernachlässigung oder Wut, die sie in ihrer Beziehung zu ihren Eltern erlebt haben, als »harte Schule« glorifizieren, die sie gezwungen habe, Eigenständigkeit und Entschlossenheit zu entwickeln.

Die Eltern vermeidend gebundener Kinder in Mains Forschungsprojekt schienen diese emotionale Isolation aktiv, wenn auch unbewußt, aufrechtzuerhalten. Sie minimierten das evozierende Potential früherer bindungsbezogener Erlebnisse durch deren Idealisierung (oder Entwertung), durch selektive Unaufmerksamkeit und durch Beharren auf mangelndem Erinnerungsvermögen. Im Hier und Jetzt der Interviewbeziehung erhielten sie mit Hilfe einer Haltung emotionale Distanz aufrecht, die sowohl Spuren der zurückweisenden Haltung ihrer Eltern als auch solche ihrer vermeidend gebundenen eigenen Kinder aufwies. Sie waren eher daran interessiert, das Interview »hinter sich zu bringen«, als daran, wirklich zu kooperieren, und in ihrem Verhalten kam subtil (oder auch gar nicht subtil) eine Ablehnung des Interviewers zum Ausdruck: »Meine Mutter? Ein Niemand. Ich hatte gar keine Beziehung zu ihr. Wie lautet die nächste Frage?« (Hesse 1999, S. 403). Wie ihre Kinder empfanden auch sie kein Leid, keine Verletzlichkeit und keine Wut – bzw. sie hatten nicht das Gefühl, sich den Ausdruck solcher Gefühle leisten zu können. Spätere physiologische Messungen haben gezeigt, daß der Affektmangel bei ablehnend/abweisend gebundenen Erwachsenen – wie bei vermeidend gebundenen kleinen Kindern – nur ein scheinbarer ist (Dozier & Kobak 1992).[2]

Für vermeidend gebundene Kinder und ablehnend/abweisend gebundene Eltern war ein Erlebensmodus charakteristisch, in dem die auf Bindungsaspekte gerichtete Aufmerksamkeit stark eingeschränkt war. Beide Gruppen schienen sich in einer Welt zu bewegen, die von Regeln bestimmt war, welche die Wahrnehmung von Gefühlen generell und insbesondere von bindungsbezogenen Gefühlen einschränkten. Die »Nachrichten« über diese emotional verflachte Welt waren, so wie sie innerlich registriert und nach außen geleitet wurden, in der Regel alle gut – als würden sie ausschließlich das Bedürfnis, sich stark, autark und unabhängig zu fühlen (oder zumindest diesen Anschein zu erwecken), spiegeln. Doch Mains Untersuchungen machten auch Merkmale dieser inneren Landschaft erkennbar, die sozusagen im Schatten verborgen waren. Anzeichen für solche schemenhaften, schwer zugänglichen Erlebnisse finden wir in der klinischen Arbeit bei ablehnend/abweisend gebundenen Patienten, die ihre eigenen abgeleugneten Bedürfnisse, ihre Verletzlichkeit und ihre Wut auf andere (oder in sie hinein) projizieren.

Die motivierte Unaufmerksamkeit gegenüber solchen bindungsbezogenen Erlebnissen rief bei abweisend/ablehnend gebundenen Eltern und ihren vermeidend gebundenen Kindern signifikante Einschränkungen hervor. Weil die Eltern lernten, *nicht* auf die Bindung zu *fokussieren*, mußten sie sich sowohl von anderen Menschen als auch von ihren eigenen tiefsten Sehnsüchten distanzieren. Im Zuge dieses Bemühens behinderten sie nicht nur ihre Fähigkeit, über (innere und interpersonale) Erlebnisse zu reflektieren, sondern auch sensible Reaktionen auf die Signale ihrer eigenen Kinder. Um den abweisend-ablehnenden Zustand hinsichtlich der Bindung aufrechterhalten zu können, der ihnen das emotionale Überleben ermöglicht hatte, mußten sie die Bindungsbedürfnisse ihrer Kinder ignorieren oder unterdrücken. Darauf reagierend, lernten die vermeidend gebundenen Kinder so zu leben, als hätten sie keine Bedürfnisse.

Spätere Untersuchungen über co-konstruierte Arten von Bindungsbeziehungen vorausahnend, äußerte Main, diese Art »dyadischer Kooperation« erkläre vielleicht, wie die Bindungsmodelle abweisend-ablehnend gebundener Eltern von ihren vermeidend gebundenen Nachkommen übernommen würden (Main et al. 1985). Im Grunde vertrat sie die Auffassung, was in der Beziehung zu den eigenen Eltern geschehe, werde vom Kind internalisiert. Damit sagte sie, das in der Beziehung zu den Eltern Inszenierte werde vom Kind verinnerlicht. Ablehnend/abweisend gebundene Eltern generieren in der Entwicklungszeit Dialoge, die den Ausdruck des Bedürfnisses nach körperlichem und emotionalem Kontakt ausschließen. Und ihre Kinder verinnerlichen diese Sichtweisen in Form nicht integrierter innerer Modelle, die keinen Raum für Wünsche lassen, ganz abgesehen von Bemühungen, solche Bedürfnisse zu befriedigen.

Doch das Bedürfnis nach Trost und Verbundenheit angesichts von Gefahr oder Schmerz ist ein fester Bestandteil unserer evolutionär vorgegebenen Anlagen. Weil man es nicht löschen kann, kann man sich nur dagegen zur Wehr setzen. Dies ist Sinn und Zweck vermeidend/abweisender Bindungsstrategien, welche die Wahrnehmung innerer und äußerer bindungsbezogener Signale zu minimieren suchen, um das System des Bindungsverhaltens zu deaktivieren (Main 1995).

Die »Minimierungs«- oder »Deaktivierungs«-Strategien werden durch jene gegenläufigen inneren Modelle verbunden, die das innere und interpersonale Erleben vermeidend/abweisend gebundener Menschen formen. Das *erste* Modell, das bewußt willkommen geheißen wird, beinhaltet das Gefühl, man selbst sei gut, stark und vollständig, wohingegen andere nicht vertrauenswürdig, bedürftig und unzulänglich seien. Das *zweite*, unbewußte Modell wird gefürchtet und ist mit dem beunruhigenden Gefühl verbunden, daß man selbst mit Mängeln behaftet, abhängig und hilflos sei, während andere darauf wahrscheinlich zurückweisend, kontrollbesessen und strafend reagieren. Deaktivierungsstrategien stützen das erste Modell, um sich gegen das zweite zur Wehr setzen zu können (Mikulincer & Shaver 2003). Konkreter fördern Strategien dieser Art Distanz, Kontrolle und Autarkie (die Essenz des *bewußten Modells*), wohingegen sie emotionale Erlebnisse, die das Bindungssystem aktivieren könnten (so wie es im *unbewußten Modell* deprimierenderweise repräsentiert wird), hemmen.

Als Therapeuten sehen wir klinische Belege für diese einander widersprechenden Modelle oft bei abweisend gebundenen Patienten, die ihre eigene scheinbare Verletzlichkeit und ihre Bedürfnisse in andere zu verlagern versuchen, die sie als schwach, lästig und unerwünscht empfinden. Allgemeiner gesagt scheint das unverhältnismäßig starke Selbstwertgefühl solcher Patienten durch den sehr hohen Einsatz abgesichert zu werden, bei den Menschen, von denen sie abhängig sind und die sie lieben, Fehler zu finden und zu monieren.

Die ambivalente/verstrickte Bindung: Kein Raum für eine eigenständige Position

Das Gegenstück zur Deaktivierungsstrategie, die Main bei vermeidend gebundenen Kindern beobachtete, ist die »hyperaktivierende« Strategie, die sie bei ambivalent gebundenen Kindern fand. Während für die vermeidende Bindung eine übermäßige Regulation des Affekts charakteristisch war, geht es bei einer ambivalenten Bindung um eine zu schwache Regulation. Und während sich das vermeidend gebundene Kind in der »fremden Situation« ausschließlich auf das Spielzeug konzentrierte, konnte das ambivalent gebundene Kind nur auf seine Mutter fokussieren.

Zwischen anklammerndem und wütend-widerständigem Verhalten wechselnd oder auf hilflose Passivität zurückgeworfen, ließ sich das ambivalent gebundene Kind extrem schwer beruhigen. Ständig in Sorge, wo die Mutter sein mochte, erweckte es den Eindruck, zur Erkundung der Umgebung absolut nicht in der Lage zu sein. Dieses Muster verstärkten Affekts – wie er in der Ambivalenz und/oder Hilflosigkeit zum Ausdruck kam – erwies sich als vorhersagbare Reaktion des Kindes auf eine Mutter, deren Reaktionsweise ebenfalls nicht vorhersehbar war. Soweit solch eine Reaktion ihm ermöglichte, sich die chronisch unzuverlässige Aufmerksamkeit seiner Mutter zu sichern und seinen Drang zur autonomen Erkundung einzuschränken, konnte man das Geschehende als notwendigen und adaptiven Kompromiß verstehen.

Nun stelle man sich das typische ambivalente sechsjährige Kind aus Mains Studie vor, das wie sein Pendant im Säuglingsalter zwischen starken Formen des Ausdrucks von Bedürfnissen und Wut wechselt. Beim Anblick der Trennungsfotos beispielsweise sagte eines der Kinder, das Kind auf dem Foto kaufe Blumen für seine Eltern, habe dann aber ihre Kleider versteckt. Ähnlich war für die Situation der Wiedervereinigung Verhalten charakteristisch, das ambivalente Botschaften übermittelte: Ein Kind saß bereitwillig auf dem Schoß seiner Mutter, entzog sich der Mutter dann aber wieder, indem es sich von ihr weglehnte. Ein anderes Kind stellte den Eltern gegenüber demonstrativ Zuneigung zur Schau, brach dann aber abrupt den Kontakt ab. Auf den Familienzeichnungen ambivalent gebundener Kinder – die als »verletzlich« bezeichnet wurden – waren sehr große oder sehr kleine Figuren zu sehen, die immer sehr eng beieinander standen, und oft wurden auf den Zeichnungen besonders empfindliche oder intime Bereiche des Körpers hervorgehoben. Wenn die Sechsjährigen das Polaroidbild von ihrer Familie erhielten, wirkten sie oft verstört: Eines der Kinder starrte das Foto besorgt an und zupfte dann nervös an seiner Haut. Anders als typische sicher gebundene Kinder, die an dem Schnappschuß von einem vermeidend gebundenen Kind, das seiner Mutter zu entkommen versuchte, Freude zu haben schienen, wirkten ambivalent gebundene Kinder so, als fessele sie das Foto einer Bindungsbeziehung völlig, beunruhige sie aber auch (Main 1995, 2000).

Die Eltern ambivalent gebundener Kinder waren tief in ihre beunruhigenden Gedanken bezüglich ihrer Bindung versunken. Und wie ihren kleinen Kindern die Sorge, wo ihre Mutter sein mochte, in der »fremden Situation« die Erforschung der Umgebung unmöglich gemacht hatte, schienen die Eltern unter der Last entweder einer »exzessiven, verwirrten und entweder wütenden oder passiven Verstricktheit in ihre Beziehung zu einer Bindungsfigur zu leiden«, was die Erforschung ihrer eigenen Bindungsgeschichte erschwerte (Main 1995, S. 441). Daß solche Eltern, wie beobachtet wurde, die Autonomiebestrebungen ihres Kindes nicht fördern, könnte seinen Grund in ihren Ängsten davor, verlassen zu werden und dann hilflos zu sein, haben. Als »verstrickt« kategorisiert und mit »E« (wie in den Wörtern *enmeshed* [verstrickt] oder *entangled* [verknotet]) kodiert, reagierten solche Eltern im AAI, als hätten ihre früheren Emotionen ihre gegenwärtige Fähigkeit, sich an Geschehnisse zu erinnern und darüber zu reflektieren, hinweggeschwemmt.

Nach frühen Erinnerungen gefragt, hätte ein verstrickt gebundener Erwachsener wie die in der Studie von Main beobachteten nacheinander zunächst wütend eine Episode aus ferner Vergangenheit beschreiben und sich anschließend bitter über die allzu wohlfeile Trauer um seinen Vater beklagen können – wobei er innerhalb dieser Erzählung in »unmarkierte« Zitate des Vaters verfallen wäre (»Warum konntest du einfach nie auf deine Mutter hören?«) oder ihn direkt so angesprochen hätte, als wäre sein Vater tatsächlich zugegen gewesen (»Wage es *nie* mehr, so mit mir zu sprechen!«). Der zutiefst belastende Einfluß der Vergangenheit zeigte sich auch in der kindlichen Sprechweise (»Mami war wütend, weil dieser Hund mich gebissen hatte«); in vagen Ausdrucksweisen (»Papi hat mich auf seinen Schoß gesetzt und so«); in sinnlosen Wörtern (»dadadada«); in grammatisch verschlungenen Endlossätzen und in unvollständigem Und/Oder-Sätzen (Main 1995; Hesse 1999).

Die starke Wut, Furcht und Passivität, die sowohl durch die Vergangenheit als auch durch aktuelle Bindungen hervorgerufen werden, schmälern die Fähigkeit verstrickt gebundener Eltern nicht nur zur Kohärenz, sondern auch zur Entwicklung eines kollaborativen Diskurses. Solche Eltern kommunizierten auf verwirrte und verwirrende Weisen, wobei sie Erzählungen entwickelten, denen man kaum folgen konnte, weil sie sprunghaft bis zur Belanglosigkeit und unverhältnismäßig lang waren. Im Dialog mit dem Interviewer wirkten sie manchmal überwältigend, sie waren auf normale Gesprächssignale nicht eingestimmt und förderten die Autonomiebestrebungen der Kinder nicht – sie hatten also genau die Art von elterlichen Eigenschaften, von der angenommen wird, sie rufe die »hyperaktivierende« Strategie ambivalent gebundener Kleinkinder hervor. Man erinnere sich, daß solche Kinder gelernt haben, ihren Leidensausdruck zu verstärken, um sich die generell nur unzuverlässig verfügbare Aufmerksamkeit zu sichern. Ähnlich schienen verstrickt gebundene Eltern mit Gefühlen des Leidens nicht fertig werden zu können (oder zu wollen) (Main 1995, 2000).

Die beschriebenen Eltern und ihre ambivalent gebundenen Kinder wurden als in einer Welt lebend gesehen, die von mehreren nicht integrierten inneren Modellen bestimmt wurde. Von diesen Modellen wurde angenommen, sie seien das Resultat einander widersprechender Erlebnisse mit unberechenbaren Bindungsfiguren, die sich in einer Begegnung relativ aufgeschlossen geben, in der nächsten jedoch intrusiv oder abweisend. Solche Bindungsfiguren bewirkten durch ihr unberechenbares

Verhalten, daß ihre Kinder sich ständig einerseits mit dem Versprechen von Nähe und andererseits der Wahrscheinlichkeit ihres Verlustes dieser Nähe beschäftigten. Vermutlich assoziierten sie Nähe mit positiven Erlebnissen, wodurch das Modell eines leidenden Ich, das durch die Interaktion mit einem manchmal aufgeschlossenen anderen entstand – wohingegen das Verlassenwerden mit problematischen Erlebnissen verbunden wurde, woraus sich ein Modell eines autonomen Ich entwikkelte, das mit einem reaktionsunwilligen anderen interagierte (Mikulincer & Shaver 2003).

Das emotionale »Rauschen«, das durch das Nebeneinander solcher konträrer Modelle entsteht, beeinträchtigte die Fähigkeit der betreffenden Eltern, die Signale ihrer Kinder richtig zu verstehen und ihren Bedürfnissen entsprechend darauf zu reagieren. Außerdem störte dieses »Rauschen« ihre metakognitiven Fähigkeiten, frei und produktiv über das eigene Erleben zu reflektieren. Denn die Regeln der Bindung, die in der Verhaltensstrategie ambivalent gebundener Kinder ihren Ursprung hatten – verstärke Leiden, verhindere Autonomie –, verhinderten weiter eine kompetente und unabhängige Exploration unter Einschluß von Selbstexploration.

Main gelangte zu der Überzeugung, daß die Regeln der Bindung sowohl für die verwirrenden, emotional überwältigenden Antworten der Eltern auf das AAI verantwortlich waren als auch für die Inkonsistenz ihrer Sensibilität den nonverbalen Signalen ihrer Kinder gegenüber. Solche Eltern litten einfach zu sehr unter früheren und gegenwärtigen Konflikten, um bindungsbezogene Informationen effektiv verarbeiten zu können, ganz gleich, ob diese von innen (aus ihrer Erinnerung) oder von außen (in Form der Signale des Kindes) kamen. Mains Untersuchungen – und ihre klinischen Erkenntnisse – deuten darauf hin, daß diese Art von Leiden so eng mit der »*falschen*, aber *empfundenen* Sicherheit« verbunden ist, die es in der frühen Kindheit hervorgerufen hat, daß sie auch im Erwachsenenalter eine nur schwer zu überwindende Belastung bleibt (Main et al. 2005, S. 292). Die Folge ist, daß die Hyperaktivierungsstrategie verstrickt gebundener (wie auch die deaktivierende Strategie ablehnend/abweisend gebundener) Eltern bei deren Umgang mit ihren Kindern zur Anwendung kommt und von diesen adaptiert wird.

Die desorganisiert/ungelöste Bindung: Wunden von Traumata und Verlust

Das desorganisiert/desorientiert gebundene Kind ließ in der »fremden Situation« in Szenen mit der Mutter sporadisch Verhaltensweisen erkennen, die unerklärlich, bizarr, offen konfliktschürend oder dissoziiert wirkten. Weil man annahm, daß solche Verhaltensweisen in Reaktion auf eine primäre Bezugsperson, die das Kind ängstigte – oder dessen verängstigte oder dissoziierte Reaktionsweise beim Kind Angst hervorrief –, auftraten, verstand man sie als Spiegelung des Zusammenbruchs einer organisierten Bindungsstrategie, der eintrat, wenn das Kind, weil es Gefahr witterte, sich mit dem unauflösbaren Paradox konfrontiert sah, daß sein biologisch vorgeprägter sicherer Hafen gleichzeitig die Quelle seiner Furcht war.

Auch in diesem Fall entdeckte Main Kontinuität: Die Verhaltensmerkmale, die das Kind als desorganisiert charakterisiert hatten, waren auch charakteristisch für die »repräsentationalen Artefakte« typischer Sechsjähriger, die »unerklärlich verängstigt und nicht in der Lage, daran etwas zu ändern« (Kaplan 1987, S. 109), zu sein schienen. Zeigte man solchen Kindern Fotos von Trennungen, verstummten sie, weil sie zu verstört waren, um darauf reagieren zu können; oder sie stellten sich einen katastrophalen Ausgang der dargestellten Situation vor; oder sie ließen auf andere Weise durch ihre sprachlichen Äußerungen oder ihr Verhalten Desorganisation erkennen. Auch ihre eigenen Familienzeichnungen wiesen oft verstörende und/oder bizarre Details auf (beispielsweise abgetrennte Körperteile, Skelette oder einfach ausgestrichene [übermalte] Figuren). Wurden diese Sechsjährigen mit dem Familienschnappschuß konfrontiert, verstummten sie oder reagierten irrational oder erschüttert (eines der Kinder, das vorher in guter Stimmung gewesen war, beugte sich ganze zwölf Sekunden lang schweigend und sichtlich unglücklich über das Foto (Main et al. 1985; Main 1995).

Verblüffend war, daß sich Kinder, die man im Säuglingsalter als desorganisiert eingestuft hatte, in Situationen der Wiedervereinigung eine neue Verhaltensstrategie zu eigen zu machen schienen. Während ihre Reaktion in der »fremden Situation« einen offensichtlichen Zusammenbruch ihrer Strategie erkennen lassen hatte, schien ihrem Verhalten fünf Jahre später das systematische Bemühen zugrunde zu liegen, ihre Eltern zu *kontrollieren*, und zwar entweder durch Rollenumkehr und indem sie für die Erwachsenen zu sorgen versuchten (»Bist du müde, Mami? Möchtest du dich ein wenig hinsetzen, und ich bringe dir dann Tee?«) oder durch aggressive Befehle und strafende Äußerungen (»Setz dich, sei still, und mach die Augen zu! Ich habe gesagt, du sollst die Augen zuhalten!«) (Hesse & Main 2000, S. 1107). In beiden Fällen schienen sich diese Kinder die Elternrolle zu eigen zu machen, um ihren Eltern nahe bleiben zu können, wobei sie gleichzeitig mit der Gefahr, die diese Nähe für sie beinhaltete, fertig zu werden versuchten. Diese auf Kontrolle/Rollenumkehr basierende Strategie war während des Wiedervereinigungsdiskurses sehr deutlich zu erkennen, in denen die stockenden Gespräche (die durch Stammeln und Fehlstarte gekennzeichnet waren) von Sechsjährigen dominiert wurden, die die Kommunikation ihrer Eltern entweder durch strafende Bemerkungen ungehalten abtaten oder sie besorgt stützten (Main et al. 1985; Main 1995).

Mains Untersuchung zeigte, daß die Eltern desorganisiert gebundener Kinder selbst nie verarbeitete Traumata und/oder Verluste erlebt hatten. Dabei waren nicht die problematischen Erlebnisse an und für sich das Entscheidende, sondern ob und wie diese Erlebnisse integriert und verstanden worden waren. Nicht die Verlusterlebnisse oder Traumata der Eltern waren also ausschlaggebend für den Bindungsstatus der Kinder, sondern die *nicht erfolgte Verarbeitung* führte bei ihnen zur Entstehung einer desorganisierten Bindung (siehe auch Ainsworth & Eichberg 1991). Im AAI-Kontext war diese nicht erfolgte Auflösung zu erkennen an Beeinträchtigungen der Fähigkeit der Eltern, sich an potentiell traumatische Ereignisse zu erinnern und darüber zu reflektieren – beispielsweise über den Tod eines Mitglieds der engsten Familie oder über Erlebnisse sexuellen Mißbrauchs oder körperlicher Mißhandlung. Wenn Eltern »Aussetzer im Verfolgen einer Argumentation oder eines Diskurses« hatten, während sie über solche Ereignisse zu reden versuchten, wurden sie als *ungelöst/desorganisiert* klassifiziert.[3]

Aussetzer in der Darlegung einer *Argumentation* wurden deutlich, wenn die Äußerungen eines Elternteils entweder nicht zu vereinbarende Sichtweisen ein und derselben Realität spiegelten (die etwa beinhalteten, jemand sei sowohl tot als auch lebendig) oder nicht den allgemein anerkannten Annahmen über Kausalität oder Raum-Zeit-Beziehungen entsprachen (insofern die Betreffenden beispielsweise behaupteten, jemand sei durch einen Gedanken gestorben). Auf Versuche hin, ein Gespräch über Verlust- bzw. Mißbrauchs-/Mißhandlungserlebnisse zu initiieren, wirkten die ungelöst/desorganisiert gebundenen Eltern, die normalerweise auf einen separaten, dissoziierten mentalen Zustand beschränkt waren, zeitweilig wie von der Intrusion überflutet und in einen von traumabezogenen Erinnerungen oder Überzeugungen bestimmten vorherrschenden mentalen Zustand versetzt.

Ausfälle beim Verfolgen des *Diskurses* wurden beobachtet, wenn ein Interviewter plötzlich das »Diskursregister« wechselte – indem er beispielsweise abrupt von der direkten Beschreibung eines traumatischen Erlebnisses zu einer erschöpfend detaillierten wechselte oder aus einem fokussierten Bericht abrupt in langes Schweigen verfiel und sich später nicht mehr daran erinnern konnte, was er vorher gesagt hatte; oder wenn er von einer »narrativen Stimme« zu einer anderen wechselte (beispielsweise von der eines trauernden Hinterbliebenen in die eines Menschen, der eine Grabrede hält). Main war der Auffassung, daß während solcher Wechsel ein veränderter Bewußtseinszustand aktiviert werde, in dem der Interviewte sozusagen von einem bestimmten traumatischen Erlebnis besessen sei, das noch nie zuvor Gegenstand bewußter Verarbeitung gewesen war.

Solche Störungen in der Erzählung und im Diskurs waren oft kurz – sie unterbrachen den Fluß des Interviews mit einem ungelöst/desorganisiert gebundenen Elternteil ebenso, wie das unerklärliche oder widersprüchliche Verhalten desorganisiert gebundener Säuglinge in der »fremden Situation« ihr normales Interaktionsmuster kurz unterbrochen hatte. Main war der Auffassung, daß die Intrusionen traumatischer Erinnerungen, die im AAI-Kontext zu solchen Ausfällen führten, in der häuslichen Umgebung für das beängstigende Verhalten unaufgelöst/desorganisiert gebundener Eltern verantwortlich waren, das bei ihren Kindern eine desorganisierte Bindung hervorrief (Main 1995, 2000; Hesse & Main 2000).

Wenn bei Eltern ein erlebtes Trauma nicht aufgelöst wird, führt das zu radikal diskontinuierlichen mentalen Zuständen, die es erforderlich machen, belastende Erlebnisse starr abzuleugnen. Wird dieses Leugnen durch emotional aufwühlende AAI-Befragungen oder entsprechende Kontexte der Kindererziehung, die früheren traumatischen Erlebnissen ähneln, unterbrochen, können sich unaufgelöst/desorganisiert gebundene Erwachsene plötzlich in überwältigend, chaotisch oder tranceartig wirkenden mentalen Zuständen wiederfinden.

Unaufgelöst/desorganisiert gebundene Eltern, die sich in der Macht solcher Zustände befinden – verursacht beispielsweise durch die Schreie oder Wutanfälle untröstlicher oder wütender Kleinkinder –, können ihre Kinder durch ihr Verhalten leicht erschrecken. Und wenn elterliche Wut ihren Ausdruck in körperlichen und emotionalen Mißhandlungen findet, hat sie eine doppelt verheerende Wirkung, weil die biologisch gesteuerten Reaktionen der Kinder auf Angst dadurch völlig gestört werden. Einer Bindungsfigur, die gleichzeitig die Ursache wahrgenommener Gefahr und der einzige sichere Hafen ist, können sich Kinder weder zu- noch sich von ihr abwenden. Dies ist der Grund für das abnorme Verhalten desorganisiert gebundener Kinder, das jene »Widersprüchlichkeit oder Hemmung von Handlungen, während sie ausgeführt werden, oder das Erstarren, als gäbe es keine alternative Lösung« (Ainsworth & Eichberg 1991, S. 162; Hesse & Main 2000), spiegelt.

Wichtig ist jedoch, daß nicht nur die überwältigenden Affekte der Eltern und ihre furchterzeugende schlechte Behandlung der Kinder die Desorganisation verursachen. Unaufgelöste Traumata können auch in Anzeichen von Furcht zum Ausdruck gelangen – beispielsweise im körperlichen Rückzug der Eltern von ihren Kindern oder in Form von Dissoziation –, Handlungen, die schon an und für sich beängstigend sind, weil sie das Gefühl hervorrufen, daß die sichere Basis alles andere als sicher ist. Und weil kleine Kinder die Motivation, die dem Verhalten ihrer Eltern zugrunde liegen könnte, nicht deuten können, kommen sie leicht auf den Gedanken, daß sie die Furcht, den Rückzug oder die Dissoziation ihrer Eltern auf irgendeine Weise selbst verschuldet haben.

Solche Gefühle, gefährdet zu sein durch eine Bindungsfigur, von der das eigene Überleben abhängt – oder selbst für diese Person gefährlich zu sein –, sind zu überwältigend, als daß sie integriert werden könnten. Deshalb müssen desorganisiert gebundene Kinder und unaufgelöst gebundene Erwachsene sie von sich fern halten. Dennoch bleiben diese verleugneten Erlebnisse an der Peripherie des Bewußtseins und rücken von Zeit zu Zeit verstörend in den Mittelpunkt.

Kliniker sind sich darüber im klaren, daß unaufgelöst gebundene Patienten für ihre Bemühungen, traumatische Erlebnisse oder Verlusterlebnisse »auszusperren«, einen hohen Preis bezahlen. Sie fühlen sich ständig von innen und außen bedroht und werden außerdem durch permanente Anfälligkeit für Dissoziation, überwältigende Gefühle und eine äußere Welt belastet, die sie aufgrund der Projektion unerträglicher innerer Erlebnisse nach außen als gefährlich wahrnehmen. Auch ihre Fähigkeit zu metakognitivem Monitoring ist stark eingeschränkt – weil tiefes Hineinschauen in das eigene Innere oder das Innere anderer ans Licht bringen könnte, was aus emotionalen Gründen verborgen bleiben muß. Mains Bericht bestätigt, daß die dissoziierten und gefährlichen inneren Modelle unaufgelöst gebundener Erwachsener – und der damit verbundene Ausfall der Selbstreflexion – deren Kinder in große Gefahr bringen, eine desorganisierte Bindung und die oft damit verbundenen Psychopathologien zu entwickeln.

Warnungen und ein Wort zur Terminologie

Obgleich ich es für sehr nützlich halte, über Patienten im Lichte des vorherrschenden mentalen Zustandes hinsichtlich der Bindung zu reflektieren, ist es andererseits unmöglich, ihre Komplexität als Person mit Hilfe eines einzigen Deskriptors – so wie »sicher«, »abweisend«, »verstrickt« oder »ungelöst/desorganisiert« – angemessen zu erfassen. Unter anderem deshalb werden die Bindungskategorien ständig diskutiert und hinterfragt (siehe Brennan, Clark & Shaver 1998).

Sozialpsychologen haben die Auffassung vertreten, es sei weniger sinnvoll, sich Bindungsmuster als Kategorien oder »Typen« vorzustellen, als sie zweidimensional zu verstehen, wobei die eine Dimension dem *Vermeiden* (von Nähe und Abhängigkeit) und die andere der *Angst* (vor dem Verlassenwerden) entspricht. In diesem Zusammenhang entspricht der Begriff »Angst« dem, was Ainsworth »Ambivalenz« und Main »Verstricktsein« *(preoccupation)* genannt haben.[4] Im Sinne dieses Alternativmodells wird das Bindungsmuster eines Menschen aufgrund des *relativen* Vorherrschens von Vermeiden und Angst bei ihm (Mikulincer & Shaver 2003) definiert.

Häufig werden bei Patienten im Laufe der Zeit verschiedene mentale Zustände hinsichtlich der Bindung erkennbar, die in einem gewissen Maße kontextabhängig sind, insofern ein bestimmter mentaler Zustand in bestimmten Zusammenhängen wahrscheinlicher zutage tritt als in anderen. Beispielsweise wirkte im Kontext des Gefühls, zurückgewiesen zu werden, einer meiner Patienten, der sich in der Regel in einem ablehnend/abweisenden mentalen Zustand hinsichtlich der Bindung zu befinden schien, eher verstrickt gebunden. Daß bei den meisten Menschen mehrere oder einander überlagernde mentale Zustände existieren, erklärt teilweise, weshalb wir uns im Laufe einer Therapie und obwohl wir den Patienten allmählich besser kennenzulernen glauben, oft immer unsicherer werden, wer genau der Patient ist – oder zumindest, daß sich die Einschätzung seines Zustandes nicht mehr auf eine einzige Klassifikation reduzieren läßt.

Und während die Bindungsklassifikation(en) eines Patienten auf viele klinisch wichtige Implikationen verweisen (können), sind die *konkreten Einzelheiten* der Lebensgeschichte immer am aufschlußreichsten. Beispielsweise hat die Sehnsucht nach Verbundenheit, die ein scheinbar abweisend gebundener Patient ableugnen mußte, sehr viel mit den konkreten Einzelheiten seiner Erlebnisse mit seinen Bindungsfiguren zu tun.

Ungeachtet aller hier ausgesprochenen Warnungen fällt mir beim Rückblick auf meine ersten Sitzungen mit Patienten immer wieder auf, wie wichtig erste Eindrükke sein können. Insbesondere in den ersten Sitzungen einer Behandlung kann man in der Regel einen klinisch nützlichen Eindruck vom *vorherrschenden* mentalen Zustand hinsichtlich der Bindung gewinnen.

Zum Schluß noch ein Wort zur Sprache. Beginnend mit Main haben Forscher, die das AAI benutzen, vom »mentalen Zustand hinsichtlich der Bindung« gesprochen – eine Einschätzung, die sich darauf bezieht, wie kohärent Erwachsene über Bindungserlebnisse sprechen können, und die Voraussagen über Bindungsverhalten von Kindern der evaluierten Erwachsenen ermöglicht. Sozialpsychologen hingegen ziehen es vor, den Erwachsenen, die sie untersuchen, einen bestimmten »Bindungsstil« zuzuschreiben – wobei es sich um eine Einschätzung handelt, die aus Selbstberichten abgeleitet wird, in denen die Betreffenden beschreiben, was sie erleben, wenn sie romantische und andere Beziehungen eingehen. Trotz dieser terminologischen Unterschiede sind »mentale Zustände hinsichtlich der Bindung« wie »Bindungsstile« mit inneren Modellen, Bindungsstrategien und den Geschichten, durch die erstere entstehen, verbunden. Deshalb benutze ich beide Begriffe in den folgenden Kapiteln synonym.

ANMERKUNGEN

1. Es gibt eine relativ selten vorkommende Unterkategorie der ablehnenden Bindung – Ds2 –, für die nicht die Idealisierung, sondern die Herabwürdigung von Bindungsfiguren kennzeichnend ist (Hesse 1999).
2. Bei ablehnend gebundenen Erwachsenen ist ein zackenförmiger Ausschlag der galvanischen Hautreaktion insbesondere auf die AAI-Fragen über Trennung, Zurückweisung und/oder über das Erleben des Gefühls, von den eigenen Eltern bedroht zu werden, beobachtet worden (Dozier & Kobak 1992).
3. Kürzlich wurde noch eine fünfte AAI-Kategorie, »nicht klassifizierbar«, entwickelt, die ebenfalls eine desorganisierte Bindung bei kleinen Kindern vorauszusagen scheint. Hesse (1996) war der Auffassung, daß unaufgelöst gebundene Erwachsene »kurze und begrenzte Anfälle von Desorganisation hinsichtlich des sprachlichen Ausdrucks und des Denkens« zeigen, als »nicht klassifizierbar« diagnostizierte hingegen eine »globale Desorganisation oder ein völliges Fehlen einer eigenständigen oder konsistenten Diskursstrategie während des gesamten Interviews« (Main et al. 2005, S. 285). Die Kategorie »nicht klassifizierbar« ist offenbar gerechtfertigt, wenn das Leben von Erwachsenen durch massive psychische Störungen, Gewalttätigkeit und sexuellen Mißbrauch geprägt ist (Hesse 1999).
4. Sichere Gebundenheit wird durch den Quadranten oben links repräsentiert, weil sicher gebundene Menschen sich weder vermeidend verhalten noch Angst davor haben, verlassen zu werden. Ambivalente/verstrickte Bindung wird dem Quadranten oben rechts zugeordnet, weil Menschen mit diesem Bindungsmuster Angst davor haben, verlassen zu werden, ihr Verhalten aber trotzdem von Vermeiden geprägt ist. Die vermeidende/abweisende Bindung wird durch den Quadranten unten links repräsentiert: Erwachsene mit diesem Bindungsmuster scheinen keine Angst davor zu haben, verlassen zu werden, doch in ihrem Verhalten neigen sie zum Vermeiden. Der Quadrant unten rechts schließlich steht für das, was Sozialpsychologen eine ängstlich-vermeidende Bindung nennen: Dieses Muster überschneidet sich mit Mains Kategorie desorganisiert/unaufgelöst und beinhaltet sowohl vermeidendes Verhalten als auch Angst davor, verlassen zu werden.

7 Wie Bindungsbeziehungen den Menschen formen

... Wie wir die Beziehungen zu anderen Menschen erleben, wird zu einem Merkmal unserer Beziehung zu uns selbst.
— Peter Hobson (2002, S. 180)

Der menschliche Säugling ist ein überaus verletzliches und abhängiges Wesen. Sehr kleine Kinder sind noch nicht mit den diffizilen neuronalen Möglichkeiten ausgestattet, die sie brauchen, um mit körperlichen und emotionalen Schwierigkeiten und mit Herausforderungen aus ihrer Umgebung allein fertig werden zu können. Um überleben zu können, brauchen sie den Schutz »stärkerer und/oder weiserer« Anderer (Bowlby 1988). Abgesehen von Hilfe bei der Sicherung ihres körperlichen Überlebens brauchen Babys auch Bindungsfiguren, die ihnen die Entwicklung und Erhaltung jenes stabilen Bezugspunkts ermöglichen, der Selbst genannt wird.

Säuglinge haben gar keine andere Möglichkeit, als sich völlig an ihre Bindungsfiguren mit all ihren eigentümlichen Stärken und Verletzlichkeiten anzupassen. Und weil sie sich anpassen *müssen*, *passen* sie sich an. (Natürlich zeigen sich hinreichend gute Bindungsfiguren dafür erkenntlich, indem sie sich an die Kinder, die sie betreuen, ebenfalls anpassen; deshalb konnte empirisch festgestellt werden, daß Bindungsbeziehungen durch die Mitwirkung beider Beteiligter entstehen.) Ainsworths Untersuchungen dokumentieren im Grunde die Vielfalt adaptiver Strategien, die kleine Kinder entwickeln, um in den Genuß des Schutzes zu kommen, den sie in der Nähe ihrer Bindungsfiguren genießen.

Die automatischen Adaptationen eines Kindes an seine Bindungsfiguren basieren eindeutig auf Überlebensnotwendigkeiten und Instinkten. (Man erinnere sich, daß bei Neugeborenen schon zum Zeitpunkt der Geburt vom Gehirnstamm Reflexe ausgehen, die den Prozeß der Entwicklung einer Bindung einleiten.) Diese Entwicklung wird jedoch ebensosehr durch das Bedürfnis nach einem Gefühl der Sicherheit angetrieben. Weil Säuglinge noch nicht autonom ein Gefühl der Sicherheit entwickeln können, brauchen sie Bindungsfiguren, die ihnen helfen, mit ihren schwierigen Emotionen fertig zu werden.

Diese Emotionsbeeinflussung wird *Affektregulation* genannt. Das psychische Schicksal eines Säuglings (im Sinne der Bindungstheorie ob es sicher gebunden ist oder nicht) hängt größtenteils davon ab, ob und wie gut es in den ersten Beziehungen des Säuglings gelingt, seine Affekte zu regulieren. In diesem Sinne kann man adaptive Bindungsstrategien auch als Strategien der Affektregulation verstehen, die das Selbst grundlegend und umfassend formen.

Das Selbst des Kindes entwickelt sich aufgrund und im Sinne dieser Anpassungsstrategien und der spezifischen Gefühle, Gedanken und Handlungen, denen in den ersten Bindungsbeziehungen des Kindes Raum gegeben wird. Die kommunikativen Äußerungen des Kindes, die bei der Bindungsfigur eingestimmte Reaktionen hervorrufen, können integriert werden, wohingegen Äußerungen, die ablehnende, unvorhersehbare oder beängstigende (oder gar keine) Reaktionen hervorrufen, defensiv ausgeschlossen oder verzerrt werden. Was integriert wird, kann anschließend einen gesunden Reifungsprozeß durchlaufen; was nicht, bleibt in der Regel unentwickelt.

Bindungsbeziehungen sind für den Integrationsprozeß unverzichtbar.[1] Die Schwierigkeiten, derentwegen Patienten zur Behandlung kommen, beruhen gewöhnlich auf nicht integrierten und nicht entwickelten Fähigkeiten, zu fühlen, zu denken und zu anderen (und sich selbst) auf funktionale Weisen in Beziehung zu treten. Dies meinte Bowlby (1985) wohl, als er die Aufgabe des Psychotherapeuten wie folgt beschrieb: »Unsere Aufgabe ist es, den Patienten darin zu unterstützen, Gedanken zuzulassen, die zu denken seine Eltern nicht unterstützt oder ihm sogar verboten hätten; Gefühle zu erleben, die zu spüren seine Eltern ihm abgeraten oder verboten hätten; und über Aktivitäten nachzudenken, über die auch nur nachzudenken seine Eltern ihm verboten hätten« (S. 198). Die Aufgabe des Klinikers besteht, kurz gesagt, darin, die Integration zu fördern und damit die gesunde Entwicklung wieder in Gang zu bringen, wobei die emotionale Entwicklung in der Regel den Anfang bildet.

Affektregulation und Bindungsstrategien

Wie die Betreuungsperson auf die Affekte des Säuglings reagiert, ist sehr wichtig für die Identifikation der vorherrschenden – sicheren oder unsicheren – Bindungsstrategie, die der Säugling sich aneignet. Im Falle sicherer Gebundenheit tragen die Reaktionen der primären Bezugsperson dazu bei, sowohl das Leiden des Kindes zu lindern als auch seine positiven Emotionen zu stärken. Das Kind erlebt die Bindungsbeziehung dann als den Kontext, in dem Affekte wirksam reguliert werden. Es registriert eine viszerale Empfindung, die beinhaltet, daß die Verbindung zu anderen Menschen Entlastung, Behagen und Freude vermitteln kann. Außerdem wird das Gefühl registriert, daß das Selbst – indem es sein gesamtes Spektrum körperlicher und emotionaler Erlebnisse und Bedürfnisse zum Ausdruck bringt – gut, geliebt, akzeptiert und kompetent ist.

Beim Prozeß der Affektregulation wird der Säugling durch eine Art von »sozialem Biofeedback« dazu gebracht, den zunächst unwillkürlichen Ausdruck seiner Emotionen mit der Art, wie seine primäre Bezugsperson darauf reagiert, zu assoziieren. Das Kind findet also heraus, daß seine Affekte die affektspiegelnden Reaktionen hervorrufen. Dadurch lernt es im günstigen Fall einige sehr nützlicher Dinge: (1) daß es sich positiv auswirken kann, die eigenen Gefühle auszudrücken – was wiederum positive Gefühle des Kindes sich selbst und anderen gegenüber hervorruft; (2) daß es durch seine Aktivitäten auf andere Menschen einwirken kann – was bei ihm das Gefühl weckt, handlungsfähig zu sein oder Eigeninitiative entwickeln zu können; und (3) lernt es allmählich, daß *bestimmte* Affekte bestimmte Reaktionen hervorrufen – was dem Kind hilft, das Unterscheiden und später auch das Benennen von Gefühlen zu erlernen (Fonagy et al. 2002/2004). Eine sichere Beziehungsbeziehung kann somit als eine Art Schule gesehen werden, in der wir nicht nur in der frühen Kindheit, sondern während unseres ganzen Lebens lernen, Affekte wirksam zu regulieren.

Das Muster sicherer Gebundenheit, das ich soeben skizziert habe, spiegelt, was Main die *primäre Bindungsstrategie* nennt. Dieses biologisch vorprogrammierte Produkt der Evolution bringt uns alle in der frühen Kindheit dazu, die Nähe einer Bindungsfigur zu suchen, deren Affekteinstimmung es uns als Kindern ermöglicht, unsere Bezugsperson nicht nur in Gefahrensituationen als sicheren Hafen zu erleben, sondern in ihr auch eine sichere Basis zu sehen, deren Nähe uns die autonome Exploration ermöglicht. Rufen die emotionalen Signale des Kindes jedoch bei der Bezugsperson fehleingestimmte Reaktionen hervor, die das Kind davon abhalten, entweder Nähe oder Autonomie zu suchen, wird diese primäre Bindungsstrategie abgelehnt oder, genauer gesagt, so modifiziert, daß sie den speziellen Schwierigkeiten der (selbst unsicher gebundenen) Bezugsperson Rechnung trägt: Das Kind entwickelt dann eine *sekundäre Bindungsstrategie*, die entweder eine *Deaktivierung* oder eine *Hyperaktivierung* des Bindungsverhaltenssystems spiegelt. Man kann diese Strategien der frühen Kindheit auch als Vorläufer jener psychischen Abwehrmechanismen verstehen, die aufgrund der notwendigen, aber manchmal auch erfolglosen Bemühungen des Kindes entstehen, aus einer ungünstigen Situation das Beste zu machen – sich an Bindungsfiguren anzupassen, deren eigene Abwehrmechanismen ihre Fähigkeit, die Affekte des Kindes interaktiv zu regulieren, beeinträchtigen (Main 1990, 1995; Mikulincer & Shaver 2003).

Die Strategie der Deaktivierung wird bei vermeidend gebundenen Kindern wie auch bei Erwachsenen mit abweisendem mentalem Zustand hinsichtlich der Bindung beobachtet. Hyperaktivierung hingegen ist die Anpassungsstrategie von ambivalent gebundenen Kindern und Erwachsenen mit verstricktem mentalem Zustand hinsichtlich der Bindung. Desorganisiert gebundene Kinder sowie Erwachsene mit desorganisierter Gebundenheit aufgrund des Bestehens unaufgelöster Traumata können zwischen Strategien der Hyperaktivierung und Strategien der Deaktivierung schwanken.

Grundsätzlich ist eine überwiegend deaktivierende Strategie zu beobachten, wenn Eltern auf die bindungsbezogenen Affekte des Kindes aversiv reagieren. In solchen Fällen rufen die Leidensäußerungen des Kindes und sein Streben nach Nähe zurückweisende und/oder um Kontrolle bemühte Reaktionen hervor. Weisen die Eltern das Streben des Kindes nach Nähe zurück, bleibt seine emotionale Balance unsicher, wogegen Zudringlichkeit der Eltern das Kind in einen Zustand emotionaler Übererregtheit versetzen kann (Sroufe 1996). In beiden beschriebenen Fällen erhält das Kind keine Hilfe bei seinem Bemühen, mit schwierigen Gefühlen fertig zu werden – ganz im Gegenteil. Und um unter diesen Umständen die bestmögliche Bindungsbeziehung aufrechterhalten zu können, lernt es, seine Gefühle und deren Ausdruck übertrieben stark zu steuern und sich von seinen Impulsen, Nähe und Verbundenheit zu suchen, zu distanzieren.

Man könnte sich hier an zwanghafte, narzißtische oder schizoide Patienten erinnert fühlen, deren Spektrum emotionalen Ausdrucks sehr eingeschränkt ist, die den affektiven Signalen anderer gegenüber relativ blind zu sein scheinen und die aufgrund ihrer stark eingeschränkten Reaktionsfähigkeit sehr leblos wirken können – ein wenig so, als würden sie sich tot stellen. Siegel (1999/2006) hat die Auffassung vertreten, daß diese vermeidende, deaktivierende Strategie sich bei Erwachsenen in einer Tendenz zur Aktivierung der linken Hemisphäre und des parasympathischen Nervensystems spiegeln könnte.[2] Bei Patienten, die sich einer solchen Strategie bedienen, bleiben alle Emotionen, Wünsche und Befriedigungen, die mit intimen Beziehungen assoziiert werden, unintegriert. Natürlich schränkt das Vermeiden von Nähe die normale Entwicklung der Fähigkeit, tiefe Gefühle zu erleben, des sexuellen Ausdrucks, von gesunder Abhängigkeit und von Vertrauen ein.

Hingegen scheint die Hyperaktivierungsstrategie ambivalent gebundener Säuglinge auf die Sicherung von Nähe zu zielen. Um sich an Eltern anzupassen, deren Reaktion auf die kindlichen Emotionen unvorhersehbar und/oder dysfunktional ist, lernt das Kind, durch Verstärkung seiner Affekte die Wahrscheinlichkeit zu erhöhen, daß seine Eltern ihm Aufmerksamkeit schenken. Doch weil Qualität und Quantität der evozierten Aufmerksamkeit gewöhnlich nicht den Bedürfnissen des Kindes entsprechen, lernt es nicht nur, daß seine Bemühungen um Unterstützung oft nicht zum erhofften Resultat führen, sondern auch, daß es, um Trost und Geborgenheit zu genießen, permanent den Eindruck höchster Not aufrechterhalten muß. Das Kind lernt also, sein Bindungssystem ständig im aktivierten Zustand zu halten.

Die Hyperaktivierungsstrategie von Patienten, die wir als Hysteriker oder Borderline-Fälle bezeichnen mögen, könnte die ständige Sorge der Betreffenden um die wahrgenommene (frühere oder aktuelle) Unerreichbarkeit von Bindungsfiguren spiegeln, deren Zuwendung sie sich durch maximalen Ausdruck ihrer Notlage zu sichern versuchen. Unglücklicherweise versetzt die chronische Aktivierung des Bindungssystems solche Patienten in einen Zustand permanenter Hypervigilanz und führt außerdem zu einer übertriebenen Wahrnehmung vermeintlicher Gefahren – insbesondere der Gefahr, verlassen zu werden. Wie im Fall der Deaktivierungsstrategie ist auch hier der Preis, den die Betroffenen für den angestrebten Schutz zahlen müssen, sehr hoch. Weil die Hyperaktivierungsstrategie das Gefühl persönlicher Hilflosigkeit verstärkt, macht sie die Integration positiver Gefühle, die sich auf die Betreffenden selbst und andere Menschen beziehen, aus mindestens zwei Gründen unmöglich. *Erstens* bergen solche Gefühle das Risiko einer *De*aktivierung des Bindungssystem, von dem das emotionale Überleben des Patienten abhängt. Und *zweitens* unterminiert übermäßige Abhängigkeit das Selbstwertgefühl und bewirkt oft, daß genau das eintritt, was der Patient unbewußt zu verhindern versucht: daß er verlassen wird. Auch hyperaktivierende Abwehrmechanismen unterminieren die Entstehung eines echten Austauschs in Beziehungen, Autonomie im Denken oder Handeln und natürlich die Affektregulation. Darüber hinaus kann ständiges Zurückgreifen auf die Strategie der Hyperaktivierung die Schwelle für die Aktivierung des sympathischen Nervensystems herabsetzen und so die kortikale Kontrolle emotionaler Reaktionen erschweren. Dies legt nahe, daß wir verstrickt gebundenen Patienten helfen müssen, ihre emotionalen Reaktionen zu modulieren und ihre Fähigkeit im Umgang mit eigenen Emotionen zu stärken, indem sie deren Sinn zu verstehen lernen.

Die desorganisierte Bindung wird als Resultat des Zusammenbruchs der Anpassungsstrategie eines verängstigten Kleinkindes verstanden, das instinktiv die Nähe beängstigender Eltern sucht. Main (1995) führt als Indizien für das Vorliegen einer desorganisierten Bindung aber auch das sequentielle oder simultane In-Erscheinung-Treten einander widersprechender Verhaltensmuster an:

> Ein Säugling, der schlecht behandelt worden war, zeigte einen starken Ausdruck von Bindungsverhalten. (Das Kind lief mit ausgestreckten Armen weinend zu seiner Mutter, wechselte aber dann unerklärlicherweise abrupt zu vermeidendem Verhalten, indem es plötzlich stehen blieb, der Mutter den Rücken zuwandte und verstummte.) (S. 423)

Im Einklang damit steht die Auffassung, daß desorganisiert gebundene Erwachsene gelernt haben, *sowohl* deaktivierende *als auch* hyperaktivierende Strategien zu nutzen. Sie haben in ihrer Beziehung zu ihren primären Bezugspersonen häufig Traumata erlebt, die sie sowohl dazu gebracht haben, Nähe zu meiden, als auch dazu, sich davor zu fürchten, daß sie verlassen werden könnten (Mikulincer & Shaver 2003). Solche Patienten werden von widersprüchlichen Impulsen geplagt (sie meiden andere Menschen aus Angst, angegriffen zu werden, wenden sich aber andererseits aus Angst vor dem Alleinsein verzweifelt an sie), und oft erleben sie ihre Gefühle als überwältigend und chaotisch. Für Therapeuten kann es sehr nützlich sein, sich klar zu machen, daß das scheinbar selbstschädigende Verhalten solcher Patienten für ihre früheren und gegenwärtigen Versuche steht, mit widersprüchlichen Impulsen und überwältigenden Gefühlen im Interesse des Selbstschutzes so gut wie möglich fertig zu werden. Die Integration, auf die wir in solchen Fällen hinarbeiten sollten, hat viele Dimensionen, zu denen unter anderem die Integration traumatischer Erlebnisse und dissoziierter Affekte sowie die Beseitigung von Brüchen in der Selbstsicht der Betroffenen und in ihrer Sicht anderer zählen. Ob es uns gelingt, diese Integration zu erreichen, hängt von unserer Fähigkeit ab, eine immer sicherer werdende Bindung zu entwickeln – einen sicheren Hafen und eine sichere Basis –, die selbst zur primären Quelle der Fähigkeit des Patienten, bisher unerträgliche Gefühle zu ertragen, zu modulieren und zu kommunizieren, werden.

Wenn wir den Einfluß von Bindungsfiguren auf die Entwicklung ihrer Nachkommen (und im weiteren Zusammenhang den Einfluß von Therapeuten auf die Entwicklung ihrer Patienten) zusammenfassen wollen, ist es sinnvoll, sich die Sichtweisen von Fonagy und Main noch einmal zu vergegenwärtigen. Für Fonagy ist die Wirkung der Eltern auf ihre Kinder von der Qualität ihrer Fähigkeit zur Affektspiegelung und ihrer Fähigkeit, das Leid ihrer Kinder durch empathisches Verständnis übermittelnde Reaktionen zu »fassen«, abhängig sowie von ihrer Fähigkeit, mit Schwierigkeiten fertig zu werden und die entstehende intentionale Haltung des Kindes wahrzunehmen. Das Spiegeln sicher gebundener Eltern ist sowohl kontingent als auch markiert. Nicht kontingentes Spiegeln kann auf vermeidende Gebundenheit und den »Als ob«-Modus des Erlebens hindeuten; und unmarkiertes Spiegeln kann auf verstrickte Gebundenheit und den Modus psychischer Äquivalenz hinweisen. Grundsätzlich erzeugt Sicherheit ihrerseits Sicherheit, während Eltern die Defensivstrategien, die sie selbst genutzt haben, an ihre Kinder weitergeben.

Aus Mains Sicht entsteht Bindungssicherheit durch die sensiblen Reaktionen von Eltern auf den affektiven Ausdruck der Bedürfnisse des Kindes sowohl nach Nähe als auch nach autonomem Erkunden. Und Bindungsunsicherheit entsteht, wenn abweisend gebundene Eltern das Bindungsverhalten ihrer Kinder und verstrickt gebundene Eltern deren Autonomiestreben zu vereiteln versuchen. Die emotionale Grundlage solchen elterlichen Verhaltens ist nach Main das unbewußte Bedürfnis unsicher gebundener Eltern, ihren mentalen Zustand hinsichtlich ihrer Kindheitserlebnisse in ihren Beziehungen zu den eigenen Eltern aufrechtzuerhalten. (Dieses Bedürfnis könnte zumindest teilweise das Paradox erklären, daß zwar viele von uns das Handeln unserer Eltern uns gegenüber kritisch sehen, wir aber ungeachtet unserer bewußten Intentionen gewöhnlich bestimmte Aspekte des Verhaltens unserer Eltern selbst unseren eigenen Kindern gegenüber praktizieren.) Abweisend gebundene Eltern beispielsweise könnten das Streben ihrer kleinen Kinder nach Kontakt und Verbundenheit ignorieren, zurückweisen oder zu unterdrücken versuchen, weil es außerhalb ihres Bewußtseins beängstigende Anklänge an die als schmerzhaft erlebten unzulänglichen Reaktionen ihrer Eltern auf sie in ihrer eigenen Kindheit aktiviert.

Eltern wie Therapeuten können eine auf wechselseitiger Verstärkung basierende synergistische Beziehung zwischen Affektregulation und Bindung fördern. Insoweit sich Eltern auf die emotionalen Signale ihrer Kinder einstimmen können, sind sie in der Lage, effektiv auf die emotionalen Bedürfnisse ihrer Kinder zu reagieren (entweder indem sie deren Not lindern oder indem sie ihr Zusammensein mit ihrem Kind sichtlich genießen). Auf diese Weise stärken Eltern die Bindungsbeziehung zu ihrem Kind. Und weil sie von ihrem Kind zunehmend als sicherer Hafen und sichere Basis wahrgenommen werden, können sie dem Kind immer besser helfen, sein emotionales Erleben zu erschließen, zu modulieren, zu differenzieren und zu nutzen. Das Gleiche gilt für Therapeuten in ihrer Beziehung zu Patienten.

Bindungsfiguren helfen ihren »in ihrer Entwicklung benachteiligten« Partnern (Kindern bzw. Patienten), Muster der Affektregulation zu entwickeln, die Beziehungsmuster formen und von diesen geformt werden. Wenn man einem Kind hilft, seine Gefühle auszudrücken, lernt es, sich dabei wohlzufühlen, daß es weiß, wie es sich fühlt, und dies auch zeigt – was wiederum ein wichtiger Bestandteil des Knowhows für den Aufbau einer sicheren Bindungsbeziehung ist. Schores (2003/2007) Definition der Bindung als »dyadischer Emotionsregulation« unterstreicht die Auffassung, daß eine gesunde Entwicklung eine Beziehung voraussetzt, die Raum für das emotionale Erleben des Kindes (bzw. in der Psychotherapie des Patienten) schafft und es zu verstehen sucht.

Relationale Prozesse und Desiderate der Entwicklung

Der Begriff »Desiderat« bedeutet »etwas Gewünschtes, das wichtig ist« (Merriam-Webster Dictionary 2003). Ein wichtiger Aspekt der Bindungstheorie und der sie begleitenden Forschung besteht – sowohl in Zusammenhang mit der Eltern-Kind-Situation als auch im Hinblick auf die Therapie – darin, die relationalen Desiderate zu identifizieren, die mit der Entwicklung eines sicher gebundenen und integrierten

Selbst einhergehen. Dem liegt die Annahme zugrunde, daß früh im Leben entstandene Muster der Interaktion und Affektregulation innerlich als Repräsentationen verschiedenster Art registriert werden, die unsere zukünftigen Reaktionen auf Erlebtes mehr oder weniger konstant formen. Wir werden im folgenden untersuchen, wie diese Muster verinnerlicht werden, und wir werden eruieren, welche Arten von Erlebnissen einer gesunden Entwicklung am förderlichsten sind.

Bowlby hoffte, daß seine Arbeit Eltern helfen werde, ihren Kindern Beziehungen zu bieten, in denen sie sichere Gebundenheit und Resilienz entwickeln könnten. Anfangs betonte er, es sei wichtig, daß Eltern für ihre Kinder offen seien, wenn sie sich in Not fühlten. Später stellte er, Ainsworths Untersuchungen einbeziehend, die zentrale Bedeutung sensibler Reaktionen der Eltern auf die nonverbalen Signale ihrer Kinder in den Vordergrund. Bowlby war der Auffassung, Eltern müßten ihren Kindern gegenüber einfühlsam reagieren und für ihre Anliegen offen sein. Natürlich muß man sich fragen, was die Fähigkeit von Eltern oder Therapeuten, »einfühlsam zu reagieren« beinhalten könnte.

Bezogen auf Kleinkinder ist Ainsworths wissenschaftliche Arbeit besonders aufschlußreich. Babys, deren Weinen in den ersten drei Lebensmonaten bei ihren Eltern die unverzüglichsten und häufigsten beruhigenden Reaktionen auslösten, weinten im Alter von zwölf Monaten am wenigsten und strahlten die größte Sicherheit aus. (Dies sollte man bedenken, wenn man gelernt hat, man solle Babys weinen lassen.) Ainsworth wies auch auf die Bedeutung eines ausgewogenen Verhältnisses zwischen Bindungs- und Erkundungsverhalten hin und auf das »Sichere Basis«-Verhalten, das Eltern förderten, die sich mit den Bedürfnissen ihrer Kinder nach Nähe und Autonomie gleichermaßen wohlfühlten (Ainsworth et al. 1978).

Bezogen auf das Leben nach der frühen Kindheit sichtete die Bindungsforscherin Karlen Lyons-Ruth (1999) die Literatur, destillierte die empirischen Erkenntnisse heraus und faßte sie in einem Rahmen zusammen, den sie »kollaborative Kommunikation« nennt. Diese Art von Kommunikation ermöglicht es Kindern generell, Sicherheit, Flexibilität und kohärente innere Modelle der Bindung zu entwickeln. Der von Lyons-Ruth entwickelte Verständnisrahmen umfaßt vier Elemente. *Erstens* sollten primäre Bezugspersonen dem gesamten Erleben des Kindes gegenüber offen sein (also nicht nur dem Ausdruck von Leid), und sie sollten versuchen, möglichst viel darüber herauszufinden, was das Kind fühlt, will und glaubt. Diese Art von Offenheit oder Inklusionsbereitschaft fördert zweifellos die für eine gesunde Entwicklung im Sinne der Bindungstheorie so zentrale Integration. *Zweitens* sollte die primäre Bezugsperson sich bemühen, die Beziehung zum Kind zu heilen, wenn sie gestört oder anderweitig beeinträchtigt ist. Dadurch stärkt sie die Zuversicht des Kindes, daß sein verlorenes emotionales Gleichgewicht durch die Interaktion mit anderen Menschen wahrscheinlich wiederhergestellt wird. *Drittens* sollte die Bezugsperson die sich herausbildenden kommunikativen Fähigkeiten des Kindes aktiv fördern – zunächst indem sie in Worte zu fassen versucht, was das Kind in der präverbalen Phase noch nicht ausdrücken kann, und später, indem sie das Kind auffordert, etwas in seinen eigenen Worten auszudrücken. *Viertens* muß die Bezugsperson bereit sein, sich aktiv auf das Kind einzulassen, ihm in Zeiten, in denen sein Selbstempfinden und sein Verhältnis zu anderen Menschen entwicklungsbedingt auf schwankendem Boden steht, Grenzen zu setzen und ihm zu erlauben, seinen Protest zum Ausdruck zu bringen. Aufgrund dieser Bereitschaft, sich auf schwierige Auseinandersetzungen einzulassen, erlebt das Kind, daß es selbst dann mit der Bezugsperson in Verbindung bleibt, wenn es das Gefühl hat, von ihr getrennt zu sein.

Daß kollaborative Kommunikation nur möglich ist, wenn man »den Geist des anderen kennenlernt« (Lyons-Ruth 1999, S. 583), läßt an Fonagys Beobachtung denken, daß die Eltern sicher gebundener Kinder offenbar in der Lage seien, nicht nur dem Leid ihrer Kinder gegenüber Empathie zu empfinden und sich darauf einzulassen, sondern auch, deren «intentionale Haltung« zu erkennen. Dies bedeutet, daß sie auf das Verhalten ihres Kindes im Lichte der Gefühle, Überzeugungen und Wünsche reagieren, die diesem Verhalten zugrunde zu liegen scheinen. Selbst wenn das Verhalten nicht ihren eigenen Vorstellungen und Wünschen entspricht, sind solche Eltern in der Lage, so zu reagieren, als seien sie des *Kontexts*, in dem das Verhalten des Kindes als sinnvoll erscheint, gewahr. (Gewöhnlich handelt es sich um Eltern, die ein gut entwickeltes reflektierendes oder mentalisierendes Selbst mobilisieren können.)

Viele Autoren verweisen auf die Bedeutung »kontingenter Kommunikation« für Beziehungen in der Entwicklungszeit – eine Art der Kommunikation, bei der die Reaktion der Bezugsperson auf das Kind dessen emotionalem Erleben entspricht oder damit resoniert. Nach Ansicht von Trevarthen, Fonagy und anderen fungiert der Mensch vom Zeitpunkt seiner Geburt an als »Kontingenzdetektor«, dessen anfängliche Präferenz für perfekte Reiz-Reaktions-Kontingenzen sich ungefähr im Alter von drei Monaten verändert:

> Während das anfängliche Fokussieren auf perfekte Kontingenzen es dem Säugling ermöglicht, seine körperliche Existenz in der physischen Welt zu entdecken, versetzt sein späteres Fokussieren auf starke, aber unvollkommen kontingente soziale Reaktionen ihn in die Lage, sein mentales Selbst in der sozialen Welt zu entdecken (Allen & Fonagy 2002, S. 9)

Wenn die primäre Bezugsperson – subjektiv ausgedrückt – tatsächlich eine Version dessen, was das Kind erlebt, mit diesem *teilt*, ermöglicht kontingente Kommunikation dem Kind das »Gefühl, gefühlt zu werden«, wie Siegel (1999/2006, S. 170) es so plastisch beschrieben hat. Stern zielt mit seiner Idee der *Affekteinstimmung* auf etwas ähnliches und meint damit, daß das, was es einem Kind ermöglicht zu spüren, daß seine subjektiven Zustände zutreffend und mitteilbar sind, großenteils die Reaktionen der Eltern sind, in denen ihre emotionalen Erlebnisse widerhallen, allerdings – und das ist wichtig – in einem anderen sensorischen Register. Diese crossmodalen Reaktionen (das Kind quiekt vor Freude, und der Körper seiner Mutter reagiert darauf mit einer sanft schwingenden Bewegung) ermöglichen es dem Kind, sich gekannt zu fühlen – andernfalls fühlte es sich möglicherweise nur imitiert.

Kollaborativ, kontingent und affektiv eingestimmt zu kommunizieren ist das Wichtigste, was Eltern tun können, wenn sie ihren Kindern ermöglichen wollen, eine sichere Basis zu erleben. Es versteht sich wohl von selbst, daß die Förderung dieser Qualitäten der Kommunikation in einer Psychotherapie ebenso wichtig ist wie bei der Betreuung von Kindern durch ihre Eltern. Bowlby (1988) schreibt: »Wenn ein Therapeut es seinem Patienten nicht ermöglichen kann, ein gewisses Maß an Sicherheit zu empfinden, kann eine Therapie nicht einmal beginnen. Deshalb wenden wir uns zunächst der Aufgabe des Therapeuten zu, … eine sichere Basis zu schaffen« (S. 140).

Die auf Affekteinstimmung basierenden Reaktionen von Eltern oder Therapeuten, die ihrem Kind oder Patienten zu dem »Gefühl, gefühlt zu werden«, verhelfen, könnten von dem abhängig sein, was Schore (2003/2007) *»right-brain-to-right-brain communication«* (dt.: »wechselseitige rechtshemisphärische Kommunikation«, [S. 79]) nennt. Nach seiner Auffassung sind unsere Empfänglichkeit und Reaktionsbereitschaft den affektiven Signalen anderer gegenüber ein Produkt der (weitgehend dem Orbitofrontalkortex zuzuschreibenden) rechtshemisphärischen Fähigkeit, Emotionen zu verarbeiten, die nonverbal – durch den Gesichtsausdruck, den Klang der Stimme, die Haltung, die Gestik usw. – zum Ausdruck gebracht werden. Einer meiner Patienten hat dies wie folgt ausgedrückt: »Ich sage etwas, und dann sehe ich diesen Blick bei dir, und ich *weiß*, daß du weißt, was ich fühle.«

Ich glaube, daß Schore richtig liegt mit seiner Auffassung, daß ein Vater, eine Mutter oder ein Therapeut sich in einer bestimmten geistigen Verfassung befinden muß, um zu dieser Art wechselseitiger rechtshemisphärischer Kommunikation in der Lage zu sein. Er verweist in diesem Zusammenhang sowohl auf Freuds Empfehlung, der Analytiker solle aus einer Haltung »gleichschwebender Aufmerksamkeit« (Freud GW Bd. VIII, S. 377) heraus agieren, als auch auf Bions Vorstellung, Therapeuten könnten nur dann effektiv arbeiten, wenn sie Zugang zu ihrer eigenen »Rêverie« hätten. Ich kann aufgrund meiner Erlebnisse mit Patienten und mit meinen eigenen Kindern bestätigen, daß meine Fähigkeit, mich emotional auf andere Menschen einzustimmen, von meiner völligen Präsenz abhängt – davon, ob ich offen und im gegenwärtigen Augenblick verwurzelt, statt in irgendwelche Gedanken versunken oder »abwesend« bin. Bei Eltern wie Therapeuten scheinen solche empfänglichen mentalen Zustände – die ich als »achtsam« charakterisieren würde – Reaktionen hervorzurufen, die sich natürlich aus den Erfordernissen des jeweiligen Augenblicks ergeben, was auch und in ganz besonderem Maße emotionale Bedürfnisse des Kindes oder des Patienten einschließt.

Wiederholtes Erleben solcher emotional eingestimmter Reaktionen trägt zum Aufbau positiver Erwartungen bei, die sich zu immer sicherer werdenden inneren Modellen verfestigen können. Man könnte auch sagen, daß solche Erlebnisse Lektionen darüber sind, wie man eine angenehme und ihren Zweck erfüllende Beziehung aufbauen kann – zu sich selbst und den eigenen Emotionen wie auch zu anderen Menschen.

An dieser Stelle sollte klargestellt werden, daß man als Vater, Mutter oder Therapeut nicht ständig perfekt eingestimmt zu sein braucht: »Hinreichend gut« eingestimmt zu sein ist sicherlich genug. Stern (2002) hat scherzhaft, aber treffend festgestellt, es sei empirisch erwiesen, daß die besten Mütter im Umgang mit ihren Kindern mindestens alle 19 Sekunden einen Fehler machen. Sterns *Change Process Study Group* (2005), Beebe und Lachmann (2002) und viele Selbstpsychologen sind sich darin einig, daß es wichtiger ist, die unvermeidlichen Brüche in Beziehungen zu ertragen und zu heilen, als zu versuchen, sie grundsätzlich zu vermeiden. Tatsächlich sind Sequenzen von Brüchen und deren Heilung, Fehleingestimmtheit und Wiedereinstimmung wichtige Interaktionen, deren Verinnerlichung das Vertrauen darauf stärkt, daß Mißverständnisse aufgelöst werden können – und, allgemeiner formuliert, daß Leiden sich überwinden läßt, weil man es lindern kann.

Co-Kreation, Integration und Intersubjektivität

Bisher haben wir uns damit befaßt, was die Forschung uns über die verschiedenen Arten von Reaktionsweisen sagt, die der Entwicklung einer sicheren und integrierten Persönlichkeit förderlich sind. Natürlich gibt es wichtige Erkenntnisse über Haltungen und Verhaltensweisen, die sich Eltern in ihrer Beziehung zu ihren Kindern – und Therapeuten in ihrer Beziehung zu ihren Patienten – anzueignen versuchen können. Dazu zählen kontingente, affektiv eingestimmte Kommunikation (Siegel 1999/2006; Stern 1985/1992); ein von Empathie getragenes Vorgehen; die Fähigkeit, Probleme zu bewältigen; die Würdigung der »Intentionalität« des Kindes (Fonagy et al. 1995); ein Reaktionsrahmen, der das gesamte Spektrum des subjektiven Erlebens des Kindes einschließt; die Stützung *(scaffolding)* der sich herausbildenden Fähigkeiten des Kindes; und die *Bereitschaft*, nötigenfalls mit dem Kind *zu kämpfen* (Lyons-Ruth 1999).

Bei alldem sollte man jedoch im Blick behalten – wie der »kollaborative« Aspekt des von Lyons-Ruths entwickelten Verständnisrahmens kollaborativer Kommunikation impliziert –, daß eine entwicklungsorientierte Beziehung nie ausschließlich von einem der beiden Partner gestaltet wird. Deshalb wurden Kind-Eltern-Beziehungen als co-reguliert und co-kreiert bezeichnet. Die Untersuchungen von Jaffe, Beebe, Feldstein, Crown und Jasnow (2001), Tronick (1989), Sander (2002) und anderen konstatieren, daß Mutter und Kind ein dynamisches System bilden, in dem beide Partner einander in ihrem Verhalten beeinflussen. Wahrscheinlich ist es nicht bloßem Zufall zuzuschreiben, daß die Schlüsse, die bei der Erforschung der Kind-Eltern-Beziehung gezogen wurden, denjenigen klinischer »Forscher« der relational-intersubjektiven Tradition entsprechen (Mitchell 1995; Stolorow et al. 1987; Aron 1996), die »wechselseitige Beeinflussung« als generelles Charakteristikum der Interaktionen zwischen Patient und Therapeut identifiziert haben.

Natürlich wird vom Einfluß von Eltern in der Beziehung zu ihren Kindern in der Entwicklungszeit angenommen, daß er in der Regel stärker ist als der Einfluß, den Kinder auf ihre Eltern haben. Beispielsweise gibt es Studien, aus denen hervorgeht, daß eine sensible elterliche Betreuung das Verhalten kleiner Kinder, die im Alter von drei Monaten als von ihrem Temperament her »schwierig« (schwer zu beruhigen oder zu begeistern) beurteilt wurden, so verändern kann, daß diese Kinder bei einer erneuten Beurteilung im Alter von zwölf Monaten als »pflegeleicht« auffielen; umgekehrt wurde festgestellt, daß eine problematische elterliche Betreuung anfangs »pflegeleichte« Kinder in »schwierige« verwandeln konnte (Belsky, Fish & Isabella 1991). Abgesehen davon, daß der Einfluß von Eltern stärker ist als der von Kindern, haben erstere auch eine größere Verantwortung für eine förderliche Gestaltung ihrer Beziehung zum Kind, und im Idealfall sind sie in der Bewältigung dieser Aufgabe auch flexibler.

Ungeachtet dieser Unterschiede haben beide Partner eine nachhaltige Wirkung auf ihr Gegenüber, wodurch in der Interaktion beider koordinierte und einander beeinflussende Kommunikationsmuster entstehen. Eltern und Kind verfolgen die Aktivitäten der jeweils anderen Seite, wechseln einander in der Interaktion ab und spiegeln einander (oder tun dies nicht), und all dies geschieht in Form von Mustern, die für die jeweilige Dyade charakteristisch sind. Diese Muster spiegeln die affektive Einstimmung der Partner und die Qualität der kontingenten Reaktionen, die zwischen ihnen stattfinden – in welchem Maße die Reaktionen beider Partner durch die Initiativen des jeweils anderen bedingt oder darauf abgestimmt sind.

Die Forschung hat solche co-konstruierten Muster der Face-to-Face-Kommunikation zwischen Müttern und ihren Kindern beim Spiel dokumentiert. Match-Mismatch-Repair-Sequenzen spielen sich in Sekundenbruchteilen ab. Studien, bei denen Split-Screen-Videoaufnahmen genutzt wurden (wobei Gesicht und Rumpf des

Babys auf der einen Seite des Bildschirms und Gesicht und Rumpf der Mutter auf der anderen zu sehen waren), haben eine so vorzügliche Synchronie des stimmlichen und mimischen Ausdrucks dokumentiert, daß es mittlerweile möglich ist, mit Hilfe von zwölf Bildsequenzen von jeweils nur einer Sekunde Dauer die folgende Interaktion des anderen Partners vorauszusagen. Die Kinder wurden im Alter von vier Monaten während der Interaktion mit ihren Müttern aufgenommen und im Alter von zwölf Monaten mit Hilfe des Protokolls der »fremden Situation« untersucht. Besonders interessant ist die Entdeckung, daß sich Beziehungen, die eine sichere Bindung fördern, nicht durch das *Ausmaß* der bidirektionalen Koordination in der Dyade von anderen Beziehungen unterscheiden.

Eine sichere Bindung im Alter von einem Jahr wurde vorausgesagt, wenn sich das Verfolgen der Aktivität des Kommunikationspartners *(tracking)* im mittleren Bereich bewegte – so daß die Koordination zwar »vorhanden, aber nicht zwingend« war (Beebe & Lachmann 2002, S. 104) –, wohingegen eine unsichere Bindung vorausgesagt werden konnte, wenn das Verfolgen der Aktivität des Kommunikationspartners entweder sehr stark oder sehr gering war. Eine sehr starke Tracking-Aktivität schien ein exzessives Überwachen des Partners zu spiegeln, während ein geringes Tracking auf Rückzug, Hemmung oder ein schlechtes Zusammenpassen der Partner hindeutete. Demnach ist der Optimalfall, daß die kontingenten Reaktionen in der Kommunikation zwischen Säuglingen und ihren Eltern zwar markant, aber nicht »perfekt« und damit erdrückend sind. Dies ist sowohl für die Psychotherapie als auch für die elterliche Zuwendung von Interesse.

Beebe und Lachmann tragen zur Klärung dieser Implikationen bei, wenn sie die zitierte Studie im Sinne der Balance zwischen *interaktiver Regulation* und *Selbstregulation* erörtern. Im Falle interaktiver Regulation fokussiert einer der Partner auf die Reaktionen des anderen und »nutzt« sie zur Beeinflussung seiner eigenen inneren emotionalen Zustände und Erregungszustände. (Wenn beispielsweise ein Kind bemüht ist, sein Leiden zu lindern, findet es die gesuchte Linderung möglicherweise, indem es sich auf die beruhigende Stimme seiner Mutter einstimmt.) Hingegen beeinflußt die Selbstregulation emotionale Zustände und Erregungszustände durch *Abwendung* vom Kommunikationspartner und durch Wendung *nach innen* (beispielsweise wenn ein Kind seinen Blick abwendet, sich von seiner primären Bezugsperson weglehnt oder sich durch Daumenlutschen oder Schaukelbewegungen selbst beruhigt). Eine Balance zwischen interaktiver Regulation und Selbstregulation spiegelt sich in jenem mittelstarken Tracking, das auf das Vorliegen einer sicheren Bindung schließen läßt. Starkes bidirektionales Tracking hingegen zeigt eine Verzerrung in Richtung interaktiver Regulation an (eine Art zu starker Bezogenheit auf den Kommunikationspartner) und weist auf eine ambivalente oder desorganisierte Bindung hin, wohingegen geringe Tracking-Aktivität eine Bevorzugung der

Selbstregulation (schwache Bezugnahme auf den Partner) anzeigt und auf eine vermeidende Bindung hinweist.

Sich diese Erkenntnisse über interaktive Regulation und Selbstregulation zu vergegenwärtigen kann nützlich sein, wenn wir uns bemühen, unsere Patienten zu verstehen und ihnen zu helfen. In einer Behandlung verfolgen Patienten mit einer starken Neigung zur interaktiven Regulation im Gegensatz zur Selbstregulation jede unserer Reaktionen wachsam und/oder verlassen sich ausschließlich darauf, daß wir ihnen helfen, mit problematischen Gefühlen fertig zu werden. Gewöhnlich sind solche Patienten völlig auf die Erreichbarkeit ihrer Bindungsfigur fixiert (bzw. sie fürchten ständig, diese könnte unerreichbar sein). Sie verhalten sich, als hätten sie weder Hoffnung, ihr Leiden aus eigener Kraft lindern noch sich Hilfe sichern zu können, ohne ihre Schwierigkeiten anderen gegenüber allzu offensichtlich zu machen. Das Problem besteht für diese Patienten (und ihre Therapeuten) nicht in ihrer Abhängigkeit an und für sich, sondern darin, daß ihr Bedürfnis nach Nähe ihre Aufmerksamkeit so stark in Beschlag nimmt, daß sie sich kaum ein Bild von ihren eigenen Wünschen und Ressourcen machen und letztere nutzen können. Bei solchen Patienten muß man sozusagen die Fähigkeit, *in sich selbst* zu leben, reintegrieren, denn sie haben das Gefühl, daß ihr Schwerkraftzentrum außerhalb von ihnen, im Geist und in den Reaktionen anderer, liegt.

Natürlich arbeiten wir auch mit vielen Patienten, deren Verletzlichkeit auf ihrer zu stark entwickelten Fähigkeit zur Selbstregulation beruht. Meist erwecken sie den Eindruck, daß bei ihnen ein »abweisender mentaler Zustand hinsichtlich der Bindung« vorliegt, und sie treten demonstrativ eigenständig auf. Was Bowlby als »zwanghafte Eigenständigkeit« bezeichnet hat, vermittelt den Therapeuten solcher Patienten (und ihren Ehepartnern) oft das Gefühl, sie hätten nur wenig zu bieten, was die Betreffenden bräuchten und wertschätzen könnten. Ihre deaktivierende Bindungsstrategie garantiert ihnen Distanz zum Gewahrsein all jener Gefühle oder Impulse, die ihnen ihre abgeleugneten Bedürfnissen zu Bewußtsein bringen könnten, zu anderen Menschen in Kontakt zu treten. Gewöhnlich geht es in einer Psychotherapie mit solchen Patienten um Reintegration ihrer bindungsbezogenen Gefühle, Impulse und Bedürfnisse.

Die Erkenntnisse aus Studien über die Face-to-Face-Kommunikation zwischen Säuglingen und ihren Eltern stimmen mit den Resultaten der Studien von Ainsworth in Zusammenhang mit der »fremden Situation« überein. Die Erkenntnis, daß mittelstarkes Tracking für die Entwicklung eines Kindes optimal ist, entspricht Ainsworths Erkenntnis, daß eine sichere Bindung sich in einem ausgewogenen Verhältnis zwischen Nähesuchen und Erkundungsdrang, Verbundenheit und Autonomie, Bezogenheit und Selbstdefinition spiegelt. Aus den Videoaufnahmen der Face-to-Face-Kommunikation muß man schließen, daß die Entstehung einer sicheren

Bindung mit einer Qualität kontingenter Responsivität zwischen Mutter und Kind einhergeht, die zwar eine gewisse Nähe erkennen läßt, aber alles andere als perfekt ist. Diese Art von Responsivität ist ein Aspekt dessen, was es kleinen Kindern ermöglicht, zu lernen, daß ihre eigenen inneren Zustände für andere nachvollziehbar sind und sich gleichzeitig von denjenigen anderer unterscheiden.[3]

Nach meiner Auffassung zeigen die positive Wirkung eines mittelstarken Trackings und der flexiblen Balance zwischen Selbstregulation und interaktiver Regulation, wie wichtig es ist, sowohl in der Eltern-Kind-Beziehung als auch in der Psychotherapie Raum für die subjektiven Bedürfnisse beider Partner zu schaffen. »Primäre Mütterlichkeit« *(primary maternal preoccupation* – Winnicott 1965/1974, S. 109) erhöht die Wahrscheinlichkeit, daß die Mutter eine Zeitlang den subjektiven Bedürfnissen des Babys eine höhere Priorität einräumt als ihren eigenen; und natürlich fördern auch die helfende Rolle und die ethische Verantwortlichkeit, die Therapeuten normalerweise kennzeichnet, einen stärker auf die subjektiven Bedürfnisse des Patienten gerichteten Fokus. Doch perfekt eingestimmte Mütter oder Therapeuten, die ihre eigenen subjektiven Bedürfnisse völlig außer Kraft setzen oder ausklammern, sind ein Ideal, das wohl ebensowenig realisierbar wie wünschenswert ist.

Einmal abgesehen von allem anderen sind die meisten von uns gar nicht in der Lage, ihre eigenen Bedürfnisse und Grenzen im Kontakt mit einem Baby oder einem Patienten völlig auszuklammern. Wenn wir, um dies zu schaffen, unsere tatsächlichen Möglichkeiten zu sehr ignorieren, hat dies in der Regel unbeabsichtigte und gänzlich unerwünschte Folgen. Außerdem entwickeln sich unsere Kinder und Patienten nicht nur durch Erlebnisse des »Passens«, sondern auch durch solche der Getrenntheit und Unterschiedlichkeit weiter. Wie Jessica Benjamin (1990/1999) erklärt hat, resultiert die Fähigkeit, einander als separate Subjekte zu erkennen (und von anderen als solche erkannt zu werden), aus der Entdeckung dessen, daß der andere ebenso wie unsere Beziehung zu ihm Ärger und Konflikte überdauern kann. Man könnte auch sagen, daß das Erleben von Brüchen einer Beziehung und deren Heilung ein wichtiger Bestandteil jenes Prozesses ist, durch den wir lernen, die Bedürfnisse nach Eigenständigkeit und nach Bezogenheit in ein ausgewogenes Verhältnis zu bringen.

Ohne das Geben und Nehmen zweier unterschiedlicher Subjekte könnte ein Kind oder ein Patient lernen, daß »nur Raum für eine Person« da ist: für eine Stimme, einen Willen, eine Person, deren Bedürfnisse immer dominieren, eine Person, die bestimmt, was in der Interaktion geschieht. Für Menschen, die auf einen vermeidend-abweisenden mentalen Zustand fixiert sind, kann es sich so anfühlen, als gäbe es – zwangsläufig – nur Raum für sie selbst. Und Menschen in einem ängstlich-verstrickten mentalen Zustand können das Gefühl entwickeln, es gebe nur Raum für die andere Person. Eine sichere Bindung schafft Raum für beide Partner.

Die Interaktion zweier eigenständiger Subjekte – in der beide in der Lage sind, psychisch am Erleben des anderen teilzuhaben – ist die Essenz der Intersubjektivität. Stern (2004/2005) hat gesagt, wir alle seien von unseren Anlagen her für Intersubjektivität ausgerüstet. (Er weist darauf hin, daß unser Gehirn so ausgestattet ist, daß man sich eigentlich fragen müsse, weshalb wir nicht ständig mit dem befaßt seien, was andere Menschen erleben.) Offenbar sind die grundlegenden Mechanismen intersubjektiven Erlebens – Stern nimmt Bezug auf die Entdeckung der Spiegelneuronen – praktisch vom Zeitpunkt der Geburt an ein Charakteristikum des menschlichen Nervensystems. Man erinnere sich in diesem Zusammenhang an Meltzoffs (1985, 1990) Untersuchungen, die gezeigt haben, daß Säuglinge schon 42 Minuten nach dem Verlassen des Mutterleibs die Mimik eines erwachsenen Vorbilds nachahmen. Haben sie beobachtet, daß ein Erwachsener die Zunge herausstreckt, versuchen sie, dies selbst auch zu tun. Schon lange bevor sie etwas über [den Unterschied zwischen] sich selbst und andere[n] wissen, können Babys offenbar eine Verbindung zwischen dem, was sie auf dem Gesicht eines anderen Menschen *sehen*, und dem, was sie selbst *spüren*, herstellen. Diese crossmodale Einstimmung deutet auf die Existenz einer erstaunlich früh auftauchenden Fähigkeit, zwischen sich selbst und anderen eine Beziehung herzustellen.

Diese rudimentäre Beziehungsfähigkeit – ein Vorläufer differenzierterer Formen von Intersubjektivität – ist wahrscheinlich jenem Konglomerat hirnstammbasierter Reflexe zuzuschreiben, die das Bindungs- und das Fürsorgesystem aktivieren, wodurch unsere ersten engen Beziehungen zu jenen wichtigen Schmelztiegeln der Entwicklung werden, die sie für uns sind. Nicht nur in der Kindheit, sondern während unseres ganzen Lebens bildet unsere Interaktion mit Menschen, die uns nahestehen und auf die wir bauen, den entscheidenden Kontext für unsere psychische Entwicklung und für Veränderung. Tronick (1998) hat die Auffassung vertreten, daß sowohl die Kind-Eltern- als auch die Patient-Therapeut-Beziehung die Entwicklung ermöglichen, indem sie »dyadisch erweiterte Bewußtseinszustände« (S. 290) generieren. Dies ist eine Variante der von klinischen Theoretikern der Intersubjektivität (Bollas, Mitchell, Stolorow) und Bindungsforschern (Fonagy, Lyons-Ruth) geteilten Auffassung, daß wir nur mit Hilfe des Geistes eines anderen Menschen unseren eigenen Geist kennenlernen und »wachsen« lassen können.

Durch die Arten co-kreierter, co-regulierter intersubjektiver Interaktion, durch die eine sichere oder unsichere Bindung entstehen kann, lernen Kinder sowohl, eine Beziehung zu unterhalten, als auch, ihre Emotionen zu regulieren. Ebenso können unsere Patienten im intersubjektiven Zusammenhang der therapeutischen Interaktion lernen, eine bessere Beziehung zu anderen Menschen und zu ihren eigenen Gefühlen zu entwickeln. Der Schlüssel zum angestrebten Resultat ist in beiden Fällen die Qualität der affektiven Kommunikation in der Beziehung.

In welchem Maße ermöglicht diese Art von Kommunikation den Partnern, sich so in Einklang zu bringen, daß sie ein Gefühl gegenseitigen Erkennens und des »Zusammenpassens« erleben? Auf welche affektiven Signale des Kindes (oder des Patienten) reagieren die Eltern (oder der Therapeut) eingestimmt und kollaborativ? Und welche affektiven Signale werden von ihnen ignoriert, mißverstanden oder zurückgewiesen? Oder, allgemeiner gefragt: Wie groß ist der Behälter für affektive Kommunikation und affektives Erleben, den eine bestimmte Beziehung liefert? Um noch einmal auf Bowlby, Main und Stern zurückzukommen: Was in Bindungsbeziehungen seinen Platz findet, kann das Individuum auch integrieren.

ANMERKUNGEN

1. Im Prozeß der Integration sind entwicklungsbezogene Erlebnisse des In-Beziehung-Tretens, Fühlens und Denkens eng miteinander verbunden und beeinflussen einander. Beispielsweise gilt: »Wenn einem Menschen nicht geholfen wurde, starke Gefühle zu integrieren, kann bei ihm das Handeln an die Stelle des Denkens treten« (Hobson 2002, S. 175).
2. Siegels Vorstellung ist hier deshalb nützlich, weil sie sowohl die »Defizite« des vorherrschend vermeidend-abweisenden Patienten hervorhebt als auch die unentwickelten Fähigkeiten, denen in einer Therapie Aufmerksamkeit geschenkt werden muß, damit es jemals gelingt, sie zu reintegrieren. Aus neurowissenschaftlicher Perspektive muß sich ein Therapeut solchen Patienten gegenüber eines Ansatzes bedienen, der ihnen hilft, den Input der Emotionen berücksichtigenden, holistisch orientierten rechten Hemisphäre zu erschließen – von dem sie manchmal abgeschnitten zu sein scheinen.
3. Mehrere Studien haben ergeben, daß zwischen der Entstehung einer vermeidenden Bindung und einer sehr hohen Tracking-Frequenz der Mutter gegenüber dem Säugling eine Korrelation besteht, wobei das Kind in solchen Fällen reagiert, als versuche es der Aufmerksamkeit der Mutter zu entfliehen: Dieses Interaktionsmuster wurde *»chase and dodge«* (»jagen und ausweichen« – Beebe & Lachmann 2002, S. 111) genannt. Offensichtlich benötigen Säuglinge – so wie die meisten von uns – einen gewissen Raum. Demnach beinhaltet sensible Responsivität die Einstimmung auf die Bedürfnisse des Kindes nach Selbstregulation und »offenem Raum« (Sander 1980) ebensosehr wie nach interaktiver Regulation und nach der dadurch geförderten Verbundenheit.

TEIL 3 | Von der Bindungstheorie zur klinischen Praxis

Wie wir gesehen haben, sind Bindungsbeziehungen der für die menschliche Entwicklung wichtigste Kontext. Nonverbales, affektives Erleben im Rahmen einer Bindungsbeziehung bildet den Kern des Selbst. In diesem Kontext wird auch die Haltung des Selbst zum Erleben geformt, das seinerseits einen entscheidenden Einfluß auf die Entwicklung hat, insbesondere im Falle ungünstiger Umstände. Dies sind die Erkenntnisse der bindungstheoretischen Forschung, welche die wichtigsten Implikationen für die Psychotherapie haben.

Weil unsere ersten Beziehungserlebnisse hauptsächlich im außersprachlichen Bereich stattfinden, werden unsere wichtigsten Internalisierungen früher Beziehungen als Repräsentationen, Regeln und Modelle registriert, die nicht sprachlich abrufbar sind. Diese schwer zugänglichen Repräsentationen können später nur dann modifiziert werden – um alte innere Modelle zu revidieren –, wenn es gelingt, sie erneut zu erschließen, indem man sie experientiell aktiviert. In einer Therapie werden Repräsentationen, die ein Patient verinnerlicht hat, oft nur zugänglich, wenn sie über andere als verbale Kanäle kommuniziert werden. Deshalb ist es unverzichtbar, sich mit den Bereichen des Präverbalen, Nonverbalen und Paraverbalen zu befassen – sowohl um zu verstehen, was der Patient in seinen ersten Beziehungen gelernt hat, als auch um die Umwandlung des früh Erlernten zu fördern, wozu es in der neuen Beziehung des Patienten zum Therapeuten kommen kann. Dies ist das Thema von Kapitel 8.

Während Bowlby den starken Einfluß der Realitäten früher Bindungserlebnisse auf die Entwicklung hervorhob, zeigten Main und Fonagy, daß die Haltung des Selbst dem früheren und gegenwärtigen Erleben gegenüber letztlich noch größeren Einfluß haben kann. In dem Maße, wie wir Dinge nicht nur erleben, sondern auch darüber reflektieren können, wird unser Gefühl der eigenen Sicherheit, unsere Flexibilität und unsere innere Freiheit deutlich verstärkt. Jenseits einer reflektierenden Haltung, die es uns ermöglicht, die Gewahrseinsinhalte (Gefühle, Gedanken usw.) zu verstehen, liegt eine achtsame Haltung, die uns ein ruhiges und weiträumiges Gewahrsein des Gewahrseins erschließen kann. Entsprechend unserer Achtsamkeit können wir umfassender präsent sein, besser in der Lage, von unserem inneren Zentrum aus zu leben, und weniger anfällig für die Verwechslung unserer unsteten Gefühle und Gedanken mit unserem Sein. Kapitel 9 erläutert, wie sich im Rahmen einer Psychotherapie und im Alltagsleben die Haltung des Selbst zum Erleben im Sinne einer verbesserten Reflexionsfähigkeit und eines Zuwachses an Achtsamkeit verändern läßt.

Um das nonverbale Erleben unserer Patienten erschließen und ihre Fähigkeit zur Reflexion und Achtsamkeit zu stärken, müssen wir Ressourcen nutzen, die außerhalb des Bereichs der Bindung zu finden sind, weil die Bindungstheorie keine explizit klinische Theorie ist. Zentral unter diesen Ressourcen ist die klinische Forschung, die sich der Intersubjektivität und der relationalen Theorie widmet – ein Behandlungsansatz, der zur Erfüllung des klinischen Versprechens der Bindungstheorie viel beitragen kann, wie ich in Kapitel 10 erklären werde.

8 Nonverbales Erleben und das »ungedachte Gewußte«

Erschließen des emotionalen Zentrums

Bowlby (1988) zitiert in seinem letzten Buch über die Bindung Freud, der über die typische Reaktion des Patienten, wenn er merkt, daß er etwas »vergessen« hat, schreibt: »Wenn der Patient von diesem ›Vergessen‹ spricht, versäumt er selten, hinzuzufügen: ›Das habe ich eigentlich immer gewußt, nur nicht daran gedacht‹« (Freud, GW X, S. 127 f.). Vielleicht hat Christopher Bollas (1987), der den einprägsamen Ausdruck »das ungedachte Gewußte« *(»the unthought known«)* geprägt hat, auch diese Passage aus Freuds Werk gelesen.

Was wir »wissen«, woran wir aber nicht denken (können), ist auch das, worüber wir nicht reden können. Nicht verbalisiertes Wissen hat sehr großen Einfluß, weil es außerhalb des Bewußtseins bleibt, und es spielt sowohl in einer Psychotherapie als auch in der Kindheit eine wichtige Rolle.

Auch wenn klar sein dürfte, daß das therapeutische Gespräch immer aus mehr als nur Worten besteht, halte ich es für notwendig zu erklären, warum es unverzichtbar ist, sich mit dem Bereich des Nonverbalen zu beschäftigen: *Erstens* wird die zentrale klinische Bedeutung dieses Bereichs nicht allgemein anerkannt oder richtig verstanden, und *zweitens* kann die gesprochene Sprache eine stark hypnotische Wirkung haben. Wenn wir uns nicht klar machen, daß unter den Worten, die wir in einer Therapie wechseln, ein wichtiger Strom des Erlebens fließt, der den Kontext enthält, welcher den Worten zugrunde liegt, besteht die Gefahr, daß die Worte unsere Aufmerksamkeit völlig in Beschlag nehmen. In diesem in seinen Grundlagen emotionalen und relationalen, anfangs nicht artikulierten Erleben finden wir die besten Ansatzpunkte für therapeutische Veränderung.

Nachdem ich erläutert habe, welche Bedeutung der nonverbale Subtext hat, werde ich erklären, wie wir ihn verstehen könnten. Im Anschluß daran wende ich mich der Forschung und Theorie zu, die uns die klinischen Werkzeuge an die Hand geben, mit denen wir an der nonverbalen Dimension des Erlebens – und insbesondere des frühen Erlebens – arbeiten können, deren zentrale Bedeutung uns die Bindungsforscher nahegebracht haben.

Eine kurze Zusammenfassung wissenschaftlicher Erkenntnisse, die für die Fokussierung auf das nonverbale Erleben sprechen

Mindestens zwei Erkenntnisse der Bindungsforschung legen nahe oder gebieten sogar, die Aufmerksamkeit auf Dinge zu richten, die unsere Patienten erlebt haben, aber nicht in Worte fassen wollen oder können. *Erstens* spricht dafür die in zahlreichen Beobachtungen und Langzeitstudien der Bindungsforschung (siehe Main et al. 2005) immer wieder auftauchende Erkenntnis, daß wir viele der wichtigsten und dauerhaftesten Lektionen darüber, wer wir in Beziehung zu anderen sind, bis zum Alter von zwölf Monaten lernen – möglicherweise sogar noch früher, wenn die Split-Screen-Studien von Müttern und ihren vier Monate alten Kindern halten sollten, was sie zu leisten versprechen (Jaffe et al. 2001; Beebe et al. 2000). Es gibt deutliche empirische Belege dafür, daß die Grundlagen unserer inneren Modelle – und der in diesen enkodierten habituellen Bindungs- und Emotionsregulierungsstrategien – schon lange vor dem Erwerb der Sprachfähigkeiten gefestigt sind.[1] Diese Erkenntnisse liegen Schores (2003/2007) Äußerung »Der Kern des Selbst ist somit nonverbal und unbewußt und ist eingebettet in die Matrix der Affektregulation« zugrunde (dt. S. 43). Weil das präverbale Erleben die Basis für die Entwicklung der Person bildet, ist es unverzichtbar, in einer Psychotherapie für den Nachhall und die Elaboration solchen Erlebens Raum zu schaffen.

Zweitens ist für Eltern-Kind-Beziehungen, welche die Entwicklung einer sicheren Bindung am besten fördern, *Inklusion* charakteristisch (Lyons-Ruth 1999; Bowlby 1988), was bedeutet, daß die Eltern dem vollständigen Spektrum subjektiven Erlebens des Kindes möglichst viel Raum geben. Um in einer therapeutischen Beziehung in einem ähnlich starken Maße Inklusion zu ermöglichen – indem wir dem Erleben des Patienten soviel Raum geben, wie wir können –, müssen wir nicht nur beachten, was ein Patient uns verbal mitteilt, sondern auch darauf, was er uns auf andere Weisen erkennen läßt. Bowlbys Theorie, nach der das Kind nur integriert, was seine Bindungsbeziehungen zu fassen vermögen, impliziert, daß das Kind die Gedanken, Gefühle und Verhaltensweisen, die seine Bindungsbeziehungen beeinträchtigen könnten, aus dem Gewahrsein verbannt – was zur Folge hat, daß dieselben nicht nur unentwickelt bleiben und nicht integriert werden, sondern oft auch nie verbalisiert werden können. Deshalb müssen wir als Therapeuten darauf achten, was nonverbal kommuniziert wird, um Erlebnisse erschließen und einbeziehen zu können, welche in den ursprünglichen Bindungsbeziehungen des Patienten ausgeschlossen waren. Um zu integrieren, was dissoziiert oder ausgeschlossen war, um Gefahren abzuwehren, müssen wir erschließen, was der Patient bisher nicht ausgesprochen, nicht gedacht und vielleicht sogar nicht einmal gefühlt hat.

Die neurowissenschaftliche Forschung bestätigt die These der Bindungsforschung, daß es für Patienten aus *entwicklungsphasenbedingten* Gründen (die Erlebnisse liegen vor dem Erwerb der Sprachfähigkeiten) oder aufgrund des Bemühens, Gefahren abzuwehren (es war nicht möglich, über das Erlebte nachzudenken, es zu spüren oder darüber zu reden, ohne wichtige persönliche Beziehungen zu gefährden), unmöglich sein kann, wichtige Erlebnisse verbal zu beschreiben. Zweifellos gibt es sowohl neurophysiologische als auch psychodynamische Barrieren, die den sprachlichen Ausdruck prägender (und insbesondere traumatischer) Erlebnisse unmöglich machen können (Fonagy 2001/2003). Untersuchungen über die neuronale Entwicklung haben ergeben, daß die Gehirnzentren, welche die Sprache (linker Kortex, Broca-Areal) und das autobiographische Gedächtnis (insbesondere der Hippocampus) vermitteln, erst im Alter zwischen 18 und 36 Monaten einsatzbereit sind – was den immer wieder formulierten Befund der »infantilen Amnesie« erklärt. Außerdem behindern überwältigende Emotionen der Art, wie Traumata sie hervorrufen, die Funktionsfähigkeit der genannten Hirnstrukturen. Offensichtlich haben wir zu vielen Erlebnissen, die uns besonders stark prägen, keinen sprachlichen Zugang, entweder weil wir sie in einer Zeit hatten, in der wir noch nicht in der Lage waren, sie sprachlich zu enkodieren, oder weil diese Möglichkeit aufgrund von überwältigenden schmerzhaften Emotionen zeitweise außer Funktion war.

Patienten, die unter einer Posttraumatischen Belastungsstörung (PTBS) leiden – und die aufgrund dessen von einem chaotischen Durcheinander belastender Emotionen, somatischer Empfindungen, Bilder und Impulse überflutet werden –, fehlt es an den sprachlichen Möglichkeiten, ihrem bruchstückhaften multisensorischen Erleben einen Sinn zu geben oder es in einen Kontext zu stellen.[2] Traumata, die das Broca-Areal und den Hippocampus »abschalten«, können als Ursache wie auch als Resultat einer »emotionalen Entführung« (Goleman 1995/1995) verstanden werden, wobei die Amygdala mit ihren Verbindungen zur affektiv orientierten rechten Gehirnhälfte den Hippocampus und die mit ihm assoziierten Fähigkeiten, traumatische Erinnerungen zu enkodieren, abzurufen und zu kontextualisieren, überwältigt.[3]

Die Tatsache, daß Traumata die soeben beschriebene Wirkung entfalten, hat Implikationen für unsere Arbeit mit vielen, wenn nicht gar den meisten Patienten. Van der Kolk (1996/2000) vertritt die Auffassung, daß Traumata einen somatischen und sensorischen Eindruck hinterlassen, und empfiehlt, mit Hilfe von Körperempfindungen Erlebnisse zu erschließen, die Patienten verbal nicht ausdrücken können. Zwar wendet er sich mit seinen sehr nützlichen Empfehlungen ausdrücklich nur an Therapeuten, die Patienten mit PTBS behandeln, doch angesichts der Tatsache, daß traumatisierte Patienten keineswegs nur eine sehr kleine Gruppe bilden, würde ich den Geltungsbereich seiner Empfehlungen weiter fassen.

Weil Kinder völlig von ihren Bindungspersonen abhängig sind, können chronische Fehleingestimmtheit, Depression und Wut ihrer Betreuer auf sie schon an und für sich traumatisch wirken. In diesem Sinne hat Schore (2002) von einem »relationalen Trauma« gesprochen, das durch Erlebnisse desorganisierter Gebundenheit entsteht und zu Borderline-Störungen und psychotischen Störungen führen kann. Im übrigen bin ich der Meinung, daß viele unserer Patienten (und viele von uns) unter den vom Psychoanalytiker Phillip Bromberg (1998a) so genannten »Inseln« des Traumas – und der Dissoziation – leiden, deren Wirkung und Bedeutung sich zunächst nicht in Worte fassen läßt. Therapeuten müssen Möglichkeiten finden, an solchen traumatischen Erlebnissen zu arbeiten, um deren destruktive Wirkung zumindest abschwächen zu können.

Neben den Erkenntnissen aus den Bereichen der Bindungsforschung, Neurobiologie und Traumaforschung liegen auch aus dem Bereich der Kognitionswissenschaft Erkenntnisse vor, die bestätigen, daß Therapeuten sich in einer solchen Therapie mit den nonverbalen Erlebnissen des Patienten beschäftigen müssen. Die Kognitionswissenschaft hat entdeckt, daß das Gedächtnis aus zwei deutlich unterschiedlichen Gedächtnissystemen besteht – dem expliziten und dem impliziten Gedächtnis. Die wichtigsten Details darüber nun im Telegrammstil: Das explizite Gedächtnis entspricht ungefähr unserem alltagssprachlichen Verständnis des Begriffs »Gedächtnis«. Aus ihm können wir bewußt Erinnerungen abrufen und darüber reflektieren; was in diesem Gedächtnissystem gespeichert wird, ist verbalisierbar und symbolisch, und sein Inhalt besteht aus Informationen und Vorstellungsbildern. Das implizite Gedächtnis hingegen ist nonverbal, nicht-symbolisch, unbewußt und der bewußten Reflexion nicht zugänglich. Es speichert emotionale Reaktionen, Verhaltensmuster und Fertigkeiten. Das implizite Gedächtnis birgt »wissen wie«, nicht »wissen daß«.

Das implizite Gedächtnis wird manchmal auch »frühes Gedächtnis« genannt, weil es schon im Mutterleib[4] funktionsbereit ist, und ursprünglich wurde es prozedurales Gedächtnis genannt (weil es Prozeduren oder Verfahrensweisen speichert – beispielsweise wie man tanzt oder Fahrrad fährt oder sich in einer Beziehung verhält –, die sich nicht in Worten ausdrücken lassen). Sein Charakteristikum ist *Vertrautsein* im Gegensatz zu *Sich-Erinnern* (Rückbesinnung). (Man hört zwar oft, das Fahrradfahren vergesse man nie, doch im Grunde »erinnert« man sich nie daran, wie man Fahrrad fährt: Die Fertigkeit ist uns so vertraut, daß wir sie einfach ausführen; dieses »wissen, wie« man Fahrrad fährt, veranschaulicht die Funktionsweise des impliziten Gedächtnisses.) Die wichtigsten impliziten Erinnerungen beinhalten Verfahrensweisen für das Zusammensein mit anderen Menschen und das Alleinsein mit sich selbst. Insgesamt machen diese erinnerten Prozeduren das so genannte *implizite relationale Wissen* (Lyons-Ruth 1998; Stern et al. 1998) aus.

Implizites Wissen kommt weniger in dem, was wir sagen, zum Ausdruck als vielmehr darin, wie wir uns verhalten, was wir fühlen, wie wir uns benehmen und was wir von Beziehungen erwarten. In der Regel entzieht sich dieses Wissen der Reflexionsfähigkeit – nicht weil wir es nicht ertragen können zu wissen, sondern weil sich das, was wir wissen, implizit niedergeschlagen hat und sich sprachlich nur schwer abrufen läßt.[5]

Das implizite prozedurale Wissen bildet die Grundlage des inneren Modells. Bindungsforscher haben festgestellt, daß es sich schon früh im Leben als Funktion der Qualität unserer ersten Beziehungen niederschlägt und bis ins Erwachsenenalter weiterbesteht (und Veränderungen in den Bindungsbeziehungen verhindert). Beispielsweise kann ein kleines Kind implizit erkennen, daß es seine Mutter durch sein Weinen schnell dazu bringt, es zu beruhigen, und dieses primäre Wissen wird dann zur dauerhaften Erwartung, daß das Kind im Bedarfsfall Unterstützung erhalten wird. Allerdings haben viele unserer Patienten sehr problematische frühe Interaktionen erlebt, die sich implizit als entsetzliche Vorstellung von sich selbst und anderen verfestigt haben, die sie nicht leicht zum Ausdruck bringen und deren Reinszenierung sie nicht verhindern können, oft zu ihrem eigenen Schaden.

Als paradox kann man vielleicht bezeichnen, daß eben diese unsinnigen Enactments, wenn sie sich im Rahmen einer Psychotherapie ereignen, eine wertvolle Ressource sein können, da sie es uns ermöglichen, jene außersprachlichen inneren Repräsentationen aufzugreifen und umzuwandeln, die unsere Patienten in der Vergangenheit gefangen halten. Doch um Patienten auf diesen nonverbalen Ebenen erreichen zu können, müssen Therapeuten in der Lage sein, den nicht verbalisierten Subtext des therapeutischen Gesprächs zu erfassen.

Die Sprache des Nonverbalen verstehen

Die Worte, die in einer Psychotherapie gewechselt werden, bewegen sich sozusagen auf dem Fluß nonverbaler Kommunikation zwischen Patient und Therapeut. Der Strom gesprochenen Dialogs – was angesprochen wird und wie tiefgehend und was nicht – wird größtenteils von den emotionalen und relationalen Strömungen unter der Oberfläche der therapeutischen Interaktion bestimmt. Diese Unterströmungen beeinflussen das Erleben des Patienten und des Therapeuten auf eine ähnliche Weise, wie das Erleben des Kindes und seiner primären Bezugsperson durch die Qualität ihrer (zwangsläufig) nonverbalen Kommunikation beeinflußt wird.

Zwischen den nonverbalen Verhaltensweisen, die für die Interaktionen zwischen Eltern und Kind in der frühen Kindheit und für die Interaktionen zwischen Erwachsenen charakteristisch sind, besteht erstaunliche Ähnlichkeit (Beebe & Lachmann

2002). Untersuchungen über diese frühesten Muster präverbaler Kommunikation und ihre Parallelen später im Leben lassen einige der Arten erkennen, auf die wir – unausweichlich und meist ohne es bewußt wahrzunehmen – diejenigen, mit denen wir interagieren, beeinflussen und von ihnen beeinflußt werden. Die Qualität dieser nonverbalen Interaktionen entscheidet großenteils darüber, wie Bindungsbeziehungen auf die sich entwickelnde Person wirken, in der Kindheit wie in einer Psychotherapie.

Gesichtsausdruck und Stimmklang, Haltung und Gestik, Rhythmen und Konturen der Sprache und des Verhaltens – aus diesen Elementen besteht, was im Grunde ein Medium der Kommunikation von Körper zu Körper ist. Wenn diese Art von Kommunikation in der frühen Kindheit stattfindet, kann sie als Gespräch zwischen dem somatischen/emotionalen Selbst des Babys und dem somatischen/emotionalen Selbst der primären Bezugsperson verstanden werden – oder, aus neurowissenschaftlicher Perspektive, als »Konversation zwischen zwei limbischen Systemen« (Buck 1994, zitiert in Schore 2003/2007, S. 77). Thema dieses Gesprächs sind hauptsächlich die inneren Zustände des Kindes – insbesondere seine Emotionen und Intentionen. Während sich das Gespräch mittels des körperlichen Ausdrucks innerer Zustände entfaltet, lernt das Kind über sich und andere Menschen: Was sind seine eigenen Emotionen? Werden andere sie erkennen und auf sie eingehen? Wird es »funktionieren«, wenn es die Initiative ergreift – unabhängig oder auf die Hilfe anderer gestützt –, um die eigenen inneren Zustände zu beeinflussen?

Es folgt ein Bericht (Sander 2002) über eine Videoaufzeichnung der Interaktion eines acht Tage alten Babys, das, nachdem es in den Armen seiner Mutter quengelig geworden ist, seinem Vater übergeben wird:

> Man sieht den Vater kurz auf das Gesicht des Kindes hinabblicken. Merkwürdigerweise schaut das Baby in der gleichen Sequenz zum Gesicht seines Vaters auf. Dann bewegt sich der linke Arm des Babys, der über den linken Arm des Vaters hinabgehangen hatte, aufwärts. Erstaunlicherweise bewegt sich im gleichen Moment auch der rechte Arm des Vaters, der an der Seite seines Körpers herabgehangen hatte, empor. Bild für Bild bewegen sich die Hand des Babys und die Hand des Vaters simultan aufwärts. Als sie schließlich über dem Bauch des Babys zusammentreffen, greift die linke Hand des Babys nach dem kleinen Finger der rechten Hand des Vaters. In diesem Moment schließen sich die Augen des Kindes, und es schläft ein, während der Vater weiter redet, als hätte er das kleine Wunder der Synchronizität hinsichtlich der Spezifität in Zeit, Ort und Bewegung, das in seinen Armen stattgefunden hat, gar nicht bemerkt. (S. 20)

In diesem »aktiven Dialog« der Mimik und der Körperbewegungen – begleitet vom »Schlaflied« väterlichen Redens – ist eine erlesene relationale Choreographie zu erkennen. Das Baby teilt seine Bedürfnisse, beruhigt zu werden und zu schlafen, nonverbal mit und ruft dadurch bei seinem Vater eine Reihe unbewußt koordinierter und eingestimmter Reaktionen hervor. Wir könnten nun schließen, daß sich ein solches Erlebnis der Eingestimmtheit als winziger, aber prägender Einfluß auf das heranreifende implizite Wissen des Babys über sich selbst in Beziehung zu anderen niederschlägt.

Eine vergleichbare nonverbale Choreographie beeinflußt das Erleben eines Patienten in der Psychotherapie und verändert sein entstehendes Empfinden seiner selbst in Beziehung zu anderen Menschen – im Idealfall zum Bessern. Beispielsweise fiel mir vor nicht allzu langer Zeit während eines Gesprächs mit einem Patienten – nennen wir ihn Eliot –, der seit einigen Monaten zu mir kam, auf, daß meine Stimme lauter als normalerweise klang und daß ich schneller als gewöhnlich sprach. Mir wurde klar, daß ich mich zu stimulieren versuchte, um nicht der Schläfrigkeit zu erliegen, deren ich in diesem Moment gewahr wurde. Nachdem ich mich innerlich gefragt hatte, was da wohl vor sich ging (eine Selbstuntersuchung, die zweifellos durch meine schläfrige Verfassung beeinträchtigt wurde), beschloß ich, mir Eliots Teilnahme zu sichern.

Ich informierte ihn über mein Erlebnis, und es stellte sich heraus, daß auch er sich schläfrig gefühlt hatte – daß er aber abgesehen davon emotional »weggetreten« war, sich von mir zurückgezogen und (so nannte er selbst es) »dissoziiert« hatte. Dies sei, so erklärte er, seine normale Reaktion, wenn er Angst, Wut oder Verzweiflung empfinde. Er offenbarte, er habe sich von mir bedrängt gefühlt – mein Stuhl stand für sein Empfinden zu nah bei ihm, als daß er sich hätte wohlfühlen können; ich lehnte mich zu stark vor; ich redete zuviel. Man beachte, daß dieses Unbehagen nur ans Licht gekommen war, weil ich auf mein eigenes nonverbales (genauer gesagt *para*verbales) Verhalten und Erleben hingewiesen hatte, woraufhin sich herausstellte, daß auch Eliots zunächst nicht offenbartes Unbehagen in den physischen Gegebenheiten unserer Beziehung wurzelte.

Die Untersuchung des nonverbalen Subtexts der Situation hatte für die Therapie positive Auswirkungen, die mit mehreren der bereits früher erwähnten wünschenswerten positiven Entwicklungen zusammenhingen. Hinsichtlich der Inklusion gelang es uns, in unserer Beziehung Dingen Raum zu geben, die Eliot vorher hatte ausklammern müssen: belastende Gefühle, die sich auf mich (und andere) bezogen, wobei es um Abgrenzungsprobleme, Nähe, Sicherheit und Selbstdefinition ging – ganz zu schweigen von seiner dem Selbstschutz dienenden Dissoziation. Hinsichtlich der Eingestimmtheit brachte mich die Kenntnis dessen, wie leicht Eliot sich bedrängt fühlte, dazu, mich zurückzuziehen und meine starke Präsenz zu verringern, was bewirkte, daß er sich sicherer fühlte, mir näher und besser in der Lage, seine Therapie selbst zu gestalten. Insgesamt ermöglichten meine anfängliche Interaktion und die anschließenden Anpassungen meinem Patienten, die Heilung eines Bruches in der Beziehung zu erleben – ein Erlebnis der »Fehlabstimmung und Reorganisation« (Schore 2003/2007, S. 159) –, was für uns beide sehr bewegend war.

Mir erscheint es als plausibel, daß sich dies wie im Falle der Episode des Babys mit seinem Vater auch bei diesem Patienten innerlich niederschlagen wird. Obwohl ich anders als das Baby und sein Vater bei der Kommunikation mit Eliot natürlich den Vorteil hatte, bei unseren gemeinsamen Bemühungen um Einstimmung Worte nutzen zu können, vermute ich, daß weniger der Inhalt unseres verbalen Austauschs als vielmehr der Beziehungsprozeß auf den Patienten wirkte. In diesem fand ich durch das anfängliche Fokussieren auf meine Stimme und meinen Körper eine Möglichkeit, die Emotionen, die Eliot zuvor nicht hatte artikulieren können, zu erschließen und sinnvoll darauf zu reagieren. Im nonverbalen Subtext verwurzelt, könnte unser gemeinsames Erleben – ein Erleben, das inklusiver, kollaborativer und besser auf die Bedürfnisse des Patienten eingestimmt war, als man aufgrund seiner Geschichte erwartet hätte – zu einer Veränderung seines »impliziten relationalen Wissens« beigetragen haben.

Wie ich erklärt habe, ist diese Art impliziten Wissens immer sehr einflußreich und läßt sich meist nur schwer in Worte fassen. Natürlich können die präverbalen und traumatischen Ursprünge impliziten Wissens sprachlich kaum rekonstruiert werden. Aber woran wir uns nicht explizit erinnern können – und was wir nicht in Worte fassen können –, gelangt fast immer auf andere Weise zum Ausdruck.

In diesem Zusammenhang möchte ich folgenden kurzen Merksatz vorstellen: *Was wir nicht verbalisieren können, bringen wir in unserem Umgang mit anderen zum Ausdruck, um es in ihnen zu evozieren und/oder um es zu verkörpern.* Bevor wir stärker ins Detail gehen, möchte ich das, was mir vorschwebt, veranschaulichen, indem ich noch einmal kurz auf mein Erlebnis mit Eliot eingehe.

Eliot spielte mit mir ein Szenario durch, das ihm einerseits nur zu vertraut und für ihn andererseits unmöglich zu erkennen – oder zu beanstanden – war, während es sich entfaltete. In diesem von uns gemeinsam gestalteten Enactment stellte ich fest, daß ich schnell und laut sprach, als wollte ich die betäubende Stille übertönen, die zwischen uns in der Luft zu liegen schien. Erst als ich Eliot über meine Schläfrigkeit informierte, wurde mir klar, wie frustriert ich mich in meinen Bemühungen gefühlt hatte, eine Wirkung auf ihn zu erzielen. Eliot selbst hatte anfänglich nur gemerkt, daß ich ungeschickt versucht hatte, in seinen physischen und mentalen Raum einzudringen. Doch während wir miteinander sprachen, trat er allmählich zu seiner schuldbewußten Wut in Kontakt, als ihm klar wurde, daß er meine Bemühungen, ihn zu erreichen, als fehleingestimmt erlebt hatte – zu wenig respektvoll seiner Verletzlichkeit gegenüber und stärker mit meinem Bedürfnis, als Therapeut effektiv zu sein, als mit seinem Bedürfnis, sich verstanden zu fühlen, verbunden.

Sein emotionaler Reflex war gewesen, sich von mir zurückzuziehen, ähnlich wie er sich von seiner aufdringlich verführerischen Mutter entfernt hatte.

Eliot rief bei mir mehrere deutlich unterschiedliche Erlebnisse hervor – vermutlich sowohl aufgrund dessen, was er nonverbal kommunizierte, als auch dessen, was ich meiner Empfänglichkeit (oder Verletzlichkeit) entsprechend innerlich an mich heranlassen konnte. Rückblickend verstand ich meine eigene Schläfrigkeit nicht mehr nur als körperliches Echo seines entsprechenden Zustandes (gähne, und die Welt gähnt mit dir), sondern auch als meine Abwehrreaktion auf das Gefühl, frustriert und eventuell auch wütend zu sein – als würde mir im nächsten Moment jemand sagen, was ich zu bieten hätte, sei nicht nur ineffektiv, sondern verursache sogar Schmerzen. Es ist kaum überraschend, daß diese Erlebnisse es mir aufgrund ihrer Verbindungen zu Eliots Erleben ermöglichten, ihn emotional sehr direkt zu kennen – sozusagen durch Identifikation, statt durch die Informationen, die seine Worte übermittelten. Es war, als hörte ich nicht nur, was Eliot fühlte, sondern empfände es gleich selbst. Patienten, denen es gelingt, solche subjektiven Reaktionen hervorzurufen, geben ihren Therapeuten dadurch die Möglichkeit, sie »in- und auswendig« zu kennen (Bromberg 1998a).

Patienten können auch verkörpern, was sie verbal nicht kommunizieren können – oder ihre Therapeuten dazu bringen, es zu verkörpern. Eliot konnte mir nicht sagen, daß er es brauche, »fortzugehen« – zu dissoziieren oder sozusagen seinen Körper zu verlassen; und ich konnte nicht erkennen, daß Eliot sich distanzierte und deshalb schläfrig wurde, wohingegen mein Körper offenbar »wußte«, was mein Verstand nicht zu erkennen in der Lage war.[6] Durch Eliot wurde der deaktivierende, parasympathische Zweig meines autonomen Nervensystems aktiviert, und ich wurde selbst schläfrig – in Reaktion auf *seine* Deaktivierung und/oder als Abwehrreaktion auf die Gefühle, die unsere Interaktion in mir weckte.

Enactment, Evokation und Verkörperung sind die wichtigsten Möglichkeiten, die Patienten haben, um mitzuteilen, was sie zwar wissen, aber nicht gedacht haben – und worüber sie deshalb nicht reden können. Daher sind diese Kanäle für die Übermittlung des ungedachten Gewußten für Therapeuten unverzichtbar, die verstehen wollen, was in einer Therapie vor sich geht. Obwohl Bowlbys Erben die zentrale Bedeutung nonverbalen Erlebens für die Entwicklung empirisch dokumentiert haben, müssen wir die zeitgenössische *klinische* Theorie bemühen – und zwar konkret die intersubjektive und die relationale Theorie –, um aus dieser speziellen Erkenntnis der Bindungsforschung größtmöglichen Nutzen ziehen zu können. In späteren Kapiteln untersuche ich eingehender, wie Therapeuten mit diesen Arten zu kennen und gekannt zu werden, die großenteils nicht sprachlich vermittelt werden, arbeiten können. Was nun folgt, soll einen ersten Eindruck von einigen wichtigen Vorstellungen über Psychotherapie geben, die im Weiteren gründlicher erläutert werden.

Arbeit mit Enactments des ungedachten Gewußten

Lyons-Ruth (1999) hat den Begriff »enaktive Repräsentationen« für jene präsymbolischen Internalisierungen frühen Erlebens geprägt, die das Fundament unserer inneren Modelle bilden. Der Begriff erscheint mir eben deshalb als passend, weil für intersubjektiv und relational orientierte Theoretiker *Enactments* eine so wichtige Rolle spielen. Wie meine Arbeit mit Eliot gezeigt hat, sind Enactments die gemeinsam kreierten Szenarien, in denen sich die anfangs unbewußten, einander überschneidenden Verletzlichkeiten und Bedürfnisse von Patient und Therapeut spiegeln.

Enactments in der Psychotherapie können als Verhaltensmanifestationen impliziten relationalen Wissens im Hier und Jetzt verstanden werden, deren erste (aber nicht einzige) Wurzeln in dem zu suchen sind, was wir – Patienten *und* Therapeuten – als Kinder mit unseren Bindungsfiguren »inszenieren« (engl.: *enact*). Wurden beispielsweise unsere frühesten Bemühungen um Trost und Geborgenheit regelmäßig positiv aufgenommen, kennen wir wahrscheinlich die Vorteile, die es hat, wenn wir uns an andere wenden, um unser Leid zu lindern; sind solche Bemühungen hingegen immer wieder auf Ablehnung gestoßen, haben wir eher gelernt, daß es besser ist, unser Leid gegenüber anderen wann immer möglich zu verbergen. Solche grundlegenden Lektionen über uns selbst und andere lernen – merken wir uns, repräsentieren wir und internalisieren – wir während ihres Enactments. Später werden diese schwer in Worte zu fassenden Repräsentationen prägender Erlebnisse nicht in Form von einer Art von Aha-Erlebnis wiedererkannt (»Aha! *Jetzt* erinnere ich mich, was damals geschehen ist!«), sondern sie gelangen hauptsächlich – und meist auch nur Dritten – aufgrund einer Reinszenierung zu Bewußtsein (»Siehst du denn nicht, daß du unsere Kinder genauso behandelst, wie du beklagt hast, daß du von deiner Mutter behandelt worden bist?«). In der Regel jedoch bleibt implizit Gewußtes auch weiter implizit. Es wird nicht der bewußten Reflexion zugänglich, sondern wird nur automatisch und reflexhaft durch (Re-)Enactment zum Ausdruck gebracht.

Freud (1914) hat in dieser Hinsicht Interessantes zu sagen, insofern er feststellt, der Patient »*erinnere* überhaupt nichts von dem Vergessenen oder Verdrängten, sondern er *agiere* es« (GW X, S. 129). Freuds Entdeckung, daß die Patienten die Vergangenheit *wiederholen*, statt sie zu erinnern, ist das Fundament seines Konzepts der Übertragung. Aus intersubjektiver Perspektive betrachtet entging Freud, daß der Therapeut nie eine völlig »weiße Leinwand« ist, auf die der Patient seine Vergangenheit projiziert. Vielmehr resultiert die Übertragung des Patienten aus seinen selektiven Wahrnehmungen der gegenwärtigen Tatsachen Charakter und Verhalten des Therapeuten betreffend. Aus dieser Sicht spiegelt das, was in der therapeutischen Beziehung inszeniert wird, immer eine Spirale wechselseitiger Beeinflussung, wobei der Beitrag des Therapeuten nicht weniger wichtig ist als der des Patienten.

Wie ich später noch eingehender erläutern werde, bieten die zeitgenössischen intersubjektiven und relationalen Theorien Klinikern die besten Werkzeuge für die Arbeit an Übertragungs-Gegenübertragungs-Enactments. Diese Theorien erfordern, sich mit Fragen wie den folgenden auseinanderzusetzen: Was ist in der unmittelbaren Interaktion im Hier und Jetzt mit dem Patienten emotional am Auffälligsten? Welches interpersonale Muster kommt momentan am deutlichsten zum Ausdruck – und insbesondere: Wie sind wir selbst daran beteiligt? Wie ist ein gemeinsam kreiertes Enactment zu verstehen ? In der Regel lassen sich Fragen wie diese nur im Dialog mit dem Patienten beantworten. Und bei einem Dialog dieser Art muß manchmal der Therapeut den Anfang machen: Um das latente Enactment offenkundig zu machen, müssen wir manchmal in Worte fassen, wie wir selbst die betreffende Interaktion erleben.

Beispielsweise habe ich im Rahmen einer gerade erst begonnenen Behandlung versucht, gegenüber einer Patientin, die sich kürzlich von ihrem Partner getrennt hatte und die unglücklich über die Schwierigkeiten mit ihrem Mann berichtete, meine Empathie auszudrücken. Während ich selbst dabei das Gefühl hatte, ich sei sehr gut auf ihren Bericht eingestimmt und folgte ihm entsprechend gut, schien sie meine sorgsam gewählten Formen des Ausdrucks von Verständnis grundsätzlich als völlig wertlos zu empfinden.

Die Patientin (»Carol«) reagierte gereizt und lehnte das meiste von dem, was ich mit sehr plausibel klingenden Worten zu sagen hatte, ab, und indem sie mich so »abblitzen« ließ, rief sie bei mir ein Gefühl der Ungeduld und zunehmender Frustration hervor. Schließlich teilte ich ihr mit, daß ich anfinge, mich gereizt zu fühlen, und dem fügte ich noch hinzu, eigentlich hätte ich immer das Gefühl gehabt, wir stünden beide auf der gleichen Seite, und ich hätte bisher geglaubt, sie sehe das auch so; aber aus irgendeinem Grund habe sich unser Gespräch an diesem Tag in eine andere Richtung bewegt. Dies weckte ihr Interesse.

Während ich mit ihr sprach, wurde mir klar, daß ich im Einklang mit meinen persönlichen psychischen Eigenarten ihre implizit provozierende Entwertung so lange ignoriert hatte, daß ich meine Verärgerung darüber – als ich sie schließlich spürte – übertrieben intensiv zum Ausdruck gebracht hatte. Nicht selten erweist sich diese Art unbeabsichtigter Teilnahme des Therapeuten im nachhinein als verkappter Segen.

Es dauerte nicht lange, bis Carol sich sehr beunruhigt Gedanken darüber machte, ob ihre Interaktion mit mir ihre Interaktion mit ihrem Mann spiegele, dem gegenüber sie manchmal den ununterdrückbaren Drang verspürte, einen Streit zu provozieren. Als ich dies hörte, teilte ich Carol meinen Gedanken mit, ihre heutige Streitsucht mir gegenüber hänge vielleicht damit zusammen, daß sie mir am Ende der vorherigen Sitzung mitgeteilt hatte, die Therapie schlage nun endlich an. Damit hatte die (noch andauernde) Untersuchung ihrer Furcht vor ihren Gefühlen, ihrer Strategie der Selbstgenügsamkeit und ihrer starken Angst vor Abhängigkeit und Zurückweisung begonnen. Die emotional aufgeladene Interaktion in dieser Sitzung markierte einen Wendepunkt in der Therapie. Nach meiner Meinung veranschaulicht dies, daß die optimale Nutzung von Enactments oft ebensoviel mit der authentischen Reaktionsweise des Therapeuten und seiner überlegten Selbstoffenbarung zu tun hat wie mit Deutung.

Die Auffassung, daß Enactments in der Psychotherapie von beiden Beteiligten gemeinsam kreiert werden, steht völlig im Einklang mit den Ergebnissen von Untersuchungen, aus denen hervorgeht, daß auch frühe Bindungsbeziehungen durch die Mitwirkung beider Beteiligter entstehen. Wie ich schon früher erwähnte, zählen zu den wichtigsten konzeptionellen Brücken zwischen Beziehungen in der Kindheit und in einer Psychotherapie die von Daniel Stern, Karlen Lyons-Ruth und der Change Process Study Group (CPSG) entwickelten Ideen. Obgleich Stern et al. Enactments enger definieren mögen, als ich es tue, erklären sie übereinstimmend, daß die essentiell *enaktiven*, nicht die verbalen Prozesse die wichtigsten psychischen Entwicklungen – und therapeutischen Veränderungen – ermöglichen. Indem die genannten Autoren die heilende Wirkung von Veränderungen in der »gemeinsamen impliziten Beziehung« zwischen Patient und Therapeut beleuchten, leisten sie einen Beitrag von unschätzbarem Wert (Stern et al. 1998; Lyons-Ruth 1999; Lyons-Ruth & Boston Change Process Study Group [CPSG] 2001).

Die gemeinsame implizite Beziehung spiegelt das relativ stabile, aber noch in der Entstehung begriffene Empfinden beider Partner, wer der andere ist, wer sie selbst dem anderen gegenüber sind und wer sie zusammen sind. Zwar ist dies das Produkt des real stattfindenden persönlichen Austauschs zwischen Patient und Therapeut, doch wird es zwangsläufig auch durch das implizite relationale Wissen des jeweiligen Partners – das innere Modell, wenn man so will – beeinflußt. Ich nehme an, daß diese intersubjektive Begegnung von Selbst und Anderem, zwischen dem eigenen Inneren und dem Interpersonalen, dem antizipierten Erleben und dem gelebten Erleben die gemeinsame implizite Beziehung zum Dreh- und Angelpunkt potentieller Veränderung macht.

Im Jahre 1998 veröffentlichte die CPSG einen wegweisenden Aufsatz, dessen Untertitel – *»The ›Something More‹ than Interpretation«* – auf die nonverbalen Erlebnisse in der Therapie hindeutet, welche Veränderungen bewirken. Die Forscher hatten beobachtet, daß Veränderungen hinsichtlich des impliziten relationalen Wissens hauptsächlich aufgrund von Enactments im *intersubjektiven Feld* von Patient und Therapeut stattfinden. Wenn ihre Beziehung verändert wird, verändert sich auch der Eindruck des Patienten davon, wer der Therapeut ist, wer er selbst für den Therapeuten ist und wer sie für einander sind.

Stern und seine Kollegen erklären, daß sich eine Therapie in Form einer Folge von *gegenwärtigen Augenblicken* (»Gegenwartsmomenten« – »Szenen« im Sinne eines Dramas) abspielt, wobei jeder dieser Augenblicke ein separates subjektives Empfinden dessen, »was jetzt zwischen uns geschieht«, beinhaltet. Manchmal sind diese gegenwärtigen Augenblicke mit starken Gefühlen aufgeladen, und sie befördern dann Patienten und Therapeuten unausweichlich in die Unmittelbarkeit und die emotionale Hitze des Hier und Jetzt: Die CPSG bezeichnet solche Augenblicke als *Jetzt-Augenblicke* (*now moments*).

Wenn ein Jetzt-Augenblick beim Therapeuten eine authentische persönliche Reaktion hervorruft, die beim Patienten eine tiefe Resonanz erzeugt, können Patient und Therapeut einen denkwürdigen *Augenblick des Zusammentreffens* erleben, der die implizite Beziehung zwischen beiden verändert. Ein solcher Augenblick des Zusammentreffens ermöglicht dem Patienten einen kurzen Einblick in neue Arten zu sein jenseits der Einschränkungen vorbestehender Übertragungsneigungen oder impliziten relationalen Wissens. Ein solches korrigierendes relationales Erlebnis kann eine plötzliche, dramatische Veränderung initiieren.

Nachdem die CPSG sich zunächst mit diesen transformierenden Begegnungen befaßt hatte, verlagerte sie den Schwerpunkt ihrer Arbeit auf die Kontinuität der therapeutischen Beziehung – auf den umfassenderen Kontext für die wirkmächtigen Augenblicke des Zusammentreffens. Es wurde bereits darauf hingewiesen, daß die Entwicklung in einer Therapie – wie in der Kindheit – durch eine Beziehung gefördert wird, in der kollaborative, eingestimmte und kontingente Kommunikation stattfindet. Diese Art von Kommunikation hängt wesentlich stärker von dem zwischen Patient und Therapeut stattfindenden impliziten, affektiven und interaktiven *Prozeß* als vom expliziten Inhalte der Worte, die beide austauschen, ab. Lyons-Ruth hat das wie folgt ausgedrückt: »Nach dieser Auffassung *folgt* der Inhalt dem Prozeß, weshalb es nicht notwendig ist, sich mit einem spezifischen Inhalt zu befassen; wichtiger ist die Erweiterung des Bereichs, den der Dialog erfaßt, und sein Fluß, so daß er einen immer stärker integrierten und immer komplexeren Inhalt zu erfassen vermag« (Lyons-Ruth & Boston Change Process Study Group 2001, S. 15).

Die Erweiterung des affektiven wie des sprachlichen Dialogs erfolgt durch die »Improvisation relationaler Bewegungen« (Lyons-Ruth & Boston Change Process Study Group 2001) des Therapeut-Patient-Paars nach dem Versuch-und-Irrtum-Prinzip, nicht durch gezielte Bemühungen des Therapeuten, die Behandlung zu strukturieren. Spüren Patient und Therapeut, daß ihre Annäherung an gemeinsam definierte Ziele sich im Einklang befindet, führt dies oft zu einem Gefühl der Vitalisierung, wodurch der Eindruck gestärkt wird, daß die gemeinsame Beziehung wertvoll und nützlich ist. Durch wiederholte Runden relationaler Improvisation entstehen immer effektivere Muster des Zusammenpassens, die schließlich zu den alten

Prädispositionen des Patienten in Konkurrenz treten und sie destabilisieren – was ihm die Tür zum Erleben von Möglichkeit, Fließen und Störung öffnet, den (oft beunruhigenden) Vorboten der Veränderung.

Ob solche Veränderungen des impliziten relationalen Wissens beim Patienten plötzlich (in einem Augenblick der Begegnung) oder allmählich (durch den laufenden Dialog, der allmählich inklusiver und kollaborativer wird, als der Patient erwartet) stattfinden, ihr Kontext ist stets enaktiv und intersubjektiv. Vor vielen Jahren hat Frieda Fromm-Reichmann gesagt, der Patient brauche ein Erlebnis, keine Erklärung. Man könnte auch sagen, daß für den Patienten eine Beziehung wichtiger ist als eine Erklärung dessen, warum er sich in einer bestimmten Situation befindet.

Das Enactment in der therapeutischen Beziehung ist das Resultat der Interaktion des impliziten relationalen Wissens des Therapeuten mit dem impliziten relationalen Wissen des Patienten. Wir müssen uns auf die Qualität unserer Teilnahme als Therapeuten konzentrieren, um erkennen zu können, was wir unabsichtlich zum Geschehen beitragen. Wie wir gesehen haben, können co-konstruierte Enactments einige der wichtigsten Beiträge für die Transformation dessen, wie Patienten sich selbst, andere und Beziehungen erleben, leisten.

Doch wenn Kliniker, ohne es zu merken, die Wiederholung der in den Repräsentationen ihrer Patienten enkodierten Muster fördern, können co-konstruierte Enactments die Umsetzung der Behandlungsziele behindern. Früh Gelerntes kann auf diese Weise aufrechterhalten bleiben, vertraute Erwartungen können bestätigt werden, und so kann es zur Wiederholung einer problematischen Vergangenheit kommen; das Resultat von alldem ist dann möglicherweise eine therapeutische Sackgasse. Noch gefährlicher und ebenfalls möglich ist unter diesen Voraussetzungen eine Retraumatisierung des Patienten. Außerdem kann unsere Haltung dem Erlebten gegenüber problematisch werden, denn wenn Enactments nicht unsere volle Aufmerksamkeit wecken, verhalten wir uns wie auf Autopilot – wir schlafwandeln durch unsere Rolle in der Interaktion, statt wach zu verfolgen, was geschieht. Wir sind in das Erleben eingebettet, ohne darüber zu reflektieren und ihm unsere volle Aufmerksamkeit zu widmen.

All dies macht es unerläßlich, die Entwicklung der impliziten Beziehung, die wir mit unseren Patienten inszenieren, ständig aufmerksam zu verfolgen. Um auf das, was sie nicht in Worte fassen können, einzugehen, müssen wir uns ebenso intensiv auf die Musik wie auf die Worte einstimmen: Wie beeinflussen wir sie und wie werden wir von ihnen beeinflußt? Wie empfindet der Patient seinen Einfluß auf uns und wie er von uns beeinflußt wird? Was können wir bezogen auf sein subjektives und intersubjektives Erleben schließen? Und wie empfinden wir diese Aspekte bezogen auf uns selbst? Wir sollten bedenken, daß jeder verbale Austausch, jede Deutung, jede Intervention ein interpersonales Ereignis ist; sie alle beeinflussen die gemeinsame implizite Beziehung im Großen und im Kleinen und oft unvorhergesehen – so daß unsere Versuche, uns nützlich zu machen (wie ich es bei meinem übereifrigen Bemühen, Eliot zu »erreichen«, tat), etwas bewirken können, das dem, was wir eigentlich beabsichtigen oder erwarten, genau entgegengesetzt ist.

Mit Evokationen des ungedachten Gewußten arbeiten

Ein sehr energievoller, ziemlich intellektuell wirkender Manager kam zu mir, offenbar weil seine Frau das von ihm verlangt hatte. Sie klagte, er sei angespannt, unaufmerksam und emotional verschlossen. Der Patient, den ich hier Gordon nennen werde, war sich nicht sicher, ob diese Vorwürfe berechtigt seien und ob er tatsächlich eine Therapie brauche, aber er schien bereit, dem zumindest (kurz) eine Chance zu geben. Drei oder vier Sitzungen nach Beginn der Behandlung, deren Zukunft mir als immer ungewisser erschien, fiel mir auf, daß ich in meiner Wortwahl überaus vorsichtig war. Ich merkte, daß ich mich unerklärlicherweise ängstlich fühlte, fast als würde ein Verfolger mich bedrohen und als müßte ich dafür sorgen, daß alles, was ich sagte, in jeder Hinsicht unangreifbar war.

Nach einigem Zögern entschied ich mich, dem Patienten meine Empfindungen mitzuteilen. Als Gordon mich reden hörte, war er verblüfft, weil ich, so sagte er, beschrieben hatte, was *er* erlebte. Er habe bisher noch nie die richtigen Worte gefunden, um es zu beschreiben, aber nun schien es ihm, als bringe er seine »innere Landschaft« in unsere Interaktion hinein. In diesem Zusammenhang offenbarte er mir, in seinem Beruf habe er aus einem unbestimmten Gefühl heraus, in Gefahr zu sein, das Muster entwickelt, seine Leistungen zu »vergolden«; außerdem berichtete er, seine Mutter, eine Holocaust-Überlebende, habe ihn kürzlich gefragt: »Hast du eigentlich keine Angst? Du mußt dort der einzige Jude sein.«

Während wir sein Erlebnis und unser gemeinsames in mehreren Sitzungen erforschten, wurde Gordon klar, daß sein übersteigertes Sicherheitsbedürfnis durch eine spezifische Furcht vor Verurteilungen und Angriffen angetrieben wurde, insbesondere in Umgebungen, in denen er nicht darauf vertraute, daß alles mit rechten Dingen zugehe. Er glaubte, seine Mutter »hatte aufgrund dessen, was sie erlebt hatte, die gleiche Angst« und habe sie irgendwie auf ihn übertragen. Und nun schien es, als habe er sie auf mich übertragen. Meine Anfälligkeit für das Gefühl, in Gefahr zu sein, ermöglichte es Gordon, in mir ein Erlebnis zu evozieren, dem er sich um keinen Preis aussetzen wollte. Indem er sein unbewußtes Gefühl der Gefährdung »relokalisierte«, ermöglichte er uns beiden, es zu identifizieren und zu artikulieren und dann zu begreifen, daß die Gefühle, die er nicht als seine eigenen anerkennen wollte, in Wahrheit die seiner Mutter waren.

Mit der Auffassung, dieser Patient habe in mir etwas evoziert, das zu wissen er sich selbst nicht eingestehen wollte und mir deshalb nicht verbal habe mitteilen können, beziehe ich mich auf das Phänomen der *projektiven Identifikation*. Normalerweise versteht man darunter, daß wir auf andere (oder in sie hinein) projizieren, was wir nicht ertragen können, und daß wir anschließend zu dem Anderen so in Beziehung treten, daß er sich mit dem von uns Projizierten identifiziert. Die projektive Identifikation wird zwar gewöhnlich als Abwehrmechanismus verstanden, aber es handelt sich dabei gleichzeitig um einen Modus nonverbaler Kommunikation.[7]

Melanie Klein verstand unter projektiver Identifikation ursprünglich die *Phantasie* im Geiste von Kindern und psychisch primitiven Erwachsenen, sie könnten auf irgendeine Weise Teile von sich in anderen Menschen deponieren. Den Psychoanalytikern Winnicott und Bion wird im allgemeinen zugeschrieben, sie hätten Kleins Entdeckung »interpersonalisiert«. Beide kamen darauf, daß das, was Klein für ein ausschließlich inneres Phänomen gehalten hatte, in Wahrheit ein interpersonales Phänomen war: Wir alle evozieren von unserer Geburt an in anderen Erlebnisse, die wir nicht als unsere eigenen anerkennen können oder wollen.

Bion (1962/1990) entwickelte die Auffassung, die »normale projektive Identifikation« sei in der frühen Kindheit das wichtigste Kommunikationsmedium. Der Säugling projiziere überwältigende Affekte in die dafür empfängliche Mutter hinein, die sie dann [im Sinne von Containment] eingrenze und verarbeitete und anschließend in modulierter und »verdaulicherer« Form dem Kind zurückgebe. Die Beobachtungen der Kind-Eltern-Forschung bestätigen Bions Auffassung weitgehend – wobei die Aspekte der bidirektionalen Beeinflussung und der Co-Konstruktion hervorgehoben werden.

Stephen Seligman (1999), ein Psychoanalytiker und Forscher, der an der University of California arbeitet, hat die Auffassung vertreten, ein realistisches Verständnis von Kind-Eltern-Beziehungen müsse nicht nur den Projektionen der Kinder, sondern auch denjenigen der Eltern Rechnung tragen. In diesen und anderen engen Beziehungen – beispielsweise in einer Ehe oder einer Psychotherapie – nutzen eindeutig auch Erwachsene die projektive Identifikation. Bion (1967/2013) vertrat sogar die Auffassung, die projektive Identifikation sei die wichtigste Form von Interaktion zwischen Patienten und Therapeuten. In späteren Kapiteln werde ich auf die Komplexität der projektiven Identifikation eingehen: *erstens* auf die Tatsache, daß sie bidirektional ist; und *zweitens* darauf, daß wir uns als Therapeuten davor hüten müssen, zu leichtfertig anzunehmen, das, wovon wir glauben, der Patient habe es in uns evoziert, sei allein ihm anzulasten. Normalerweise brauchen Menschen einen Haken, an dem sie ihren Hut aufhängen können.

Wie genau wir eigene Erlebnisse in anderen evozieren, konnte durch aktuelle Untersuchungen in verschiedenen Bereichen geklärt werden. Nach derzeitigem

Erkenntnisstand wird die Übertragung innerer Zustände vom Säugling auf die Eltern (und umgekehrt) sowie vom Patienten auf den Therapeuten (und umgekehrt) hauptsächlich durch Kommunikation von Körper zu Körper erreicht. Man könnte sagen, daß wir zu dem werden, was wir sehen: Wenn wir bei anderen Emotionen entdecken, spüren wir diese in uns selbst.

Es wurde bereits erwähnt, daß Babys schon 42 Minuten nach ihrer Geburt den Gesichtsausdruck eines Modells, das den Mund öffnet oder die Zunge herausstreckt, imitieren (Meltzoff & Moore 1998). Im Alter von zweieinhalb Monaten reagieren Kinder auf die Emotionen ihrer Mütter mit entsprechenden eigenen Affekten (Haviland & Lelwica 1987).[8] In ähnlichen Untersuchungen haben Dimberg et al. (2000) erwachsenen Probanden ein neutrales Video vorgeführt, in das 30 Millisekunden lange Sequenzen eines lächelnden und eines wütenden Gesichts eingebettet worden waren. Wurden die Probanden dieser Untersuchung diesen unterschwellig wirkenden Sequenzen ausgesetzt, veränderten sie reflexhaft die Mikromuskulatur ihres eigenen Gesichts, um sich dem Ausdruck auf den Gesichtern auf den Videoaufnahmen anzupassen.

Offenbar hat die Evolution es so eingerichtet, daß wir reflexhaft die Mimik derjenigen imitieren, mit denen wir interagieren. Aber was hat Imitation mit der Übermittlung innerer Zustände zu tun? Die Mimik anderer Menschen zu reproduzieren ist nicht das gleiche wie die Teilnahme an ihrem emotionalen Erleben. Oder etwa doch?

Paul Ekman[9], der überragende Erforscher der Phänomene und der Psychophysiologie des Gesichtsausdrucks, hat entdeckt, daß die Reaktionen der Gesichtsmuskeln Emotionen nicht nur *ausdrücken*, sondern sie auch *aktivieren*. Wenn wir uns absichtlich den mit einer bestimmten Emotion assoziierten Gesichtsausdruck zu eigen machen, verändert sich unsere Physiologie und das Muster der Gehirnaktivierung dementsprechend.[10] Aus Ekmans Untersuchung und den Imitationsstudien können wir schließen, daß wir tatsächlich oft Zugang zu solchen Zuständen bei anderen haben, völlig unabhängig davon, ob wir dies wollen. Denn wenn wir – unbewußt und unwillkürlich – den Gesichtsausdruck eines anderen Menschen nachahmen, rufen wir auch eine emotionale Reaktion in uns hervor, die mit dem emotionalen Erleben der anderen Person resoniert, zu ihr paßt oder ihr entspricht (Ekman 2003; Ekman, Levenson & Friesen 1983).

Dies könnte uns als Therapeuten ermöglichen, »von innen« zu wissen, was unsere Patienten erleben. Was sie nicht in Worte fassen können, übermitteln sie durch mimische Kommunikation, die ihre Emotionen in uns selbst hervorruft. Es sollte uns nicht erstaunen, daß Ekman glaubt, die »Musik« der Stimme (Ton, Rhythmus und Kontur) kommuniziere und aktiviere Emotionen ebenso wie der Ausdruck des Gesichts. Ob man es nun projektive Kommunikation oder nonverbale Kommunikation nennen mag, Tatsache ist, daß unsere Patienten in uns Resonanzen ihres eigenen Erlebens erzeugen.

Entscheidend ist hier etwas, das uns mitten in das Zentrum des intersubjektiven, relationalen psychotherapeutischen Ansatzes führt: *Um zu erschließen, was unsere Patienten nicht in Worte fassen können, müssen wir uns in unser eigenes subjektives Erleben einstimmen.* Später werde ich detailliert erläutern, wie uns die zeitgenössische relationale Theorie helfen kann, mittels unserer Subjektivität den evokativen Einfluß des Patienten zu erkennen, zu verstehen und in unserem Sinne zu nutzen. Im Augenblick muß es genügen festzustellen, daß wir, um die nonverbalen Kommunikationen des Patienten aufzufangen, lernen müssen, ihr Echo in uns zu erkennen.

Wenn uns das gelingt, ist es in bestimmten Situationen wichtig, den Patienten explizit mitzuteilen, was wir glauben, das in uns evoziert worden ist. In anderen Fällen können wir unsere Wahrnehmung des Evozierten nutzen, um dem Patienten ein tieferes Verständnis seines nicht verbalisierten Erlebens zugänglich zu machen. Und in wieder anderen Fällen kann es für Patienten wichtig sein, uns erfolgreich damit ringen zu sehen, Erlebnisse zu ertragen, die sie selbst als unerträglich empfunden haben. Nichts von alldem ist möglich, wenn wir nicht verstehen, daß unsere Patienten in uns oft Dinge evozieren, die sie mit sprachlichen Mitteln nicht mitteilen können, es sei denn in der Sprache des Körpers.

Die Arbeit mit Verkörperungen des ungedachten Gewußten

Eine Patientin fühlte sich sehr unwohl, sobald sich zwischen uns ein Schweigen anzubahnen schien. Als wir die Details dieses Phänomens untersuchten, sagte sie, wenn kein Gespräch stattfinde, schauten wir einander nur an. Daraufhin fragte ich sie, was denn passieren würde, wenn das geschehe. Sie antwortete, dann würden wir nur den Körper des anderen anschauen. Das wäre so, als ob wir nur zwei Körper seien. Dies weckte bei ihr offenbar die für sie sehr beunruhigende Frage der Beziehung zwischen unseren Körpern – auch unter dem Namen Sexualität bekannt.

Wir können den Körper nicht ausschließen, wenn eine Psychotherapie für einen möglichst großen Teil dessen, was der Patient erlebt, Raum schaffen soll. Die »Redekur« ist wahrscheinlich deutlich weniger inklusiv und integrativ, wenn es sich dabei nur um ein Gespräch zwischen »sprechenden Köpfen« handelt. Körperempfindungen sind immer die Grundlage der Emotion: Zu einem großen Teil ist das, was wir körperlich spüren, auch das, was wir emotional *fühlen*.

Das präverbale Erleben, das Erkenntnissen der Bindungsforschung zufolge so großen Einfluß hat, ist natürlich weitgehend ein körperliches Erleben. Und wie ich bereits früher angedeutet habe, liefert die Kommunikation von Körper zu Körper in der Psychotherapie den evokativen Subtext zum gesprochenen Dialog. Zwar findet ein großer Teil der Wirkung dieser Kommunikation außerhalb des Bewußtseins statt, doch kann es andererseits auch sehr schwer sein, etwas zu finden, wonach wir gar nicht Ausschau halten. Kliniker können es sich nicht leisten, den Körper zu ignorieren – weder den ihrer Patienten noch ihren eigenen –, weil der Körper oft Dinge wahrnimmt und übermittelt, die sich nicht in Worte fassen lassen.

Die Auswirkungen eines akuten Traumas und einer desorganisierten Bindung sind häufig somatischer Art. Eine meiner Patientinnen, die in ihrer Kindheit chronisch traumatisiert wurde, wird abwechselnd von körperlichem Schmerz überwältigt oder ihm gegenüber betäubt – als wären die inneren Signale bei ihr entweder ohrenbetäubend laut oder kaum zu hören. Sie fühlt sich manchmal wie eine Gefangene ihres Körpers und zu anderen Zeiten so, als hätte sie gar keinen eigenen Körper. Es würde ihr schwerfallen zu sagen, ob in ihrem körperlichen Leiden nicht im Grunde ihr emotionales Leiden zum Ausdruck kommt.

Patienten wie diese Frau, die zwischen überwältigendem Hyperarousal und betäubender Dissoziation schwanken, haben große Schwierigkeiten mit der Affektregulation. Es fällt ihnen schwer, somatische Empfindungen in Gefühle zu übersetzen, die sie artikulieren und nutzen können, um ein adäquates Verhalten zu initiieren. Weil diese Empfindungen so leicht autonom aktiviert werden können, fällt es den Betreffenden schwer, zu denken und zu fühlen; statt dessen leugnen und dissoziieren sie. Neurobiologische Studien haben ergeben, daß bei Patienten mit einer Traumavorgeschichte die Reaktionen der Amygdala verstärkt und die des Präfrontalkortex *abgeschwächt* sind (Rauch et al. 2000; Shin et al. 2004). Für solche Patienten gilt Bessel van der Kolks Feststellung »*The Body keeps the score*« (»Der Körper vergißt nicht« – van der Kolk 1996/2000, S. 195–217).*

Es ist, als seien dem Körper die Agonien nur zu gegenwärtig, die er in der Vergangenheit registriert hat – und als reagierte er nun auf alltägliche Schwierigkeiten wie auf lebensbedrohliche Katastrophen. Die psychotherapeutische Arbeit mit solchen Patienten besteht großenteils darin, somatische Zustände zu erkennen, zu ertragen und zu bezeichnen, so daß es den Betreffenden möglich ist, Körperempfindungen mit Emotionen zu verbinden und Emotionen mit den Kontexten, durch die sie hervorgerufen werden. Bei solchen Patienten beginnt der Weg zur Affektregulation und zur Integration dissoziierter Erlebnisse in der Regel mit dem Körper.

---

* Der gleichlautende englische Titel des neuen Buches dieses Autors wurde auf dessen ausdrücklichen Wunsch hin in der deutschen Ausgabe in *Verkörperter Schrecken – Traumaspuren in Gehirn, Geist und Körper und wie man sie heilen kann* abgeändert. Das Buch ist ebenfalls im G.P. Probst Verlag erschienen. Anm. d. Übers.

Das Gegenteil der Situation bei Patienten, die zwischen Hyperaktivierung des sympathischen Nervensystems und parasympathischer Deaktivierung pendeln, ist diejenige bei Patienten mit einem abweisenden mentalen Zustand hinsichtlich der Bindung. Letztere können tatsächlich wie »redende Köpfe« wirken, sind zudem sehr wenig ausdrucksvoll, ihre Haltung ist steif, ihr Auftreten teilnahmslos, und ihre Stimme ist kaum melodiös.[11] Wenn Therapeuten gehemmte und deaktivierend reagierende Patienten wie den beschriebenen behandeln, müssen sie eventuell ganz besonders darauf achten, sich in ihre eigenen Körperempfindungen einzustimmen – in ihre Angespanntheit, ihr Gefühl der Einengung, ihre Schläfrigkeit usw. Oft kommt das Echo der Emotionen, die der Patient ableugnet, oder die Abwehr gegen sie zuerst im Körper des Therapeuten zum Ausdruck.

Ein Kollege berichtete mir, er habe einmal während der Arbeit mit einem »echten Marlboro-Man von einem Patienten« einen scharfen Schmerz in der Brust gespürt. Der Patient habe im Laufe einer mehrjährigen Behandlung kaum Affekt erkennen lassen. Während der Therapeut mit der Schmerzempfindung in seiner Brust schweigend dasaß, wurde ihm klar, daß dies ein körperliches Echo der Gefühle war, die er selbst als einsamer Jugendlicher verspürt hatte. Er beschloß, dem Patienten mitzuteilen, was er erlebte. Nachdem er dies getan und den Patienten anschließend gefragt hatte, ob er jemals etwas Ähnliches empfunden hätte, traten dem Mann Tränen in die Augen, und er sprach zum ersten Mal über Gefühle schmerzhafter Einsamkeit, die er in seiner Kindheit empfunden hatte – Gefühle, die er nie jemandem hatte mitteilen und auch nie hatte überwinden können.

Den Psychoanalytiker Otto Kernberg paraphrasierend könnte man den Körper als eine Geographie persönlicher Bedeutungen bezeichnen. Um uns diesen Bedeutungen nähern zu können, müssen wir Raum für das somatische Selbst schaffen, unsere Aufmerksamkeit sowohl auf das richten, was der Körper des Patienten offenbart, als auch auf die Beziehung des Patienten zu seinem Körper. Außerdem müssen wir die Empfindungen in unserem eigenen Körper beobachten – denn oft handelt es sich dabei um resonierende physiologische Reaktionen auf etwas, das im Patienten vor sich geht. Und schließlich müssen wir, wie die obige Vignette, mit der ich diese Reflexion über den Körper in der Psychotherapie eingeleitet habe, erkennen läßt, uns mit der Beziehung zwischen den beiden Körpern im Raum befassen. All dies führt letztlich zum Erkennen, zur Einbeziehung und, sofern alles gut verläuft, zur Modifikation der Wirkung problematischer prägender Erlebnisse, für die unsere Patienten keine Worte finden.

Indem wir uns auf den Bereich des Nonverbalen konzentrieren, können wir zu jenen Facetten der Person des Patienten in Kontakt treten, die er nie integrieren und nie zum Ausdruck bringen konnte. Indem wir uns vergegenwärtigen, was der Patient mit uns inszeniert und in uns evoziert oder verkörpert, können wir etwas über das »ungedachte Gewußte« des Patienten herausfinden, womit wir gleichzeitig auch etwas erkennen, das uns selbst betrifft. Auf die relationalen, intersubjektiven und affektiven Unterströmungen der therapeutischen Interaktion zu achten kann Raum für Erlebtes und für das Gewahrsein dessen schaffen, was der Patient bisher ableugnen mußte. Und im Idealfall können unsere Reaktionen auf den Patienten dieses Erleben und dieses Gewahrsein vertiefen.

Anmerkungen

1. Man sollte nicht dem Irrtum verfallen, die Forschungsergebnisse würden darauf hindeuten, die Richtung, die unsere Entwicklung nimmt, sei nicht mehr veränderbar. Innere Modelle sind veränderbar; frühe Erlebnisse erzeugen zwar stabile Muster, aber keine starren Strukturen.
2. Ihrer Fähigkeit zu sprachlichem Ausdruck beraubt, können Traumatisierte »sprachloses Entsetzen« erleben (van der Kolk et al. 1996/2000).
3. Bei in der Kindheit traumatisierten Menschen stellten einige Studien fest, daß der linksseitige Hippocampus kleiner und die linke Gehirnhälfte allgemein schwächer entwickelt war als bei den Mitgliedern einer gesunden Kontrollgruppe. Dementsprechend wies bei Erwachsenen, die in ihrer Kindheit Mißbrauch bzw. Mißhandlungen erlebt hatten, die Aufforderung, sich belastende frühe Erinnerungen zu vergegenwärtigen, die hemisphärische Aktivität eine starke Neigung nach rechts auf; und wenn sie eine neutrale Erinnerung abrufen sollten, war eine starke Neigung nach links zu erkennen. Hingegen war die hemisphärische Aktivität bei den Mitgliedern einer Kontrollgruppe ausgewogen, unabhängig davon, ob die abgerufene Erinnerung belastend oder neutral war. Außerdem wurde festgestellt, daß das Corpus callosum – der wichtigste Kanal für den Austausch von Informationen zwischen den beiden Hemisphären – bei Traumatisierten wesentlich kleiner ist als bei den Mitgliedern einer Kon-

trollgruppe ohne Traumavorgeschichte. Demnach scheinen Traumata sowohl die neuronale als auch die psychische Integration zu behindern – indem sie die emotional orientierte rechte Gehirnhälfte von den verbalen Ressourcen der linken isolieren.

4. Vielleicht ist der Grund für die häufige Wahl der Mutter als primärer Bindungsfigur, wie Main (1999) anmerkt, daß die mütterliche Stimme auf die hin sich das neugeborene Kind orientiert, ihm schon aus dem Uterus so vertraut ist.
5. Zusammen mit dem durch Unterdrückung entstehenden Freudschen *Unbewußten* schwebte dieses *implizite Nichtbewußte* (Stern 2004/2005; Siegel 1999/2006) wahrscheinlich Bollas vor, als er den Begriff »ungedachtes Gewußtes« prägte.
6. Der Selbstpsychologe Michael Basch (1992) schreibt: »Der Patient erreicht auf subtile Weise, daß der Therapeut autonom mit seinem [des Patienten] Unbewußten resoniert.« (S. 179)
7. In diesem Zusammenhang schreibt Schore (2003/2007): »Freud arbeitete den Bewußtseinszustand der ›gleichschwebenden Aufmerksamkeit‹ heraus, in welchem man die unbewußte Kommunikation des Anderen empfangen kann. Während Freud darstellte, wie das Unbewußte als ein ›empfangendes Organ‹ arbeiten kann (1912, GW VIII, S. 375 ff.), versucht Kleins Konzept der projektiven Identifikation herauszuarbeiten, wie ein unbewußtes System als ›Übermittler‹ fungieren kann und wie diese Übertragungen die rezeptiven Funktionen eines anderen Unbewußten daraufhin beeinflussen können.« (S. 89)
8. Mütter in Face-to-Face-Interaktion mit ihren Kindern wurden aufgefordert, ihren Gesichtsausdruck zu variieren: In Reaktion auf einen mütterlichen Ausdruck von Freude wurde auch die Freude der Kinder verstärkt, und ihre Lippenbewegungen nahmen ab; in Reaktion auf eine traurige Miene der Mutter verfielen auch die Kinder in eine trübe Stimmung, und ihre Mundbewegungen nahmen zu; und in Reaktion auf einen wütenden Gesichtsausdruck der Mutter zeigten auch die Kinder Verärgerung, und ihre Körper wurden reglos (Haviland & Lelwica 1987).
9. Ekman wurde zunächst bekannt, weil er kulturübergreifend demonstrierte, daß jede der Grundemotionen (Trauer, Wut, Angst, Überraschung usw.) mit einem unverwechselbaren Muster von Reaktionen der Gesichtsmuskulatur verbunden ist. Beispielsweise spiegelt sich Freude im Lächeln, aber wichtig sind dabei auch die unwillkürlichen Bewegungen der Muskeln rund um die Augen.
10. Um diesen Prozeß zu erläutern, zitiert Ekman aus einer Novelle von Edgar Allan Poe, *Der entwendete Brief*, in der Poe in der Person eines Detektivs erklärt, wie er sich nach eigenem Gutdünken Zugang zu den inneren Zuständen anderer Menschen verschaffen kann: »Wenn ich herausbekommen möchte, wie klug oder wie böse einer ist oder was ihm im Augenblick durch den Kopf geht, dann passe ich meinen Gesichtsausdruck so genau wie möglich dem seinen an und warte bloß ab, was für Gedanken oder Gefühle nun mir im Kopf oder Herzen aufsteigen, gleichsam in Übereinstimmung, als passendes Gegenstück zu dem Ausdruck« (Poe zitiert in Ekman 2003/2004, S. 52).
11. Ekmans Untersuchungen deuten darauf hin, daß eine solche Hemmung des Körpers tatsächlich das subjektive Erleben von Emotionen bei Kindern wie auch bei Erwachsenen hemmt.

9 Wie sich das Selbst zum Erleben verhält

Eingebettetheit, Mentalisieren und Achtsamkeit

Die Untersuchungen von Main, Fonagy und anderen bestätigen, daß die Fähigkeit, kohärent über Erlebtes zu reflektieren – statt im Zustand des Eingebettetseins darin zu verharren oder defensiv davon zu dissoziieren –, ein Marker sowohl für unsere eigene Bindungssicherheit als auch für unsere Fähigkeit, Kinder aufzuziehen (und vielleicht auch Patienten zu behandeln) ist, die dann ebenfalls sicher gebunden sein werden. Wie im *Adult Attachment Interview* eines sicher gebundenen Erwachsenen manifestiert sich diese Fähigkeit zu einer »reflektierenden« oder »mentalisierenden« Haltung (ich benutze diese beiden Begriffe austauschbar) in einem kohärenten Bericht über Erlebtes, der wiederum ein kohärentes Selbst offenbart. Damit meine ich ein Selbst, das (1) in sich stimmig wirkt, statt von Inkonsistenzen durchlöchert zu sein; (2) als integriertes Ganzes erscheint, statt durch Dissoziationen und Ableugnungen gebrochen zu sein; und (3) zur Zusammenarbeit mit anderen Personen in der Lage ist. Ich schließe mich der Auffassung Daniel Siegels (2006) an, daß ein kohärentes Selbst auch ein stabiles, adaptives, flexibles und energievolles Selbst ist.

Als Psychotherapeuten versuchen wir, unseren Patienten zu helfen, immer stärker aus einem kohärenten Selbst heraus zu leben. Unsere Aufgabe ist es, mit unseren Patienten zusammen eine Beziehung aufzubauen, die es ihnen ermöglicht, zu verstehen was sie erleben, sich vereinter zu fühlen und zu anderen tiefer und für sie befriedigender in Beziehung zu treten. Für diese Aufgabe zentral ist innerhalb des Psychotherapiemodells, das ich hier vorstelle, die mentalisierende Haltung des Therapeuten, welche die Mentalisierungsfähigkeit des Patienten fördert. Denn das – implizite wie auch das explizite – Mentalisieren ist der Schlüssel zur Integration dissoziierter Erlebnisse des Patienten, die durch Fokussieren auf den nonverbalen Bereich erschlossen worden sind.

Nichts könnte über die Fähigkeit eines Erwachsenen, sicher gebundene Kinder aufzuziehen, besser etwas voraussagen als seine Fähigkeit, freizügig bindungsbezogene Erinnerungen zu erschließen, kollaborativ über sie zu reflektieren und eine kohärente Erzählung über frühe Bindungserlebnisse zu entwickeln und zu präsentieren. Man erinnere sich an die AAI-Studie, aus der hervorging, daß eben diese Fähigkeit sicher gebundene Erwachsene von Menschen mit weniger positiven Bindungserlebnissen unterscheidet. Ablehnend/abweisend gebundene Erwachsene können zu bindungsbezogenen Erinnerungen nicht frei in Kontakt treten; ihre Erzählungen sind starr und unvollständig. Und verstrickt gebundene Erwachsene können nicht kollaborativ reflektieren; ihre Erzählungen sind chaotisch und verwirrend.

Allerdings gelingt es *einigen* Menschen mit diesen Arten von Erlebnissen, die durch ihre Entwicklungsgeschichte vorgegebenen Gleise zu verlassen und dann sowohl kohärente Erzählungen zu entwickeln als auch sicher gebundene Kinder aufzuziehen. Diese empirische Erkenntnis über »verdiente Bindungssicherheit« ist für die Psychotherapie sehr wichtig und hat sehr vielversprechende Implikationen. Vereinfacht gesagt, bestätigt sie, daß Menschen die Grenzen, die ihnen durch ihre Lebensgeschichte vorgegeben sind, überwinden können – sie können jene Kette durchbrechen, die Bindungsunsicherheit und Traumata von einer Generation auf die nächste übergehen läßt. Ebenso wichtig und manchmal sogar noch wichtiger als unsere prägenden frühen Erlebnisse ist unsere Haltung diesen gegenüber.

Von diesem Punkt ausgehend erscheint es mir aus klinischer (sowie auch persönlicher) Sicht als sehr nützlich, die Existenz dreier hauptsächlicher Haltungen dem Erleben gegenüber zu konstatieren: Wir können in das Erlebte schlicht *eingebettet* sein; wir können ihm gegenüber eine *mentalisierende* und *reflektierende* Haltung einnehmen; und wir können dem Erleben *achtsam* begegnen.

Ohne es selbst zu merken, sind viele unserer Patienten die meiste Zeit über zu stark in problematische Erlebnisse eingebettet – sie sind zu stark mit dem, was sie glauben und fühlen, identifiziert –, um sich andere Möglichkeiten, das betreffende Erlebnis zu sehen, vorstellen zu können. Um ihnen zu helfen, sich die *vielfältigen* Ebenen zu erschließen, statt bei der eindimensionalen Version zu bleiben, in der ihre dem Selbstschutz verpflichtete, selbstschädigende Leichtgläubigkeit sie gefangen hält, müssen wir uns auf den nonverbalen Bereich einstimmen. Und um dies sinnvoll tun zu können, müssen wir in der Lage sein, zu mentalisieren – d. h., wir müssen intuitiv die mentalen Zustände erkennen können, die dem gegenwärtigen Erleben unserer Patienten zugrunde liegen. Dies ist *implizites* Mentalisieren, und es ermöglicht uns, zu Erlebnissen, die unsere Patienten (noch) nicht in Worte fassen können, in Kontakt zu treten, damit zu resonieren und eingestimmt darauf einzugehen. Nachdem wir dieses nicht verbal ausgedrückte, dissoziierte oder abgeleugnete Erleben erschlossen haben, müssen wir mit dem Patienten darüber reflektieren können, um ihm zur Integration zu verhelfen. Dazu ist *explizites* Mentalisieren erforderlich, das sich der Sprache bedient, um Patienten zu helfen, ihre Erlebnisse zu verstehen, indem sie diese in den Kontext der gelebten Vergangenheit, der antizipierten

Zukunft und des gegenwärtigen Augenblicks stellen. Durch implizites und explizites Mentalisieren versetzen wir unsere Patienten allmählich in die Lage, dies auch zu tun.

Jede Form von Psychotherapie ist als eine Beziehung gesehen worden, welche die Mentalisierungsfähigkeit des Patienten entfacht oder enthemmt (Fonagy et al. 2002/2004; Holmes 2001). Wir werden noch sehen, daß Psychotherapie auch als ein Prozeß verstanden worden ist, der die Fähigkeit von Patienten zur Achtsamkeit kultiviert (Martin 1997; Germer et al. 2005/2009). Achtsamkeit wird als »reine Aufmerksamkeit« definiert – als das »klare und einspitzige Gewahrsein dessen, was wir tatsächlich erleben und was den aufeinanderfolgenden Augenblicken des Gewahrseins in uns geschieht« (Nyanaponika 1972, S. 5). Im Rahmen seiner Auswertung der Literatur über das Achtsamkeitstraining als klinischer Intervention beschreibt Baer (2003) Achtsamkeit als »die nicht-urteilende Beobachtung des permanenten Stroms innerer und äußerer Stimuli im Augenblick ihres Auftauchens« (S. 125). Wie eine mentalisierende Haltung kann auch eine achtsame Haltung Integration, Emotionsregulation und Bindungssicherheit fördern. Doch bevor wir uns hier mit therapeutischen Implikationen beschäftigen, möchte ich noch ein paar Worte über die drei weiter oben genannten Haltungen dem Erleben gegenüber sagen.

Eingebettetsein

In das Erleben eingebettet zu sein ist so, als ob wir das Erlebte *sind*, solange das Erlebnis dauert. Was immer wir in einem bestimmten Augenblick spüren, fühlen und glauben, wir nehmen es für bare Münze. Natürlich ist eine solche Haltung in vielen Fällen absolut notwendig – beispielsweise wenn wir uns den Freuden der Musik, des Skifahrens oder der Liebe hingeben. In anderen Fällen bringt uns *alles andere als* diese Haltung einen schwerwiegenden Nachteil ein. Wenn wir unser Gefühl, in Gefahr zu sein, nicht ernst nehmen, kann das gefährlich sein, beispielsweise wenn wir zu Fuß auf einer Straße unterwegs sind und ein Lastwagen auf uns zurollt. Ist eine Haltung des Eingebettetseins jedoch regelmäßig unsere *einzige* Möglichkeit, so ist dies für unser Erleben unserer selbst und anderer Menschen wahrscheinlich sehr problematisch.

In der nicht reflektierenden Geisteshaltung des Eingebettetseins werden somatische Empfindungen, Gefühle und mentale Repräsentationen, die *Informationen* über die Wirklichkeit liefern könnten, gefühlt, statt daß sie die Wirklichkeit *sind*. Hier – und dies ist entscheidend – gibt es nur eine einzige Möglichkeit, das Erleben zu sehen, als gäbe es keine Deutungen, sondern nur Wahrnehmungen, keine Überzeugungen, die nicht gleichzeitig auch Fakten wären.

Diese Situation verkompliziert zwangsläufig alle Bemühungen, die Emotionen zu regulieren und sie konstruktiv zu nutzen. Denn wenn jedes Gefühl ein Kanal ist, der zur Wahrheit führt, verfügen wir weder über die Ressourcen, noch über die Fähigkeit, unsere Gefühle einzugrenzen – und in der Regel leisten nicht modulierte Gefühle bei der Einschätzung der Realität und als Orientierung für das Handeln schlechte Dienste. Wenn wir uns beispielsweise ängstigen, sehen wir die Umstände, die unsere Angst hervorgerufen zu haben scheinen, – *zweifellos* – als realistischerweise gefährlich an. Natürlich verstärkt eine solche Einschätzung unsere Angst noch. Deshalb laufen wir im Zustand des Eingebettetseins Gefahr, in einem voll besetzten Theater »Feuer!« zu rufen. In solchen Fällen übertrumpft die innere Welt unabhängig vom tatsächlichen Sachverhalt die äußere Wirklichkeit.

Sind wir andererseits tief in unser Erleben eingebettet, kann es uns schwerfallen, eine Grenze zu ziehen, die äußere Ereignisse von ihrer inneren Repräsentation unterscheidet: Was immer wir erleben, empfinden wir in irgendeiner Weise als unser Sosein, und diese Empfindung ist für uns so verlockend, daß wir sie niemals hinterfragen würden. Somit gleicht die Haltung des Eingebettetseins dem Modus *psychischer Äquivalenz* (Fonagy et al. 2002/2004), der unsere subjektiven Erlebnisse der inneren Welt und der äußeren Wirklichkeit gleichsetzt. Auf diese Art zu sein festgelegt, sind wir in dem gefangen, was Melanie Klein die *paranoid-schizophrene Position* genannt hat, in der Spaltungen vorherrschen und wir uns als Objekt des Erlebens sehen, statt als initiierendes, deutendes Subjekt.

Auf eine solche Haltung fixiert, verfügen wir weder über Anreize noch über den mentalen Raum, den wir benötigen, um absichtlich über unser Erleben nachzudenken, und zwar einerseits weil wir nicht über ein Empfinden der subjektiven statt der objektiven Wesensnatur dieses Erlebens verfügen und andererseits weil nicht modulierte Gefühle das Denken überfluten. Weiterhin untergräbt eine Haltung des Eingebettetseins unsere Fähigkeit, im Lichte der zugrundeliegenden mentalen Zustände *implizit* auf Erlebtes – sowohl unser eigenes als auch das anderer – zu reagieren. Ist diese Haltung unsere »Standardeinstellung«, sind wir »auf Autopilot« und deshalb zu stark unter dem Einfluß überholter innerer Modelle und habituell strukturierter Muster des Denkens, Fühlens und Tuns.

Mentalisieren

Eine mentalisierende Haltung schafft die Voraussetzungen für affektive, kognitive und behaviorale Flexibilität, insbesondere weil sie uns ermöglicht, ein bestimmtes Erlebnis aus verschiedenen Perspektiven zu betrachten, was die Wahrscheinlichkeit erhöht, daß es gelingt, ältere innere Modelle zu aktualisieren und Gewohnheitsmuster zu »deautomatisieren«. Diese Offenheit in Verbindung mit der Selbstbefragungsqualität der mentalisierenden Haltung ist die entscheidende Voraussetzung für die Fähigkeit sicher gebundener Erwachsener, AAI-Erzählungen zu entwickeln, die nicht starr oder chaotisch, sondern kohärent sind.

Das Mentalisieren ermöglicht uns sowohl, uns bewußt zu bemühen, das Erlebte in einem Sinnzusammenhang zu verstehen, als auch, unsere nichtbewußten Reaktionen auf Erlebtes mit den ihnen zugrundeliegenden Gefühlen, Wünschen und Überzeugungen zu verbinden. So erweitert die mentalisierende Haltung unsere Fähigkeit, unsere Affekte zu identifizieren und zu beeinflussen, so daß sie tatsächlich ihre primäre Funktion erfüllen, uns zu helfen, unser Erleben der Welt zu beurteilen und auf der Grundlage dieser Einschätzung unser Handeln adaptiv zu steuern.

Nehmen wir beispielsweise an, wir verspüren den Impuls, uns von einem engen Freund, der in neuester Zeit stark hilfsbedürftig und unsicher auf uns wirkt, zurückzuziehen. Aus einer mentalisierenden Haltung heraus fragen wir uns dann vielleicht, weshalb wir das Bedürfnis verspüren, uns von diesem Menschen zu entfernen, statt uns aufgrund unserer Gefühle dazu getrieben zu fühlen, unserem Impuls zu folgen – wodurch uns vielleicht klar wird, daß uns die offensichtliche Verletzlichkeit unseres Freundes unangenehm an unsere eigene Verletzlichkeit erinnert. Ob uns solche Zusammenhänge bewußt werden, hängt nicht nur davon ab, ob wir bewußt über diese Dinge reflektieren können, sondern auch davon – und das ist noch wichtiger –, implizit zu wissen, daß das Erlebte (etwa wenn wir uns durch die Unsicherheit eines Freundes abgeschreckt fühlen und uns deshalb von ihm zurückziehen wollen) einen Sinn hat, den wir nur auf dem Hintergrund der diesem Impuls zugrundeliegenden mentalen Zustände völlig begreifen können (beispielsweise im Kontext unserer Angst davor, verletzlich zu sein, und einer daraus resultierenden Neigung, die Verletzlichkeit anderer übertrieben stark zu erleben).

Bindungstheoretiker haben sich mit verschiedenen Aspekten der mentalisierenden oder reflektierenden Haltung beschäftigt. Main (1991) konzentriert sich auf die Bedeutung der Fähigkeit zur Metakognition – zum Nachdenken über das Denken –, die auf dem Erkennen des Unterschieds zwischen *Erscheinung und Realität* basiert (verschiedene Menschen können die gleiche Wirklichkeit aus unterschiedlichen Perspektiven sehen). Fonagy hebt wie Main die Fähigkeit, sich verschiedene Perspektiven ein und derselben Situation zu vergegenwärtigen, hervor und verweist außerdem auf das, was er *Gedankenlesen* (*mind reading* – 2001/2002, S. 68) oder *mind-mindedness* (1991) nennt, wobei er versichert, die Essenz der Mentalisierung sei die Fähigkeit, Verhalten und Erleben von Menschen im Lichte der zugrunde liegenden mentalen Zustände zu lesen oder zu deuten. Jeremy Holmes (1996), der die Beiträge von Mains und Fonagy auf einen Nenner zu bringen versucht, konzentriert sich auf ein Phänomen, das er *narrative* (oder *autobiographische*) *Kompetenz* nennt, und meint damit die Fähigkeit, sich die Vorgänge in der eigenen Psyche im Zeitkontinuum zu vergegenwärtigen, zwischen den eigenen Gefühlen und denjenigen anderer zu unterscheiden, und den repräsentationalen Charakter des Denkens selbst zu begreifen.

Achtsamkeit

Achtsam zu sein bedeutet, hier und jetzt »da« zu sein – im Augenblick völlig präsent sein zu können, offen für jedes Erlebnis, das sich einstellt, aber nicht auf einen bestimmten Aspekt des Erlebens fixiert. Achtsam zu sein bedeutet auch, des Erlebens gewahr zu sein, ohne es zu beurteilen oder zu bewerten. Dieser Zustand offener, wacher Präsenz und nichturteilenden Gewahrseins kann durch Meditation entwickelt werden. Bei dieser Art von Übung geht es jedoch nicht nur darum, sich beim Meditieren in einen achtsamen Zustand zu versetzen, sondern auch darum, die Fähigkeit zur Achtsamkeit im Alltagsleben zu üben und sie dadurch zu stärken.

Dazu folgendes Beispiel aus meinem persönlichen Erfahrungsschatz: Nach einem ziemlich anstrengenden Morgen machte ich mich auf zu einer Supervisionssitzung, die ich seit vielen Jahren leitete. Normalerweise freute ich mich auf das Treffen mit den Therapeuten, die dieser Gruppe angehörten, doch an diesem Tag – ich fühlte mich abgeschnitten, ängstlich und reizbar – wollte ich einfach nicht dort sein. Durch meine bloße Anwesenheit an der Sitzung teilzunehmen erschien mir unter den gegebenen Umständen als das Beste, wozu ich in der Lage war. Ich war zu stark in meine eigene von Wut gespeiste Anspannung verstrickt, um sinnvoll reflektieren zu können, aber dann kam mir die Idee, mich in eine achtsame Haltung zu versetzen. Ich atmete ein paarmal tief und nutzte dann den mentalen Trick, mir vorzustellen, daß das, was ich *gegenwärtig* erlebte – im konkreten Fall, zu einer Anzahl von Therapeuten in Beziehung zu treten, unter denen ich viele seit Jahren sehr schätzte –, auch das *Letzte* wäre, was ich erleben würde. Dies mag ein wenig düster klingen, aber mit Hilfe dieses Tricks schaffe ich es oft – manchmal blitzartig und mit einem kraftvollen »Rumms!« –, in das oft so eigenwillige Hier und Jetzt zurückzukehren. Mit Hilfe mehrerer bewußter Atemzüge und meines »Gedankenexperiments« landete ich mit beiden Füßen im gegenwärtigen Augenblick, fühlte mich nicht mehr isoliert und war recht zufrieden, genau dort zu sein, wo ich war. Von einer eingebetteten Haltung in eine achtsame zu wechseln schien mir »alles zu verändern«.

Die achtsame Haltung dem Erleben gegenüber hat wie die mentalisierende Haltung entscheidende positive Auswirkungen. Generell scheint die Achtsamkeitspraxis uns helfen zu können, schwierige Gefühle zu modulieren, das selbstauferlegte Leiden zu verringern, besser mit alltäglichen Herausforderungen fertig zu werden und die Freuden, die das Leben uns bietet, tiefer zu erleben (siehe Baer 2003; Lazar 2005; Martin 1997; Segal, Williams & Teasdale 2002).

Viele wissenschaftliche Studien haben sich mit der Wirkung der Meditation auf den Körper beschäftigt und demonstriert, daß die Achtsamkeitspraxis die bekannten Anzeichen für Streß reduziert. Sie senkt nicht nur den Spiegel des Glukokorticoids (eines Streßhormons), sondern auch die Herzfrequenz, den Sauerstoffverbrauch und hat noch andere, ähnliche Wirkungen (Sapolsky 2004). Und während Streß die Funktionsfähigkeit des Immunsystems nachweislich einschränkt, vermag die Achtsamkeitsmeditation das Immunsystem zu stärken (Davidson et al. 2003). Die gleiche Studie zeigte auch, daß bei Probanden, die vorher noch nie meditiert hatten,[1] durch Meditation im Laufe der Zeit im linken Präfrontalkortex, der mit positiven Emotionen und mit der Hemmung der Amygdala in Verbindung gebracht wird, die Aktivierung verstärkt wurde. Außerdem berichteten die Teilnehmer der Untersuchung über ein Nachlassen ihrer Ängste und eine Verstärkung positiver Gefühle; je mehr sich die Aktivität des Präfrontalkortex nach links verlagerte, umso mehr positive und weniger negative Gefühle erlebten sie.

In Studien mit sehr erfahrenen Meditierenden, die sich seit vielen Jahren der Meditationsübung widmeten, wurden noch dramatischere Resultate beobachtet. Einer der Teilnehmer, ein Mönch des Tibetischen Buddhismus, enttäuschte die Erwartungen der Forscher insofern, als er keinerlei Anzeichen für einen angeblich nicht hemmbaren Schreckreflex in Reaktion auf ein Schußgeräusch erkennen ließ; die Linkstendenz der Aktivität seines Präfrontalkortex war ziemlich stark. Außerdem konnte dieser Proband erstaunlich gut minimale Veränderungen des Gesichtsausdrucks lesen, die nach Ekman die emotionale Realität anderer Menschen enthüllen (Ekman 2003/2004; Goleman 2003/2003).[2]

Eine rasch zunehmende wissenschaftliche Literatur (siehe Walsh & Shapiro 2006) deutet darauf hin, daß Achtsamkeit und Meditation einige sehr heilsame Wirkungen auf viele körperliche (z. B. Bluthochdruck, Asthma, prämenstruelles Syndrom und Diabetes Typ II) und psychische Probleme (z. B. Depression, Zwangsstörungen, Angst und Phobien) haben. Um zu erklären, wie die Achtsamkeitsübung diese Wirkungen erzielt, gibt es verschiedene Möglichkeiten. Physiologisch scheint diese Übung die autonomen Reaktionen und die übermäßige Erregung des Sympathischen Nervensystems zu verringern, die offenbar durch von der Amygdala vermittelte Emotionen wie Furcht und Wut hervorgerufen werden. Auf psychischer Ebene scheint die Achtsamkeitsübung Ruhe, Selbstkenntnis, die Fähigkeit, sich selbst zu akzeptieren, und die Deautomatisierung von Gewohnheitsmustern des Denkens und Fühlens zu fördern. Außerdem könnte sie, wie ich bereits erwähnt habe, über längere Zeit zur Entstehung (oder Konsolidierung) einer inneren sicheren Basis führen. Und schließlich häufen sich Belege dafür, daß Achtsamkeit die Empathie verstärkt (Morgan & Morgan 2005) – eine Erkenntnis, die mit der Auffassung in Einklang steht, daß Meditation die Fähigkeit zu mentalisieren stärkt (Allen & Fonagy 2002). Ganz offensichtlich spielt Achtsamkeit in der Psychotherapie eine wichtige Rolle.

Vom Eingebettetsein zum Mentalisieren

Alle unsere Patienten befinden sich zeitweise im Zustand des Eingebettetseins in ihr Erleben, und für einige gilt dies sogar dauerhaft. Letztere sind Gefangene des Augenblicks, verstrickt in innere und äußere Umstände, die sie unbeirrt als »echt« empfinden. Wie Säuglinge und Kleinkinder (wenn auch aus anderen Gründen) sind diese Patienten (deren Ichstärke oft nur das Niveau von Menschen mit einer Borderline-Störung erreicht oder die unter PTBS und/oder einer Major-Depression leiden) nicht in der Lage, mehrere Sichtweisen eines bestimmten Erlebnisses gleichzeitig aufrechtzuerhalten. Weil ihre eindimensionale Sicht ihnen keinen Raum für Deutungen läßt, haben sie große Schwierigkeiten, was sie selbst oder andere erleben, auf der Grundlage mentaler Zustände zu verstehen. Und weil sie auf diese Haltung fixiert sind, haben sie auch kaum Möglichkeiten, die insbesondere durch schmerzhafte Erlebnisse hervorgerufenen Gefühle zu identifizieren, zu beeinflussen und effektiv auszudrücken.

Die meisten unserer Patienten (und die meisten Therapeuten) sind zeitweise ähnlich in ihr Erleben eingebettet, wenn auch seltener und meist nur angesichts von starkem Leiden. Somit ist für die meisten von uns das, was ich Eingebettetsein nenne, kontextabhängig – was bedeutet, daß es für sie einige Ereignisse, Beziehungen und Ereignisse *in* Beziehungen gibt, die ihnen das Gefühl vermitteln, vollständig davon überwältigt zu werden. Wenn wir von übermächtigen Emotionen überspült werden, können wir das Gefühl entwickeln, in diesem Kontext absolut nicht in der Lage zu sein, eine Position außerhalb des Erlebens einzunehmen und mit einem Teil von uns über das Erlebte nachzudenken.

In der Kindheit wie in einer Psychotherapie findet die Bewegung von einer starr eingebetteten Haltung zur Flexibilität einer mentalisierenden und reflektierenden Haltung im Rahmen enger Beziehungen statt. Ungefähr die gleichen Aspekte solcher Beziehungen, die Bindungssicherheit fördern, kommen auch der Fähigkeit zu mentalisieren zugute. Wie in Kapitel 4 erläutert, basiert die Brücke vom Eingebettetsein zum Mentalisieren auf der Fähigkeit zur Affektregulation, dem Erkennen von Intentionalität und symbolischem Spiel.

Unter der Voraussetzung einer hinreichend gesunden Entwicklung wird die mentalisierende Haltung des kleinen Kindes durch die sensiblen Reaktionen seiner primären Bezugsperson hervorgelockt. Die Fähigkeit zu solchen Reaktionen ist völlig von der Fähigkeit der Betreuungsperson zu mentalisieren abhängig – was bedeutet, daß sie in der Lage sein muß, die größtenteils impliziten, nonverbalen Signale des Kindes über mentale Zustände zu verstehen. Ähnliches gilt für eine Psychotherapie, in der die empathische Eingestimmtheit des Therapeuten auf die Kommunikation des Patienten großenteils ein Resultat der intersubjektiven Beziehung ist. Tatsächlich aktiviert der mentalisierende Psychotherapeut das Mentalisierungspotential des Patienten hauptsächlich im Kontext einer intersubjektiven Beziehung, für die zunehmende Bindungssicherheit charakteristisch ist – unterstützt durch sein Fokussieren auf die nonverbale Dimension, die inszeniert, evoziert oder verkörpert wird.

Gesündere Patienten und ihre Therapeuten können möglicherweise recht konsistent gemeinsam über ihre mentalen Zustände reflektieren, bis einer der beiden Partner plötzlich mit einem überwältigenden emotionalen Erlebnis konfrontiert wird. »Entgleist« das Mentalisieren auf diese Weise (beispielsweise im Laufe eines aufwühlenden Enactments) oder ist das Mentalisierungspotential des Patienten noch nicht erschlossen, kann der Patient – und manchmal auch der Therapeut – sich im eingebetteten, eindimensionalen Modus psychischer Äquivalenz verfangen, in dem Geist und Welt miteinander verschmelzen. Es lohnt sich, einen Blick darauf zu werfen, wie Kinder die Gleichsetzung innerer Zustände und der äußeren Realität vollziehen – weil wir bei Patienten im Zustand des Eingebettetseins so häufig Variationen über dieses Thema vorfinden.

Im Rahmen eines bekannten Experiments (Gopnick & Astington 1988) präsentierte man Kindern im Alter zwischen drei und sechs Jahren eine Schachtel M & M und fragte sie, was nach ihrer Meinung darin sei. Alle antworteten: »M & M natürlich«, und angeblich waren alle enttäuscht, als man ihnen zeigte, daß sich in der Schachtel tatsächlich ein Stift befand. Als man sie etwas später bat vorauszusagen, was ein Freund beim Anblick der M & M-Schachtel auf die gleiche Frage antworten würde, antworteten die meisten, als könnte es gar nicht anders sein: »Ein Stift«. Noch verblüffender ist, daß die meisten von ihnen auf die Frage hin, was sie selbst beim ersten Anblick der Packung über deren Inhalt gedacht hätten, antworteten: »Einen Stift.«

Dieser »Falsche Überzeugung«-Test demonstriert sehr anschaulich, wie schwer es für Kinder (insbesondere wenn sie jünger als vier oder fünf Jahre sind) ist, mehr als eine Sicht auf ein Erlebnis in ihrem Geiste aufrechtzuerhalten. Im Sinne des Konzepts der Metakognition haben sie bestenfalls ein dürftiges Verständnis von repräsentationaler Diversität und Veränderung: Sie können sich weder vorstellen, daß ihr Freund Dinge anders sieht als sie selbst, noch, daß sich ihre eigene Sicht verändert haben könnte. Bei diesem Test fällt es kleinen Kindern – und Erwachsenen, die sich ihrem Erleben gegenüber im Zustand des Eingebettetseins befinden – äußerst schwer zu verhindern, daß sie ihre innere Welt mit der äußeren Realität gleichsetzen und daß erstere in einem gewissen Sinne durch letztere zunichte gemacht wird.

Doch psychische Äquivalenz wirkt natürlich bidirektional. Eine Kollegin berichtete mir, als sie einmal ihren fast zweijährigen Sohn habe baden wollen, habe dieser aus Protest geschrien, weil er wütend darüber gewesen sei, daß er gegen seinen Willen in die Badewanne sollte. Er war so wütend, daß er seine Mutter biß und dann brüllte: »Mami hat mich *gebeißt*!« Hier übertrumpfte die innere Welt – zuerst der Wut und dann der Angst – die äußere Realität, und beide wurden eins.

Eine der Gefahren psychischer Äquivalenz ist die allzu leichte Projektion innerer Empfindungen (hier Wut oder Schrecken) nach außen, wodurch sich der Eindruck einer sehr gefährlichen Welt verfestigt. Erwachsene Patienten im Zustand des Eingebettetseins in ihr Erleben, so wie die so genannten Borderline-Patienten, befinden sich in genau dieser Art von Gefahr. Sie setzen Gefühle mit der Realität gleich und reagieren, als würden sie bedroht, wenn sie ihre Gefühle auf andere Menschen projizieren: Sind sie beispielsweise wütend, schämen sich aber in Reaktion auf die Fehleingestimmtheit des Therapeuten auch, kann sich bei ihnen die Auffassung verfestigen, der Therapeut sei ihnen nicht wohlgesinnt und vielleicht auch einfach nicht in der Lage, ihnen zu helfen.

Hauptsächlich Gefahren dieser Art treiben sowohl Kinder als auch Erwachsene dazu, in den Zustand zu flüchten, den Fonagy *Als-ob-Modus* nennt. Wenn wir uns von der physischen Realität ab und dem Reich des Als-ob zuwenden – wenn wir uns im Spiel oder in der Phantasie verlieren –, *entkoppeln* wir die innere und äußere Welt, statt sie einander gleichzusetzen, und auf diese Weise befreien wir uns durch unsere Vorstellungskraft von dem Druck, den mentale Zustände auf uns ausüben, die sich überaus real anfühlen. Wenn für Kinder wie für Erwachsene das Erleben im Zustand psychischer Äquivalenz (des Eingebettetseins) einfach das ist, was es ist – manchmal zum Entsetzen der Betroffenen –, beinhaltet das Erleben im Als-ob-Modus, wie wir die Dinge gern *wollen*.

Ich will versuchen, dies noch etwas anschaulicher zu machen: Vor ein paar Tagen weckte mich mein vierjähriger Sohn und bat mich, das Handtuch, das er wie ein Cape um seine Schultern trug, mit einem Knoten zu versehen. Ich erklärte mich dazu bereit, machte dann aber den Fehler, ihn zu fragen, ob er denn immer noch mein Sohn oder nun Superman sei. »Dad*dy*!« beschwerte er sich, und durch Betonen der zweiten Silbe brachte er eindeutig einen Tadel zum Ausdruck. Und beim Verlassen des Raumes brüllte er: »Keins von beiden. Ich bin Batman!« Als ich ein wenig später die Treppe hinabging, fand ich sein »Cape« am Treppenabsatz. Als eingefleischter Psychologe konnte ich es mir nicht verkneifen, ihn beim Frühstück zu fragen: »Bist du jetzt mein Sohn oder bist du Batman?« Er antwortete mit einem breiten Lächeln: *»Ich bin Batman. Manchmal trage ich ein Kostüm, damit ich Batman bin.«*

Symbolisierung im Als-ob-Modus ist gegenüber dem Eingebettetsein bzw. psychischer Äquivalenz ein wichtiger Entwicklungsfortschritt. Beim Symbolisieren lassen wir ein Ding für ein anderes stehen (oder auf ein anderes verweisen), wobei wir erkennen, daß das Symbol und das, was es symbolisiert, zwei unterschiedliche Dinge sind. Daß mein Sohn sich das Handtuch (das Symbol) um die Schultern legte, das für das Batman-Cape (das Symbolisierte) stand, ermöglichte ihm, Batman zu »sein«, ohne wirklich selbst zu glauben, daß er Batman *war*. Mit anderen Worten konnte er im symbolischen Spiel ein und dasselbe Erlebnis aus zwei Perspektiven betrachten und so den Unterschied zwischen Erscheinung und Realität für sich greifbar machen. Im Als-ob-Modus können wir eine rudimentäre Version von drei Komponenten des Mentalisierens realisieren – wir können symbolisieren, mehrere Perspektiven gleichzeitig aufrechterhalten und den Unterschied zwischen Erscheinung und Realität erkennen. In einem gewissen Sinne können wir so lange mentalisieren, wie wir so tun als ob.

Auch Fonagy erzählt eine Batman-Geschichte über seinen vierjährigen Sohn (Allen & Fonagy 2002). Anläßlich einer Reise zu einer Konferenz in einem anderen Land gab er sich große Mühe, die Bitte des Jungen zu erfüllen und ihm ein Batman-Kostüm mitzubringen. Als Fonagy damit zu Hause ankam, zog sein Sohn das Kostüm an, schaute sich dann das Resultat entsetzt im Spiegel an, brach in Tränen aus und bestand darauf, daß das Kostüm sofort weggepackt wurde. Wenige Augenblicke später nahm er sich einen alten Rock seiner Mutter, legte ihn sich um die Schultern und spielte glücklich weiter Batman.

Im Als-ob-Modus kann das Erleben zu dem werden, was es unseren Wünschen gemäß sein soll – aber nur so lange, wie wir die Wölfe der Realität weit genug von der Tür fernhalten können. Als Fonagys Sohn sich in dem übermäßig realistischen Kostüm sah, merkte er, daß er *zu sehr* wie Batman aussah, und außerdem hatte er das Gefühl, er *sei* Batman. Der Als-ob-Modus – mit seinen sicherheitsfördernden Potentialen der Symbolisierung, der Fähigkeit, zwischen Erscheinung und Wirklichkeit zu unterscheiden und zwischen verschiedenen Perspektiven zu wechseln – kollabierte in den Zustand psychischer Äquivalenz.

Natürlich kann es zu einem solchen Zusammenbruch auch in einer Therapie kommen. Beispielsweise merkte ich kürzlich im Laufe mehrerer Sitzungen, daß eine Patientin, mit der ich seit langem eine gute therapeutische Beziehung hatte, mir gegenüber plötzlich ungewohnt ängstlich wirkte. Als wir uns mit ihrer Angst auseinandersetzten, stellte sich heraus, daß sie sich mit Fragen über die Art meiner Gefühle – und meiner »Grenzen« – ihr gegenüber gequält hatte. Der Grund war eine Sitzung gewesen, in der ich ihr nicht nur Komplimente wegen ihrer äußeren Erscheinung gemacht, sondern sie auch an der Schulter berührt hatte, als sie den Behandlungsraum verließ. Diese Episode (über die ich später mehr berichten werde) veranschaulicht, wie fragil die (schützende) Als-ob-Qualität der therapeutischen Beziehung ist.

Angesichts der Fehleingestimmtheit eines Therapeuten und der Verletzlichkeit eines Patienten kann der »Spiel-Raum« der Therapie schnell beängstigend real werden, und in Verbindung mit einem Sturz in den Zustand des Eingebettetseins kann es zu einer Störung der Affektregulation kommen. Denn wenn das innere Erleben sich plötzlich nicht mehr von der äußeren Wirklichkeit zu unterscheiden scheint (wenn wir beispielsweise unsere Angst als zweifellos begründet ansehen), können wir uns durchaus überwältigt fühlen, als wären wir allein mit einer gefährlichen, unausweichlichen Situation konfrontiert.

Die Geschichten über zwei Vierjährige und über einen Erwachsenen in der Therapie sollten veranschaulichen, wie der Als-ob-Modus uns einen Teil des Weges – aber eben nur einen Teil – vom Eingebettetsein zum Mentalisieren bringt. Während der Zustand psychischer Äquivalenz zu real ist, ist der Als-ob-Modus einfach nicht real genug und deshalb vergleichsweise fragil. Trotzdem ist der Als-ob-Modus ein wichtiger Meilenstein, weil er uns einen echten Zugang zu den Mentalisierungsfähigkeiten erschließt, die für uns im Zustand des Eingebettetseins völlig unerreichbar sind.

Kinder erzielen bei dem weiter oben beschriebenen Test zur Feststellung falscher Überzeugungen wesentlich bessere Resultate, wenn die gestellte Aufgabe im Sinne des Als-ob-Modus definiert wird. Während die »reale Version« der Aufgabe die Fähigkeiten vieler Vierjähriger überfordert, erwies sich die Als-ob-Variante für fast alle Dreijährigen als »Kinderspiel« (Gopnik & Slaughter 1991). Der einflußreiche Entwicklungsforscher Lev Vygotsky hat es wie folgt ausgedrückt: »Im Spiel ist das Kind seinem Durchschnittsalter, seinem Alltagsverhalten immer voraus; im Spiel scheint es einen Kopf größer zu sein, als es tatsächlich ist« (zitiert in Fonagy et al. 2002/2004, S. 266). Beim Als-ob-Spiel kann das Kind sich in der Anwendung wichtiger Mentalisierungsfertigkeiten üben und diese stärken.

Das gleiche gilt für Patienten in einer Psychotherapie. Der Therapeut, der den »Rahmen« der Behandlung steckt – und somit deren Grenzen definiert –, kreiert auf diese Weise eine Art Übergangsraum, in dem sich eine therapeutische Beziehung entwickeln kann, die sowohl eine Als-ob-Beziehung als auch real ist. Diesen Dualismus meinte Freud (1924b/1914) wahrscheinlich, als er die Übertragung ein »Zwischenreich zwischen der Krankheit und dem Leben« (GW X, S. 135) nannte, in dem die dissoziierten Impulse des Patienten wie auf einem »Tummelplatz« (S. 134) zugelassen werden könnten. Weil das Risiko in diesem Fall nicht ganz so hoch ist wie in einer anderen wichtigen und intimen Beziehung, kann der Patient es sich leisten, mehr zu riskieren, ähnlich einem Kind beim Spiel. Die Als-ob-Aspekte der Psychotherapie – in Verbindung mit der therapeutischen Beziehung als sicherer

Basis – bieten ein Maß an Freiheit und Sicherheit, das es dem Patienten ermöglicht, sich hinsichtlich seiner Vorstellung, seines Denkens und seines Fühlens freier zu fühlen.

Doch die Imagination allein vermag uns nicht zum Mentalisieren zu führen, weil das damit verbundene Gefühl der Freiheit und Möglichkeit sich so leicht verflüchtigt – ebenso wie die Fähigkeit, Affekte zu regulieren –, sobald das Als-ob mit der Realität konfrontiert wird. Man denke an Fonagys Sohn und an die Angst, die er empfand, als er mit dem allzu realen Bild von sich selbst als Batman konfrontiert wurde. Oder man denke an Patienten im Zustand narzißtischer Wut, die »sich vergessen«, wenn ihre lebenserhaltenden, aber verletzlichen Phantasien über sich selbst durch äußere Realitäten relativiert werden – beispielsweise durch Reaktionen anderer auf sie, die den Bedürfnissen der Patienten nicht entsprechen.

Ob in der Kindheit oder in der Psychotherapie, den ganzen Weg vom Eingebettetsein zur Mentalisierung können wir nur zurücklegen, wenn wir Gelegenheit erhalten, den »nicht-mentalisierenden, realitätsorientierten« Modus psychischer Äquivalenz und den »mentalisierenden, von der Realität abgekoppelten« Als-ob-Modus zu integrieren (Fonagy et al. 2002/2004, S. 271). Diese Integration befreit den Geist von der Tyrannei der brutalen Fakten (einschließlich und insbesondere der mentalen Zustände, die als Fakten *empfunden* werden), ohne jedoch die faktische Realität zu ignorieren.

Weil diese Synthese von »Geerdetheit« und Imagination weder den Geist mit der Welt gleichsetzt noch ihn von der Welt dissoziiert, ermöglicht sie uns, auf das Erlebte im Lichte der *Beziehung* zwischen inneren Zuständen und äußerer Realität zu reagieren. Man kann sich dies wie folgt vorstellen: Im Zustand des Eingebettetseins »kennen« wir dieses Erleben als real und fühlen uns deshalb zum Handeln gezwungen; tun wir hingegen so »als ob«, empfinden wir unser Erleben als unwirklich, und reales Handeln ist nicht erforderlich. Mentalisieren wir jedoch, können wir uns fragen, wie real oder irreal unser gegenwärtiges Empfinden dessen, was wir erleben, in Wahrheit ist. Es geht also um die Antwort auf die Frage, wie sich unser innerer Zustand augenblicklich zur äußeren Realität verhält – und wenn wir uns auf diese Weise größere Freiheit und zuverlässigere Informationen gesichert haben, können wir entscheiden, wie (oder ob) wir handeln wollen.

Die Fähigkeit, sich auf diese Weise Fragen zu stellen, resultiert aus einer *gutartigen Kreisbewegung*, in der sich das *Erleben* sicherer Gebundenheit positiv auf die Affektregulation, optimales Arousal und das Mentalisieren auswirkt (Allen & Fonagy 2002). In diesem Synergieprozeß ermöglicht die laufende Beziehung zu einer sensibel reagierenden Bezugsperson (oder einem empathisch eingestimmten Therapeuten) das Erlebnis und später auch die Erwartung, daß Affekte reguliert werden können und daß es möglich ist, das Arousal innerhalb des »Toleranzfensters« (Siegel

1999/2006) zu halten. Das daraus resultierende Gefühl, eine sichere Basis zu haben, ermöglicht es dem Kind (oder dem Patienten), seine Situation zu erforschen: der Betreuungsperson ins Gesicht, in den Geist und ins Herz zu schauen und dort eine Spiegelung von sich selbst als einem »intentionalen Wesen« zu finden, dessen Verhalten im Lichte der Gefühle, Wünsche und Überzeugungen, die den Kontext des Verhaltens bilden, als sinnvoll erscheint.

Wenn ein Kommunikationspartner auf Verhalten und insbesondere auf nonverbales Verhalten im Lichte der zugrundeliegenden mentalen Zustände reagiert, wird beim Kind (oder beim Patienten) das Gewahrsein der vielen Ebenen des Erlebens allmählich stärker. Man könnte auch sagen, es handle sich um eine mentalisierende Haltung dem eigenen Erleben gegenüber. Und die Mentalisierungsfähigkeit fördert ihrerseits die Fähigkeit, Affekte zu regulieren und die Bindungsbeziehung als sichere Basis zu erleben. Dies ist die gutartige zyklische Bewegung, die psychisches Wachstum, Integration und die Manifestation einer *internalisierten* sicheren Basis ermöglicht, in der Kindheit wie in einer Psychotherapie.

Stärkung des reflektierenden Selbst und Förderung der Integration in die Psychotherapie

Mains Auseinandersetzung mit der Metakognition und Fonagys Erkenntnisse über das Mentalisieren legen beide nahe, daß das Kind Bindungsbeziehungen nicht nur braucht, um sich zu schützen und sich sicher zu fühlen, sondern auch, um den intersubjektiven Kontext zu schaffen, in dem sich seine Reflexionsfähigkeiten entwikkeln können. Auf der ersten Stufe dieses Prozesses geht es um affektregulierende Interaktionen mit der Bindungsfigur, in denen das Kind etwas über Gefühle lernt. Weil Emotionen für das sich entwickelnde Selbst von zentraler Bedeutung sind, ermöglichen Interaktionen wie diese, die Affekte *effektiv* regulieren, die Integration (statt der Dissoziation) der vielen emotionalen Erlebnisse des Kindes und somit der allmählich entstehenden Empfindung eines kohärenten Selbst.

Wie das Kind in der Entwicklungszeit kann auch ein Patient im intersubjektiven Kontext der Psychotherapie lernen (oder kann er daran erinnert werden), daß Gefühle erkannt, mit anderen geteilt, reflektiert und verändert werden können. Im Rahmen des Modells der Psychotherapie als einer Transformation durch Beziehung ermöglichen die sichere Basis und das Fokussieren des Therapeuten auf das nonverbale Erleben den dissoziierten Gefühlen des Patienten, zutage zu treten und erkannt zu werden. Und sobald solche abgeleugneten Gefühle zutage treten und empfunden werden, lassen sie sich auch verändern – sie können akzeptiert (bitterer Zorn über die Vergangenheit kann sich zu Bedauern abschwächen) und/oder transformiert werden (vorher abgestrittene Bedürfnisse können wieder anerkannt und gewürdigt werden). Die Beziehung, die Raum für vorher abgeleugnete Emotionen schafft, und der Therapeut, der dem Patienten hilft, erstere zu ertragen und zu verstehen, wirken damit ebenfalls auf die Integration dieser Gefühle hin.

Doch Patienten in einer Psychotherapie haben manchmal ebenso wie kleine Kinder keinerlei Kenntnis von ihren inneren Zuständen – oder auch nur davon, daß sie innere Zustände *haben*, die sie kennen könnten –, bis ein anderer Mensch diese erkennt. Schauen wir einmal, wie andere Menschen – Eltern oder Therapeuten – das Kennen, Benennen und Reflektieren über solche unerkannten inneren Zustände ermöglichen können.

Ich werde mich zunächst damit auseinandersetzen, wie sich dieser Prozeß in der Kindheit abspielt, und dabei immer wieder auf die psychotherapeutische Arbeit zu sprechen kommen. Anschließend stelle ich klinisches Material vor, das veranschaulicht, wie das, was wir über Kinder in der Entwicklungszeit wissen – über ihr Bedürfnis nach einem mentalisierenden Anderen, der ihnen hilft, ihre Gefühle zu regulieren und symbolisches Spiel und die Sprache zu nutzen, um vom Eingebettetsein zum Mentalisieren zu wechseln –, den integrativen Prozeß der Psychotherapie erhellt.

Sie werden sich vielleicht noch an die Beobachtung von Fonagy und Kollegen erinnern, daß Säuglinge und sehr kleine Kinder anfangs durch sowohl kontingente als auch »markante« Erlebnisse des Spiegelns etwas über ihre Gefühle lernen. Beispielsweise kann ein Kind, das sich unwohl fühlt, getröstet werden, wenn seine Mutter mit seinem inneren Zustand zu resonieren, darüber zu reflektieren und ihn korrekt zu spiegeln vermag – allerdings mit soviel Differenz, daß *ihre* Gefühlspräsentation als Reaktion auf den inneren Zustand des Kindes, statt als Ausdruck ihrer eigenen Empfindungen »markiert« wird. Außerdem kann solches Spiegeln die Fähigkeit des Kindes, seine Affekte sowohl zu regulieren als auch zu erkennen, nur dann fördern, wenn es mit einer Haltung oder Handlung verbunden ist, die verdeutlicht, daß man mit Unbehagen fertig werden kann – ganz sicher als die Mutter, aber möglicherweise auch als das Kind.

Eine weitere Episode aus meinem persönlichen Erfahrungsschatz soll veranschaulichen, wie dies vonstatten gehen kann. Als meine Tochter noch keine 18 Monate alt war, wachte ich einmal mitten in der Nacht auf und hörte sie schreien »Mami! Mami!« Als sie dann von ihrem Kinderbettchen aus *mich* durch die Tür kommen sah, brüllte sie wie am Spieß: »Papi, ich hasse dich. Hol Mami!« Dies war kaum der Empfang, den ich mir um drei Uhr morgens erhofft hatte, und ich merkte, daß sich bei mir langsam aber sicher ein Gefühl starker Anspannung aufbaute. In meinen Bemühungen, mir trotz ihres heftigen Weinens Gehör zu verschaffen, sagte ich – zweifellos schon mit einer gewissen Schärfe in der Stimme –, Mami schlafe, und ich würde sie nicht aufwecken. Doch während ich neben dem Bett meiner Tochter stand, merkte ich, daß ich sanfter wurde, weil ich plötzlich die unwiderlegbare Logik ihres Verhaltens verstand (oder besser gesagt *spürte*): Sie glaubte offensichtlich, wenn sie nur wütend und laut genug wäre, werde sie mich schon dazu bringen, ihre Mutter herbeizuholen. All dies wurde mir in einem einzigen Augenblick klar, aber rückblickend geht mir auf, daß mir dies nicht nur ermöglichte, mich zu beruhigen, sondern auch (und ohne darüber nachzudenken), ihre Wut durch ein übertrieben »böses Gesicht« und ein leises Knurren – zur Markierung des Als-ob-Charakters meines Gefühlsausdrucks – zu spiegeln und dann vom Knurren zu einem langen und mitfühlenden »Aaaaaaaaahhhhhh« überzugehen, als wollte ich die Bedürftigkeit signalisierende Enttäuschung unter ihrer Wut spiegeln. Schließlich faßte ich die Pantomime in Worte, indem ich ihr sagte, natürlich sei sie wütend, weil sie so gern die Mami bei sich gehabt hätte und weil der Papi die Mami nicht habe holen wollen. Daraufhin hörte ich sie durch die Tränen hindurch etwas sagen, das ich zunächst nicht verstand. Dann dämmerte mir, daß sie sagte: »Papi, hilf mir, damit ich mich besser fühle.« Danach umarmten wir uns sehr innig und sangen zusammen ein Lied, bevor ich sie wieder in ihr Bettchen legte.

Obwohl ich meine Tochter nicht fragen konnte, wie sie diese Interaktion erlebt hat, nehme ich an, daß das, was geschah, ihr half, ihre Gefühle zu erkennen und zu regulieren. Wie? Indem sie sich so sah, wie ich sie sah – indem sie sich im Spiegel meiner mentalisierenden Reaktionen auf sie als intentionales Wesen sah, dessen Verhalten erkennbare, benennbare, mitteilbare und *veränderbare* Gefühle und Wünsche ausdrückte.

Mehrere einander verstärkende Aspekte der beschriebenen Interaktion sollten hier besonders herausgestellt werden, weil sie unsere Arbeit mit Patienten unmittelbar betreffen. *Erstens* war ich erst, nachdem es mir gelungen war, mich in eine reflektierende Haltung zu versetzen und auf diese Weise meine *eigenen* Gefühle zu regulieren, in der Lage, ihr zu spiegeln, was *sie* empfand. *Zweitens* mußte ich ihre Affekte im Lichte ihrer Intentionen verstehen, um zu begreifen, worum es ihr tatsächlich ging. Und *drittens* ermöglichte mir eben dieses »Mentalisieren« ihres emotionalen Erlebens, meine eigenen Empfindungen in den Griff zu bekommen, was die Voraussetzung dafür war, daß ich ihr helfen konnte.

Um einen ähnlichen Prozeß im Rahmen einer Psychotherapie zu initiieren, müssen wir nicht nur emotional auf einen Patienten reagieren, sondern auch über Emotionen reflektieren können – unsere eigenen und die des Patienten –, so daß wir, statt uns von Gefühlen nur ergreifen zu lassen, auch ihren Sinn zu spüren lernen. (Natürlich ist es manchmal sehr schwierig, diese Art von Responsivität zu entwikkeln, und meist müssen Therapeuten dazu selbst ziemlich viel Erfahrung mit der Patientenrolle haben.)

Mehr über die Parallelen zwischen den Aktivitäten mentalisierender Kliniker und mentalisierender Eltern wird deutlich werden, wenn ich erörtere, was zur Zeit darüber bekannt ist, wie Kinder lernen, ihre Emotionen zu erkennen, zu regulieren und zu integrieren. Diese Entwicklung kann nur im Kontext einer Beziehung zu einem eingestimmten anderen stattfinden. Bevor Kinder eine solche Beziehung erleben, »wissen« sie möglicherweise nicht, was sie fühlen, sondern nur, *daß* sie etwas fühlen (Coates 1998). Um ihre »Rohgefühle in Symbole umwandeln zu können« (Holmes 2001), brauchen Kinder intersubjektive, affektregulierende Interaktionen, in denen sie sich selbst kennenlernen, während gleichzeitig ein anderer Mensch sie kennt. Das gleiche gilt für Patienten in einer Psychotherapie. Kindern und Patienten ermöglicht die Interaktion mit einem eingestimmten und sensibel auf sie reagierenden Anderen, ihre Reflexionsfähigkeit zu entwickeln.

Wenn Kinder kontingentes und »markiertes« Spiegeln – und ganz allgemein emotionale Einstimmung – erleben, können sie *Repräsentationen* ihrer Affekte entwickeln, indem sie diese mit den anfangs (hauptsächlich) nonverbalen und später verbalen Reaktionen der Bindungsfigur assoziieren. Eingestimmte Eltern »benennen« die Gefühle ihres Kindes zunächst auf der nonverbalen Ebene durch körperliche Verhaltensweisen – Gesichtsausdruck, Stimmklang, Gesten und dergleichen –, die ein empathisches Erkennen dessen, was das Kind innerlich erlebt, kommunizieren. Somit spiegeln sich die ersten Repräsentationen der inneren Zustände des Kindes in den Reaktionen der Mutter. Wahrscheinlich hatte Winnicott (1971a/1979) dies im Sinn, als er schrieb: »Was erblickt das Kind, das der Mutter ins Gesicht schaut? Ich vermute, im allgemeinen das, was es in sich selbst erblickt. Mit anderen Worten: Die Mutter schaut das Kind an, und wie sie schaut, hängt davon ab, was sie selbst erblickt« (S. 129).

Natürlich bedienen sich Eltern auch der Sprache, um ihren Kindern zu helfen, Gefühle zu repräsentieren. Indem sie die Affekte ihrer Kinder mit Wörtern wie »traurig« oder »wütend« bezeichnen, generieren sie ein Lexikon von Wörtern, die Emotionen zum Ausdruck bringen, und diese werden noch nützlicher, wenn das Kind hört, daß auch andere Menschen diese Wörter benutzen, um über Affekte zu sprechen (ein weinender Freund wird dann »traurig« genannt), und wenn das Kind anfängt, diese Wörter ebenfalls zu benutzen (und daraufhin feststellt, daß sein Verständnis der Emotionen ausdrückenden Wörter bestätigt oder korrigiert wird). Diese nonverbalen und verbalen Prozesse entfalten sich auf ähnliche Weise in der Beziehung des Patienten zum Therapeuten und ermöglichen ihm, Emotionen zu spüren und sie immer nuancierter und mehr Selbstkenntnis demonstrierend zu repräsentieren.

Gefühle (und andere mentale Zustände), die – insbesondere durch Worte – repräsentiert werden können, lassen sich leichter identifizieren, mitteilen, reflektieren und modulieren. Deshalb sind affektregulierende Beziehungen, in denen sich die Fähigkeit, Gefühle differenziert auszudrücken, entwickeln kann, in der Kindheit wie in einer Psychotherapie so enorm wichtig. Fonagy erklärt: »Sprache ist das Medium der Repräsentation par excellence für explizites Mentalisieren« (Allen & Fonagy 2002, S. 29). Emotionen sind das Ziel eines großen, wenn nicht sogar des überwiegenden Teils dieses expliziten Mentalisierens. Somit wohnt dem Reden bei der »Redekur« das Potential inne, die Fähigkeit des Patienten, seine Emotionen zu regulieren und zu integrieren, zu stärken. (Dieses Potential kann nur realisiert werden, wenn die Emotionen im Hier und Jetzt der therapeutischen Beziehung lebendig werden. Andernfalls ist Reden wahrscheinlich nur Reden.)

Abgesehen von der Rolle der Eltern bei solchen der Affektregulation und Affektrepräsentation dienenden Interaktionen fördern sie auch das Mentalisieren des Kindes, indem sie das symbolische Spiel beobachten, daran teilnehmen oder es kommentieren. Hier fügen die verbalen und nonverbalen Reaktionen der Eltern auf das Als-ob-Erleben des Kindes dem Geschehen eine zusätzliche Perspektive – eine Erwachsenenperspektive – hinzu, die dazu beiträgt, die innere Welt der Vorstellung mit der äußeren Welt mit all ihren Einschränkungen und Möglichkeiten zu verbinden. Ähnlich bietet der Therapeut in der Psychotherapie mit Kindern implizit oder explizit Sichtweisen des kindlichen Spiels an, die mit den Sichtweisen des Kindes resonieren und diese auch erweitern.

Bei der Behandlung Erwachsener tun wir etwas sehr ähnliches, wenn wir unseren Patienten Empathie und Deutungen anbieten – natürlich in Reaktion nicht auf ihr Spiel, sondern auf ihr Erleben unserer gemeinsamen Beziehung. Die Übertragungs-Gegenübertragungs-Situation beinhaltet immer Elemente des »Als ob« sowie der tatsächlichen Gegebenheit, die dazu beitragen, Raum für ein großes Spektrum emotionaler Erlebnisse und mentaler Zustände zu schaffen, einschließlich einiger, die aus Gründen des Selbstschutzes aus dem alltäglichen Selbstempfinden des Patienten ausgeschlossen worden sind. Das Paradox des »Als ob« besteht darin, daß unsere Beziehung zum Patienten, gerade weil sie weniger real ist, realer sein kann – emotional tiefer, authentischer und inklusiver.

Wenn wir dem Patienten helfen, seine verschiedenen Emotionen, mentalen Zustände und Ebenen des Erlebens (explizite wie implizite, symbolische wie nichtsymbolische) zu erschließen, zu beleuchten und zu überbrücken, stärken wir seine Fähigkeiten bezüglich der Affektregulation und des Mentalisierens. In diesem Zusammenhang fördern wir auch die Integration von Erlebnissen, die der Patient vorher dissoziieren oder ableugnen zu müssen glaubte. Und damit tragen wir zu dem bei, was »der Gipfel expliziten Mentalisierens« genannt wird, »nämlich die Fähigkeit, sich selbst und andere im Sinne einer kohärenten autobiographischen und biographischen Erzählung zu verstehen« (Allen & Fonagy 2002, S. 29).

Die Reflexionsfähigkeit stärken: Eine Illustration des klinischen Prozesses

»Rebecca« ist die bereits erwähnte Patientin, die Angst bekam, als ich ihr Komplimente wegen ihrer äußeren Erscheinung machte und weil ich sie später, als sie meine Praxis verließ, leicht an der Schulter berührte. Durch einen Rückblick auf unseren Umgang mit den emotionalen Nachwirkungen dieser sehr belastenden Begegnung hoffe ich erläutern zu können, wie sich das Zusammenwirken von Bindung, Affektregulation und Mentalisieren in einer Psychotherapie auswirkt.

Ich werde erklären, was ich über vier einander ständig überlappende Facetten der klinischen Arbeit denke und wie ich damit umgehe. Der *erste* dieser Aspekte ist die sich ständig verändernde Haltung des Patienten dem Erleben gegenüber, die einen gewissen Einfluß darauf hat, welche klinischen Entscheidungen ich in einer Behandlungssitzung treffe. Der *zweite* Aspekt ist mein ständiges Fokussieren auf den nonverbalen Bereich und meine Nutzung des Evozierten, Inszenierten und Verkörperten – mit dem Ziel, das implizite und dissoziierte Erleben des Patienten in der Unmittelbarkeit des Hier und Jetzt ans Licht zu bringen. Der *dritte* Aspekt ist das Bemühen, das Implizite explizit zu machen: Durch das Erkennen und Benennen dessen, was der Patient im Augenblick erlebt, entsteht Raum für das zuvor Unzugängliche, und seine vorläufige Integration wird gefördert. Und *viertens* bemühe ich mich im Dialog mit dem Patienten, sein Erleben zu verstehen, um seine Integration zu fördern. Ich versuche, die unterschiedlichen Elemente so miteinander zu verbinden, daß sich ein bedeutsamer Kontext im Sinne der erinnerten Vergangenheit, der gelebten Gegenwart und der antizipierten Zukunft ergibt. Die Summe dieser Bemühungen ist das, was der Psychoanalytiker Roy Schafer (1992/1995) »ein Leben nacherzählen« nennt. Im günstigen Fall gelingt es auf diese Weise, eine kohärente Lebensgeschichte zu entwickeln, die sowohl das ganzheitliche Empfinden der Patientin als auch ihre Liebesfähigkeit verankert und vertieft.

Ich muß Sie nun um etwas Geduld bitten, während ich ein wenig die Situation erkläre. Rebecca ist eine Ärztin Anfang dreißig, und sie ist zur Psychotherapie gekommen, weil sie sich nach einer Scheidung sehr unsicher fühlt. Obwohl sie sehr klug, temperamentvoll und attraktiv ist, kann sie sich nicht vorstellen, daß sich jemand für sie interessieren könnte. Sie wirkt zwar oberflächlich selbstsicher, wird aber immer wieder von einem ungreifbaren Kummer heimgesucht, der sie plötzlich überwältigt und sie manchmal sogar zum Weinen bringt. Ihre Emotionen verwirren sie, und wenn sie ohne jede Vorwarnung plötzlich auftauchen, ist Rebecca jedesmal ziemlich schockiert. Deshalb hat sie das Gefühl, auf sehr schwankendem Boden zu stehen.

Ganz allmählich wurde uns durch unsere gemeinsame Arbeit klar, wie schwer es ihr fiel, die Welt aus ihrem eigenen Inneren heraus zu erleben und sich als Herrin ihres Lebens zu fühlen. Sie sah sich immer wieder durch die Augen anderer Menschen, und sie verwendete den größten Teil ihrer Kraft darauf, den Erwartungen und Bedürfnissen anderer zu entsprechen. Allmählich wurde uns klar, daß es ihr schwerfiel, ihren eigenen Geist zu kennen, weil sie in ihrer Kindheit ihre Aufmerksamkeit ständig auf den Geist ihrer Mutter gerichtet hatte.

Rebeccas Mutter war eine beeindruckende und bezaubernde Frau gewesen, doch ob und wann sie für Rebecca erreichbar war, war nicht vorhersehbar, und sie wurde auch oft wütend. Rebecca hatte sich nach der Liebe ihrer Mutter zutiefst gesehnt, und von ihr mißbilligt zu werden, war für sie entsetzlich gewesen. Um sich an die Bedürfnisse ihrer Mutter anzupassen, hatte sie sich ihr immer wieder gefügt, als Friedensstifterin fungiert und mit Leistungen geglänzt, von denen sie wußte, daß diese ihrer Mutter wichtig waren. Aber trotz all ihrer Erfolge und ihrer Konformität hatte sie oft das Gefühl gehabt, für ihre Mutter bestenfalls zweitrangig und schlimmstenfalls eine Last zu sein.

Abgesehen von ihren Gefühlen der Sehnsucht und Einschüchterung in Beziehung zu ihrer Mutter fühlte Rebecca sich von ihrem Vater nicht gesehen, und sie glaubte, dessen Aufmerksamkeit gelte ausschließlich ihrer älteren Schwester. Weil ihr die aus einer authentischen Beziehung resultierende echte Sicherheit fehlte, hatte sie sich in ihrer Ursprungsfamilie immer einsam und nicht unterstützt gefühlt, ihrer eigenen Wünsche unsicher und im Bemühen um die Erfüllung ihrer Bedürfnisse gehemmt.

Man beachte, daß sich diese Erzählung über Rebeccas Situation im Laufe einiger Jahre therapeutischer Arbeit herausbildete und eine Sicht spiegelt, die Rebecca selbst zu Beginn unserer Beziehung nicht hätte artikulieren können. Die therapeutische Beziehung und das Verständnis, das sie förderte, ermöglichte ihr ganz allmählich, ihre Bedürfnisse zu erkennen und zur Geltung zu bringen, als spürte sie, daß sie nun für sich – vielleicht – das Recht auf ein unabhängiges Lebens einfordern könnte.

Einige Jahre nach Behandlungsbeginn heiratete Rebecca erneut und diesmal sehr glücklich, einen Mann, den sie als vorbehaltslos liebevoll und unterstützend beschrieb. Allerdings sorgte sie sich wegen der Sexualität in ihrer Beziehung: Besonders störte sie, daß ihr Mann ständig etwas von ihr zu wollen schien, wohingegen sie selbst nur sehr selten Kontakt zu ihrem Verlangen hatte. Außerdem war sie immer verstört und ratlos, wenn sie merkte, daß sie sich emotional zurückzog, nachdem sie sich eine Weile in der Nähe ihres Mannes befunden hatte.

Die Haltung zum Erleben verändert sich

Wochenlang erwähnte Rebecca mit keinem Wort, wie sehr meine unbedachte Berührung sie erschüttert hatte. Offenbar war sie fest davon überzeugt gewesen, sie werde nie darüber sprechen können, wie mein Verhalten sie verunsichert hatte. Dies hatte ein mehrjähriger, eines allem Anschein nach offener Austausch zwischen uns nicht verhindern können, der zumindest ihre Perspektive hätte erweitern können – insbesondere da unsere Beziehung durch die lange Zusammenarbeit so sicher geworden war, daß sie mir hätte gestehen können, sich darin nicht sicher zu fühlen. Rebecca befand sich ihrem Erleben gegenüber zweifellos zeitweise in einem Zustand des Eingebettetseins, im konkreten Fall in ein für sie sehr beunruhigendes Erlebnis unserer Beziehung zu einander eingebettet.

In anderen Situationen konnte Rebecca durchaus erkennen, daß ihre Therapie teilweise eine »Als ob«-Qualität hatte. Unsere Beziehung war, wie sie es formulierte, »einerseits echt, aber andererseits künstlich.« Obwohl sie unsere Beziehung als sichere Basis empfand, ermöglichte deren »Künstlichkeit« es ihr andererseits, einen Teil jener Freiheit zu erleben, die einem Kind beim Spiel das Mentalisieren ermöglicht. In der geschützten Sphäre des Als-ob war Rebecca in unseren Sitzungen in der Lage, ein größeres Spektrum von Empfindungen, Gedanken und Impulsen zuzulassen als außerhalb davon – und sie konnte über diese mentalen Zustände reflektieren, statt sie einfach nur zu erleben.

Doch der im Als-ob-Modus geschaffene sichere psychische Raum konnte zusammenbrechen, wenn ein Erlebnis dem Als-ob zu sehr entgegengerichtet war. So lange sie mich sozusagen nur im Gewand des guten Vaters gesehen hatte, hatte sie die Gefahr, die ich für sie repräsentierte – die der Sexualität oder Nähe –, in die Peripherie verbannen können. Doch als ich ihr Komplimente gemacht und sie berührt hatte, war das Sicherheit gebende Als-ob dem Gefühl der Gefährdung gewichen, das ihr als sehr real erschien.

Rebecca versuchte in einigen Therapiesitzungen, den Als-ob-Modus wiederherzustellen, in dem sie sich in meiner Gegenwart völlig sicher fühlte. Doch wie es bei Interaktionen dieser Art oft der Fall ist, offenbarte ihre nonverbale Kommunikation, was sie mir nicht mitteilen konnte, weil sie sich dann nicht mehr sicher genug gefühlt hätte, und was sie sich nicht völlig eingestehen konnte. Diese Offenbarung war der erste Schritt auf dem Weg des Bemühens, mit mir zusammen über die Bedeutung dessen, was zwischen uns geschehen war, nachzudenken. In mehreren aufeinanderfolgenden Sitzungen oszillierte Rebeccas Haltung ihrem Erlebnis gegenüber zwischen Eingebettetsein und Als-ob-Modus – und bewegte sich schließlich ganz allmählich in Richtung Mentalisierung.

Der nonverbale Weg zum impliziten/dissoziierten Erleben

Die erste Sitzung der Sequenz begann mit einem langen Schweigen, unterbrochen durch Rebeccas etwas nervöse Bemerkung, ihr falle momentan nicht viel ein, und es gebe für sie nichts Besonderes, worüber sie reden wolle.

Als ich sie frage, wie das für sie sei, antwortet sie, sie fühle sich dabei unwohl. »Wie kommt das?« forsche ich nach. Sie antwortet: »Dann hätten wir einander nur angeschaut.« – »Und wenn wir einander angeschaut hätten?« – »Ich weiß nicht. Ich fühle mich eben einfach nicht wohl dabei. Verstehen Sie?«

Daraufhin beginnt sie rasch, über zwei parallele Erlebnisse zu berichten – im ersten geht es um eine Freundin, die sie armlang auf Abstand hält, ohne genau zu wissen warum; im zweiten Fall geht es um ihren Mann. Sie waren gerade von einem romantischen Wochenendausflug zurückgekommen: Am ersten Abend hatten sie wundervollen Sex gehabt, und als er am nächsten Morgen versucht hatte, sie zu verführen, hatte sie ihn weggestoßen. Warum weiß sie nicht. In dieser Situation hätte es zu einem Streit kommen können, aber es war ihnen gelungen, dies zu verhindern, und im weiteren Verlauf des Wochenendes war alles gut gegangen – obwohl sie, wie sie sagt, nicht aufhören könne, ihre Beziehung als minderwertig anzusehen, weil sie nichts anders getan hätten, als herumzuliegen, sich Videos anzuschauen, essen zu gehen und Liebe zu machen. Während ich dies hörte, brachte mein Blick offenbar etwas zum Ausdruck, das bei ihr ankam als »Hmm, das klingt doch gut!«. Sie fokussierte ihren Blick auf mich und sagte: »Sie und mein Partner denken über diese Art von Dingen offensichtlich sehr ähnlich. Ich weiß nicht, was mit mir nicht in Ordnung ist, daß ich so etwas nicht zu schätzen weiß. Wissen Sie?«

Wieder folgte eine Zeit der Stille.

Wenn ich mich in diesem Zusammenhang auf die Musik statt auf die Worte konzentriere – also auf die nonverbale Dimension unserer Interaktion –, spüre ich in mir ein ängstliches Zittern, in dem sich ihre Angst spiegeln könnte. Außerdem empfinde ich ein wenig Ärger, während ich (nicht zum ersten Mal) höre, daß sie den Ausdruck »Wissen Sie?« wiederholt, den sie ziemlich nachdrücklich und mit einem betont mißbilligenden, zweifelnden Gesichtsausdruck ausspricht. Ich bemerke auch eine andere Art von »Wissen Sie«, die ihren Redefluß in den letzten Wochen wie ein nervöser Tic immer wieder unterbricht und vielleicht ihr Unbehagen verrät. Aber das spitzere »Wissen Sie« scheint mit der Implikation verbunden zu sein, daß ich als ihr Therapeut nicht weiß, nicht verstehe und vielleicht auch kein Vertrauen mehr verdiene, was vorher der Fall gewesen war. Nun taucht in meinem Geist die überfällige Anerkennung der Tatsache auf, daß sich unsere Beziehung in den letzten Wochen (oder schon seit noch längerer Zeit?) vage unangenehm und oberflächlich angefühlt hat, in völligem Gegensatz zu der Leichtigkeit und Tiefe, die ich vorher gewöhnlich mit unseren Interaktionen assoziiert hatte. Weil ich vermute, daß das, was ich erlebe, in einer Beziehung zu dem steht, was sie erlebt, und weil ich hoffe, über die Worte hinaus die implizite, wenn auch noch nicht verbalisierte Ebene der gegenwärtigen Interaktion erreichen zu können, frage ich mich laut, was die Patientin jetzt, in der Stille, empfindet.

> Sie erklärt, sie fühle sich ebenso unwohl wie früher, und etwas an unserem schweigenden Einander-Anschauen mache sie ein wenig nervös. Ich teile ihr vorsichtig meinen Eindruck mit, daß sie sich vielleicht schon eine ganze Weile, also nicht erst seit dieser Sitzung, ziemlich unwohl fühlt, möglicherweise schon seit einigen Wochen oder noch länger.
>
> Sie reagiert, indem sie halb seufzt, halb stöhnt und wegschaut. Ich frage: »Was ist das für ein Seufzen? Oder ist es ein Stöhnen?« Sie erklärt, sie glaube zu wissen, was geschehen sei, aber sie sei sich nicht sicher, ob sie mit mir darüber reden könne. Nachdem ich mit etwas weicherem Ausdruck gesagt habe: »Ich kann gut verstehen, daß das für Sie ziemlich hart ist«, frage ich sie, ob sie eine Vermutung hat, was es ihr so schwer machen könnte, mit mir über etwas zu sprechen, das sie so eindeutig belastet.
>
> Daraufhin äußert sie ihre Sorge, was sie dann sagen würde, könnte mich möglicherweise »umhauen«, obwohl sie andererseits auch glaube, daß ich solche Dinge schon vorher gehört hätte. Schließlich berichtet sie mir über die »Verwirrung und Aufgebrachtheit«, die bei ihr ungefähr vor einem Monat aufgekommen seien, als ich ihr Komplimente gemacht und sie an der Schulter berührt hätte. Bis zu diesem Moment hätte ich sie in der ganzen Zeit unserer Zusammenarbeit nie berührt. Und als ich es getan hätte, hätte für sie plötzlich alles, was unsere Beziehung ausgemacht habe, in Frage gestanden. Während sie dies sagt, treten ihr die Tränen in die Augen.

Das Fokussieren auf nonverbale (oder paraverbale) Signale in der beschriebenen Sitzung – meine Angst und Verärgerung, mein Gefühl der Dumpfheit der vorangegangenen Sitzungen, Rebeccas wiederholtes »Wissen Sie?« und die damit einhergehenden körpersprachlichen Signale und schließlich ihr Seufzen – waren allesamt Fährten zu wichtigen und beunruhigenden, aber impliziten und möglicherweise dissoziierten Erlebnissen. Alle meine in dieser Sitzung noch folgenden Interventionen zielten darauf, für diese Dinge soviel Raum wie möglich zu schaffen. Und indem ich mich darum bemühte, kommunizierte ich implizit und explizit, daß das, was sie erlebte, für mich oberste Priorität hatte. Diese Offenheit den Emotionen und Gedanken der Patientin sowie ihrer Wut und ihrem Mißtrauen gegenüber und das echte Interesse daran ermöglichten ihr offenbar, sich in meiner Gegenwart so sicher zu fühlen, daß sie sich tiefer in ihr eigenes Erleben hineinwagen konnte.

Das Implizite explizit machen

Implizite Erlebnisse in einer Psychotherapie explizit zu machen ist wichtig, wenn wir an etwas herankommen wollen, das unsere Patienten seit langem aus ihren Beziehungen oder ihrem Selbstempfinden oder beidem ausgeklammert haben. Manchmal ist die Erschließung solcher abgeleugneter oder dissoziierter Erlebnisse nicht nur notwendig, sondern sie reicht auch an und für sich aus für eine Veränderung im Sinne der Therapieziele. Häufiger jedoch ist es vermutlich notwendig, das Implizite auch dadurch explizit zu machen, daß man das Erlebte in Worte faßt.

Weil ich mich vage an den Augenblick erinnere, der Rebecca so sehr aus der Fassung gebracht hatte, hätte ich ihr offenbaren können, daß ich mich ihr in jener Situation wahrscheinlich nahe gefühlt hatte – und daß meine Geste sowie mein vorheriges Kompliment wahrscheinlich ein Resultat meines (unbewußten) Wunsches war, ihr dies mitzuteilen. Ich hielt eine solche Offenbarung jedoch für einen voreiligen Eingriff in das Erlebnis. Weil ich jedoch Raum für dieses schaffen und sie gleichzeitig beruhigen (und vielleicht auch uns beide vor ihren Ängsten mir gegenüber schützen) will, lasse ich sie wissen, daß ich mich erleichtert fühle, weil ich nun mit ihr über etwas rede, das für sie so belastend gewesen sei und das mir mitzuteilen ihr so schwer gefallen ist. Außerdem sage ich ihr, eines der Signale, an denen ich ihre Notlage erkannt hätte, sei das wiederholte »Wissen Sie« gewesen, das sie vorher im Gespräch so gut wie nie benutzt hatte – zumindest sei es mir nie aufgefallen. Im übrigen hatte sie das »Wissen Sie«, seit sie mir mitgeteilt hatte, worüber sie so aufgebracht gewesen war, auch nicht mehr benutzt.

Als sie dies hört, fängt sie an zu schluchzen. Nachdem sie sich wieder ein wenig beruhigt hat, frage ich sie, ob sie mir sagen kann, warum sie geweint hat. Sie sagt, sie sei traurig darüber, daß sie generell so zurückhaltend sei, daß es für sie so wichtig sei, daß niemand ihr zu nahe komme, und daß sie, während wir miteinander reden, mehr Nähe spüre und daß sie das beunruhige: »Ich muß die Therapie von allem anderen getrennt halten. Ich muß Sie auf Armlänge von mir fernhalten. Ich weiß, daß eine Therapie etwas Künstliches ist, daß sie nicht die Realität ist. Das ist sie zwar einerseits, aber andererseits auch nicht. Als Sie mir die Komplimente gemacht und mich berührt haben, ist die ganze Situation für mich zu real geworden, und das hat mich verwirrt.«

»Und deshalb haben Sie sich sehr unwohl gefühlt.«

»Ja, so war es. Ich wußte nicht, ob wir unsere Arbeit danach noch fortsetzen konnten. Ich war mir plötzlich nicht mehr sicher, welche Absichten Sie verfolgten oder welcher Art unsere Beziehung zueinander war.«

»Noch schlimmer wurde die ganze Sache vermutlich dadurch, daß Ihnen nicht wohl bei dem Gedanken war, mit mir darüber zu sprechen, was ich Ihnen angetan und wie es auf Sie gewirkt hatte.«

Natürlich ist hier die Rede von Rebeccas implizitem Gefühl, in ihrer Beziehung zu mir gefährdet zu sein, das sie mir gegenüber mißtrauisch machte. Ihre weiterhin bestehenden Schwierigkeiten damit, die konkrete Gefahr zu benennen, die ich für sie verkörperte, zeigen, wie gefährdet sie sich immer noch fühlte. Erst in der nächsten Therapiesitzung gelang es uns, über diese Gefahr und wie sie damit umgegangen war, zu sprechen.

Rebecca beginnt die Sitzung mit einer Bemerkung, die witzig klingen soll – »Sind wir denn jetzt miteinander okay?« –, gesprochen mit schräg gehaltenem Kopf und Vor-und-Rückbewegungen der Hände auf Höhe des Brustkorbs, wobei die Handflächen nach innen weisen. Ich lache mit ihr zusammen, merke dann aber an, ihr Humor spiegele wahrscheinlich ihr Gefühl, daß das Gespräch, mit dem wir in der vorigen Sitzung begonnen haben, noch nicht abgeschlossen ist. Sie sagt, es habe sie sehr beunruhigt, ob sie durch das, was sie gesagt habe, bei mir den Eindruck erweckt habe, sie zweifle an meiner Integrität.

Ich erwidere: »Sie meinen also, wenn Sie zu mir sagen, ich hätte mich ihnen gegenüber verführerisch verhalten, dann hätten Sie dadurch meine Integrität in Zweifel gezogen?«

»So ungefähr. Wie hätte ich sagen können, daß sie hinter mir her waren, ohne Ihre Integrität in Zweifel zu ziehen? Und ich wußte nicht einmal, ob es wirklich so gewesen war. Es fühlte sich für mich so an, aber ich hätte nicht beschwören können, daß es wirklich so war. Natürlich wußte ich irgendwo, daß es nicht so war; schließlich haben Sie mir auf Millionen von Arten geholfen und mir nie einen Grund zum Zweifel daran gegeben, daß Sie wirklich um mich besorgt sind. Andererseits hatten Sie mich bis zu jenem Zeitpunkt noch nie berührt, und deshalb … Ich habe zunächst versucht, so zu tun, als ob es nie passiert oder mir gleichgültig wäre.«

»Aber es spielte natürlich eine Rolle – und zwar eine so wichtige, daß Sie sich nicht sicher waren, ob Sie danach noch weiter mit mir arbeiten könnten. Deshalb konnten Sie auch nicht darüber sprechen.«

Tiefere Schichten von Rebeccas implizitem Mißtrauen und impliziter Furcht werden allmählich explizit – *erstens* der Verdacht, daß meinen Komplimenten und meiner Berührung ausbeuterische Absichten zugrunde lagen; und *zweitens* der Zweifel daran, daß ich die Information über ihren Verdacht ohne eine ziemlich defensive Reaktion darauf hätte aufnehmen können.

Ich sage zu Rebecca, es gebe da etwas, das ich nicht völlig verstünde: »Wenn Sie hätten sagen können, Sie seien besorgt, daß ich mich Ihnen hatte nähern wollen – und das habe ich ja tatsächlich getan –, hätten Sie damit dann nicht einfach für sich selbst gesorgt, also nicht meine Integrität in Zweifel gezogen? Es wäre gewesen, als hätten Sie mich auf frischer Tat ertappt.« – »Natürlich wäre das so gewesen«, antwortet sie. »Aber diese Argumentation geht von der Annahme aus, Sie wären ehrlich gewesen.« Vom Ausmaß ihres Mißtrauens ein wenig überrascht, antworte ich: »Und das anzunehmen, fiel Ihnen sehr schwer … Ich glaube, wir sehen beide, wie schwer es für Sie ist, mir zu vertrauen.«

Ein wenig später offenbare ich etwas von meinem eigenen Erleben, als sie mich fragt, warum ich so darauf beharre, über diese Sache zu reden: Ob ich glaube, daß da etwas Wertvolles drinsteckt, etwas, das sie daraus lernen könne? Oder ob ich besorgt sei, weil ich etwas falsch gemacht hätte und mir darüber klarer werden wolle.

Darauf antworte ich zunächst, daß ich glaube, was wir gerade erforschten, sei ziemlich wichtig. Dem füge ich noch hinzu, ich sei immer sehr offen dafür, mir über meinen Anteil an dem, was zwischen uns geschehe, klar zu werden. Doch während ich noch rede, habe ich plötzlich das Gefühl, daß sich meine Worte irgendwie »abgestanden« und unauthentisch anfühlen und daß sie kaum das leisten, was in diesem Moment zwischen uns erforderlich wäre.

Deshalb versuche ich, etwas zu sagen, das sich »wahrer« anfühlt: »Ich zweifle nicht daran, daß ich selbstkritisch wäre, wenn ich das Gefühl hätte, daß das, was hier vor sich geht, unserer Beziehung unheilbaren Schaden zufügen oder daß ich unbewußte und destruktive Impulse ausagieren würde. Aber das ist nicht so. Ich kann mich im Moment nicht an sämtliche Details dessen, was damals geschehen ist, erinnern, aber ich weiß noch genau, daß ich mich Ihnen gegen Ende der Sitzung sehr nahe fühlte, und weil ich das Gefühl hatte, Sie durchlebten etwas für Sie sehr Schwieriges, habe ich wahrscheinlich versucht – zwar leider ziemlich ungeschickt, wie sich nun herausstellt, aber zumindest versucht –, Ihnen mitzuteilen, daß ich bei Ihnen war.«

Rebecca antwortet, von mir all dies zu hören, erleichtere sie sehr. Ich frage sie: »Wie kommt das?« Sie antwortet: »Es gibt mir mehr Raum, über meinen Anteil an alldem, was hier geschieht, nachzudenken.« Danach bleibt sie eine Weile still, bevor sie in einem gequälten und flehenden Ton fragt: »Warum ist all dies für mich so unglaublich bedrohlich?« Und dann beginnt sie, mit der Beantwortung ihrer eigenen Frage zu ringen.

Rebeccas Reaktion befindet sich im Einklang mit meinem Gefühl, daß die absichtliche Selbstoffenbarung des Therapeuten Patienten manchmal helfen kann, sich weniger stark in die eigene emotionale Realität eingebettet zu fühlen. Vielleicht vermag der Therapeut den Patienten durch die Artikulierung einer anderen Sichtweise dazu zu bringen, auch selbst mehr als nur eine Sicht dessen, was er erlebt hat, zuzulassen – was charakteristisch für das Mentalisieren ist.

Abgesehen vom nonverbalen Verhalten, das Patienten wie Rebecca unsere unerläßliche Resonanz und Eingestimmtheit signalisiert, brauchen sie, um zu spüren, daß wir bei ihnen sind und daß sie verstanden werden, fast immer kontingente sprachliche Reaktionen. Wenn Patienten sowohl aus dem, was wir sagen, als auch aus unserer Mimik herauslesen können, was in unserem Geist vor sich geht, hilft ihnen dies, ihre Beziehung zu uns als fähig zu erleben, das zu integrieren, wovon sie vorher das Gefühl hatten, es dissoziieren zu müssen.

Wenn wir die Sprache nutzen, um das Unbenannte zu benennen, helfen wir unseren Patienten, ihre als unerträglich empfundenen Gefühle und Gedanken zu ertragen und mitzuteilen. Diese interaktive Regulation des Leids unserer Patienten stärkt sowohl ihre Affekttoleranz als auch ihr Vermögen, die therapeutische Beziehung als sichere Basis zu erleben. Wir werden bald sehen, daß diese Art interaktiver Regulation auch das Mentalisieren fördert.

Erlebtem einen Sinn geben: Deutung, Mentalisieren und Narrativ

Zwar ist die Realität klinischer Arbeit nur selten optimal, doch zur Veranschaulichung möchte ich nun eine optimale therapeutische Version des Prozesses, den ich soeben skizziert habe, beschreiben. Nachdem wir sowohl eine sichere Basis als auch jenen Übergangsraum geschaffen haben, in dem der Patient mit uns zusammen Dinge erleben kann, die sich weder so anfühlen, als handle es sich dabei »nur um Übertragung«, noch so, als wären sie schlicht »real« – Freud (1914) nannte dies ein »Zwischenreich« (GW X, S. 135) –, lesen wir nonverbale Signale bei uns selbst und beim Patienten, um sein implizites Erleben im Hier und Jetzt zu erschließen. (Damasio paraphrasierend, könnte man sagen, daß wir dem Patienten helfen, zu dem *Gefühl dessen, was geschieht [the feeling of what is happening]* in Verbindung zu treten – zur emotionalen und körperlichen Dimension dieses Erlebnisses.) Nachdem wir den wahrnehmbaren Rand des inneren Modells des Patienten oder seine implizite Erzählung berührt haben, versuchen wir, das Implizite explizit zu machen. Erst danach wenden wir uns dem Versuch zu, mit dem Patienten über das Erlebte zu reflektieren, um es zu verstehen.

Die soeben skizzierte theoretische Sequenz ermöglicht einen Prozeß, mit dessen Hilfe Erlebtes, das wir vorher *nur* gefühlt – oder gar nicht gefühlt – haben, im Rahmen einer Beziehung ausgelebt werden kann, in der dieses Erlebnis verstanden und in einem Kontext gesehen wird. Wenn implizites und explizites Erleben gefahrlos mitgeteilt werden kann, wird es eben dadurch verändert. Dies ist der *Prozeß der repräsentationalen Redeskription (representational redescription)* (Karmiloff-Smith 1992), durch den die funktionale, beeinflussende Vergangenheit (natürlich nicht die historische Vergangenheit) verändert wird, wodurch in der Gegenwart neue Möglichkeiten erschlossen werden (Stern 2004/2005). Letztlich wollen wir unsere Patienten dazu befähigen, eine kohärente Narration ihres Lebens zu entwickeln, in der sich ihr Erleben als kohärentes Selbst spiegelt. Dies war mein Ziel bei der Arbeit mit Rebecca, und Deutung war ein wichtiger Teil der Arbeit auf dem Weg dorthin.

Als Rebecca mich traurig fragt, warum ihr meine Berührung als so bedrohlich erschienen sei, ist sie eindeutig nicht mehr in ihr Erleben eingebettet und auch nicht mehr mit einer von der Realität abgekoppelten Als-ob-Untersuchung befaßt: »Ich weiß, daß es mir gefällt, wenn Männer mich attraktiv finden, aber ich will von ihnen nur gesehen, nicht berührt werden. Ich möchte nicht, daß mir jemand zu nahe kommt. Wenn jemand sich mir offensichtlich nähert, breche ich den Kontakt meist sofort ab. Ich glaube, ich rede jetzt über die Vergangenheit, aber heute noch und sogar gegenüber meinem Mann ziehe ich mich bei der geringsten Annäherung sofort zurück. Nun frage ich mich, ob etwas Ähnliches auch in der Situation mit Ihnen vor sich ging. Mein automatisches Zurückweichen bei dem Gefühl, daß jemand mir nahe kommt, muß dabei eine Rolle gespielt haben. Aber mir scheint, daß da noch etwas fehlt, daß ich etwas nicht in den Blick bekomme.«

Darauf antworte ich mit folgender Deutung: »Ich glaube, ich weiß, was dieses Etwas sein könnte. Ich nehme an, als ich Ihnen Komplimente machte und Ihre Schulter berührte und Sie sich daraufhin verwirrt fühlten, wußten Sie nicht, warum ich das tat. Sie haben sich die Erklärung zurecht gelegt, ich hätte mich verführerisch verhalten, also nicht, ich hätte mich Ihnen nahe gefühlt oder hätte Sie unterstützen wollen. Und der Verdacht, ich hätte Sie anmachen wollen, hat bei Ihnen jedes Gefühl der Nähe zwischen uns neutralisiert, einer Nähe, die Sie, wie ich annehme, sowohl schätzen als auch fürchten.«

Daraufhin sagt sie: »Ich glaube, so war es; jedenfalls fühlt es sich so an«, und erwähnt dann frühere Situationen, in denen sie sich zurückgezogen hat, nachdem sie von jemandem Signale empfangen hatte, der ihr habe nahe sein wollen, ganz gleich, ob dies eine enge Freundin oder ihr Mann gewesen sei. Solche Reaktionen hätten sie immer verwirrt, obwohl sie, wie sie sagt, in ihrer Kindheit und Jugend sehr gut gelernt habe, allein zu sein. An diesem Punkt fängt sie an zu weinen, und als ich sie frage, was in ihr vor sich geht, sagt sie, sie habe gerade ein sehr bewegendes Bild von sich vor Augen, auf dem sie eine Boxerin sei und mich, ihren Mann und ihre Freundin »in ihrer Ecke des Rings, auf ihrer Seite« habe.

In der nächsten und letzten Sitzung, über die ich hier berichten werde, sagt Rebecca, unser vorangegangenes Gespräch habe ihr das Herz geöffnet, aber es bleibe nicht offen. Sie habe am Wochenende Sex gehabt und eine ungewöhnliche Nähe empfunden, als würden sie und ihr Mann einander wieder näher kommen. Und dann habe sie »einfach zu gemacht, sich wieder verschlossen.« Sie habe das Gefühl gehabt, dies mit voller Absicht getan zu haben. Einige Tage danach habe sie sich sehr aufgebracht gefühlt und zu ihrem Mann gesagt, sie wolle einfach allein auf der Couch sitzen und etwas lesen – um von vornherein klarzustellen, daß er das, was sie vorhatte, nicht als sexuelle Einladung mißverstehen solle.

Ein Teil von ihr, so sagt sie, wolle ihrem Mann vertrauen und sich bei ihm geborgen fühlen, doch ein anderer Teil lasse das nicht zu: »Es ist, als wäre in mir ein kleines Mädchen, das wütend und verletzt und trotzig ist und einfach allein sein will. Ich habe mich sogar bei dem Gedanken ertappt, die Beziehung zu meinem Mann zu beenden, mir eine eigene Wohnung zu nehmen und genau so zu sein, wie ich sein möchte, ohne immer wieder Dinge abzusprechen wie ob dieses Gemälde oder dieser Wandteppich über dem Kamin aufgehängt werden kann oder nicht. Dieses kleine Mädchen ist einfach ziemlich wütend. Es ist, als wollte sich ein Teil von mir öffnen, und das kleine Mädchen in mir ließe das einfach nicht zu.«

Ich sage daraufhin: »Ich verstehe, daß das kleine Mädchen wütend ist, wenn es das Gefühl hat, nicht tun zu können, was es will, wenn es nicht allein ist. Und ich nehme an, daß auch Sie sich oft so fühlen. Dieses Mädchen ist offensichtlich sehr wichtig für Sie.« Mit weinerlicher Stimme – traurig, aber auch ein wenig wehmütig – sagt Rebecca: »Das kleine Mädchen ist für mich seit langem eine gute Freundin.«

Und dann folgt Rebeccas eigene Deutung. Sie sagt: »Dieses Mädchen scheint immer da gewesen zu sein, fast als wäre es die Hüterin meiner wahren Gefühle, all der Verletztheit und Wut und all der Wünsche, die ich verbergen mußte, als hätte ich sie gar nicht, weil ich sie in meiner Familie niemandem hätte mitteilen können. Das kleine Mädchen hat all dies bei sich behalten.«

»Gibt es denn immer noch niemanden, mit dem Sie sich über diese Dinge austauschen können?«

»Ich weiß, daß ich nicht mehr allein zu sein brauche, aber irgendwie kann ich das nicht so recht glauben. Oder ich will es nicht glauben. Ich scheine an meinem Mißtrauen festzuhalten – an der Vorstellung, daß Sie mich anmachen wollten oder daß mein Mann nur sexuelles Interesse an mir hat. Irgendwo weiß ich, daß all das nicht wahr ist. Ich bekomme die Liebe und Unterstützung, die ich mir immer gewünscht habe, aber aus irgendeinem Grund wird die Situation dadurch für mich fast noch schwieriger, als wenn ich diese Zuwendung nicht erhalten würde.

> Deshalb werde ich neidisch auf andere Menschen, obwohl ich im Grunde alles habe, weswegen ich sie beneide. Das alles ist ziemlich verrückt und traurig.«

Wenn wir Patienten helfen wollen, ihre Einstellung ihrem eigenen subjektiven Erleben gegenüber zu verändern, hängt das teilweise davon ab, daß wir explizit mentalisieren (deuten), wodurch wir Verbindungen zwischen verschiedenen Elementen des betreffenden Erlebnisses herstellen. Solche Verbindungen herzustellen ist unverzichtbar für die Integration dissoziierter mentaler Zustände – in Rebeccas Fall eines Zustandes übertrieben gutgläubigen Vertrauens einerseits und hartnäckigen Mißtrauens andererseits. Ohne diese Integration kann weder das Selbstempfinden der Patientin noch ihre autobiographische Erzählung kohärent werden.

Aus Rebeccas Erzählung sprach das implizite Wissen, daß Autonomie und Intimität einander ausschließen. In einem Teil dieser Erzählung konnte Rebecca keine eigene Stimme – keinen unabhängigen Willen – haben, wenn sie Nähe zu einem Menschen, der ihr wichtig war, zuließ: Deshalb ihr Schweigen angesichts meiner Berührung und ihre Schwierigkeiten damit, die Annäherungsversuche ihres Mannes zurückzuweisen. In einem separaten Teil ihrer Erzählung jedoch war sie durchaus in der Lage, darauf zu vertrauen, das andere auf sie eingingen und sie unterstützten – nur war diese Sicht aufgrund ihrer Als-ob-Qualität sehr instabil. Weil ihre Erzählung in sich widersprüchlich war, fühlte Rebecca sich häufig verwirrt und sprachlos.

In unserer gemeinsamen Arbeit untersuchten wir ihre widersprüchlichen mentalen Zustände und ermöglichten ihr, über die Beziehung zwischen ihnen nachzudenken. Außerdem wurde uns klar, daß ihre inkohärente Erzählung ihre Möglichkeiten in der Gegenwart unzureichend repräsentierte – konkreter gesagt, daß das Sich-selbst-Verlieren einerseits Nähe ausschloß und andererseits verhinderte, daß sie bekam, was sie brauchte. Die Tatsache, daß Rebecca aufgrund unserer Arbeit *in einem einzigen mentalen Zustand* sowohl ihre Sehnsucht als auch ihr Mißtrauen erleben – und darüber reflektieren – konnte, signalisierte mir, daß sich die Integration anbahnte.

Der relationale, emotionale und interpretative Prozeß, den ich hier skizziert habe, trägt nicht nur zur Integration dissoziierter mentaler Zustände bei, sondern kann auch helfen, zwischen Fühlen und Denken, zwischen implizitem und explizitem Gedächtnis und – im Gehirn – zwischen rechter und linker Hemisphäre sowie zwischen den »höheren« Funktionen des Kortex und den »niederen« Funktionen des limbischen Systems und des Gehirnstamms Brücken zu schlagen. Diese Arten der Integration sind in einer Psychotherapie das Resultat des positiven Zusammenwirkens von Affektregulation, Bindung und Mentalisieren, das seinerseits ein höheres Maß an Kohärenz sowohl des Selbstempfindens unserer Patienten als auch ihrer autobiographischen Erzählung fördert.

Nicht ein *spezielles* Verständnis, sondern das Erleben einer Beziehung, in welcher der Patient sich verstanden und dazu inspiriert fühlt, sich selbst zu verstehen, hat letztlich die stärkste therapeutische Wirkung. Deshalb hoffen wir, unseren Patienten zu dem Gewahrsein verhelfen zu können, daß Einsicht ganz grundsätzlich, also nicht irgendeine spezielle Einsicht, möglich ist. Durch implizites und explizites Mentalisieren kultivieren wir bei unserem Patienten die Fähigkeiten zur Einsicht und zur Empathie – und diese Fähigkeiten zusammen sind in etwa das Äquivalent zum Mentalisieren.

Mentalisieren und Achtsamkeit

Fonagy bezeichnete das reflektierende Selbst ursprünglich als »den inneren Beobachter der mentalen Vorgänge« (Fonagy et al. 1991b, S. 201). Ohne einen solchen inneren Beobachter sind wir einfach in das subjektive Erleben eingebettet und verwechseln es mit objektiven Realitäten. Weil wir nicht über den Unterschied zwischen Gefühlen und Tatsachen reflektieren können, bleiben wir blind dafür, wie wir die »Realität« unseres eigenen Erlebens habituell konstruieren und deuten.

Bezüglich beider Angelegenheiten – der Bedeutung des inneren Beobachters und der subjektiven im Gegensatz zur objektiven Qualität mentaler Zustände – kann man eine mentalisierende und eine achtsamene Haltung als einander überschneidend sehen.[3] Beide nähern sich einander an, insofern sie die Erkenntnis fördern, daß unser subjektives Erleben im wesentlichen eine psychologische Konstruktion ist und daß wir einen großen Teil unseres psychischen Leidens folglich (unbewußt) selbst erzeugen. Mentalisieren wie Achtsamkeit können uns aus unserem Eingebettetsein in das Erleben und aus der damit verbundenen automatischen Reaktionsweise befreien.

Aber Mentalisieren und Achtsamkeit sind keineswegs ein und dasselbe. Die Art mentaler Aktivität in beiden Fällen ist unterschiedlich, und dies gilt auch für die Beiträge beider im Rahmen einer Psychotherapie. Das Mentalisieren wurde mit der Benutzung eines Teleskops verglichen: Es schärft unsere Sicht »entfernter« Erlebnisse, indem es die Vergangenheit oder das Unbewußte »näher« rückt. Achtsamkeit hingegen wurde mit der Benutzung eines Mikroskops verglichen: Sie verhilft uns zu einer lebhaften und detaillierten Sicht des unmittelbaren Geschehens und ermöglicht uns, Aspekte zu sehen, die uns andernfalls verborgen bleiben könnten (Rubin 1996). Während das Mentalisieren den Weg zur Entwicklung eines kohärenten Selbst bahnen kann, wird Achtsamkeit als Schlüssel zur Überwindung des Selbst angesehen. Denn Achtsamkeit ist das Herzstück einer 2 500-jährigen buddhistischen Tradition, die darauf zielt, das selbstauferlegte Leiden aufzulösen, das durch das Haften an illusionären Selbstbildern entsteht.

Achtsamkeit in der Psychotherapie

> *... In den meisten psychodynamischen Behandlungen herrscht eine überhastete Suche nach Bedeutung vor, die ein Verweilen im gegenwärtigen Augenblick nicht zuläßt.*
>
> — Daniel Stern (2004/2005, S. 148)

Der an der Harvard University lehrende Entwicklungspsychologe Robert Kegan bezeichnet den »sozialisierten Geist«, den »sich selbst hervorbringenden Geist« und den »sich selbst transformierenden Geist« als Formen von Bewußtsein, die auf zunehmend höheren Stufen psychischer Reifung in Erscheinung treten (Kegan 2000). Kegans Kategorien entsprechen der Progression vom Eingebettetsein zum Mentalisieren und zur Achtsamkeit.

Das Mentalisieren hilft uns, uns von den Einschränkungen unserer familiären und kulturellen Wurzeln zu befreien, so wie der »sozialisierte Geist« sie repräsentiert. Durch implizites Verstehen und explizite Reflexion ermöglicht uns das Mentalisieren, einen Schritt von unserem Erleben und unseren Repräsentationen zurückzutreten, um sie zu verstehen und dadurch immer mehr zum Schöpfer und Deuter unseres eigenen Lebens zu werden.

Statt die *Inhalte* dessen, was wir erleben, zu erklären, geleitet die Achtsamkeit unser empfängliches Gewahrsein durch den *Prozeß* des Erlebens von Augenblick zu Augenblick. Im Laufe der Zeit kann dieses Fokussieren der Aufmerksamkeit durchaus eine Art »kopernikanischer Revolution« hervorrufen, in welcher der Geist, der unser Erleben der Welt vermittelt, transformiert wird (Engler 2003).

Die Autoren neuerer Bücher über Achtsamkeit und Psychotherapie (Germer et al. 2005/2009) schreiben der Achtsamkeit folgende Attribute zu:

- *Sie ist nichtkonzeptuell.* Achtsamkeit ist Gewahrsein ohne Versunkenheit in den Denkprozeß.
- *Sie ist gegenwartszentriert.* Achtsamkeit ist immer im gegenwärtigen Augenblick präsent. Gedanken über das Erleben sind einen Schritt vom gegenwärtigen Augenblick entfernt.
- *Sie urteilt nicht.* Gewahrsein kann sich nicht frei entfalten, wenn wir uns das, was wir erleben, anders wünschen, als es ist.
- *Sie ist intentional.* Achtsamkeit beinhaltet immer die Absicht, die Aufmerksamkeit auf ein Ziel zu richten. Indem wir die Aufmerksamkeit immer wieder auf den gegenwärtigen Augenblick zurücklenken, sichern wir der Achtsamkeit Kontinuität.
- *Sie ist teilnehmende Beobachtung.* Achtsamkeit ist kein distanziertes Bezeugen, sondern beinhaltet, daß wir Geist und Körper eingehender beobachten.

- *Sie ist nonverbal.* Wie Achtsamkeit erlebt wird, läßt sich nicht in Worte fassen, weil Gewahrsein sich manifestiert, bevor im Geist Worte auftauchen.
- *Sie erforscht.* Achtsamkeit untersucht immer subtilere Schichten der Wahrnehmung.
- *Sie wirkt befreiend.* Jeder Augenblick des Gewahrseins befreit von konditioniertem Leiden.

Augenblicke der Achtsamkeit können spontan im Alltag auftauchen. Die *Übung* der Achtsamkeit hingegen erfordert anhaltendes Bemühen, im Alltagsleben ebenso wie in der formellen Meditation. Man muß immer wieder daran denken, den Fokus der Aufmerksamkeit auf die Gegenwart zu richten und dabei alle soeben erwähnten Eigenschaften des Gewahrseins berücksichtigen. Das Resultat dieser Übung ist, wie ich in Kürze erläutern werde, die Entwicklung eines achtsamen Selbst, das auf unterschiedliche Weise das beruhigende Gefühl einer verinnerlichten sicheren Basis stärken kann.

Das achtsame Selbst wecken

Achtsamkeit und Meditation muß man ebenso wie die Psychotherapie selbst erleben, um sie zu kennen. Der kognitiv-behaviorale Therapeut Segal und seine Kollegen (2002/2008) schreiben, um Achtsamkeitsübungen zu erforschen und therapeutisch zu nutzen, müßten Therapeuten sich dieser Übungspraxis selbst widmen. Ich habe schon im ersten Kapitel dieses Buches darauf hingewiesen, daß mir die Wichtigkeit einer achtsamen Haltung zunächst nicht durch Meditation klar geworden ist, sondern durch Nachdenken über das Wesen des reflektierenden Selbst.

Als ich über die mir logisch erscheinende Frage »Wer genau reflektiert hier eigentlich?« nachdachte, hatte ich plötzlich, deutlich und einigermaßen atemberaubend das Gefühl, mein Ich, wie es mir bekannt war, würde implodieren. Was blieb (die Antwort auf meine Frage, wie ich annehme), war kein »Ich«, sondern nur Gewahrsein. Anstelle meines gewöhnlichen Selbsterlebens – gesättigt mit meiner Lebensgeschichte und Identität und eine Menge psychischen Raum beanspruchend – fand ich etwas, das mir wie ein einziger Punkt des Bewußtseins vorkam, der nicht den geringsten Raum benötigte. Einige Wochen lang konnte ich praktisch jederzeit zu diesem neu entdeckten Selbstempfinden – oder »Nicht-Selbst« – in Kontakt treten. Und wenn ich es tat, wurde ich von Behagen und Dankbarkeit erfüllt, und ich war deutlich besser in der Lage, präsent zu sein. Außerdem war meine Defensivität verringert, meine Fähigkeit zu Empathie und Akzeptieren verstärkt, und ich empfand eine starke Verbundenheit mit anderen aufgrund der uns gemeinsamen Fähigkeit, gewahr zu sein, ganz zu schweigen von dem uns allen gemeinsamen Leiden.

Irgendwann stellte ich überrascht und bestürzt fest, daß ich zu diesem mentalen Zustand, den ich eine Zeitlang so mühelos hatte erreichen können, keinen Zugang mehr hatte. Gespräche mit Freunden und Kollegen brachten mich zu der Überzeugung, daß sich der »Muskel«, der mit diesem spezifischen achtsamen Geisteszustand verbunden ist, durch Meditation trainieren läßt.

Natürlich gibt es viele Formen der Meditation. Grundsätzlich lassen sich zwei Arten unterscheiden: die konzentrative Meditation und die Einsichts- oder Achtsamkeitsmeditation. Germer (2005/2008) vergleicht den Aufmerksamkeitsfokus ersterer mit einem Laserstrahl und letzterer mit einem Suchlicht. Konzentration fokussiert den Geist strikt auf ein Objekt des Gewahrseins (in vielen Fällen auf den Atem), wohingegen Achtsamkeitsmeditation mit einem weiten, offenen und nicht-wählenden Fokus in Verbindung gebracht wird, der auf das gerichtet ist, was aktuell in unserem Gewahrsein von Augenblick zu Augenblick dominiert. Konzentration soll die innere Ruhe fördern, wohingegen zu den positiven Wirkungen der Achtsamkeitsmeditation nicht nur das Sich-selbst-Verstehen, sondern auch die Kenntnis der Natur des Geistes selbst gezählt wird (Germer et al. 2005/2008).

Die Übungsmethode, die mir besonders zusagte, beinhaltet beide soeben beschriebenen Ansätze; sie wird in viele Psychotherapieverfahren einbezogen, unter anderem in die achtsamkeitsbasierte Streßreduktion (Kabat-Zinn 1990/1991) und in die achtsamkeitsbasierte kognitive Therapie bei Depression (Segal et al. 2002/2008).[4] Die Übung wird gewöhnlich still sitzend und mit geschlossenen Augen ausgeführt und erfordert zahllose Wiederholungen der gleichen Sequenz, die damit beginnt, daß wir unser Gewahrsein *lokalisieren*, indem wir die Aufmerksamkeit auf die Zyklen des Ein- und Ausatmens richten. Anschließend beobachten wir die Gedanken, Gefühle, Körperempfindungen und Sinneseindrücke, die spontan auftauchen und unsere Aufmerksamkeit »kapern«, wodurch unser bewußtes Gewahrsein des gegenwärtigen Augenblicks zeitweise verlorengeht. Wenn wir schließlich merken, daß wir in einen fesselnden Gedanken, ein Gefühl oder eine Empfindung abgedriftet sind, besteht unsere Aufgabe darin, das Erlebnis, in dem wir uns verfangen haben, zu *bezeichnen*, bevor wir unsere Aufmerksamkeit sanft zur Atmung und zum Gewahrsein *zurücklenken* (Germer 2005/2008).

Das simpelste Ziel dieser Art von Meditation ist, uns damit vertraut zu machen, was es bedeutet, die Aufmerksamkeit willentlich auszurichten und sie auf unser Erleben des gegenwärtigen Augenblicks zu fokussieren, während wir gleichzeitig unserer Neigung entgegenwirken, das, was wir erleben, zu bezeichnen oder zu beurteilen. Das wiederholte Wiedererinnern an den Vorsatz, auf das gegenwärtige Erleben zu fokussieren, und dies aus vollem Herzen zu akzeptieren – und diesen Fokus immer wieder zu verlieren und wiederherzustellen – ist eine Praxis, der viele heilkräftige Wirkungen zugeschrieben werden.

Wie die innere sichere Basis, die durch eine sichere Bindung entsteht, kann auch die durch Achtsamkeit genährte innere sichere Basis uns angesichts schwieriger Erlebnisse stabilisieren. Doch wie geht diese Entwicklung vonstatten? Eine achtsame Haltung ist eine »*willkommenheißende* und *zulassende* … Sie ermutigt dazu, sich Schwierigkeiten zu ›öffnen‹ und sich gegenüber allem, was man erlebt, eine sanfte Haltung zu eigen zu machen« (Segal et al. 2002/2008, S. 58). Je besser wir uns in diese Haltung versetzen können, um so leichter gelingt es uns, einen ruhigen Ort in unserem Inneren zu lokalisieren – das »am Ruhepunkt der kreisenden Welt« (Eliot 1943/1991b) –, weil ein Ort ruhigen Akzeptierens zu einem Ort geworden ist, den wir kennen. Die Grundlage solchen Akzeptierens ist Selbstmitgefühl, das sich zeigt, wenn wir uns unserem eigenen schmerzhaften Erleben öffnen: »Achtsamkeit ermöglicht uns, unsere Beziehung zum Leiden zu verändern, indem wir unseren Drang, es abzulehnen, aufgeben. Dies ist ein Akt der Güte uns selbst gegenüber« (Fulton 2005/2008, S. 63).

Außerdem fördert die Achtsamkeitsübung eine zunehmende Identifikation mit dem Gewahrsein selbst, statt mit den ständig wechselnden (positiven wie negativen) Ichzuständen, derer wir gewahr werden. Je stärker wir uns mit dem Gewahrsein selbst identifizieren, um so stärker empfinden wir innere Freiheit und Sicherheit. Denn während die ursprüngliche sichere Basis davon abhängt, ob wir uns der Erreichbarkeit eines schützenden anderen sicher sein können, ruht die verinnerlichte sichere Basis der Achtsamkeit teilweise auf dem Gefühl, daß Schutz nicht notwendig ist. Die Identifikation mit dem Gewahrsein beseitigt (mehr oder weniger) das Gefühl, es sei notwendig, uns zu schützen, indem wir an temporären Ichzuständen haften oder diese vermeiden, obwohl sie in Wahrheit eben nur temporär sind – also keine wirkliche Zuflucht, die wir suchen müßten, oder Gefahren, die abzuwenden wir uns bemühen müßten.

Die Achtsamkeitsübung klärt uns auch empirisch über den Unterschied zwischen Präsenz mit Gewahrsein und einfachem »Da-Sein« auf. Sie stabilisiert das Gefühl, daß Aufmerksamkeit eine Fähigkeit ist, für die wir verantwortlich sind: Wenn wir uns daran erinnern, daß wir präsent sein sollten, und wenn wir dann merken, daß wir es nicht sind, können wir uns dafür entscheiden, die Aufmerksamkeit wieder auf das Hier und Jetzt zu richten. Solche Akte »attentiven Handelns« stärken unsere Fähigkeit, völlig präsent zu sein, was dazu führen kann, daß wir immer stärker so leben, als könnte jeder Augenblick unser letzter sein. Die Achtsamkeitsübung stärkt auch unser Gefühl der Präsenz eines »inneren Beobachters«, der dessen gewahr sein kann, daß er Gedanken, Gefühle und Empfindungen hat, ohne sich völlig mit ihnen zu identifizieren. Achtsamkeit trägt somit zur Auflösung des Eingebettetseins in das Erleben bei (Safran & Muran 2000). Alle genannten Wirkungen der Achtsamkeit sind für Therapeuten und ihre Patienten besonders wichtig.

Als Therapeuten können wir unsere Fähigkeit, uns in eine achtsame Haltung zu versetzen, entwickeln, indem wir entweder meditieren oder informell durch bewußte Bemühungen »aufwachen« und unsere Aufmerksamkeit auf das Erleben im Hier und Jetzt richten, wobei wir uns um eine akzeptierende Haltung bemühen. Wenn wir uns während der Arbeit mit Patienten in diese Haltung versetzen können, sind wir eher in der Lage, völlig präsent zu sein – unter anderem weil wir uns sanft in unser Erleben hineinversetzen, statt Widerstand dagegen zu entwickeln. Konkreter kann eine von Achtsamkeit geprägte Haltung uns zu Affekttoleranz, Empathie und »gleichschwebender Aufmerksamkeit« befähigen.

Außerdem können wir sie nutzen, um bestimmte Aspekte unserer Arbeit mit Patienten zu beleben, zu beleuchten und zu erweitern. In diesem Sinne können wir Psychotherapie als eine Art Meditation für zwei Personen verstehen, wobei unsere Aufgabe als Therapeuten darin besteht, den Patienten zu helfen, ihr Erleben von Augenblick zu Augenblick achtsam zu verfolgen, ohne es zu beurteilen. Dabei stoßen wir häufig auf Schwierigkeiten des Patienten (und auch von uns selbst), präsent und bewußt zu sein und/oder zu akzeptieren. Natürlich müssen wir dann eben diese Schwierigkeiten zum Fokus unserer sanften Aufmerksamkeit machen. Diese Aufmerksamkeit immer wieder zu verlieren und später wiederzuerlangen, könnte man als meditative Übung der Psychotherapie bezeichnen.

Und schließlich können wir auch Patienten mit der Meditation bekannt machen, bei denen wir annehmen, daß diese Art der Übung ihnen nützlich sein könnte. In der Regel sind dies nach meinen Erfahrungen Patienten, die Hilfe bei der Affektregulation brauchen und/oder die Schwierigkeiten haben, völlig oder integriert präsent zu sein. Zwar habe ich einigen Patienten die Grundlagen der Achtsamkeitsübung selbst vermittelt, doch haben die meisten, denen ich zu meditieren empfohlen habe, die unterstützende Struktur eines offiziellen Meditationskurses einer individuellen Einweisung vorgezogen. (Wie wir als Therapeuten die Achtsamkeit in einer Behandlung nutzen können, wird in Kapitel 17 ausführlich erläutert.)

Die therapeutische Wirkung der Achtsamkeit

Die Achtsamkeitsübung verbessert eindeutig die Affektregulation, die zusammen mit Mentalisierung und Bindung eine positive therapeutische Wirkung entfaltet. Wie eine sichere Bindung kann auch Achtsamkeit akute Reaktionen der Amygdala und des SNS dämpfen, die für die emotionalen Prozesse unsicher gebundener Menschen charakteristisch sind – insbesondere für diejenigen, die als verstrickt oder desorganisiert gebunden bezeichnet werden.

Es gilt als wissenschaftlich erwiesen, daß Meditation die physiologischen Merkmale streßbedingter Erregungszustände verringert. Vermutlich besteht zwischen dieser Erkenntnis und der beruhigenden Wirkung des Fokussierens auf den atmenden Körper in der Meditation sowie dem wachsenden Vertrauen Meditierender in ihre Fähigkeit, die Aufmerksamkeit willentlich zu steuern, eine Verbindung. Wenn unser Gefühl, Initiator von Aufmerksamkeit zu sein, gestärkt wird, fühlen wir uns möglicherweise weniger gezwungen, gegen die Tyrannei belastender Gedanken, Gefühle und Körperempfindungen entweder reflexhaft Widerstand zu entwickeln oder ihr nachzugeben. Statt dessen sind wir dann vielleicht in der Lage, einfach bei ihnen zu *sein*, statt sie wegzustoßen (was dem vermeidend-abweisenden Bindungsstil entspricht) oder in sie verstrickt zu bleiben (was dem ängstlichen/verstrickten Bindungsstil entspricht). Außerdem kann das Bezeichnen der mentalen Ereignisse, die wir erleben (während der Meditation wie im Alltagsleben), deren emotionale Macht verringern, eventuell durch Nutzung der kortikalen Ressourcen zur Modulation subkortikaler emotionaler Reaktionen (siehe Hariri et al. 2000; Hariri et al. 2003). Wiederholtes Registrieren und Benennen unserer Gedanken, Gefühle und Empfindungen – und wiederholtes Refokussieren der Aufmerksamkeit auf den Atem und das Gewahrsein – kann uns helfen, unsere Identifikation mit belastenden emotionalen Zuständen aufzulösen. Das Auflösen der Identifikation vergrößert den mentalen Raum, in dem Patient und Therapeut versuchen können, die emotionalen Zustände zu verstehen, statt sich ihnen zu widersetzen oder sich von ihnen dominieren zu lassen.

Meditation kann für einige Patienten, die man als ablehnend gebunden bezeichnen würde, eine wertvolle Ergänzung zur Psychotherapie sein. Weil sie generell starke Distanz zu ihren Gefühlen haben, fällt es ihnen oft schwer, sich völlig auf ihr eigenes Erleben einzulassen. Sie leben wie auf Distanz, nicht nur von anderen Menschen, die ihnen wichtig sein mögen, sondern auch von sich selbst. Auf den Atem fokussierende Meditation kann solche Patienten in ihrem Körper – dem Sitz der Emotionen – verwurzeln und ihr Empfinden echter Präsenz verstärken. Ich denke hier an einen sehr analytisch veranlagten Patienten, dessen Erlebensweise wir in der Metapher des Schwebens erfaßt haben: Er fühlt sich, als würde er ständig über seinem eigenen Leben schweben, und er landet nie in seinem Körper oder in seinen Beziehungen. Am Anfang jeder Therapiesitzung fünf bis zehn Minuten lang zu meditieren hat diesem Patienten offenbar geholfen, allmählich in seiner eigenen Therapie zu landen.

Wie die Psychotherapie ist die Achtsamkeitsübung innerhalb oder außerhalb einer klinischen Situation eine Möglichkeit, unseren eigenen Geist kennenzulernen. Jack Engler (2003) beschreibt den Prozeß der Meditation wie folgt:

> Trainierte Aufmerksamkeit von Augenblick zu Augenblick, die auf den Fluß psychophysischer Ereignisse gerichtet ist und durch ein Minimum von Reaktivität

> gestört wird, führt zu einer Deautomatisierung jener psychischen Vorgänge, die Wahrnehmungsreize und konzeptuelle Reize registrieren, selegieren, organisieren und deuten, indem sie diese mit Gewahrsein ausstatten. Tritt dies ein, werden psychische Funktionen, die vorher automatisiert waren und ohne Gewahrsein und Bewußtseinskontrolle gesteuert wurden, dem Gewahrsein zugänglich. (S. 68)

Der Prozeß, den Engler hier beschreibt, könnte durch eine stille Form freier Assoziation in einem entspannten Zustand hervorgerufen werden. Noch einmal sei darauf hingewiesen, daß es beim Meditieren darum geht, auf den Atem zu fokussieren, während man frei von Vorlieben und Urteilen alle mentalen Ereignisse im gegenwärtigen Augenblick registriert. Wenn uns beim Fokussieren auf den Atem bewußt ist, daß wir die Aufmerksamkeit immer wieder auf den Atem richten können – und damit auch auf das Gewahrsein des Gewahrseins –, so fördert dies einen relativ ruhigen mentalen Zustand, der nicht ständig »auf der Hut ist«. In diesem Zustand können die vorher unterdrückten oder dissoziierten Gedanken, Gefühle und Empfindungen im Bewußtsein auftauchen, und sie werden in dieser Situation auch anders erlebt, weil sie in dem Zusammenhang auftauchen, den Daniel Stern (2004/2005) einen »gegenwärtigen Erinnerungskontext« nennt, der neu ist (S. 202).

Ebenso wie eine sichere Bindungsbeziehung zum Therapeuten ein solcher transformierender Kontext ist, kann dies auch der Zustand der Ruhe, der durch Meditation hervorgerufen wird. Werden psychisch belastende Erlebnisse, die in der persönlichen Geschichte gründen, in einem solchen Geisteszustand wiedererlebt, kann ihre belastende Intensität durch Rekontextualisierung moduliert und können sogar »die möglichen Erinnerungen an die Vergangenheit umformuliert« (Stern 2004/2005, S. 205) werden. Aus einer völlig anderen Perspektive betrachtet, könnte das therapeutische Handeln in solch einem Fall aus Nachwirkungen der Meditation als einer Form progressiver Desensibilisierung resultieren, bei der unsere beunruhigenden Erlebnisse rekapituliert werden, während wir uns in einem Zustand mentalen und körperlichen Behagens befinden (Goleman 1988/1990). Im Laufe dieses Prozesses können diese Erlebnisse so verändert werden, daß es möglich wird, sie zu integrieren.

Außerdem können Meditation und Achtsamkeit im Alltag zur Beleuchtung der Prozesse beitragen, durch die unser Erleben und das Erleben unserer Patienten – von Augenblick zu Augenblick – konstruiert und rekonstruiert werden. Im Zustand der Achtsamkeit können wir die Worte »hören«, die unsere Gedanken ausdrücken, beginnend mit Geflüster am Rande des Gewahrseins bis hin zu eindringlichen Tiraden. Wir spüren die Gefühle, die uns zeitweise ergreifen und dann wieder von uns abfallen. Wir erleben die körperlichen Empfindungen und sensorischen Eindrücke, die sich manifestieren und wieder verschwinden. Wir erkennen auch, wie diese verschiedenen Repräsentationen unseres Erlebens interagieren: Ein Gedanke kann zu einem Gefühl oder einer Körperempfindung führen, eine Empfindung zu einem Gedanken oder Gefühl, ein Geräusch zu einem Gefühl usw. *Und wir können zum gegenwärtigen Augenblick zurückkehren.*

Wenn wir unserem sich entfaltenden Erleben folgen, lernen wir zwangsläufig zumindest zwei Dinge. *Erstens* stellen wir fest, daß wir unsere auf das Hier und Jetzt gerichtete Aufmerksamkeit Mal um Mal finden und wieder verlieren: Wir können präsent sein oder nicht, unseres Gewahrseins gewahr oder nicht. *Zweitens* stellen wir fest, daß unser Erleben ständig im Fluß ist und von einem Augenblick zum nächsten durch das kaleidoskopartige Wechselspiel der Gedanken, Gefühle und Empfindungen, die sich in entstehenden und wieder vergehenden mentalen Zuständen herauskristallisieren, umgeformt wird. In diesem Zusammenhang sollte man sich auf einen der Grundgedanken der buddhistischen Psychologie besinnen, dem zufolge das, was wir für unser *Ich* halten, ständig im Fluß ist – und daß somit die Vorstellung, ein intrinsisches, dauerhaftes oder festes Ich existiere, nur eine Illusion sein kann.

Das achtsame und das reflektierende Selbst

Wir kommen nun auf das reflektierende Selbst und auf die Unterscheidung zwischen Erscheinung und Realität zurück, weil die Achtsamkeit uns bezüglich der »*nur* repräsentationalen Natur« mentaler Zustände noch mehr zu lehren weiß (Main 1991, S. 128). Denn wie ich soeben erläutert habe, öffnet uns die Achtsamkeitsübung ein Fenster, durch das wir den unbeständigen und wechselhaften Charakter dessen, was wir denken, fühlen und spüren, erkennen. Zwar unterscheidet sich eine achtsame Haltung von einer reflektierenden oder mentalisierenden, doch beide haben eine ähnliche Wirkung: Sie fördern die Erkenntnis, daß mentale Zustände nur mentale Zustände sind, subjektiv statt objektiv, fließend, statt fixiert, etwas, das wir haben, statt etwas, das wir sind. Kurz: Achtsamkeit und Mentalisieren wirken dem Eingebettetsein entgegen.

Außerdem fördern Achtsamkeit und Mentalisieren in ihren ausgeprägtesten Formen – »mentalisierte Affektivität« (Fonagy et al. 2002/2004) – die Integration der »sozial-emotionalen« rechten und der »deutenden« linken Hemisphäre. Wie das reflektierende Selbst es ermöglichen kann, »über das Fühlen zu denken und über das Denken zu fühlen« (Target 2005, persönliche Mitteilung), kann das achtsame Selbst unseren Gefühlen ermöglichen, über das Denken in Kenntnis gesetzt, und unseren Gedanken, über das Fühlen informiert zu werden.

Doch Achtsamkeit bietet auch etwas, das Mentalisieren nicht zu bieten vermag. Denn das *achtsame* Selbst ist des reflektierenden Selbst gewahr – und ihm ist auch klar, daß Reflektieren über Erlebtes etwas völlig anderes ist, als angesichts des Erlebens völlig präsent zu sein. Durch wiederholtes Gewahrwerden des Gewahrseins

»verlagern wir den Ort der Subjektivität von den Repräsentationen des Selbst zum Gewahrsein selbst« (Engler 2003, S. 65). Somit ermöglichen Erlebnisse des achtsamen Selbst nicht nur die Stärkung des »inneren Beobachters«, sondern auch die Kontaktaufnahme zu einem tiefen und möglicherweise unverletzbaren Empfinden dessen, wer wir in unserem innersten Zentrum sind. Der buddhistischen Psychologie und Praxis zufolge ist ein wichtiges Ziel der Achtsamkeit, im Zentrum des Selbst zu entdecken, daß dort kein Selbst ist, sondern »ein ständiger Fluß achtsamen Erlebens« (Falkenstrom 2003, S. 1559). In der Psychotherapie gibt es einen nahen Verwandten dieser Realisation des »Nicht-Selbst«, nämlich die allmähliche Auflösung unseres emotionalen Festhaltens an versteinerten *Bildern* des Selbst (beispielsweise als völlig autark oder völlig hilflos), die unsere Möglichkeiten zu verstehen und uns weiterzuentwickeln einschränken.

Natürlich brauchen wir in Wahrheit nicht zwischen einer reflektierenden Haltung (die uns hilft, die Muster unseres Erlebens im Zeitkontinuum zu erkennen) und einer achtsamen Haltung (die uns hilft, im Erleben des gegenwärtigen Augenblicks zu verweilen) zu wählen. In der Psychotherapie können beide heilend wirken und einander verstärken. Natürlich stärkt die Achtsamkeitsübung, wie Fonagy bestätigt, die Mentalisierungsfähigkeit. Ekmans Entdeckung, daß erfahrene Meditierende über eine hochentwickelte Fähigkeit verfügen, »den Geist eines anderen Menschen in seinem Gesicht zu lesen«, weist in die gleiche Richtung, denn Mentalisieren beinhaltet, mentale Zustände zu erkennen, wenn sie in Form bestimmter Verhaltensweisen zum Ausdruck kommen. Es kann auch sein, daß das Mentalisieren, das Affektregulation, Empathie und Vertrauen stärkt, außerdem eine achtsame Haltung besser zugänglich macht.

Obgleich die Beziehung zwischen Mentalisieren und Achtsamkeit ein wenig vage sein mag, steht außer Frage, daß beide wichtige Rollen spielen und einander unterstützen, wenn wir uns als Therapeuten bemühen, unsere Patienten zu verstehen, uns auf sie einzulassen und ihnen zu helfen. Beide leisten einen Beitrag zum inneren Erleben einer sicheren Basis, ebenso zur Integration und zur Öffnung mentalen Raums, der die Fähigkeiten unserer Patienten stärkt, frei zu fühlen, zu reflektieren und zu lieben.

ANMERKUNGEN

1. Diese Probanden nahmen an acht wöchentlichen zwei- bis dreistündigen Einführungssitzungen in die Meditation und an einer eintägigen Meditationsübung teil.
2. Ebenso wie ein anderer sehr erfahrener Meditierender erreichte dieser Mönch wesentlich höhere Resultate als die übrigen 5.000 Probanden, die Ekman testete.
3. Barry Magid, der Psychoanalytiker und buddhistischer Lehrer ist, beschreibt die Wirkung von Meditation wie folgt: »Dem Atem zu folgen und Gedanken zu benennen führt zunächst zur Entwicklung eines stabilen inneren ›Beobachters‹, der nicht von widersprüchlichen Emotionen geplagt und vom Fluß der Assoziationen oder von Grübeln getrieben wird« (zitiert in Safran 2003, S. 279).
4. Die Dialektisch-behaviorale Therapie (Linehan 1993/1996) nutzt von der Sitzmeditation des Zen inspirierte Achtsamkeitstechniken, sie nutzt aber keine formelle Meditationspraxis.

10 Vertiefung der klinischen Dimension der Bindungstheorie

Intersubjektivität und relationale Sicht

Die durch Bowlbys Erkenntnisse inspirierte Forschung hat Psychotherapeuten einen empirisch fundierten Rahmen an die Hand gegeben, mit dessen Hilfe sie die menschliche Entwicklung als relationalen Prozeß begreifen können. Die Bindungstheorie kann im Sinne dieser Perspektive als relationale Theorie der Entwicklung und eventuell auch der inneren Welt, der Abwehrmechanismen und der Psychopathologie verstanden werden. Es handelt sich bei der Bindungstheorie jedoch nicht um eine *klinische* Theorie, obwohl sie sehr umfangreiche Implikationen für die Psychotherapie hat – unter denen zwei direkt auf eine intersubjektive, relationale Sicht als klinische Ergänzung der Bindungstheorie verweisen.

Erstens muß Psychotherapie, weil Entwicklung grundsätzlich ein relationaler Prozeß ist, im relationalen Sinne verstanden werden, wenn sie die Fortsetzung einer gesunden Entwicklung sicherstellen soll. Und *zweitens* muß eine Psychotherapie wegen der zentralen Rolle der nonverbalen Interaktion darin Öffnungen finden, durch die Bereiche der Vergangenheit und Erlebnisse erreicht werden können, die der Patient nicht in Worte fassen kann.

Aber was genau bedeutet es für die klinische Perspektive, Psychotherapie im relationalen Sinne zu verstehen? Und wie können wir es unseren Patienten ermöglichen, zu Erlebnissen in Verbindung zu treten, die sie nicht in Worte fassen können? Ähnlich wie die Hervorhebung des relationalen Aspekts in der Bindungstheorie gibt uns auch die sogenannte »relationale Wende« in der Psychoanalyse einige äußerst nützliche Antworten auf diese Fragen.

Über die Ein-Personen-Psychologie hinaus

Ungefähr in der Zeit, in der Main und Fonagy die präverbalen und relationalen Ursprünge der Bindungssicherheit erforschten, überprüften Psychoanalytiker verschiedener Schulen ihre Arbeit mit Patienten in einem sehr ähnlichen Sinne. So wie die Bindungsforschung dokumentiert hatte, daß die inneren Modelle von Menschen von der Qualität ihrer Beziehungen abhängen, in denen sie jene Form annehmen, beobachteten Psychoanalytiker, daß das, was Patienten in einer Behandlung Augenblick für Augenblick erleben, von der Qualität der therapeutischen Beziehung abhängt.

Auf der Grundlage klinischer Evidenz (in manchen Fällen einschließlich ihrer eigenen Erlebnisse als Patienten) erkannten diese Praktiker die starken Einschränkungen der »Ein-Personen-Psychologie«. Dieser Begriff steht für die Annahme, daß die Gedanken, Gefühle und Verhaltensweisen eines Patienten allesamt grundsätzlich in seinem Inneren entstehen – und daß sich die Therapie folglich auf die Vorgänge in der Psyche des Patienten konzentrieren muß.

Kliniker, die später als relational, intersubjektiv oder konstruktivistisch orientiert bezeichnet wurden, vertraten entgegen der Ein-Personen-Psychologie die Ansicht, über die »psychische Wirklichkeit« des Patienten könne sinnvoll nur im Kontext der erlebten Wirklichkeit gesprochen werden, die von *beiden* an der therapeutischen Beziehung Beteiligten gemeinsam kreiert werde. So wie Bowlby darauf hingearbeitet hatte, daß der Einfluß des Verhaltens der Eltern auf die Entwicklung ihres Kindes als Tatsache anerkannt wurde, vertraten nun die Verfechter der »Zwei-Personen-Psychologie« die Auffassung, die Gedanken, Gefühle und Verhaltensweisen des Patienten seien immer (zumindest teilweise) eine Reaktion auf den Therapeuten. In Verbindung mit den wohlmeinenden Interventionen des Therapeuten haben auch die spezifischen Einzelheiten der *unabsichtlichen* Teilhabe eine Wirkung auf den Patienten.

Dieser Sicht gemäß können Therapeuten ebensowenig wie Patienten ihre Subjektivität außerhalb des Behandlungsraumes lassen – und alle ihre Bemühungen, die Wirkung ihres eigenen Unbewußten, ihrer Verletzlichkeit und ihrer Theorien auf die gemeinsame Arbeit zu eliminieren, sind nicht nur von vornherein zum Scheitern verurteilt, sondern auch der Therapie abträglich. Die Realität der »unvermeidbaren Subjektivität« (Renik 1993) des Therapeuten disqualifiziert ihn als Mittler der Wahrheit, dessen Autorität auf seiner (angeblichen) Fähigkeit zu unvoreingenommener Objektivität beruht. Außerdem sind Therapeut und Patient gleichermaßen jener unvermeidlichen Charakteristik intimer Beziehungen unterworfen, die Stephen Mitchell (1993), Robert Stolorow (Stolorow et al. 1987) und Jessica Benjamin (1990/1999) als *wechselseitige Beeinflussung (mutual reciprocal influence)* bezeichnet haben.

Erkennen und Anerkennung einer solchen Beeinflussung stehen im Zentrum eines Paradigmenwechsels in der Psychoanalyse, der sich inzwischen sogar auf althergebrachte Vorstellungen darüber, was effektive Psychotherapie ausmacht, auswirkt. Den Begriff »intersubjektive Theorie« könnte man als die beste Zusammenfassung dieses neuen Paradigmas bezeichnen. Wie in Kapitel 4 erläutert, wurde Intersubjektivität definiert als der »überspannende Begriff für den reziproken Einfluß der bewußten und unbewußten subjektiven Eigenarten von zwei Menschen in einer Beziehung« (Natterson & Friedman 1995, S. 1). Ich möchte dem hinzufügen, daß zwar das »inter« im Begriff Intersubjektivität die Realität hervorhebt, daß das Erleben des Patienten wie des Therapeuten durch deren *Interaktion* entsteht (was bedeutet, daß das Individuum in die Dyade eingebettet ist[1]), die »Subjektivität« im Begriff Intersubjektivität jedoch auf den Täuschungscharakter therapeutischer Objektivität hinweist sowie auf die Vorteile, die es hat, statt dessen von vornherein davon auszugehen, daß der emotional reagierende Therapeut immer und unvermeidbar subjektiv ist. Zu den mit dem neuen Paradigma verbundenen klinischen Innovationen zählen die Ablehnung jeder Standardtechnik zugunsten eines therapeutischen Pluralismus sowie die Erschließung der Möglichkeit absichtlicher Selbstoffenbarung und des Fokussierens auf Enactments von Übertragung-Gegenübertragung nicht nur als Königsweg zur Einsicht und zu neuen Erlebensweisen, sondern auch als potentielle Hindernisse auf dem Weg zu beiden.

Bindung und Intersubjektivität: Theorien, die einander berühren und ergänzen

Die Bindungsforschung unterstreicht die unvermeidliche reziproke Beeinflussung von Patienten und Therapeuten und trägt zu ihrer Erklärung bei. Die intersubjektive Theorie leistet das gleiche, stellt aber zusätzlich konzeptionelle und technische Werkzeuge für den Umgang mit diesem Einfluß zur Verfügung, der sowohl ein Problem als auch eine Ressource sein kann.

Bowlby erkannte, daß wir uns in der frühen Kindheit und auch in der Zeit danach unbewußt an diejenigen anpassen, von denen wir abhängig sind, ganz gleich, ob diese Bindungsfiguren unserem Wohl förderlich sind oder nicht. Diese manchmal kontraproduktive Anpassung ist häufig für Bindungen im Erwachsenenalter charakteristisch. Patienten und Therapeuten können durchaus voneinander abhängig sein. Nun ist uns zwar in der Regel klar, daß Patienten oft von ihren Therapeuten abhängig sind, doch über unsere eigenen Bedürfnisse in Beziehung zu unseren Patienten machen wir uns eher wenig Gedanken.

Natürlich können unsere Bedürfnisse unseren Patienten gegenüber unterschiedlicher Art sein. Wenn wir in privater Praxis arbeiten, sind wir von unseren Patienten ökonomisch abhängig. Und abgesehen von dieser realen ökonomischen Abhängigkeit haben wir in unseren Beziehungen zu Patienten auch Bedürfnisse, die man als narzißtisch bezeichnen könnte – wir haben das Bedürfnis, sowohl persönlich als auch beruflich mit uns zufrieden zu sein. Je nach psychischen Charakteristika suchen wir bei unseren Patienten Hilfe, um uns kompetent, nützlich, gütig oder mächtig fühlen zu können, und manchmal erhoffen wir uns von ihnen auch Hilfe, damit wir uns sicherer fühlen.

Die wechselseitige Beeinflussung von Patienten und Therapeuten hat zahlreiche Ursachen, und Bedürfnisse oder Wünsche, die sich auf Menschen beziehen, von denen wir abhängig sind, zählen zweifellos dazu. Die Abhängigkeit des Patienten und des Therapeuten voneinander – die zwar wechselseitig, aber nicht unbedingt symmetrisch ist – erzeugt vielfältige Adaptationsmöglichkeiten, unter denen einige nützlich und andere sehr problematisch sind, insbesondere wenn sie nicht erkannt werden und nicht darüber gesprochen wird. Die Bindungstheorie beleuchtet einige der Muster, die durch die wechselseitige Abhängigkeit von Patient und Therapeut entstehen können.

Die Intersubjektivitätstheorie verweist nicht nur auf die Unausweichlichkeit und Allgegenwart wechselseitiger Beeinflussung, sondern zeigt Therapeuten auch einige Möglichkeiten auf, die eine kollaborative Reaktion auf jene Kollusionen (und Kollisionen) ermöglichen, die in jeder therapeutischen Beziehung vorkommen. Alle diese Möglichkeiten basieren auf der Erkenntnis, daß durch unser Eingebettetsein in die Beziehung unvermeidlich Übertragungs-Gegenübertragungs-Enactments entstehen, in denen sich die anfangs unbewußten, einander überschneidenden Bedürfnisse und Verletzlichkeiten des Patienten und des Therapeuten spiegeln. Die Intersubjektivitätstheorie nähert sich diesen Enactments auf der Grundlage einer radikalen Revision des traditionellen analytischen Konstrukts.

Die persönliche Beteiligung des Therapeuten

Indem die Intersubjektivitätstheorie Übertragung, Gegenübertragung, Widerstand und Neutralität im relationalen Sinne neudefiniert, humanisiert sie die Rolle des Therapeuten und ermöglicht ein höheres Maß an Respekt dem Patienten gegenüber, was der Entwicklung einer Bindungsbeziehung zugute kommt. Im Sinne des neuen Paradigmas tragen wir als Therapeuten zu dem, was in der therapeutischen Interaktion geschieht, *immer* bei, und das gleiche gilt für den Patienten.

Deshalb ist die *Übertragung* des Therapeuten nicht völlig von der tatsächlichen Art der Teilhabe des Therapeuten unabhängig, und dementsprechend muß die Übertragung auf der Grundlage der Annahme erforscht werden, daß die Ansichten des Patienten über den Therapeuten real im Hier und Jetzt begründet sind. In der *Gegenübertragung* kommt die Reaktion des Patienten auf die unvermeidliche, aber trotzdem in jedem Fall aufschlußreiche Subjektivität des Therapeuten zum Ausdruck. Weil die Gegenübertragung die Übertragung des Patienten teilweise beeinflußt, sie aber auch offenbaren kann, kann sie den Fortschritt der Therapie sowohl fördern als auch behindern. Auch *Widerstand* wird im Sinne dieses Ansatzes als in der Interaktion von Patient und Therapeut von beiden gemeinsam erzeugt und deshalb nicht als Opposition, sondern als Kommunikation verstanden. Und was das Ziel therapeutischer *Neutralität* angeht – womit das Bemühen gemeint ist, Patienten vom Einfluß der Werte oder der Persönlichkeit des Therapeuten zu isolieren –, so ist diese Neutralität im intersubjektiven Verständnisrahmen unter anderem als unmöglich realisierbar, als irreführendes Ideal und/oder als rein temporäre Errungenschaft von Patient und Therapeut bei ihrer gemeinsamen Arbeit an der Lockerung der Wirkung eines bestimmten Enactments charakterisiert worden.

Die traditionellen Annahmen kamen dem Bemühen des Therapeuten zugute, seine *persönliche* Beteiligung in der Therapiesituation auf ein Minimum zu beschränken, um neutraler Beobachter der therapeutischen Beziehung bleiben zu können. Im besten Fall konnte bei der Arbeit im Sinne dieses traditionellen psychoanalytischen Ansatzes Respekt vor der Autonomie des Patienten zum Ausdruck gelangen. Im schlimmsten Fall jedoch wurde der Therapeut dadurch zu einer fernen Instanz, deren mangelnde emotionale Reaktionsbereitschaft und deren selbsttäuschender Anspruch, zu einer in Wahrheit unerreichbaren Objektivität fähig zu sein, die negative Übertragung des Patienten weckte und fixierte.

Der relationale Ansatz basiert auf völlig anderen Annahmen, die folglich zu einer völlig anderen Haltung führen. In diesem Verständnisrahmen ist der Therapeut gleichermaßen an der Beziehung zum Patienten beteiligt wie deren Beobachter. Unser authentisches persönliches Engagement, unsere emotionale Reaktionsbereitschaft und Reaktionsfähigkeit und unsere unvermeidbare Subjektivität sind keineswegs hinderlich, sondern wichtige Aspekte jeder erfolgreichen Psychotherapie. Unsere Hoffnung auf nützliche, verständnisfördernde Informationen ist hierbei in unserer Bereitschaft begründet, nicht nur das subjektive Erleben des Patienten, sondern auch unser eigenes zu untersuchen, da wir *gemeinsam* eine Beziehung aufbauen, die an und für sich die Antriebsfeder therapeutischer Veränderung sein könnte.

Die Intersubjektivitätstheorie ist entstanden in Reaktion auf die Ein-Personen-Psychologie und auf die auf Freud zurückgehende Vorschrift, der Analytiker möge wie eine weiße Leinwand, ein reflektierender Spiegel oder ein Chirurg agieren.[2] Zwar basierte Freuds Empfehlung, der Analytiker möge seine Subjektivität verschwinden lassen, auf legitimer Sorge um die Macht von Übertragung und Gegenübertragung, doch war diese Empfehlung nicht nur unmöglich zu realisieren, sondern bewirkte oft auch das Gegenteil dessen, was eigentlich therapeutisch beabsichtigt war.[3]

Die Intersubjektivitätstheorie und die Bindungstheorie, die den monadischen Ansatz Freuds hinterfragen, ähneln einander insofern, als beide enge und von beiden Beteiligten gemeinsam kreierte Beziehungen als den Mittelpunkt jeder Entwicklung ansehen. Beide teilen auch die Auffassung, daß die Entwicklung des Selbst auf den Gedanken, Gefühlen und Verhaltensweisen beruht, die sich in solchen Beziehungen manifestieren und denen zum Ausdruck verholfen wird. In der frühkindlichen Entwicklung wie in der Psychotherapie erzeugt eine inklusivere Beziehung eine integriertere innere Welt, wohingegen eine Beziehung, die nicht das vollständige Erlebensspektrum umfaßt, beim Kind eine durch Dissoziation charakterisierte innere Welt fördert, die später beim Erwachsenen weiter bestehen bleibt.

Integration, Dissoziation und Multiplizität

Was Bowlby und Main als multiple (und damit meinten sie widersprüchliche und inkompatible) innere Modelle unsicher gebundener Menschen bezeichnen, ist im Grunde das Resultat von Erlebnissen, für die in den formenden Beziehungen dieser Menschen kein Raum vorhanden war – mit der Konsequenz, daß diese Erlebnisse dissoziiert werden mußten. Solche dissoziierten Erlebnisse werden aus dem dominierenden Selbstempfinden ausgeschlossen, sie bleiben aber in unentwickelter Form trotzdem weiter erhalten.

In einem bekannten Artikel – »The Illusion of Personal Individuality« – hat Harry Stack Sullivan (1964), der Vater der interpersonalen Psychiatrie, die Auffassung vertreten, daß wir so viele unterschiedliche Ichanteile wie Beziehungen zu anderen Menschen haben. Damit wurde Sullivan zum Vorläufer der heutigen relational und intersubjektiv orientierten Kliniker, die ebenfalls von der *Multiplizität der Ichanteile* und von einem *sozial konstruierten Selbst* sprechen – und deren Beschreibungen der Konsequenzen der Entwicklung sich teilweise mit den Erkenntnissen der Bindungsforscher überschneiden.

Der »konstruktivistischen« Sicht gemäß haben wir alle zahlreiche Ichanteile, denen jeweils andere Gefühle, Erinnerungen, Einstellungen und Impulse zuzuordnen sind; gleichzeitig ist es den meisten von uns möglich, die »adaptive Illusion« aufrechtzuerhalten, daß sie ein einheitliches Selbst verkörpern (Bromberg 1998a). Ein solches Selbst ist fließend, nicht fixiert: Es nimmt in vielfältigen interpersonalen Kontexten viele Formen an. (Hierin könnte man Echos der buddhistischen Sicht des Selbst – oder Nicht-Selbst – erkennen, die im vorigen Kapitel angeklungen ist.) Die Psychologie der multiplen, konstruierten Ichanteile befindet sich im Einklang mit der Erkenntnis der Bindungsforschung, daß widersprüchliche innere Modelle zustandsabhängig sind: Sie tauchen unter bestimmten Bedingungen innerlich (beispielsweise als depressive Stimmung) oder äußerlich (beispielsweise als Rückschlag in der realen Welt) auf oder werden in solchen Situationen aktiviert.

Für intersubjektiv oder relational orientierte Kliniker hat die Frage, ob ein Mensch gesund oder krank ist, etwas damit zu tun, in welchem Maße die verschiedenen Ichanteile integriert sind oder nicht – oder, anders ausgedrückt: wie offen die Kommunikationskanäle zwischen unseren verschiedenen Ichanteilen sind. Wie leicht kann ein bestimmter Patient zu mentalen Zuständen in Kontakt treten, die sich von denjenigen unterscheiden, in denen der Betreffende momentan verweilt? Auch hinsichtlich dieser Fragen stimmen die Theorien der Bindung und der Intersubjektivität überein, denn in beiden Fällen geht es um den *Zugang* des Selbst zu seinem eigenen Erleben.

Durch die Beschreibung des Verlaufs einer Entwicklung, die zum Scheitern des Bemühens, viele Ichanteile zu integrieren, führt, vertreten relational orientierte Theoretiker – in Übereinstimmung mit den Bindungsforschern – die Auffassung, daß Erlebnisse, die in unserer wichtigsten Beziehung nicht berücksichtigt werden konnten, häufig dissoziiert werden und in einem unentwickelten Zustand verbleiben, also nicht unterdrückt oder verdrängt werden. Statt defensiv »vergessen« zu werden, werden sie an den äußersten Rand des Gewahrseins befördert. Dort verbleiben sie als unerwünschte oder verleugnete Anteile, bis das, was im Kontext eines neuen mentalen Zustands durch andere Umstände bestimmt wird und was vorher peripher war, in eine zentrale Position rückt (Bromberg 1998a; Davies 1998; Stern 2002).

Beispielsweise hielt eine meiner Patientinnen sich für überaus großzügig und fürsorglich, und dies war für ihre guten Gefühle sich selbst gegenüber absolut zentral. Als junge Frau, so erzählte sie mir, hatte sie einmal eine Vision von sich gehabt – ein Gemisch aus einer Phantasie und einer Überzeugung –, in der ihre ungewöhnliche »Anständigkeit« oder ihr »Gutsein« so klar zutage trat, daß die Menschen, zu denen sie in Kontakt trat, dadurch in Hochstimmung versetzt wurden. Es ist kaum verwunderlich, daß diese Patientin in ihrer Kindheit ihre Wut hatte unterdrücken müssen, weil sonst der Zorn ihres Vaters gefährlich hätte eskalieren können. Mittlerweile ist sie selbst Mutter, und es erschüttert sie zutiefst, wenn sie feststellt, daß ihr untröstlicher Sohn im Säuglingsalter bei ihr selbst kaum beherrschbaren Zorn auslöst. Über dieses Verhalten sagt sie hartnäckig: »Das bin *ich* nicht!« Offensichtlich geht es in dieser Situation um viele verschiedene Dinge: Sie leidet darunter, daß ihre individuellen Fähigkeiten nicht ausreichen, um ihren Sohn zu beruhigen. Es geht aber auch um ihre Anfälligkeit für Wutanfälle bei Begegnungen mit ihrem Sohn – worin sie ihrem Vater ähnelt –, wobei sie Gefühle zum Ausdruck bringt, die sie früher unterdrücken mußte. Und es geht um ihre Schwierigkeiten damit, sich so zu verhalten, wie Eltern es tun »sollten«, obwohl sie wütend ist. In der Therapie muß in solch einem Fall versucht werden, die widersprüchlichen Selbsterlebnisse der Patientin zu integrieren – und sie dadurch zu verändern: das Gutsein, dem sie übertriebene Bedeutung zuschrieb und woran sie sich klammerte, weil sie es für eine Quelle des Respekts vor sich selbst hielt; und die Wut, die sie leugnete und dissoziierte, um sowohl ihre Sicherheit als auch ihre Bindung an ihren Vater erhalten zu können.

Der Begriff »Dissoziation« hat mindestens eine Doppelbedeutung. *Erstens* bezeichnet er eine defensive Modifikation des Realitätsempfindens. Dies meinen Patienten, wenn sie beschreiben, daß sie »wegdriften«, ihren Körper verlassen oder das Gefühl haben, nicht zu existieren. *Zweitens* bezeichnet Dissoziation die Abspaltung von Erlebtem, das sich mit der normalen Selbstsicht des betreffenden Menschen nicht vereinbaren läßt – so wie bei der weiter oben erwähnten Patientin, die von ihrer Wut sagte: »Das bin nicht *ich*!«

Dissoziation in diesem zweiten Sinne ist ein Merkmal des inneren Modells, das Aspekte des Selbst isoliert, statt sie zu integrieren. Je stärker die Dissoziation, um so widersprüchlicher, diskontinuierlicher, instabiler und verwirrender ist das Selbstempfinden – und um so weniger Kommunikation findet zwischen den vielfältigen Ichanteilen statt. Im pathologischen Extremfall liegt eine dissoziative Identitätsstörung vor, auch unter dem Namen Multiple Persönlichkeitsstörung bekannt. In solchen Fällen sind unterschiedliche Ichanteile sich der Existenz anderer Anteile großenteils nicht bewußt. Das andere Ende des Spektrums der Erscheinungsformen bilden jene »Inseln der Dissoziation«, die auch die Gesündesten unter uns gelegentlich erleben. Irgendwo zwischen diesen beiden Extremen sind die fragmentierten, »multiplen« inneren Modelle unsicher und desorganisiert gebundener Menschen einzuordnen.

Falls es zwischen Bindungsforschern und relationalen Theoretikern einen Unterschied hinsichtlich des Verständnisses des Begriffs Dissoziation gibt, so könnte er darin bestehen, daß die Dissoziation in der Welt der Bindungstheorie in der psychischen Struktur sicher gebundener Menschen einfach nicht vorkommt, wohingegen Vertreter des relationalen Ansatzes Dissoziation als unvermeidlichen Aspekt des Menschseins sehen. Weil wir alle schon von Emotionen überwältigt worden sind, müssen wir alle zwangsläufig auch hin und wieder zu dem, was man »normale Dissoziation« nennen könnte, Zuflucht nehmen – zum temporären Erleben eines mentalen Zustandes, in dem unser Denken, Fühlen und Tun völlig von unserem normalen Selbstempfinden abgetrennt ist, so integriert dieses auch sein mag.

Hinsichtlich klinischer Implikationen ist der Bindungsforschung und der relationalen Theorie ein Modell der Beziehung zwischen Entwicklung und psychischer Struktur gemeinsam, dem zufolge eine Psychotherapie zum Ziel haben sollte, dissoziierte und deshalb häufig unterentwickelte Aspekte dessen, was der Patient erlebt, zu integrieren. Deshalb sollte sich der Therapeut (wie es die Eltern eines sicher gebundenen Kindes tun) bemühen, eine Beziehung zu kreieren, die möglichst alle Aspekte des Lebens beider Beteiligter einschließt. Psychotherapie in diesem Sinne nutzt die Subjektivität des Therapeuten als Ressource – weil angenommen wird, daß sein subjektives Erleben manchmal Aspekte dessen, was der Patient erlebt, beinhaltet, die im Kontext früher, prägender Beziehungen dissoziiert werden mußten. In diesem Zusammenhang kann es sehr nützlich sein, wenn wir uns als Therapeuten fragen, welcher unserer eigenen zahlreichen Ichanteile momentan in unserer

Interaktion mit dem Patienten aktiv ist – denn da Beziehungen von beiden Partnern gemeinsam kreiert werden, könnte uns die Antwort auf diese Frage herauszufinden helfen, welchen der zahlreichen Ichanteile des Patienten wir gerade ansprechen (Mitchell 1997/2005).

Überdenken traditioneller Konstrukte: Demokratisierung der Psychotherapie und Humanisierung der Therapeutenrolle

Die Ideen von Bowlby und seinen Erben rücken eine therapeutische Beziehung ins Zentrum der Aufmerksamkeit, in welcher der Patient den Therapeuten als eine neue Bindungsfigur erleben kann. Insofern wird eine bindungsorientierte Behandlung in einem gewissen Maße nach dem Bilde der bestmöglichen Eltern-Kind-Beziehung entworfen.

In einer Art Negativversion dieses Modells versetzen traditionelle analytische Ansätze Kliniker in eine sehr autoritäre Rolle, deren elternhafte Züge durch die Abhängigkeitsbedürfnisse des Patienten stark übertrieben werden. Eine weitere Zuspitzung des Unterschiedes besteht in der Annahme, der Kliniker könne die Dinge objektiv sehen und verstehen, wohingegen die Sicht des Patienten zwangsläufig durch unbewußte Bedürfnisse, Abwehrmuster und Phantasien verzerrt sein müsse.

Hingegen könnte man von dem neuen Paradigma sagen, daß es die therapeutische Beziehung demokratisiert, indem es die Fiktion der Objektivität des Therapeuten dekonstruiert und die traditionelle Überzeugung zurückweist, daß Übertragung eine Verzerrung ist. Aus Gründen, die ich in Kürze erläutern werde, kann ein nivellierender Ansatz wie der hier beschriebene, der die *unverdiente* Autorität des Therapeuten hinterfragt und dem Patienten mehr Glaubwürdigkeit zugesteht, die Wahrscheinlichkeit erhöhen, daß der Patient den Therapeuten sowohl als neue Bindungsfigur als auch als sichere Basis erlebt. Gleichzeitig wird die Gefahr der Infantilisierung des Patienten in der Therapie verringert.

Die Ablehnung eines unerreichbaren Ideals des Therapeuten als eines objektiven Beobachters bedeutet nicht, daß der Therapeut über keinerlei Expertenkenntnisse oder Fachautorität verfügt, sondern nur, daß sein Expertenwissen und seine Autorität eine andere Grundlage haben. Der Therapeut ist Experte im Prozeß des Erkennens, Erforschens und Transformierens der vertrauten Muster des Erlebens und der Interaktion des Patienten, wenn diese im Kontext der therapeutischen Beziehung zutage treten.

Aus intersubjektiver Sicht beruht dieser Prozeß nicht nur auf der Sensibilität des Therapeuten dem Patienten gegenüber, sondern er hängt auch von der Fähigkeit des Therapeuten ab, seine charakteristischen Arten der Teilhabe an der Beziehung zum Patienten zu erkennen, darüber zu reflektieren und, falls gewünscht, seine typischen Arten der Teilhabe daran zu verändern. Solche »selbstreflexive Responsibilität« (Mitchell 1997/2005) kann durch die Relokalisierung von traditionellen Ein-Personen-Konstrukten wie Übertragung in einen Zwei-Personen-Kontext gefördert werden, wo sie helfen können, die Art des Patienten und des Therapeuten, in einer Beziehung zu sein, und die Interaktion zwischen beiden zu beleuchten.

Eine Neudefinition der Übertragung

Als Freud entdeckte, daß frühere Beziehungen eines Menschen seine aktuellen Beziehungen beeinflussen – einschließlich und insbesondere seiner Beziehung zu seinem Therapeuten –, erschloß er uns eine äußerst wirksame klinische Ressource: Unsere Patienten verfügen durch die Übertragung über eine Möglichkeit, ihre problematischsten Muster ihrer Beziehung zu sich selbst und anderen zu erleben, zu verstehen und zu transformieren. Wenn alte Probleme, die aufzulösen zu schmerzhaft ist, im Beisein des Therapeuten erneut auftauchen, erhält der Patient dadurch eine zweite Chance, vertraute belastende Szenarios durchzuarbeiten und sie dann vielleicht aufzulösen.

Dem ursprünglichen Konzept der Übertragung gemäß projizierte der Patient auf den Therapeuten Gefühle, Gedanken und Verhaltensweisen, die er vorher in seinen Beziehungen zu wichtigen Gestalten aus seiner Kindheit erlebt hatte. Von diesem aktuellen Ausdruck der Vergangenheit des Patienten nahm man an, er entfalte sich nach einer Logik, die ausschließlich von der Lebensgeschichte bestimmt werde und somit von der Wirkung der realen Präsenz des Therapeuten völlig losgelöst sei. Diesem Modell zufolge fungierte der Therapeut als weiße Leinwand, auf die der Patient seine Übertragung projizierte. Deshalb wurde die Übertragung als Verzerrung eines Patienten verstanden, der den Therapeuten nicht als reale Person zu sehen vermochte.

Aus relationaler Sicht (siehe Aron 1992, 1996; Hoffman 1983, 1996, 2001; Mitchell 1993, 1997/2005, 2000/2003; Renik 1993, 1999a, 1999b, 1995) läßt die Unausweichlichkeit gegenseitiger Beeinflussung die Vorstellung als absurd erscheinen, daß der Therapeut wie ein eigenschaftsloses Mannequin auftreten könnte, das der Patient mit seiner Übertragung bekleidet (Winer 1994). Bezüglich der damit verbundenen Überzeugung, es sei voraussehbar unzuverlässig, wie der Patient die Motive und Einstellungen des Therapeuten sehe, haben Gill und Hoffman (1982) Untersuchungen durchgeführt, die zweifelsfrei belegen, daß die Wahrnehmungen von Patienten bezüglich der Gegenübertragung ihrer Analytiker häufig zutreffender waren als deren *Selbst*einschätzungen.

Das Ziel analytischer Anonymität ist angesichts der – für den Patienten völlig offensichtlichen – Tatsache, daß die persönlichen Eigenarten des Therapeuten sich auf die therapeutische Beziehung auswirken, sehr problematisch. Ähnlich fragwürdig ist die Abwertung der Urteilsfähigkeit des Patienten, die implizit darin zum Ausdruck kommt, daß die Art, wie der Patient den Therapeuten wahrnimmt, mit Verzerrung gleichgesetzt wird. Die traditionellen Annahmen bezüglich der Übertragung können es dem Patienten leicht unmöglich machen, den Therapeuten als sichere Basis wahrzunehmen. Manchmal rufen sie eine Compliance hervor, die zu einem Resultat führen kann, das man als Pseudotherapie bezeichnen muß. In anderen Fällen evozieren sie Aufsässigkeit (oder eine andere Form negativer Übertragung), die durch Deutungen des Therapeuten intensiviert werden und ohnehin bestehende Schädigungen durch »Einsicht« noch verschärfen können.

In einem intersubjektiven Verständnisrahmen wird Übertragung nicht als Verzerrung verstanden, weil die Art, wie der Patient den Therapeuten wahrnimmt, fast immer eine nachvollziehbare, reale Grundlage hat. Vielmehr wird Übertragung als eine Art Starrheit gesehen, die sich in der Tatsache spiegelt, daß der Patient gezwungen werden soll, unter den vielen möglichen glaubwürdigen Deutungen des Therapeutenverhaltens eine ganz bestimmte zu übernehmen. Übertragung wäre demnach nichts weiter als ein Resultat selektiver Aufmerksamkeit und Sensibilität. Statt sie als von den realen Gegebenheiten der Persona des Therapeuten völlig abgetrennt anzusehen, wird sie als Versuch des Patienten verstanden, seine Tendenz zu einer habituellen Art, eine Beziehung zu erleben, zum Ausdruck zu bringen. Wichtig ist auch, daß die Übertragung in diesem Verständnisrahmen nicht nur analysiert *(to construe)*, sondern auch konstruiert *(to construct)* wird: Aus der klinischen Praxis wissen wir, daß das Verhalten von Patienten oft zum Ziel hat, eine Bestätigung für ihre speziellen Deutungen der interpersonalen Wirklichkeit zu erhalten (Aron 1996; Gill 1983; Mitchell 1993; Renik 1999a, 1999b).

Es ist fast immer ein Fehler, die Ansichten von Patienten über unsere Einstellungen oder Motive dem Reich haltloser Phantasien zuzuschreiben, nur weil ihre Vorstellungen nicht unserer Selbstwahrnehmung entsprechen. Andere kennen uns manchmal, wie wir selbst uns nie kennen könnten. Weil auch wir ein Unbewußtes haben, ist es wichtig, bezüglich unseres Selbstgewahrseins in einem bestimmten Augenblick skeptisch zu bleiben und den Patienten als einen nützlichen Helfer bei der Identifikation von Aspekten von uns, deren wir nicht bewußt sind, zu sehen (Hoffman 1983; Aron 1991, 1992).

Was die Technik betrifft, sollten wir am besten zunächst auf das eingehen, was an der Übertragungsperspektive des Patienten plausibel (oder einfach zutreffend) ist. Eine solche von Respekt geprägte Reaktionsweise ist sehr wichtig, wenn wir den Patienten in die Lage versetzen wollen, das Vertrauen aufzubringen, daß der Therapeut für seine Gedanken und Gefühle unabhängig davon, wie sehr sie ihn verunsichern, offen ist. Diese Art Offenheit fördert die Inklusion und ermöglicht so die Integration dissoziierter Erlebnisse. Außerdem kann sie eine Art der Exploration fördern, die zur Einsicht führt, und eine Form der Zusammenarbeit, die einigen Patienten ein korrigierendes emotionales Erlebnis erschließt.

Wenn wir so viel Raum wie möglich für die Übertragungsreaktionen des Patienten zu schaffen versuchen, kann es sehr nützlich sein, sich laut zu fragen, was genau an unserem eigenen Verhalten oder an unserem Auftreten den Patienten zu einer Deutung veranlaßt haben könnte. Manchmal besteht die beste Möglichkeit zu verstehen, wie der Patient den Therapeuten erlebt, darin, sich über seine Mutmaßungen darüber, wie der Therapeut ihn erlebt, klar zu werden und sie zu verstehen. Das bedeutet, daß wir die Übertragung des Patienten möglicherweise erst verstehen werden, wenn wir uns seine Vorstellungen über unsere Gegenübertragung anhören. Und weil Patienten manchmal ziemlich wenig Lust haben, unverblümt auszudrükken, was sie tatsächlich über uns denken und fühlen, ist es oft sehr aufschlußreich, sich ihre Kommunikation außerhalb der Übertragung wie eine Art metaphorischen Kommentar über ihr Erleben der Übertragung anzuhören.

Beispielsweise hat mir einmal eine Patientin berichtet, wie wütend sie am Vortag gewesen sei, weil ihr Internist ihre gesundheitlichen Beschwerden nicht ernst genommen habe. Während ich mir anhörte, wie sie ihr Erlebnis mit ihrem Arzt beschrieb, tauchte in mir der Verdacht auf, daß sie auch auf mich wütend war. Als ich auf diese Möglichkeit zu sprechen kam, stellte sich heraus, daß sie ziemlich pikiert über mich war. Sie glaubte, ich sei der Ansicht, ihre Probleme seien nicht ernst zu nehmen. Während wir uns mit diesem Eindruck von ihr beschäftigten, fragte sie mich plötzlich, wie ich denn *tatsächlich* auf ihre Beschwerden reagiert hätte. Obwohl mich dies ein wenig aus dem Gleichgewicht brachte, teilte ich ihr mit, mir würde erst in diesem Moment klar, daß es mir schwerfalle, ihr Leid wirklich zu *spüren* und mit angemessenem Ernst darauf zu reagieren. Ich erklärte ihr, daß diese Reaktion mit etwas zusammenhängen könnte, das ich besser verstehen müsse, daß es aber auch auf meinem Eindruck beruhen könnte, daß ich, wenn sie mir mitteile, wie unglücklich sie sei, oft das Gefühl hätte, sie habe das Bedürfnis, ihr Leid herunterzuspielen oder zu leugnen. Dem folgte eine schmerzhafte, aber produktive Untersuchung ihrer und meiner Rolle bei der Entstehung einer Interaktion, die uns beiden Schwierigkeiten machte.

Wie diese Vignette zeigt, ermutigt das neue Paradigma nicht nur zu einer aufgeschlossenen, respektvollen und empathischen Haltung gegenüber der Kommunikation des Übertragungserlebens von seiten des Patienten, sondern es schafft außerdem auch Raum, in dem wir dem Patienten unsere Gegenübertragungserlebnisse offenbaren können, wenn dies in der konkreten Situation nützlich zu sein scheint.

Noch einmal zurück zur Gegenübertragung

Gegenübertragungsreaktionen zählen zu den wichtigsten Informationen, die aus dem von Freud (1912) so genannten »empfangenden Organ«, dem Unbewußten des Analytikers, gewonnen werden, wenn es »dem gebenden Unbewußten des Kranken sein eigenes Unbewußtes als empfangendes Organ zuwende[t]« (GW 8, S. 381). Der hier vorgestellten Sicht gemäß sind Gegenübertragungsreaktionen ein wichtiger Zugang zum dissoziierten Erleben des Patienten. Im Sinne der klassischen psychoanalytischen Theorie als gelegentliche oder episodische Hindernisse verstanden, die aus den psychischen Defiziten des Therapeuten resultieren, sind sie im Sinne des neuen Paradigmas ein beständiges Merkmal der Beziehung zum Patienten und ein weiterer »Königsweg zum Unbewußten«.

Ungeachtet des echten informativen Nutzens der Gegenübertragung – insbesondere wenn es um die Untersuchung ihres Einflusses auf die Übertragung des Patienten geht – kann sie auch hinderlich wirken, was die klassische Theorie ohnehin immer vertreten hatte. Weil die Beziehung zwischen Patient und Therapeut von beiden gemeinsam geschaffen wird, können beide Partner auch Hindernisse in den freien Fluß des Erlebens und der Exploration einführen. Beispielsweise können die Dissoziation des Therapeuten oder seine Probleme damit, präsent zu sein, ihm die Tür zu den dissoziierten Erlebnissen des Patienten verschließen. Somit spielt ein Verständnis der Gegenübertragung, dem zufolge das subjektive Erleben des Therapeuten sowohl als Ressource als auch als Widerstand zu verstehen ist, für einen intersubjektiven psychotherapeutischen Ansatz eine zentrale Rolle.

Insofern ist es aus dieser Perspektive betrachtet nicht nur unmöglich, die Gegenübertragung zu eliminieren, sondern auch nicht wünschenswert. Was Joseph Sandler (1976/1981) *»countertransference role-responsiveness«* genannt hat – womit die Tendenz des Therapeuten gemeint ist, sich den Erwartungen des Patienten anzupassen –, kann sich ebensosehr als Bereicherung wie als Belastung erweisen. Weil die Manifestation der Gegenübertragung eine Voraussetzung dafür sein könnte, daß sie überhaupt erkannt wird (Renik 1993), sind Therapeuten gut beraten, sich den Spielraum zuzugestehen, sich den vorherrschenden interpersonalen Strömungen zu überlassen. Dale Boesky schreibt: »Wenn der Analytiker nicht früher oder später auf eine von ihm nicht beabsichtigte Weise emotional involviert ist, gelangt die Analyse nicht zu einem erfolgreichen Abschluß« (zitiert in Renik 1993, 1999a, S. 417). Sich auf diese Weise zu verstricken – und diese Verstrickung anschließend aufzuklären und zu transformieren – könnte eine unabdingbare Voraussetzung für eine wirksame psychotherapeutische Behandlung sein. Bei den authentischen, emotional aufgeladenen Begegnungen, die als Katalysatoren der Veränderung fungieren, muß nicht nur der Patient, sondern auch der Therapeut stark engagiert sein (Ginot 2001; Maroda 1999).

In diesem Sinne kann unsere Arbeit durch Einschränkungen, die uns als Therapeuten vor Gegenübertragungsreaktionen schützen sollen, regelrecht unterminiert werden. Ältere Kliniker arbeiten, wie Renik anmerkt, nicht deshalb oft effektiver, weil sie mehr Gegenübertragungsreaktionen durchgearbeitet haben und diese infolge der Auseinandersetzung damit seltener auftreten, sondern weil sich die Betreffenden solchen Reaktionen gegenüber weniger defensiv verhalten und weil sie stärker auf ihre Fähigkeit vertrauen, die Reaktionen ihrer Patienten auf die Gegenübertragung durchzuarbeiten. In diesem Zusammenhang sind auch Untersuchungen von Interesse, aus denen hervorgeht, daß man mit Hilfe eines »Pokerface« Emotionen »herunterregulieren« kann (Ekman, Roper & Hager 1980). Wenn wir versuchen, unsere Gegenübertragungsreaktionen abzudämpfen oder zu maskieren, kann das unseren Zugang zu wichtigen subjektiven Signalen behindern, die uns ermöglichen, unsere Patienten auf emotionaler Ebene kennenzulernen.

Was Interventionen betrifft, ermutigt uns das neue Paradigma zur Besonnenheit bei der vorsätzlichen Offenlegung von Gegenübertragungsreaktionen (»vorsätzlich« ist hier als Gegensatz zu unseren ständigen unabsichtlichen, nicht deutlich ausgesprochenen Offenbarungen dessen, wer wir sind, zu verstehen). Die konkreten Einzelheiten der Äußerung über Gegenübertragungsreaktionen – warum, wann und wie wir uns dafür entscheiden können, unser Erleben dem Patienten mitzuteilen, statt darüber zu schweigen und sie nur als Information zu nutzen –, werden zur Sprache kommen, wenn wir uns mit den behandlungstechnischen Neuerungen befassen, die sich aus der Intersubjektivitätstheorie ergeben.

Revision des Konzepts Widerstand

Nach traditioneller Auffassung entsteht Widerstand, weil etwas in der Psyche des Patienten vom Bewußtsein ferngehalten werden muß, und sein Ursprung ist ausschließlich intrapsychisch. Dem neuen Paradigma zufolge hat Widerstand fast immer auch eine interpersonale Bedeutung. Aus dieser Perspektive kann man ihn als Resultat der Kollusion zwischen Patient und Therapeut verstehen, die sicherstellen soll, daß nichts Neuartiges oder Bedrohliches geschehen wird. Anders ausgedrückt ist der Widerstand des Patienten gegenüber dem Erleben – und zwar gewöhnlich gegenüber dem Erleben dessen, was er als unerträglichen emotionalen Schmerz empfindet – mit der Angst vor einer dysfunktionalen Reaktion des Therapeuten verbunden. Auch hier zeigt sich: Da die therapeutische Beziehung von beiden Beteiligten gemeinsam geschaffen wird (und somit das Resultat wechselseitiger Beeinflussung ist), ist es schwer vorstellbar, wie der Therapeut *nicht* in das Geschehen in der Beziehung verwickelt sein könnte.

In diesem Lichte betrachtet sollten wir generell immer darüber nachdenken, ob Verhalten, das man uns als Indiz für Widerstand zu sehen gelehrt hat (beispielsweise Zuspätkommen des Patienten, Oberflächlichkeit seiner Äußerungen, Distanz den eigenen Gefühlen gegenüber), nicht auch als vernünftige Reaktion auf die Qualität der Einstimmung des Therapeuten oder den Mangel daran, verstanden werden könnte. Durch den Versuch zu klären, welche Rolle der Patient dem Therapeuten bei der Entstehung von Widerstand zuspricht (sofern er dies tut), kann es ermöglichen, eventuell der Reaktion des Patienten zugrunde liegende Erwartungen oder Ängste zu beleuchten.

Natürlich sind mit dem Begriff »Widerstand« abschätzige Konnotationen verbunden. Die traditionelle Theorie versteht Widerstand als unbewußte *Opposition* des Patienten gegen Behandlungsfortschritte – als ob der Patient, wenn er nur mehr wüßte, seine Torheit sofort aufgeben und »kooperieren« würde. Unterstellt man jedoch, Patienten würden ihren eigenen wohlverstandenen Interessen zuwider handeln, so schreibt man der therapeutischen Beziehung im Grunde einen feindseligen Charakter zu; außerdem kann diese Einstellung Patienten so erscheinen lassen, als seien sie Menschen, die dunkle Geheimnisse verbergen, und Therapeuten seien moralisch überlegene Detektive oder Beichtväter. Da vermutlich keine dieser Möglichkeiten Patienten dazu ermutigt, etwas zu sagen, das noch nicht gesagt worden ist, oder etwas zu wissen, das vorher unbekannt bleiben mußte, kann das klassische Verständnis von Widerstand die Exploration und Integration verhindern.

Im Gegensatz dazu haben Autoren wie Charles Spezzano (1995), ein führender relationaler Theoretiker, sowie Roy Schafer (1983), ein Psychoanalytiker des Mainstream, die Auffassung vertreten, wir könnten Widerstand als Kommunikation über Aspekte des Erlebens von Patienten verstehen, die schwer zu ertragen und schwer in Worte zu fassen seien. Dieser Sicht gemäß übermitteln Patienten ihren Therapeuten indirekt etwas, das sie, wenn sie damit allein gelassen werden, nicht aushalten können, oder sie versuchen unbewußt, es beim Therapeuten zu evozieren. Widerstand als Kommunikation zu verstehen kann ein anderer Weg zum Erkennen und zur eventuellen Integration dissoziierter Erlebnisse des Patienten sein.

Revision des Konzepts Neutralität

Neutralität beinhaltet im traditionellen Sinne, daß der Therapeut kein bestimmtes Resultat seiner Arbeit einem anderen gegenüber bevorzugt – daß er also jeden Einfluß seiner Persönlichkeit, seiner Werte oder seiner theoretischen Präferenzen auf den Patienten ausklammert. Im Rahmen des neuen Paradigmas kann diese Art von Neutralität bestenfalls als Ideal verstanden werden – als Garant der Autonomie des Patienten, der ihn vor unbilligem Einfluß des Therapeuten schützen und

Raum für die widersprüchlichen Facetten seiner eigenen Konflikte schaffen soll – und schlimmstenfalls als irreführende Illusion, die unmöglich zu realisieren ist, weil die Subjektivität des Therapeuten weder außer Kraft gesetzt noch verborgen werden kann, was auch gar nicht wünschenswert ist, weil sie eine sehr wertvolle therapeutische Ressource ist (Renik 1996; Stolorow & Atwood 1997).

Intersubjektivitätstheoretiker haben die Auffassung vertreten, unsere bewußten Bemühungen, als Therapeuten unsere Subjektivität »auszuklammern«, erhöhten in Wahrheit die Gefahr, daß wir *unbewußt* versuchten, unsere Patienten zu beeinflussen. Wenn wir die Autonomie der Patienten schützen wollen, sind wir damit zweifellos erfolgreicher, sofern wir bereit sind, unsere eigenen subjektiven Reaktionen anzuerkennen und zu erforschen und ihre Wirkung auf Patienten zu untersuchen. Diesbezüglich vertritt Renik (1999b) die Auffassung, Therapeuten könnten oft dann ihren Patienten am besten helfen, wenn sie »mit aufgedeckten Karten spielen«.

Dem liegt die Annahme zugrunde, daß weder der Therapeut noch der Patient objektiv sein kann. Beide haben eine eigenständige Sicht der Realität, und keine dieser individuellen Sichtweisen sollte als maßgebend verstanden werden. Wenn wir dem klassischen Neutralitätsideal nacheifern, kann es passieren, daß wir dem Patienten eine nützliche Perspektive und damit einen wichtigen Vorteil vorenthalten. Um die Selbsterforschung des Patienten optimal zu fördern, müssen wir ihm manchmal unsere eigene Sicht der Dinge vorstellen – nicht damit er sie akzeptiert, sondern damit sie in Betracht gezogen werden kann.

Neutralität besteht aus intersubjektiver Sicht darin, daß Patient und Therapeut gemeinsam einige interpersonale Widerstände durcharbeiten können. Dadurch erzeugen sie eine neue Offenheit, ein Empfinden weiträumiger Möglichkeit, statt einschränkenden Festhaltens an einer bestimmten Deutung der gegenwärtigen relationalen Wirklichkeit. Solche Erlebnisse von »Neutralität« spiegeln eine zeitweilige Befreiung von den ineinandergreifenden Einschränkungen von Übertragung und Gegenübertragung (Gerson 1996).

Der Beitrag der Intersubjektivität zum klinischen Repertoire

Der intersubjektiven Theorie sind wichtige klinische Innovationen zu verdanken, die unsere Möglichkeiten, im relationalen Bereich zu verstehen und zu intervenieren, stark erweitert haben. Dies ist im Lichte der empirischen Erkenntnis, daß eine Bindungsbeziehung der primäre Kontext der psychischen Entwicklung ist, sehr wichtig. Konkret bewirken diese Innovationen, daß therapeutische Beziehungen durch Inklusivität gekennzeichnet sind, daß die Partner bereit sind, Beziehungsbrüche zu heilen, und daß in ihnen effektiv über Konflikte und Differenzen verhandelt wird. Außerdem helfen diese Innovationen Therapeuten, das nonverbale Erleben ihrer Patienten zu erschließen und deren Mentalisierungsfähigkeit und Achtsamkeit zu stärken.

Die Dialektik der Enactments

Weil Übertragung und Gegenübertragung in einem relationalen Rahmen miteinander verbunden sind, können beide nicht jeweils separat verstanden werden. Die Aufmerksamkeit des Therapeuten sollte sich am besten auf jenes interpersonale Amalgam konzentrieren, das mit dem Begriff Übertragung/Gegenübertragung bezeichnet wird. Die Fokussierung auf Enactments von Übertragung/Gegenübertragung steht im Zentrum eines intersubjektiven klinischen Ansatzes. In der Spirale wechselseitiger Beeinflussung, aus der Enactments hervorgehen, ist die Teilnahme des Therapeuten nicht weniger signifikant als die des Patienten. Therapeut und Patient müssen gleichermaßen zur Veränderung in der Lage sein, damit die Therapie ihre heilende Wirkung entfalten kann.

Man sollte stets bedenken, daß Enactments keine episodischen Erlebnisse sind, in die wir zeitweise hineingestoßen werden. Henry Smith schreibt, er könne sich einen »Enactment-freien« Austausch in der Analyse nur schwer vorstellen, und zitiert Dale Boesky mit der Bemerkung »Es ist ein wenig schwierig zu sagen, was *kein* Enactment ist« (Smith 1993, S. 96). Trotzdem ist es wichtig, sich der Enactments in unseren Beziehungen zu jedem unserer Patienten bewußt zu werden: Insoweit es gelingt, sie bewußt zu machen, werden sie zum zentralen Kontext für die Erfüllung der Therapieaufgaben; und insoweit sie sich automatisch, außerhalb des Gewahrseins, entfalten, können sie Einsichten behindern und neuartige Erlebnisse unmöglich machen.

Zur Veranschaulichung möchte ich über eine Fallgeschichte berichten. Als Rodney, ein Patient mittleren Alters mit abweisend-ablehnendem Bindungsstil, seine Besorgnis darüber zum Ausdruck brachte, daß er alle Menschen in seiner Umgebung – seine Kunden, seine Frau – zu Autoritätspersonen mache, ging mir plötzlich auf, daß unsere gemeinsamen Sitzungen immer in der gleichen vorhersehbaren Form abgelaufen waren: Er berichtete mir zuerst über alle seine vermeintlichen Erfolge und Mißerfolge im Laufe der vergangenen Woche, und anschließend ermutigte ich ihn implizit, wenn er nach seinem eigenen Verständnis Fortschritte gemacht hatte; hatte er in seinem Bericht hingegen keine Fortschritte erwähnt, versuchte ich, ihm zu besseren Resultaten zu verhelfen. Beim Nachdenken über dieses Muster wurde mir klar, daß ich mit ihm ein Szenario durchspielte, das offensichtlich nicht nur seine, sondern auch meine Bedürfnisse zum Ausdruck brachte.

Rodneys Sorge wegen seiner unziemlichen Unterwürfigkeit gegenüber Menschen, die er wie Autoritäten behandelte, verschaffte mir die Möglichkeit, über das, was da vor sich ging, zu sprechen: War dies nicht auch eine Beschreibung dessen, wie *wir* zusammen mit unserer Situation umgegangen waren? Ich schilderte ihm meinen Eindruck, daß er mich wie eine Art Lotsen oder gar Guru erlebe, der seine Bemühungen verfolge und ihm nötigenfalls Tipps gebe. Wenn er meine Tipps erfolgreich aufgreife, fühle er sich wahrscheinlich belohnt – tue er dies nicht, fühle er sich wahrscheinlich nicht unterstützt.

Man beachte, daß ich meine Rolle in dem Szenario bis zu diesem Augenblick ohne jeden Hintergedanken gespielt hatte, vielleicht weil ich mir in dieser Rolle zu sehr gefallen hatte, um sie mir völlig bewußt zu machen. Deshalb war – insofern Rodney in unserer Beziehung eine Parallele zu den anderen, über die er gesprochen hatte, sah – seine implizite Sicht, daß ich ihm gegenüber als Autoritätsfigur aufträte, keine Verzerrung, sondern eine vernünftige Reaktion auf meine Haltung. Selbst während ich mit ihm über all dies redete, konnte ich der Rolle einer Autoritätsperson nicht entkommen, die er mir regelmäßig zuschrieb und die ich mir immer wieder zu eigen machte.

In Reaktion auf meine Intervention sagte Rodney in völliger Übereinstimmung mit dem Enactment: »Sie meinen also, dies sei etwas, das ich vermeiden sollte?« Darauf antwortete ich: »Vielleicht ist es mehr vom gleichen?« Seine Reaktion darauf war eine Art von »Aha«-Erlebnis. Doch später, als er Gelegenheit hatte, halb als Tatsache anzuerkennen und sich halb dafür zu entschuldigen, daß er es seit unserer letzten gemeinsamen Sitzung nicht geschafft hatte, ein Bewerbungsformular auszufüllen, hatte ich das Gefühl, daß das Enactment wieder im Gange war. Doch aus irgendeinem Grund kam ich gar nicht auf die Idee, ihn zu fragen, ob ein solcher Abschluß unseres Gesprächs möglicherweise nicht korrekt spiegelte, worüber wir gerade geredet hatten.

Es dürfte klar sein, daß Enactments dieser Art eine ziemlich außergewöhnliche Adhäsivität eigen ist. Wir können zusammen mit unseren Patienten darin steckenbleiben. Wir müssen immer wieder das Gewahrsein und die Initiative aufbringen, solche Enactments durchzuarbeiten, damit etwas Unerwartetes und Nützliches geschehen kann.

Patienten wie Rodney entwickeln mit ihren Therapeuten Interaktionsmuster, die eine dynamische Spannung zwischen dem Alten und dem Neuen, zwischen Sicherheit und Risiko, Wiederholung und Transformation spiegeln. Als Therapeuten erleben wir eine ähnliche Spannung zwischen dem Zug zum Enactment unserer Seite der Übertragungs-Gegenübertragungs-Konfiguration und der relativen »Objektivität«, die unseren Drang zu verstehen stärken kann, statt dem Zug nachzugeben oder uns reflexhaft dagegen zu wehren. Steven Stern (1994) erörtert diese Dialektik im Sinne einer »wiederholten Beziehung« und einer »gebrauchten Beziehung«, die beide in einer Psychotherapie ausgelebt werden können.

Nach Stern (1994) könnte projektive Identifikation das Mittel sein, mit dessen Hilfe der Patient den Therapeuten »coacht« und so diese Muster in der Beziehung zum Leben erweckt, entweder indem er alte Erlebnisse nachempfindet oder indem er neue möglich macht. Die projektive Identifikation, die Karen Maroda (1999) als »Kommunikation von Körper zu Körper« (S. 72) bezeichnet hat, soll dann auftreten, wenn der Patient den Therapeuten so behandelt, daß letzterer sich mit dem, was der Patient projiziert, identifiziert.[4]

Sterns dialektische Vorstellung, der Patient habe widersprüchliche Impulse, die manchmal die *wiederholte* und in anderen Fällen die *gebrauchte* Beziehung aktiviere, paßt gut zu der Ansicht einiger Bindungsforscher, bei unsicher gebundenen Menschen werde ein dominierender mentaler Zustand hinsichtlich der Bindung regelmäßig von einem entgegengesetzten mentalen Zustand begleitet, der häufig dissoziiert sei. So könnten sich ablehnend gebundene Patienten verhalten, als würde emotionale Nähe sie kaum interessieren, wobei diese abgeleugnete Disposition in ihrer ständigen Beschäftigung mit der Aussicht, durch die emotionalen Forderungen anderer Menschen unter Druck gesetzt zu werden, zum Ausdruck komme. Wenn solche Patienten habituell bei ihren Therapeuten Reaktionen hervorrufen, in denen sich ihre problematische Vergangenheit spiegelt, muß man damit rechnen, daß es ihnen implizit um Reaktionen geht, die bisher unerfüllte Entwicklungsbedürfnisse befriedigen. Gegen die starken Kräfte, die zur Wiederholung animieren, werden offenbar die gemeinsamen Wünsche von Patient und Therapeut ins Feld geführt, Situationen zu erleben, die neue relationale Möglichkeiten erschließen.

Selbstoffenbarung

Wenn es eine konkrete Veränderung der Behandlungstechnik geben sollte, die das neue Paradigma vom alten unterscheidet, so ist es die neu hinzukommende Möglichkeit der absichtlichen Selbstoffenbarung (siehe Ehrenberg 1992; Maroda 1999). Man erinnere sich, daß es aus relationaler Sicht nicht nur unmöglich, sondern auch gar nicht wünschenswert ist, die Anonymität des Therapeuten zu erhalten. In diesem Lichte betrachtet lösen sich die traditionellen Argumente für das Verbot von Selbstoffenbarungen in Luft auf. Hingegen gibt es viele gute Gründe dafür, diese Intervention in das therapeutische Repertoire aufzunehmen. Am wichtigsten unter diesen Gründen ist vielleicht, daß das explizite Offenbaren unserer Gedanken und Gefühle unseren Patienten helfen kann, Erlebnisse anzuerkennen und als einen Teil ihres Leben zu akzeptieren, die sie vorher ableugnen oder dissoziieren zu müssen glaubten.

Ebenso wie Bindungstheoretiker, darunter Fonagy (2001/2003), darauf beharrt haben, daß ein Kind, um seinen eigenen Geist kennenzulernen, den Geist eines anderen Menschen brauche, haben relational orientierte Kliniker (Bollas 1987; Spezzano 1995) beobachtet, daß Patienten, um ihre verleugneten Gedanken, Gefühle und Wünsche integrieren zu können, zeitweise die Psyche des Therapeuten brauchen, damit diese Erlebnisse *auffängt*, die sie allein nicht haben (er)tragen können. Im Setting der therapeutischen Beziehung kann das »ungedachte Gewußte« (wie Bollas es genannt hat) im Therapeuten Zuflucht finden.

In solchen Fällen kann es sein, daß das subjektive Erleben des Therapeuten zu wenig als Ressource genutzt wird – sofern es dem Patienten nicht offenbart wird. Dieser Auffassung liegt die Annahme zugrunde, daß Patienten unbewußt, aber zielgerichtet ihre Therapeuten testen, um herauszufinden, ob ihre Überzeugung, bestimmte Dinge zu wissen, zu fühlen oder zu wollen, einfach zu gefährlich ist, zutrifft. Wenn ein Therapeut sein »persönliches« Erleben eingrenzt, durchdenkt und schließlich beschreibt – beispielsweise seine Traurigkeit in Gegenwart eines bestimmten Patienten –, kann er dadurch die Überzeugung des Patienten, es sei gefährlich, zu wissen und zu zeigen, was man fühlt, entkräften. Die Selbstoffenbarung des Therapeuten demonstriert, daß der Patient gefahrlos mehr erleben und ausdrücken kann, als er bisher angenommen hatte (Hoffman 1992, 1994).

Die Intersubjektivitätstheorie ermutigt uns nicht nur dazu, stillschweigend unser subjektives Erleben zu nutzen, sondern auch dazu, mit unseren Patienten über das Erlebte zu sprechen, wenn dies als den Behandlungszielen dienlich erscheint. Wie kann absichtliche Selbstoffenbarung abgesehen davon, daß sie die Integration fördert, die Wirksamkeit unserer therapeutischen Bemühungen verstärken?

Selbstoffenbarung ist ein sehr hilfreiches Werkzeug für unsere Bemühungen im Umgang mit Enactments. Um diese potentiellen Hindernisse in Heilungschancen zu verwandeln, müssen wir uns in bestimmten Situationen »aus Enactments herausarbeiten« (weil wir es andernfalls mit unverarbeitetem Erleben zu tun haben, aus dem kein brauchbares Verstehen resultiert), wohingegen wir uns in anderen Fällen wiederum »in Enactments hineinarbeiten« müssen (damit es sich nicht um ein »Verstehen« ohne die gelebte Erfahrung handelt, die emotionales Lernen erst möglich macht).

Enactments sind oft daran zu erkennen, daß sie uns als Therapeuten in eine Zwangslage bringen. Wenn wir merken, daß unser Spielraum hinsichtlich unserer Freiheit, zu denken, zu fühlen oder mit dem Patienten zu interagieren, deutlich eingeschränkt ist, kann dies anzeigen, daß wir uns unter dem Einfluß eines Enactments befinden. Je starrer, repetitiver oder unausweichlicher ein Enactment wirkt, um so wichtiger ist, daß wir alles in unserer Macht Stehende tun, um seinem Einfluß zu entkommen. Oft können wir den Zauber brechen, indem wir das Risiko eingehen, das, was wir erleben, in Worte zu fassen, weil uns dies ermöglicht, freier, authentischer und klarer zum Patienten in Beziehung zu treten.

Fühlen wir uns dem Patienten fern – was darin zum Ausdruck kommen kann, daß wir uns ständig gelangweilt, schläfrig oder distanziert fühlen – oder ist das aktuell stattfindende Enactment allzu vage, kann die Offenbarung dessen, wie wir die Situation dem Patienten gegenüber erleben, eine abgestorbene Interaktion wiederbeleben und zur vollständigen Manifestation eines latenten Enactments führen. Beispielsweise habe ich kürzlich in einer Therapiesitzung gesagt: »Ich habe das Gefühl, daß es mir momentan deutlich schwerer fällt, mich auf das, was Sie sagen, wirklich einzulassen. Im Augenblick fällt es mir schwerer, präsent zu sein. Vielleicht hat das ausschließlich etwas mit mir zu tun, vielleicht steht es aber auch unter dem Einfluß dessen, was hier zwischen uns vor sich geht. Könnten Sie mir schildern, wie Sie die augenblickliche Situation erleben? Und wie es für Sie ist, mich sagen zu hören, was ich gerade gesagt habe?«

Daraufhin seufzte die Patientin tief und sagte, es erleichtere sie, daß ich zugäbe, was sie beobachtet zu haben glaubte, nämlich daß ich anderswo zu sein scheine. Allerdings habe sie selbst sich auch nicht präsent gefühlt, sondern sei auf Autopilot gewesen, habe einfach nur »gequasselt«. Dieser Austausch hatte die Atmosphäre in der Therapie wiederbelebt. Die expressive Teilnahme des Therapeuten löst empathische Sackgassen auf, läßt beide Beteiligte im Zustand völliger Präsenz in den Raum zurückkehren und hilft ihnen, ihr gemeinsam kreiertes Enactment zu verstehen.

Die Selbstoffenbarung des Therapeuten kann dem Patienten auch als Modell dienen, das viele der Fähigkeiten verkörpert, die wir im Laufe der Behandlung zu stärken hoffen, einschließlich der Reflexionsfähigkeit, die Main und Fonagy mit einer sicheren Bindung assoziieren, und der Fähigkeit zur Achtsamkeit. Ein Therapeut, der sorgfältig über seine Erlebnisse reflektieren kann, der sie hinterfragen kann, statt sie für bare Münze zu nehmen, und der mehrere Deutungen solcher Vorfälle nebeneinander bestehen lassen kann, veranschaulicht damit, was Mentalisieren beinhaltet – die Fähigkeit, Erlebtes im Lichte der wechselnden mentalen Zustände, die es formen, zu betrachten. Ähnlich verhält es sich mit einem Therapeuten, der über sein Erleben im Hier und Jetzt sprechen kann, ohne in die Defensive zu geraten, und der den Patienten dazu auffordert, das gleiche zu tun: Er fördert auf diese Weise eine Qualität nichturteilenden, gegenwartszentrierten Gewahrseins, die für eine achtsame Haltung kennzeichnend ist.

Selbstoffenbarung des Therapeuten veranschaulicht auch die Fähigkeit, Gefühle oder Reaktionen in Worte zu fassen; und der verbale Ausdruck von Erlebnissen, die zu unterdrücken oder zu dissoziieren der Patient als notwendig empfunden hat, kommt der Arbeit an der Integration zugute.

Außerdem können Selbstoffenbarungen von Wert sein, weil sie Patienten einen Eindruck davon vermitteln, wie sie auf den Therapeuten wirken – was sie vielleicht auch erahnen läßt, wie sie auf andere Menschen wirken. Ich denke hier an eine

Situation, die Behandlung, in der ich einem Patienten gesagt habe, wenn ich mit ihm spräche, hätte ich das Gefühl, ich müsse mir bei der Wahl meiner Worte große Mühe geben, um ihm eine »absolut kugelsichere« Botschaft übermitteln zu können, denn ich hätte den Eindruck, er versuche, an allem, was ich zu ihm sage, unbedingt einen Makel zu finden. Er war darüber sehr erstaunt. Er hatte nicht geahnt, daß *ich* mich von ihm bedroht fühlte, sondern glaubte, vor *mir* auf der Hut sein zu müssen. Wir kamen im weiteren Verlauf der Therapie mehrfach auf diesen Austausch zurück, das letzte Mal, als eine wichtige Evaluation seiner beruflichen Leistung ihn verwirrte, weil darin festgestellt worden war, seine Kommunikation mit Untergebenen hätte diese in die Defensive gebracht. Er erkannte in dieser Beurteilung ein ihm bereits vertrautes Muster wieder, und ihm wurde klar, daß er sich mit seinen Ängsten vor Verurteilung auseinandersetzen mußte, und zwar nicht, indem er diese Ängste auf andere projizierte, sondern indem er sie zu verstehen versuchte und indem er sich vielleicht sogar um Beruhigung bemühte.[5]

Die relationale Theorie ermöglicht die jederzeitige absichtliche Selbstoffenbarung. Ob wir diese Möglichkeit in einer bestimmten Situation nutzen, sollten wir wie jede klinische Entscheidung davon abhängig machen, was nach unserer Überzeugung den Interessen des Patienten am dienlichsten ist. Die Gefahr, daß das subjektive Erlebnis, das der Therapeut offenbart, nichts mit dem Patienten zu tun hat und/oder ihm nicht nützlich ist, wird verringert, wenn der Therapeut mit »kompetentem Zögern« *(skillful tentativeness)* (Safran & Muran 2000) kommuniziert und bereit ist, den Reaktionen des Patienten Rechnung zu tragen.

Natürlich ist es auch mit Risiken verbunden, die eigene Meinung für sich zu behalten. Es kann zwar schwierig sein, die starken Gefühle – oder die Gleichgültigkeit – anzuerkennen oder gar zu offenbaren, die Patienten in uns wecken, aber unsere Zurückhaltung, so verständlich sie auch sein mag, hat oft ebenfalls ihren Preis. Schwierige Gefühle zu verbergen kann mehr schaden als ihre Offenbarung. Wenn wir unsere eigenen Gefühle zurückhalten, können wir möglicherweise nur so tun, als wären wir in der Situation mit dem Patienten präsent, denn in Wahrheit haben wir uns daraus zurückgezogen. Außerdem besteht die Gefahr destruktiven Ausagierens, wenn unsere Gefühle plötzlich zu stark werden, als daß wir sie noch eingrenzen könnten. Maroda (1999) und Renik (1995) halten für möglich, daß unser Widerwille, solche Gefühle zu offenbaren, der Angst entspringen könnte, eine solche Offenbarung könnte unser zuverlässig wohlwollendes Image in den Augen des Patienten zerstören, und wir würden dann defekt und verletzlich zurückbleiben.

Im Einklang mit meiner eigenen Wesensart scheinen mir alle Versuche, wirksame Psychotherapie zu betreiben, ohne den Vorteil der Selbstoffenbarung zu nutzen, nicht sinnvoller als der Versuch, mit nur einer Hand Klavier zu spielen. Während die traditionelle Theorie die Selbstoffenbarung kategorisch verbot, gilt dies für das neue

Paradigma nicht mehr – ganz sicher nicht für jeden Therapeuten bei der Arbeit mit jedem Patienten. Selbstoffenbarung ist eine Möglichkeit. Wir werden noch sehen, daß man es von der Wesensart des jeweiligen Therapeuten und Patienten abhängig machen sollte, ob die Entscheidung für eine Selbstoffenbarung im Sinne der klinischen Zielsetzungen gut ist.

Die »Interaktive Matrix«

Jay Greenberg (1995) hat den Begriff »interaktive Matrix« geprägt, um den co-kreierten Kontext zu bezeichnen, in dem bestimmte Ereignisse im Laufe einer Therapie ihre Bedeutung annehmen. Die Matrix besteht aus den konkordanten und diskonkordanten Besonderheiten von Patienten und Therapeuten. Nach Greenbergs Auffassung sollte die spezielle interaktive Matrix in der Behandlung, nicht irgendein »Buch der Standardtechnik« ausschlaggebend dafür sein, wie eine bestimmte Therapie durchgeführt wird. Was heilend wirkt, hängt demnach fast gänzlich davon ab, womit sich bei einem bestimmten Patienten eine Wirkung erzielen läßt.

Befinden sich die Sensibilitäten beider Partner im Einklang, greifen sie so sanft ineinander, daß die Interaktion wie ein Nichtereignis wirkt, und die relationalen und bindungsbezogenen Themen treiben in die Peripherie. Bei Zwistigkeiten hingegen wird die Interaktion auffällig, und die besagten, stark aufgeladenen Themen rücken in den Mittelpunkt. In solchen Fällen ist Verhandeln (ein Gemisch aus Empathie, Deutung und gelegentlich auch eine Selbstoffenbarung des Therapeuten) erforderlich, um die Balance in der Beziehung zwischen Patient und Therapeut wiederherzustellen. Daß Zwistigkeiten zwischen Therapeut und Patient Verhandlungen zur Wiederherstellung der Balance in der Beziehung erforderlich machen, entspricht der Erkenntnis von Bindungsforschern, die sich mit Eltern und ihren Kindern beschäftigen, daß ein Schlüsselfaktor bei der Entwicklung von Sicherheit wiederholtes Erleben ist, und zwar nicht das Erleben perfekter Interaktion, sondern das Erleben der (unvermeidlichen) Brüche und auf sie folgender Bemühungen um Reorganisation.

Ob Zwietracht oder Harmonie, Kongruenz oder Konflikt, ist sowohl im interpersonalen als auch im intrapersonalen Sinne von Interesse. Auf interpersonaler Ebene kann die Arbeitsweise des Therapeuten den Bedürfnissen oder Wünschen des Patienten entsprechen oder nicht, und der Patient kann in der Lage sein, die Interventionen des Therapeuten gut für sich zu nutzen, oder nicht. Doch das Geschehen auf dieser interpersonalen Ebene – beispielsweise die Reaktion des Patienten auf die Offenbarung des Therapeuten – hat viel damit zu tun, ob zusammenpaßt (kongruent ist oder sich im Konflikt befindet), was der Therapeut *tut* (die Intervention) und wer der Therapeut *ist* (sein Charakter).

Beispielsweise könnte ein Therapeut beschließen, den traditionellen Vorstellungen entsprechend zu arbeiten, weil er gelernt hat, daß es ein Merkmal guter psychoanalytischer Technik ist, seine Anonymität aufrechtzuerhalten. Wenn diese Verfahrensweise seinem Charakter entspricht und er sich dabei wohlfühlt, akzeptiert der Patient seine klinische Persona möglicherweise als natürlichen Ausdruck seiner Bemühungen zu helfen. Empfindet der Therapeut hingegen den Versuch, sich wie eine »weiße Leinwand« zu verhalten, als ein Vorenthalten wichtiger Informationen und somit als etwas, das bei ihm Schuldgefühle hervorruft, kann es sein, daß der Patient seine Bemühungen als destruktiv wahrnimmt. Noch einmal sei darauf hingewiesen, daß Therapeuten unausweichlich subjektiv sind und daß Patienten Signale wahrnehmen, die das subjektive Erleben des Therapeuten erkennen lassen. Es spielt also nicht nur eine Rolle, was wir tun, sondern auch – und das ist vielleicht noch wichtiger – wie wir uns bei dem, was wir tun, fühlen (Wallin 1997).

Das »Analytische Dritte«

Nach Thomas Ogdens (1994) Auffassung erzeugen die Interaktionen von Patient und Therapeut eine von unbewußten Bedeutungen gesättigte Atmosphäre. Diese liegen sozusagen »in der Luft«. Diese Atmosphäre intersubjektiv erzeugter Bedeutungen nennt Ogden »das analytische Dritte«. Nach seiner Überzeugung durchdringt und formt dieses »Dritte« das Erleben beider an der Interaktion Beteiligten. Demnach könnte es Aufschluß über die gefährlichen Affekte und die dissoziierten mentalen Zustände von Patienten geben, mit dem Patienten gemeinsam die subtilsten Aspekte unseres eigenen Erlebens zu beobachten – einschließlich der physischen Empfindungen oder vereinzelter Gedanken, die oft als Ablenkungen oder als Beweis für eine narzißtische Verstrickung verstanden werden. Solche Spuren des »analytischen Dritten« bieten eine zusätzliche Möglichkeit, das Unbewußte zu erschließen.

Weitere Anhaltspunkte für die Existenz des »Dritten« sind verblüffende Übereinstimmungen im Erleben von Patient und Therapeut. Vor einigen Jahren arbeitete ich viermal wöchentlich mit einem jungen Mann. Er war an einem Montagabend als letzter Patient zu mir gekommen. Am nächsten Morgen wachte ich früh auf, weil ich einen Traum über eine Frau mit drei Penissen gehabt hatte. Als ich den Patienten am Nachmittag des Tages wiedersah, berichtete er mir gleich zu Beginn der Sitzung, er habe in der vergangenen Nacht einen sehr merkwürdigen Traum gehabt. Ich wußte sofort, was er mir berichten würde. Und tatsächlich sagte er: »Ich hatte einen Traum über eine Frau mit drei Penissen.« Beispiele dieser Art lassen vermuten, daß eine intensive intersubjektive Beziehung gemeinsame Erlebnisse verursachen kann, die weder eindeutig dem Patienten noch dem Therapeuten, sondern einem geheimnisvollen Amalgam beider zuzuordnen sind.

Wie die intersubjektive Perspektive die Bindungstheorie bereichert

Charles Spezzano (1998) hat – ganz sicher mit einem ironischen Augenzwinkern – die Frage aufgeworfen, was relationale Therapeuten tun, um die Zeit zwischen Enactments und Selbstoffenbarungen totzuschlagen. Diese Frage weist auf ein wichtiges Thema hin. Wenn die intersubjektive und relationale Theorie Recht damit haben, daß authentische korrigierende emotionale Erlebnisse teilweise durch Enactments – deren Ursprung außerhalb des Gewahrseins liegt – und die anschließende Befreiung daraus zustandekommen, was können wir dann *bewußt* mit einem Patienten tun, bis wir die Enactments erkennen?

Ein Großteil der Kraft, die durch die Integration der Intersubjektivitäts- und Bindungstheorie entsteht, resultiert daraus, daß erstere die obige Frage so nützlich rahmt, wohingegen letztere uns ebenso effektiv hilft, diese Frage zu beantworten.

Zur Erinnerung: Nach Auffassung der Bindungstheorie ist der Therapeut potentiell eine neue Bindungsfigur, und der Patient kann in seiner Beziehung zu ihm neue Bindungsmuster entwickeln. Indem die Bindungstheorie feststellt, welche Aspekte elterlicher Zuwendung bei einem Kind sichere Gebundenheit fördern, hilft sie dem Therapeuten, sich willentlich in eine Haltung zu versetzen, die dem Patienten hilft, eine stärkere Bindungssicherheit zu entwickeln. Durch die Beschreibung deutlich unterscheidbarer Bindungsstile hilft die Bindungstheorie dem Therapeuten außerdem, das Bindungsmuster eines Patienten zu identifizieren und eine dem entsprechende Vorgehensweise zu entwickeln. Und indem die Bindungstheorie die Zentralität der Reflexionsfunktion und den normalen Entwicklungsverlauf beleuchtet, fokussiert sie das Bestreben des Therapeuten, die Mentalisierungsfähigkeit des Patienten zu stärken, indem sie Bemühungen um die Schaffung einer sicheren Basis mit einer Art der Kommunikation verbindet, die ein konsistentes Gewahrsein der »intentionalen Haltung« des Patienten spiegelt, so rudimentär diese auch sein mag. In Teil 4 dieses Buches wird dargelegt, daß die Bindungstheorie Therapeuten einen sehr funktionalen Rahmen für die Entscheidung darüber bietet, was sie ihren Patienten absichtlich anbieten können.

Aus explizit klinischer Sicht betrachtet, befaßt sich die intersubjektive/relationale Theorie mit einer Anzahl wichtiger Fakten. *Erstens* ist, wie jeder Therapeut wissen muß, vieles, wenn nicht sogar das meiste, was in einer Psychotherapie geschieht, *nicht* Resultat intentionalen Handelns des Therapeuten oder des Patienten, sondern in den meisten Fällen ist es das Resultat des Zusammenwirkens von bewußter Intention mit Ereignissen in der Behandlung, die unerwartet eintreten, nicht beabsichtigt sind oder unbewußten Motiven entspringen. *Zweitens* sind Patienten gewöhnlich sehr zwiespältig, wenn es um die Nutzung des Vorteils der neuen Bindungsbeziehung geht, die der Therapeut ihnen implizit anbietet. Und *drittens* sind Patienten oft nicht bereit oder einfach nicht in der Lage, sich über wichtige Facetten ihres Erlebens klar zu äußern.

Indem die intersubjektive Theorie uns ermöglicht, an nicht intendierten Aspekten unserer Teilhabe an der Welt des Patienten zu arbeiten und nie in Worte gefaßte und oft auch nicht faßbare wichtige und einflußreiche Teile des Erlebens von Patienten zu nutzen, leistet dieser Ansatz wichtige Beiträge zu einer bindungsorientierten Behandlung.

Zunächst hebt die relationale Perspektive hervor, daß der Therapeut, indem er durch *Enactments* Teil der Welt des Patienten wird, diesen auf eine emotional direkte, sprachlich nicht vermittelte Weise erleben und kennenlernen kann. Dies verschafft dem Therapeuten Zugang zu den »nicht verbalisierten und nicht verbalisierbaren« Bereichen im Erleben des Patienten.

Die relationale Perspektive erweitert außerdem das Verständnis dessen, was eine »sensible Reaktionsweise« konkret beinhaltet. Abgesehen von der Förderung von Empathie und Eingestimmtheit stellt die relationale Theorie das tiefe Gefühl, verstanden und gehalten zu werden, in den Mittelpunkt, das *nicht* aus unseren Bemühungen, die Bedürfnisse des Patienten, so wie wir sie sehen, zu erfüllen, resultiert, sondern aus dem gemeinsamen Eintauchen in die komplexen, schwierigen und manchmal schmerzhaften Interaktionen, zu denen es trotz unserer bewußten Intentionen unvorhersehbar kommt. Zusätzlich zu den Anhaltspunkten, welche die Bindungstheorie Klinikern bezüglich absichtlicher Offenbarungen bietet, fokussiert der intersubjektive Ansatz auf die Vorteile, die es hat, unsere (anfangs) unbewußte Teilnahme an der Beziehung zum Patienten in unsere Arbeit einzubeziehen.

Weiterhin hebt ein intersubjektiver Ansatz die Möglichkeit hervor, durch aufmerksames Beobachten von Enactments etwas über den *Konflikt* herauszufinden, den der Patient erlebt, wenn es um die Nutzung von Empathie und Containment geht – die *neue* Bindung –, die der Therapeut dem Patienten wahrscheinlich anzubieten versucht.

Und schließlich bereichert die intersubjektive Theorie die Bindungstheorie, indem sie die Reziprozität und den Dialog hervorhebt, die es dem Patienten ermöglichen, in der therapeutischen Beziehung viele verschiedene Rollen zu übernehmen – unter anderem die eines »Beraters« des Therapeuten. Da wir alle ein Unbewußtes haben, kann es sehr nützlich sein, den Patienten implizit zur Deutung dessen, was der Therapeut erlebt, heranzuziehen.

Durch die Integration von Bindungs- und Intersubjektivitätstheorie entsteht eine starke Synergie, denn beide stehen einander sehr nahe und bestätigen einander in einem gewissen Sinne. Beide bezeichnen enge Beziehungen als den Schmelztiegel, in dem Menschen zu Beginn ihres Lebens geformt werden und in dem – ob in der

Liebe oder in einer Psychotherapie – ihre frühen emotionalen Verletzungen geheilt werden können. Und beide Theorien stellen relationales Erleben außerhalb des im strengen Sinne verbalen Bereichs in den Vordergrund. Noch wichtiger ist, daß beide Theorien als Ergänzung und vielleicht sogar Vervollständigung der jeweils anderen verstanden werden können. Die Intersubjektivitätstheorie ergänzt die nur unzureichend entwickelte klinische Dimension der Bindungstheorie. Und die Bindungstheorie vertieft die entwicklungsbezogenen und diagnostischen Dimensionen der Intersubjektivität. Wenn es um ihren Nutzen für die Psychotherapie geht, sind beide Theorien, miteinander verbunden, eine konzeptionelle »Ehe, die im Himmel geschlossen wurde.«

ANMERKUNGEN

1. Wie Mitchell (1993), Stolorow et al. (1987) und Daniel Stern (2004/2005) erklärt haben, ist der »isolierte Geist« eine Fiktion, ein Oxymoron.
2. »Ich kann den Kollegen nicht dringend genug empfehlen, sich während der psychoanalytischen Behandlung den Chirurgen zum Vorbild zu nehmen, der alle seine Affekte und selbst sein menschliches Mitleid beiseite drängt und seinen geistigen Kräften ein einziges Ziel setzt: die Operation so kunstgerecht als möglich zu vollziehen« (Freud, GW 8, S. 380 f.).
3. Owen Renik, früherer Herausgeber der Zeitschrift *Psychoanalytic Quarterly*, hat erklärt, er habe zwar einmal geglaubt, der traditionelle Ansatz sei bei manchen Patienten wirksamer als bei anderen, doch inzwischen sei er davon überzeugt, daß er für *keinen* Patienten optimal sei und bei einigen mehr Schaden anrichte als bei anderen (persönliche Mitteilung 2002).
4. Den Dimensionen »gebraucht« und »wiederholt« entsprechen bei den Patienten projektive Identifikationen vom »Typ I« und »Typ II« (Stern 1994), die bei Therapeuten bestimmte charakteristische Reaktionen hervorrufen, welche einerseits alte Erlebnisse wieder aufleben lassen und andererseits neue Erlebnisse möglich machen. Stolorow et al. (1987) beschreiben mit ihrer »bipolaren« Konzeption der Übertragung etwas ähnliches – daß sie den Patienten abwechselnd mit traumatischem Wiederfinden bedroht oder ihn durch Erfüllung bisher unerfüllter Selbstobjekt-Bedürfnisse psychisch nährt. Ähnlich kann auch die von Weiss und Sampson (1986) entwickelte Control-Mastery-Theorie als Anleitung zur Transformation »wiederholter« in »gebrauchte« Enactments mittels Übertragungstests verstanden werden, wobei der Therapeut die pathogenen Überzeugungen des Patienten bestätigt oder nicht bestätigt.
5. In diesem Zusammenhang erscheint es mir als sinnvoll zu unterstreichen, daß wir – angesichts der Einzigartigkeit des Therapeuten – nicht annehmen können, daß das, was der Patient in der therapeutischen Beziehung erlebt, zwingend seinem Erleben in anderen Beziehungen entspricht. Ich halte es für nützlich, Patienten zu erklären, daß es zwischen dem, was sie mit mir erleben, und dem, was sie anderswo erleben, sehr wahrscheinlich sowohl Ähnlichkeiten als auch Unterschiede gibt – daß es aber sehr erhellend wirken könnte, wenn sie ihre Aufmerksamkeit auf die Überschneidungen zwischen beidem richten.

Teil 4 Bindungsmuster in der Psychotherapie

Sehr wenig von dem, was Therapeuten tun, läßt sich im voraus skizzieren. Die Change Process Study Group hat beobachtet, daß der Verlauf einer Psychotherapie auf der *Improvisation* relationaler Bewegungen basiert. Doch eine solche Improvisation ist eher von Nutzen, wenn der Therapeut dabei im Bewußtsein dessen handelt, was eine entwicklungsfördernde Beziehung ausmacht.

Die Bindungsforschung hat herausgefunden, was einen kollaborativen Dialog auszeichnet, der später im Leben des Kindes zur Entwicklung von Sicherheit, Resilienz und Flexibilität führt. Angesichts der Übereinstimmungen zwischen Veränderungsprozessen in der Kindheit und in einer Psychotherapie stecken die Resultate der Bindungsforschung einen Rahmen für die Förderung eines kollaborativen Dialogs mit unseren Patienten ab. Außerdem können ihre Erkenntnisse uns helfen, die dominierenden Bindungsmuster unserer Patienten einschließlich dessen, was diese Beziehungen wahrscheinlich bewirken können, zu identifizieren.

Kapitel 11 übersetzt die empirischen Erkenntnisse in klinische Empfehlungen für die Förderung kohärenter Kommunikation und für die Einschätzung der spezifischen »Inkohärenzen« unsicher gebundener Patienten. Damit wird die Grundlage für die folgenden drei Kapitel geschaffen, in denen detailliert erläutert wird, was es für eine Behandlung bedeutet, wenn der mentale Zustand hinsichtlich der Bindung bei Patienten als abweisend, verstrickt oder unaufgelöst/desorganisiert diagnostiziert wurde.

11 Ein Schmelztiegel für die Entwicklung

Ob in der Kindheit oder in der Psychotherapie, eine sichere Basis ist charakteristisch für eine »hinreichend gute« Bindungsbeziehung. Eine solche Beziehung stärkt die Fähigkeit zur Affektregulation, indem sie die Erwartung des Patienten stützt, daß ein stärkerer und klügerer anderer ihm helfen wird, in Gefahrensituationen sein emotionales Gleichgewicht wiederherzustellen. Außerdem kommt sie der Entwicklung einer flexiblen Balance zwischen dem Bedürfnis nach Verbundenheit und dem Erkundungsdrang zugute, die Ainsworth als charakteristisch für eine sichere Bindung ansah. Insoweit diese Art von relationalem Erlebnis zu einer auf andere Beziehungssituationen übertragbaren, »internalisierten sicheren Basis« wird, wird sie für unsere Kinder und Patienten zu einer unermeßlich wertvollen Ressource, weil sie das Selbstvertrauen, das Vertrauen zu anderen und das Gefühl verstärkt, daß die Welt ein sicherer Ort ist, wo Liebe ihren Raum hat und Wachstum möglich ist. Natürlich müssen wir uns fragen, wie wir ein solches relationales Erlebnis ermöglichen können.

Förderung kollaborativer Kommunikation in der Psychotherapie

Lyons-Ruth (1999) hat aufgrund einer Untersuchung der Übereinstimmungen zwischen zahlreichen Studien und Forschungstraditionen vier zentrale Merkmale der Eltern-Kind-Kommunikation herausgefiltert, die bei den positivsten Entwicklungsverläufen eine Rolle zu spielen scheinen. Eine solche Kommunikation ist kollaborativ und kohärent und erfordert, daß die Eltern folgende Punkte beherzigen: (1) Sie müssen die Interaktion strukturieren, um so viel wie möglich über die Gefühle, Wünsche, Bedürfnisse und Sichtweisen des Kindes herauszufinden. (2) Sie müssen im Falle eines Beziehungsbruchs interaktiv die Reorganisation der Beziehung initiieren. (3) Sie müssen den Dialog mit dem Kind dem Verlauf seiner Entwicklung anpassen. (4) Und sie müssen sich aktiv auf das Kind einlassen und mit ihm ringen, wenn sein Empfinden seiner selbst und anderer Menschen im Wandel ist.

Dementsprechend sollten wir im Lichte der Symmetrie zwischen dem, was wir als sensibel reagierende Eltern und als empathisch eingestimmte Therapeuten leisten können, folgendes anstreben: (1) einen affektiven und sprachlichen Dialog, der einen möglichst großen Anteil des subjektiven Erlebens des Patienten – seine Gefühle, Gedanken und Wünsche – einbezieht; (2) eine Sensibilität gegenüber Beziehungsbrüchen und die Bereitschaft, die Heilung solcher Brüche zu initiieren; (3) eine akzeptierende Haltung in Verbindung mit der Erwartung, daß der Patient sich bemüht, ein wenig mehr zu erreichen, als er momentan für möglich hält; und (4) die Bereitschaft, den Patienten zu konfrontieren, ihm Grenzen zu setzen und mit ihm zu ringen – was in Zeiten sich ankündigender Veränderungen der Identität des Patienten und der therapeutischen Beziehung oft angebracht ist.

Wenn ich im folgenden erkläre, wie wir diese Ziele in der klinische Praxis realisieren könnten, beschreibe ich die Aspekte unserer *absichtlichen* Bemühungen, dem Patienten eine Bindungsbeziehung zu ermöglichen, die sich auf seine psychische Entwicklung günstiger auswirkt als seine Beziehungen zu Beginn seines Lebens.

Beim Dialog auf Inklusion hinarbeiten

Unsere Patienten brauchen uns, um das volle Spektrum ihres subjektiven Erlebens erschließen zu können, insbesondere ihres emotionalen Erlebens. Bowlby (1988) schreibt: »Die emotionale Kommunikation zwischen einem Patienten und seinem Therapeuten spielt die entscheidende Rolle« (S. 157). Fragen wie »*Was fühlen Sie? Was wollen Sie? Was glauben Sie, geht im Moment zwischen uns beiden vor sich?*« (ganz gleich, ob sie ausdrücklich gestellt werden oder ob der Therapeut sie sich im Geiste stellt) müssen unsere Bemühungen, einen auf Inklusion zielenden Dialog zu entwickeln, ständig begleiten.

Der Patient kann solche Fragen oftmals nicht beantworten, weil sie sich auf Erlebnisse der Art beziehen, die seine ersten Beziehungen ausschlossen. Deshalb müssen wir uns in das einfühlen, was er uns nur nonverbal übermitteln kann. Wie schon erwähnt, kann solche implizite Kommunikation des »ungedachten Gewußten« in der Mimik des Patienten, im Klang seiner Stimme, in seiner Haltung oder in seinen Gesten zum Ausdruck kommen. Wir können sie auch als Gefühle, Körperempfindungen, Vorstellungsbilder oder als Gedanken auffangen, und sie können in der Beziehung als Enactment zum Ausdruck gelangen. Solche impliziten Signale aufzufangen erfordert von uns ein ständiges Pendeln der Aufmerksamkeit zwischen dem Patienten und unserem subjektiven Erleben. »Selbstreflexive Responsivität« (Mitchell 1997/2005) und »empathische introspektive Untersuchung« (Stolorow et al. 1987) sind Begriffe, welche die Art binokularer Sicht, die mir vorschwebt, gut erfassen.

Um einzubeziehen, was andernfalls unbeachtet bleiben könnte, halte ich es für nützlich, mein Erleben des Patienten, meiner selbst und unserer Interaktion explizit zu machen. Solche Erlebnisse klar in Worte zu fassen kann dem Patienten helfen, dissoziierte oder abgeleugnete Aspekte dessen, was er selbst erlebt, zu erschließen.

> Beispielsweise fiel mir kürzlich auf, daß mich der Bericht einer Patientin über ihre Beziehungsprobleme erstaunlich wenig berührte. Während ich mich fragte, warum das so war, merkte ich, daß die Patientin am Ende fast jeden Satzes die Stimme ansteigen ließ, als würde sie eine Frage stellen; außerdem sprach sie sehr schnell, als hätte sie Zweifel daran, daß ich mir für ihre Geschichte genügend Zeit nehmen würde. Ich teilte ihr diese Beobachtungen mit und sprach meine Vermutung aus, daß sie sich bei dem, was sie sagte, unwohl fühle oder an meinem Interesse zweifle, worauf sie erwiderte: »Nein, das glaube ich nicht. Nicht bei all Ihrer ›Sie haben ein Recht auf das, was Sie erleben‹ signalisierenden Mimik.« Ich beharrte trotzdem darauf, daß das, was ich gesagt hatte, möglich sei, und ich berichtete ihr von einem Gespräch zwischen zwei kleinen Mädchen, das ich zufällig mitangehört hatte. Das eine hatte so gesprochen, als ob es sicher sei, daß das andere an dem, was es zu sagen hatte, interessiert sei, wohingegen das andere, das offenbar weniger darauf vertraute, daß ihre Freundin an ihren Äußerungen interessiert war, ziemlich schnell sprach und jeden Satz mit einer Art Fragezeichen beendete. Nach dieser Schilderung sagte meine Patientin: »Ich glaube, Sie sind da etwas auf der Spur, denn als Sie sprachen, hatte ich das Gefühl, daß ich ruhiger wurde, wogegen ich vorher ziemlich aufgewühlt war.« Schon bald wurde uns gemeinsam klar, daß sie trotz ihrer zunächst gegenteiligen Äußerungen das Gefühl hatte, auf das, was sie erlebte, kein Recht zu haben, und daß sie annahm, es könne auch für andere nicht viel Bedeutung haben.

Die Worte unserer Patienten beinhalten oft einen sehr partiellen und manchmal irreführenden Bericht über ihr tatsächliches Empfinden. Deshalb kann unsere Empathie ihrem unmittelbaren Erleben gegenüber einerseits ein wichtiger Ausgangspunkt sein, aber andererseits auch – wenn wir dabei stehen bleiben – einen umfassenderen Austausch behindern. Beispielsweise bringen Patienten oft entweder ihren Wunsch, sich zu verändern, oder ihre Furcht davor zum Ausdruck. Um beides zu integrieren – denn gewöhnlich sind beide Tendenzen vorhanden –, kann es nützlich sein, wenn der Therapeut sich über den Aspekt äußert, über den der Patient selbst momentan schweigt. Doch ein solches Vorgehen ist nur sinnvoll, wenn der Patient in der Lage ist, sich in den Worten des Therapeuten gespiegelt zu sehen. Ist dies der Fall, kann die Intervention es dem Patienten ermöglichen, sich vom Therapeuten in einem tieferen Sinne erkannt und als ganze Person akzeptiert zu fühlen.

Um den inkludierenden Dialog fördern zu können, der die Integration ermöglicht, müssen wir das Erleben des Patienten nicht nur *erkennen*, sondern diese Tatsache auch so *kommunizieren*, daß er sich verstanden fühlt. Allerdings reicht das Gefühl, vom Therapeuten verstanden zu werden, allein häufig nicht aus. Um sich in solchen Fällen völlig (an)erkannt zu fühlen, muß der Patient sich auch gefühlt *fühlen* (Siegel 1999/2006). Susan Coates (1998) formuliert es wie folgt: »Statt das Gefühl des Patienten aufzufangen, muß der Therapeut es an sich heranlassen (d. h., er muß auf eine für den Patienten erkennbare Weise die Führung übernehmen)« (S. 127). Wenn Affekt »ansteckend« wirkt und die Reaktion des Therapeuten der Qualität der Kommunikation des Patienten entspricht, kann eine äußerst wirkmächtige Form von kontingenter Responsivität und intersubjektiver Begegnung entstehen. Natürlich bestätigt eine solche Reaktion, daß das, was der Patient – möglicherweise mit starker Beklemmung – erlebt, in der Beziehung zum Therapeuten gut aufgehoben ist.

Abgesehen von der Qualität der Reaktionen des Therapeuten, die es einem Patienten ermöglichen, sich (an)erkannt und gefühlt zu fühlen, fördern noch zwei weitere Elemente der Kommunikation des Therapeuten die Ziele der Inklusion und Integration. In diesem Zusammenhang trifft Fonagys Äußerung, daß Eltern auf das Leiden ihrer Kinder mit Empathie, einer bewältigungsfördernden Haltung und Aufmerksamkeit gegenüber der »intentionalen Haltung« des Kindes reagieren sollten, ins Schwarze. Menschen brauchen in einer Psychotherapie ebenso wie in ihrer Kindheit empathische Resonanz, Eingestimmtheit und die Spiegelungen anderer Menschen. Doch Fonagys Äußerung impliziert auch, daß unsere Patienten mehr als das Spiegeln brauchen, um spüren zu können, daß ihre Beziehung zu uns so sicher ist, daß sie umfassendere Selbstoffenbarungen wagen können.

Erstens müssen unsere Patienten erleben, daß wir ihnen helfen können, mit ihren schwierigen Gefühlen fertig zu werden – denn weshalb sonst sollten sie sich gestatten, mehr zu erleben, als sie müssen? Schore (2003/2007) paraphrasierend, könnte man Bindung als interaktive Emotionsregulation bezeichnen. Diese hängt stark von unserer Fähigkeit ab, schmerzhafte Gefühle zu ertragen und damit umzugehen. Ist diese Fähigkeit gut entwickelt, sind wir generell in der Lage, schwierige Gefühle von Patienten nicht nur zu erkennen und mit ihnen zu resonieren, sondern wir können auch kommunizieren, daß es grundsätzlich möglich ist, mit solchen Gefühlen fertig zu werden. Eine ruhige Grundhaltung ist hier (sofern wir dazu in der Lage sind) ebenso von Nutzen wie ein Verhalten, das unseren Wunsch, zu verstehen und durch unser Verstehen zu helfen, zum Ausdruck bringt.

Zweitens müssen wir auf die zugrundeliegenden Intentionen, Gefühle und Überzeugungen eingehen, die den Kontext bilden, in dem die sprachlichen Äußerungen und Verhaltensweisen unserer Patienten als sinnvoll erscheinen. Wenn wir im Lichte der »intentionalen Haltung« unserer Patienten reagieren, können sie sich zutiefst verstanden fühlen – und daraus erwächst das Gefühl, akzeptiert zu werden. Verstanden und akzeptiert zu werden fördert das Vertrauen, daß die neue Bindungsbeziehung ihre Erlebnisse – sogar diejenigen, die sie vorher verbergen mußten – problemlos zu fassen vermag.

Wenn wir einen alles einschließenden Dialog fördern wollen, ist es vielleicht am wichtigsten, daß wir emotional präsent sind, denn nur dann können wir aufgeschlossen und engagiert genug sein, um zu spüren, was in einem Patienten emotional lebendig ist, und involviert genug, um es selbst dann (oder gerade dann) zu spüren, wenn der Patient es nicht direkt ausdrückt.

Aktives Initiieren einer Reorganisation

Unsere Empathie, unsere absichtliche Selbstoffenbarung und unsere Deutung können uns helfen, die Balance in der Beziehung zwischen Therapeut und Patient wiederherzustellen. Wie auch immer die Intervention aussehen mag, die Heilung eines Beziehungsbruchs erfordert in der Regel irgendeine Art von intersubjektiver Verhandlung. Einen Konflikt durch Verhandlung mit dem Therapeuten aufzulösen verstärkt das Vertrauen des Patienten darauf, daß die sichere Basis tatsächlich sicher ist – daß sie die Belastungen, die aus Enttäuschung, Differenz und Protest resultieren, überleben kann.

Randall war nach einem zweiwöchigen Urlaub wieder zur Therapie gekommen. Ich arbeitete schon seit einigen Jahren mit ihm. Er sprach auf eine vertraut klingende, »objektive« Weise über seine Furcht davor, vielleicht nie zu einer dauerhaften intimen Beziehung in der Lage zu sein. Er sagte, er fürchte, zurückgewiesen zu werden, doch jedesmal wenn jemand sich ernsthaft für ihn interessiere, verliere er selbst das Interesse an dieser Person. Er fragte mich, was ich ihm empfehlen würde; allerdings schickte er dieser Bitte voraus, nichts von dem, was ich ihm bisher empfohlen hätte, hätte seinen Zweck erfüllt. Ziemlich spöttisch empfahl ich ihm daraufhin, es einmal mit Psychotherapie zu versuchen.

Randall wirkte ein wenig verwundert; er war eindeutig nicht begeistert von dem, was er gehört hatte. Er klagte, die psychotherapeutische Arbeit habe ihm in letzter Zeit nicht viel gebracht, und verwies auf eine frühere Phase der Therapie, in der er sich sehr intensiv mit unserer Beziehung befaßt habe. Er sagte, damals sei unsere gemeinsame Arbeit emotional sehr anspruchsvoll und für ihn von großem Wert gewesen – was jetzt nicht mehr der Fall sei.

Ich ertappte mich bei dem Gedanken, daß der Patient mir in letzter Zeit (und so auch heute) ziemlich unengagiert vorgekommen war. Meinerseits hatte ich zu einem früheren Zeitpunkt der laufenden Sitzung festgestellt, daß ich mich ihm weniger nahe fühlte, als ich erwartet hätte. Möglicherweise hatte mein »Scherz« meine Frustration über seine Distanziertheit und Mißbilligung gespiegelt. Dann erinnerte ich mich, daß ich mich in der letzten Sitzung vor dem Urlaub des Patienten ziemlich geistesabwesend gefühlt hatte. Insofern hätte er *mich* als distanziert und vielleicht auch zurückweisend empfinden können.

Im Laufe des Gesprächs sagte ich zu ihm, er habe seinen Wunsch, ich möge ihm helfen, angesichts seines stärker werdenden Bedürfnisses nach einem Liebespartner und seiner Angst, daß wir keine Fortschritte erzielen würden, vielleicht als besonders dringlich empfunden. Dann fragte ich ihn, ob er noch einen Eindruck von unserer vorigen Sitzung habe. Daraufhin äußerte er, das lange Reden über Sackgassen bei der Partnersuche habe ihn ziemlich deprimiert. Ich sagte: »Ich bin mir nicht sicher, ob das, was ich jetzt sagen werde, etwas mit Ihrem damaligen deprimierten Gefühl zu tun hat, aber ich weiß, daß mir in jener Sitzung ziemlich viel durch den Kopf gegangen ist. Ich nehme an, daß es mir sehr schwer fiel, präsent zu sein, und das könnten Sie mitbekommen haben.« Ich fügte noch hinzu, meine flapsige Bemerkung sei in diesem Kontext vielleicht wirklich etwas unangebracht gewesen.

Randall kamen die Tränen, als er mir erzählte, er sei erleichtert gewesen, dies von mir zu hören: Er habe gedacht, ich hätte mich zurückgezogen, und er hatte sich gesorgt, ich sei vielleicht wütend auf ihn, weil er auf eine frühere Bitte von mir, den Termin für unsere Sitzung zu verlegen, nicht eingegangen sei. Am Ende der Sitzung brachte er seine Wertschätzung zum Ausdruck und sagte, er fühle sich nun wieder mit mir verbunden.

Solche Sequenzen von Beziehungsbrüchen und deren Heilung – insbesondere wenn die Heilung vom Therapeuten initiiert wird – stärken das Vertrauen des Patienten darauf, daß die Beziehung unterschiedliche Gefühle verkraften und zu deren Auflösung beitragen kann. Die Heilung einer solchen Beziehung stärkt die Fähigkeit des Patienten, die interaktive Affektregulation, den Vorläufer der Selbstregulation, zu nutzen. Mehrere aufeinanderfolgende Erlebnisse der Wiederherstellung einer therapeutischen Beziehung widerlegen außerdem vorbestehende Übertragungserwartungen des Patienten – im Falle meines Patienten die aus seinen Erlebnissen mit seiner erstaunlich narzißtischen Mutter hervorgegangene Erwartung, niemand werde jemals die Verantwortung für Probleme übernehmen, die er selbst verursacht habe und für die er allein verantwortlich gemacht werde.

Den Dialog verbessern

Bromberg (1998b) beschreibt die Psychotherapie als einen Prozeß, in dem Patienten sich verändern und gleichzeitig so bleiben können, wie sie sind. In einem ähnlichen Sinne vertritt Friedman (1988) die Auffassung, als Therapeuten müßten wir unsere Patienten so akzeptieren, wie sie sind, und gleichzeitig müßten wir uns weigern, uns diese Sicht der Dinge von ihnen aufzwingen zu lassen. Diese Balance können wir nur erreichen, wenn wir annehmen, daß unsere Patienten zu etwas mehr Gefühl, Besonnenheit, Verbundenheit oder Initiative in der Lage sind, als sie selbst zu sein glauben. Wenn man zu wenig von Patienten erwartet, kann bei ihnen das Gefühl aufkommen, ihre Hoffnungen seien verraten worden; erwartet man zuviel von ihnen, können sie das Gefühl bekommen, ihre Schwachstellen würden nicht erkannt.

Den therapeutischen Dialog auf höhere Ebenen des Gewahrseins und der Komplexität zu heben erfordert, was Entwicklungspsychologen *»scaffolding«* (Bereitstellen eines Stützgerüsts) nennen. Beispielsweise stützen Eltern die einsetzende Sprechfähigkeit ihrer Kinder zunächst, indem sie *für* ihre Kinder sprechen, bevor diese selbst die Worte kennen, mit deren Hilfe sie beschreiben können, was sie erleben, und später stützen die Eltern ihre Kinder, indem sie sie auffordern, etwas »in eigenen Worten« auszudrücken.

Ebenso können Therapeuten die aufblühenden Fähigkeiten ihrer Patienten, zu fühlen, zu reflektieren, die Initiative zu ergreifen usw. unterstützen. In der Praxis erfordert dies manchmal, daß wir für einen Patienten sprechen, indem wir beispielsweise seine nicht ausgedrückten oder nicht erkannten Gefühle sprachlich formulieren. In anderen Fällen müssen wir »aufgeschlossen schweigen«, weil wir dem Patienten dadurch Raum geben, etwas zu fühlen oder tiefer zu fühlen. Und in bestimmten Augenblicken müssen wir den Dialog auf eine deutlicher emotionale Ebene heben, indem wir »vorausgehen« und unsere eigenen Gefühle ausdrücken.

Um die Reflexionsfähigkeit zu fördern, müssen wir meist über die mentalen Zustände reden, die dem Erleben des Patienten zugrunde liegen, und manchmal müssen wir auch darüber sprechen, wie schwer es für ihn ist, sich auf diese Weise mit dem, was er erlebt, auseinanderzusetzen. Außerdem möchten wir den Patienten vielleicht über unsere eigenen Bemühungen, das Erlebte zu verstehen, in Kenntnis setzen: In diesem Zusammenhang führen wir modellhaft vor, was es bedeutet, zu mentalisieren. Um die Fähigkeit zum Handeln oder zur Initiative zu stärken, müssen wir den Fokus möglicherweise sowohl darauf richten, was der Patient (innerhalb und außerhalb der Therapie) für sich selbst will, als auch auf seine Probleme damit herauszufinden, was er tatsächlich will, und dann dementsprechend zu handeln. Außerdem können wir beschließen, uns über unser Dilemma zu äußern, daß wir einerseits die Initiative des Patienten fördern wollen, ohne sie andererseits durch unsere eigene Aktivität implizit zu usurpieren.

Eine der effektivsten Arten der Verbesserung des Dialogs besteht darin, ihn selbst zum Gesprächsgegenstand zu machen. Ein »Gespräch über das Gespräch« zu führen ist eine *inter*personale Variante einer *intra*personalen Entwicklung, die wir bei allen unseren Patienten zu fördern versuchen – nämlich die Entwicklung der Fähigkeit zu mentalisieren. Man bedenke, daß das Medium hier die Botschaft ist: Indem wir einen metakommunikativen Dialog fördern – was bedeutet, über die Kommunikation zu kommunizieren –, fördern wir möglicherweise auch die Metakognition, auch Denken über das Denken genannt. Patienten, die zu stark in ihr Erleben eingebettet sind, hilft diese Art von Dialog, die Tür zu einer tieferen, stärker von Emotionen geleiteten Reflexion zu öffnen.

Zur Veranschaulichung komme ich noch einmal auf den Patienten zurück, um den es im Beispiel weiter oben ging. Ihm gegenüber machte ich die flapsige (aber »überdeterminierte«) Bemerkung, er solle es einmal »mit der Psychotherapie versuchen«. Nachdem es mir gelungen war, den durch meine Bemerkung entstandenen Beziehungsbruch einigermaßen zu heilen, kehrten wir in der folgenden Sitzung an den Tatort zurück:

> Randall ist entsetzt darüber, daß er »auf Jagd nach Zurückweisung« ist, als wollte er das Mißtrauen bestätigen, das es ihm so schwer macht, bei seinen Begegnungen mit anderen Menschen wirklich er selbst zu sein. Ich stelle fest, daß er in unserer Beziehung offenbar von einem ähnlichen Mißtrauen geplagt ist, und erinnere ihn an seine anfängliche Abneigung, mir von seiner Enttäuschung zu berichten, von seinem Gefühl, daß ich mich von ihm zurückgezogen hätte, und von seiner Angst, ich könnte auf ihn wütend sein. Ein wenig gereizt sagt er: »Was sollte ich denn nach Ihrer Meinung tun? Soll ich Sie fragen, was mit Ihnen los ist? Ihnen sagen, daß Sie das nicht richtig machen? *Sie* sind doch hier der Experte. Ich bin mir sicher, daß Ihnen so etwas ganz und gar nicht gefallen würde.« Ich antworte, aufgrund dieser Erwartung könnte ich die Erleichterung und Dankbarkeit verstehen, die er in der vorigen Sitzung angesichts meiner Bereitschaft gezeigt habe, mich mit meinem eigenen Beitrag zu den Schwierigkeiten, die wir miteinander hätten, zu beschäftigen. Er antwortet, diese Art von Offenheit sei für ihn einer der wichtigsten Aspekte seiner Erlebnisse mit mir, und das sei praktisch von Anfang unserer Zusammenarbeit an so gewesen. Jedesmal wenn ich bereit gewesen sei, meinen Anteil an einer Situation einzugestehen, habe ihn das überrascht und gerührt.
>
> Daraufhin frage ich ihn: »Fällt Ihnen auf, daß Sie einige Male das gleiche emotional anrührende Erlebnis mit mir hatten und es für Sie trotzdem jedesmal über-

raschend war? Es ist, als könnten Sie nur einen Augenblick lang zu diesem Erlebnis in Kontakt treten und sich aufgrund dessen vertrauensvoller fühlen. Deshalb ist es für Sie beim nächsten Mal, wenn etwas Sie wirklich beunruhigt, etwas, das Ihnen nicht gefällt, oder etwas, das Sie von mir brauchen, aber nicht bekommen, sehr schwer, darüber zu sprechen.«

Nach längerem Schweigen antwortet er: »Es kommt mir nie auch nur in den Sinn, daß ich etwas ansprechen könnte. Das passiert automatisch, und ich stelle es nicht in Frage. Es ist, als wäre ich von einem Wassergraben umgeben. Ich traue mich nicht ins Freie, weil ich immer das Gefühl habe, daß andere Menschen gefährlich sind. Aber vielleicht gehört das zu der ›Jagd nach Zurückweisung‹, die ich schon erwähnt habe; als wollte ich Ihre Reaktion nicht an mich heranlassen, damit sie nicht ›hängenbleibt‹ und mich statt dessen immer wieder neu überrascht. Ich denke jetzt, wenn Sie oder jemand anders sich wirklich um mich kümmern würden und ich das als ungefährlich empfände, dann würde ich nicht wissen, wie ich damit umgehen sollte.«

Ein Gespräch über das Gespräch – über das, was einbezogen und was ausgeschlossen wird – fördert die Veränderung der inneren Regeln und Modelle des Patienten, indem es ihm ermöglicht, mehr als nur eine einzige Sicht dessen, was er erlebt, zuzulassen. (Natürlich ist dies die Essenz der reflektierenden Haltung, die mehr Freiheit nicht nur zum Reflektieren, sondern auch um zu fühlen und in Verbindung zu treten, gibt.) Indem man den Patienten in die Lage versetzt, sich sozusagen an zwei Orten gleichzeitig aufzuhalten – innerhalb des Erlebens als Teilnehmer und außerhalb als Beobachter –, befördern solche Gespräche den Dialog auf höhere Ebenen des Gewahrseins und der Komplexität.

Bereitschaft zum Engagement und zu Kämpfen

Zu bestimmten Zeiten benötigt ein Kind zuverlässig eine primäre Bezugsperson, die ihm die erforderliche Struktur gibt. Und wenn das Kind älter wird, müssen seine Eltern diese Struktur stets lockern und dem Kind ermöglichen, mehr Initiative zu entwickeln. Ähnliches gilt für das, was der Patient vom Therapeuten braucht.

Wir müssen uns darüber im klaren sein, daß unsere Patienten manchmal eher eine Konfrontation als Empathie brauchen. Weil viele von uns Schwierigkeiten haben, das zu akzeptieren, kann es nützlich sein, sich vor Augen zu führen, daß die therapeutische Beziehung auch eine *reale* Beziehung ist: So wie wir in unseren übrigen Beziehungen kein destruktives Verhalten billigen würden, wollen wir dies ganz sicher auch nicht in unserer Beziehung zu einem Patienten. Den Patienten zu akzeptieren ist keineswegs unvereinbar mit offensiven Stellungnahmen gegen sein selbstschädigendes Verhalten, ganz gleich, ob er dieses innerhalb oder außerhalb der Therapie zeigt.

Ich hatte einige Jahre mit einem chronisch akut suizidalen Patienten gerungen, einfach um ihn am Leben zu erhalten. Nach zu vielen entsetzlichen Suizidversuchen, zahlreichen stationären Behandlungen und nachdem ich durch mühseliges Grenzensetzen die Voraussetzungen für echte Fortschritte geschaffen hatte, hörte ich meinen Patienten eines Tages sagen, die Struktur, die wir geschaffen hätten, sei zwar tatsächlich wichtig für ihn, und wir könnten davon ausgehend sicher Fortschritte erzielen, aber über eines müsse ich mir im klaren sein: Er werde sich *trotzdem* eines Tages umbringen. Als ich den Patienten dies sagen hörte, ging ich in die Luft. Es folgt eine redigierte Version meines Wutausbruchs: »Sie können von mir aus so lange und oft über Selbstmord reden, wie Sie wollen. Aber ich werde es nicht zulassen, daß Sie mir den Selbstmord als Drohung über den Kopf halten! Sie haben *keine* unheilbare Krankheit, und ich werde *niemals* einen Hospizplatz für Sie beantragen.« Nachdem der Patient dies gehört hatte, beruhigte er sich, wirkte erleichtert und schien für meinen Wutanfall sogar dankbar zu sein. Dann sagte er wie schon vorher einmal, er brauche mich als jemanden, der »größer« als er sei. Ich brauche wohl nicht darauf hinzuweisen, daß meine Wutreaktion nicht geplant war, und ich empfehle auch nicht, ein solches Verhalten als Technik einzusetzen. Trotzdem demonstriert die geschilderte Szene, daß eingestimmte Reaktionen unerwartete Formen annehmen können.

In der intimen Partnerschaft einer Psychotherapie dient unsere Bereitschaft zu kämpfen nicht nur dem Schutz beider Partner, sondern sie schafft auch Raum für den Protest und die Wut des Patienten. Eine solche aktive Teilnahme am Geschehen hilft, die Fallgruben zu vermeiden, auf die einer meiner Patienten einmal feinfühlig anspielte: »Wie kann ich mich nur so beschissen verhalten, wenn Sie so nett zu mir sind?« Ein Therapeut, der eine Grenze setzt oder spontan äußert, daß ihm das Verhalten des Patienten mißfällt, *kann* dem Patienten dadurch einen Kontext vermitteln, in dem dieser das Gefühl entwickeln kann, er könne in einer Beziehung eigenständig sein und gleichzeitig die Verbindung zum Partner aufrechterhalten.

Nach solchen eher beunruhigenden Augenblicken ist das Maß des »Zusammenpassens« oder des intersubjektiven Verstehens zwischen den beiden Partnern, das schließlich erreicht werden kann, entscheidend. Das Ereignis selbst – beispielsweise der Ausdruck von Wut von seiten des Patienten und/oder des Therapeuten – ist eine Sache, der Prozeß, durch den sich die Bedeutung des Ereignisses herauskristallisiert, eine völlig andere. Gewöhnlich konsolidiert dieses Folgeereignis den therapeutischen Wert des ursprünglichen Ereignisses – insbesondere wenn im Rahmen des Prozesses eine Verhandlung stattfindet, die Unmut besänftigt und das Gefühl der beiden Partner, daß zwischen ihnen eine Verbindung oder Allianz besteht, wiederherstellt. Man beachte die Synergie zwischen verschiedenen zentralen Aspekten der »kollaborativen Kommunikation«: Aktives Engagement ist einem inkludierenden Dialog ebenso förderlich wie Sequenzen von Beziehungsbrüchen und deren Heilung.

Das Bedürfnis zu kämpfen und aktiv Strukturen zu schaffen, kann bei Patienten, die man als desorganisiert gebunden und durch ein unaufgelöstes Trauma belastet bezeichnen kann, besonders ausgeprägt sein. Wir werden jedoch bald sehen, daß zu Beginn einer Behandlung fast jeder Patient davon profitiert, daß der Therapeut ihm ein Minimum an Struktur zur Verfügung stellt.

Den Patienten in die Psychotherapie einführen

Nach Lyons-Ruth (1999) beinhaltet ein kollaborativer Dialog, »den Geist des Partners kennenzulernen und bei der Strukturierung und Regulierung von Interaktionen zu berücksichtigen« (S. 583). Um den Geist unserer Patienten berücksichtigen zu können, müssen mir davon ausgehen, daß die meisten von ihnen die Regeln und Rollen einer Psychotherapie überhaupt erst einmal kennenlernen müssen. Wenn wir sie darüber informieren wollen, müssen wir ihnen helfen, sich aktiv in einer Beziehung zu engagieren, die ohne ihre Mitarbeit nicht gelingen kann. Natürlich findet ein großer Teil dieser Bekanntmachung implizit statt. Hält man die Struktur einer solchen Therapie jedoch vor dem Patienten geheim, tut man ihm damit keinen Gefallen. Um die Zusammenarbeit mit unseren Patienten zu fördern, müssen wir mit ihnen explizit darüber sprechen, was wir von ihnen erwarten und was sie von uns erwarten können. Eine therapeutische Beziehung ist einzigartig und mit normaler sozialer Interaktion nicht vergleichbar. Deshalb muß der Therapeut den Patienten darin »trainieren«, wie er diese Beziehung bestmöglich für sich nutzen kann.

In der ersten Sitzung frage ich Patienten meist, was sie sich von dieser Art von Gespräch mit einem Therapeuten über eine längere Zeitspanne erhoffen. Wenn ich später in dieser ersten Sitzung den Eindruck gewinne, daß der Patient tatsächlich bereit ist, sich auf die Behandlung einzulassen, erwähne ich meist noch, daß es einige Sitzungen dauern kann, bis wir wissen werden, woran genau wir gemeinsam arbeiten können. Als Therapeuten müssen wir häufig einen schmalen Grat zwischen dem Akzeptieren der Ziele des Patienten (oder seiner Definition des Problems) und dem Durchsetzen unserer eigenen Ziele (oder unserer Definition des Problems) beschreiten. Beispielsweise könnte es sein, daß ein abweisend gebundener Patient von uns erwartet, daß wir ihm helfen, selbständiger zu werden, wohingegen es nach unserer Meinung für ihn besser wäre, sich weniger hartnäckig auf seine Selbständigkeit zu fixieren.

In den folgenden Sitzungen und insbesondere wenn Patienten sich offenbar unsicher sind, wie sie die Zeit mit mir am besten nutzen können, schlage ich manchmal vor, daß sie einfach alles, was ihnen in den Sinn kommt und was ihnen als für die zuvor definierten Therapieziele relevant erscheint, äußern sollen. Durch diese und ähnliche Mitteilungen versuche ich, den Patienten klarzumachen, was ich von ihnen erwarte und wie ich mir eine möglichst sinnvolle Zusammenarbeit vorstelle. Wenn es darum geht, was die Patienten von *mir* erwarten können, kommuniziere ich dies sowohl implizit als auch explizit. Abgesehen von dem, was ich implizit durch die Qualität meiner Reaktionen zum Ausdruck bringe, achte ich darauf, mich explizit darüber zu äußern, was ich mit einem bestimmten Patienten zu tun gedenke. Dieser explizite Ausdruck ist den meisten Patienten wahrscheinlich nützlich, bei unsicher gebundenen und unter einem unaufgelösten Trauma oder Verlusterlebnis leidenden aber unerläßlich, weil es ihnen oft schwerfällt, die Intentionen anderer Menschen nur aufgrund von nonverbalen Signalen richtig zu verstehen.

Weshalb es wichtig ist, die therapeutische Beziehung zu erforschen, ist für unsere Patienten fast immer offensichtlich. Trotzdem wird die Notwendigkeit, mit ihnen unmittelbar darüber zu sprechen, wie ihnen das Fokussieren auf ihre Interaktionen mit dem Therapeuten helfen kann, ihre Behandlungsziele zu erreichen, häufig ignoriert. Für die meisten unserer Patienten ist diese wichtige Arbeitsmethode (die Übertragungs-Gegenübertragungsanalyse genannt wird) einfach nicht sinnvoll, weil sie verständlicherweise viel stärker daran interessiert sind, sich mit ihren Beziehungen *außerhalb* der Therapie zu befassen. Deshalb müssen die Patienten, um mehr tun zu können, als einfach nur unseren Vorgaben zu folgen, eine Erklärung hören oder besser noch eine Demonstration sehen, um die Nützlichkeit des hier vorgestellten Ansatzes zu begreifen.

Am besten ist es, die Probleme oder Ziele, die ein Patient selbst beschreibt, mit dem Geschehen in seiner Beziehung zum Therapeuten in Verbindung zu bringen. Es folgt ein Beispiel für das, was mir vorschwebt:

> Eine Patientin sagte mir in unserer ersten Sitzung, ihre Beziehungen zu Männern scheiterten immer, weil, wie sie es ausdrückte, »ich noch nie einen Mann kennengelernt habe, an dem ich nichts auszusetzen hätte.« In einer vorangegangenen Therapie waren ihr erste Einblicke in dieses Muster defensiver Entwertung gelungen. Zu Beginn unserer Arbeit fing sie, wie ich erwartet hatte, an, alles Mögliche an mir auszusetzen. Sie klagte, sie empfinde mich als kalt und wenig mitfühlend. Deshalb sei sie wegen unserer bevorstehenden Arbeit besorgt, denn: »Leoparden ändern ihre Flecken nicht.« Daraufhin sagte ich zu ihr etwas wie: »Sicher erinnern Sie sich noch daran, daß Sie mir gesagt haben, Sie wollten mit einem männlichen Therapeuten arbeiten, um etwas darüber herauszufinden, wie Sie zu Männern in

Beziehung treten. Wenn wir einen Blick auf das werfen, was im Moment zwischen uns beiden *hier* im Gange ist, möchte ich wetten, daß wir etwas darüber herausfinden werden, was in Ihren anderen Beziehungen zu Männern geschieht. Mir scheint, Sie *könnten* drauf und dran sein, mit mir das Muster zu wiederholen, das, wie Sie berichtet haben, Ihren Beziehungen zu anderen Männern den Todesstoß versetzt hat.« Damit weckte ich die Aufmerksamkeit der Frau, und es folgte eine Untersuchung eventueller Parallelen zwischen ihren Erlebnissen innerhalb und außerhalb der Therapie. Außerdem half ihr dies, zu würdigen, was ich gesagt hatte: daß die Konzentration auf unsere Interaktion ihr vielleicht helfen würde, sich jener Aspekte ihrer Interaktionen mit Männern bewußt zu werden, die sie bisher weder sich selbst noch mir gegenüber hatte zum Ausdruck bringen können.

Gespräche wie diese müssen im allgemeinen mehr als nur einmal stattfinden, damit Patienten sich der Zusammenarbeit mit uns vollständig öffnen und die in jeder therapeutischen Beziehung stattfindenden Übertragungs-Gegenübertragungs-Enactments voll nutzen. Natürlich muß in der Regel der Therapeut beim Fokussieren der Aufmerksamkeit auf die Interaktion im Hier und Jetzt die Führung übernehmen. Wenn Patienten beim Erforschen ihres Erlebens der Beziehung im Hier und Jetzt das erste Mal die Initiative ergreifen, ist das ein Anzeichen für die Entstehung echter Zusammenarbeit.

Wenn wir den Patienten wie soeben geschildert auf die Arbeit vorbereiten, schaffen wir damit gleichzeitig die Voraussetzungen für einen effektiven Umgang mit spezifischen Ereignissen in der therapeutischen Beziehung, die im Rahmen der Bindungstheorie besonders wichtig sind.

Trennungen, Unterbrechungen und Abschluß

Trennung und Verlust sind für Bowlbys Theorie ebenso zentral wie die Bindung. Tatsächlich führte die Notwendigkeit, die tiefreichenden Auswirkungen von Trennungs- und Verlusterlebnissen auf Kinder zu verstehen, zur Formulierung der Bindungstheorie. Bedenkt man, daß die Bindung für das emotionale und physische Überleben eines Kindes entscheidend ist, kann man den Verlust der Bindungsfigur – was den zeitweiligen Verlust einer Trennung einschließt – als prototypisches Bindungstrauma ansehen. Deshalb rufen in der neuen Bindungsbeziehung des Patienten zum Therapeuten Ereignisse, die den tatsächlichen oder befürchteten, zeitweiligen oder dauerhaften Verlust des Letztgenannten beinhalten, gewöhnlich Gefühle – oder Abwehrreaktionen auf Gefühle – hervor, die unmittelbar mit der Bindungsgeschichte des Patienten zusammenhängen.

Ist die Entwicklung eines Patienten durch einen Verlust oder ein nicht aufgelöstes Trauma beeinträchtigt, reagiert der Patient beispielsweise auf die urlaubsbedingte Abwesenheit seines Therapeuten so, als drohe ihm deshalb eine Katastrophe. So wurde ein kreativer und energiereicher, aber stark zu Selbstschädigungen neigender Patient paranoid und kurzzeitig suizidal, als unsere Arbeit das erste Mal durch die Sommerpause unterbrochen wurde. Wie viele Patienten, die unter einem unverarbeiteten Verlust leiden, fiel es auch ihm schwer, zwischen einer zeitweiligen Trennung und endgültigem Verlassenwerden zu unterscheiden. Und wie bei vielen seiner Leidensgenossen waren bei ihm Fortschritte in der Therapie am allmählichen Abnehmen seiner Verzweiflung in Reaktion auf unsere zeitweiligen Trennungen zu erkennen. Nur sehr langsam wurde ihm klar, daß eine Unterbrechung unserer Beziehung nicht mit ihrem völligen Abbruch zu vergleichen war und daß mein Bedürfnis nach einer Unterbrechung unserer Arbeit nicht bedeutete, daß ich mit *ihm* nichts mehr zu tun haben wollte.

Fortschritte dieser Art hängen hauptsächlich davon ab, ob der Therapeut den Reaktionen des Patienten auf durch Trennungen hervorgerufene Verluste Raum geben kann – was manchmal sogar Trennungen aufgrund des Endes einer Therapiesitzung betrifft. Eine disziplinierte Auseinandersetzung mit der Wirkung von Trennungen fördert die Art inkludierenden Dialogs, die Integration ermöglicht. Durch Arbeit an der Trennungsproblematik kann der Therapeut auch darauf hinwirken, daß Beziehungsbrüche geheilt werden. Und schließlich stärkt der adäquate Umgang mit Reaktionen auf Trennungen das Vertrauen eines Patienten auf die Beziehung als sichere Basis.

Nicht selten reagiert ein Patient stark auf eine Trennung, ohne sich darüber im klaren zu sein, daß seine Reaktion durch die Trennung hervorgerufen wurde. Oft können wir die Bedeutung dieser Reaktion nur durch beharrliches Fokussieren auf das charakteristische Verhalten eines Patienten angesichts von Beziehungsbrüchen erkennen. Es geht aber natürlich nicht nur um die Bedeutung. Indem wir Raum für die Reaktionen eines Patienten schaffen und eingestimmt auf sie reagieren, ermöglichen wir ihm ein neuartiges Erleben. Denn Verluste oder Traumata führen nicht grundsätzlich zur Entstehung einer desorganisierten Bindung, sondern nur dann, wenn diese Verluste oder Traumata nie durchgearbeitet und dadurch aufgelöst wurden. Durch Arbeit an den Reaktionen eines Patienten auf das (potentielle) Trauma eines *erneuten* Verlusts – wie er beispielsweise erlebt werden kann, weil der Therapeut Urlaub macht –, erhöhen wir die Wahrscheinlichkeit, daß der Patient nicht erneut traumatisiert wird, sondern ein heilendes Auflösungserlebnis hat.

Viele unserer Patienten haben wie diejenigen, deren Situation ich weiter oben beschrieben habe, in ihrer Kindheit genau die Art von schwerem Verlust erlitten, die Bindungsforscher mit der Entstehung eines unaufgelösten (desorganisierten) mentalen Zustandes hinsichtlich der Bindung assoziieren. Hingegen kommen weniger desorganisierend wirkende Verluste in der Lebensgeschichte der meisten unserer Patienten vor, die wir in der Regel als unsicher gebunden bezeichnen können.

Um dies in einen Kontext zu stellen, erinnere man sich daran, daß kleine Kinder, die ertragen müssen, länger von ihren Eltern getrennt zu sein, eine typische Sequenz von Verhaltensweisen zeigen (Bowlby 1969/1975). Zuerst reagieren sie mit *Protest*, den sie aktiv, weinend und wütend zum Ausdruck bringen, als könnten sie durch die Intensität des Ausdrucks ihres Leidens die Rückkehr ihrer Eltern erzwingen. Dem folgt eine Phase der *Verzweiflung*: Schwindet die Hoffnung, weint das Kind zwar anfangs immer noch, wird aber allmählich still und verfällt in Passivität, als befände es sich in einem Zustand tiefer Trauer. Erweist sich schließlich jede Hoffnung als vergeblich, verwandelt sich die Verzweiflung in einen Zustand der *Distanzierung*: Das Kind wirkt nun trotz oberflächlicher Aufgeschlossenheit für sozialen Kontakt und sogar gelegentlicher guter Laune zurückgezogen; es scheint jedes Interesse an der abwesenden Bezugsperson verloren zu haben, obwohl es deren Ferne gerade eben noch bitterlich betrauert hat.

Protest, Verzweiflung und Distanzierung sind Phasen der Reaktion auf schwere Verluste, die man als akut bezeichnen kann. Weniger dramatische Verluste, die viele unsicher gebundene Patienten erlebt haben, werden chronisch genannt.

Oft stellen wir fest, daß Erwachsene mit ängstlich-verstrickter Bindung bei Eltern aufgewachsen sind, deren Zuwendung unvorhersehbar war – sie waren anwesend oder abwesend, mäßig gut eingestimmt oder stark fehleingestimmt. Die betreffenden Erwachsenen haben also als Kinder selbst den wiederholten Verlust ihrer (erreichbaren und eingestimmten) Bindungsfigur erlebt. In Vergangenheit und Gegenwart spiegelt ihr Verhalten in Bindungsbeziehungen – und ihr Verhalten dem Therapeuten gegenüber – ihre Furcht vor einem solchen Verlust. Wie das Kind in der Phase des Protests sind sie stark emotional, sowohl in Reaktion auf die Verlustgefahr als auch als Strategie mit dem Ziel, einen Verlust abzuwenden. Solchen Patienten helfen wir weder, indem wir ihre Emotionalität als manipulativ abtun, noch indem wir zulassen, daß sie durch diese aus ihrem Zentrum geworfen werden. Wir müssen Raum für ihren Protest schaffen – für ihre Tränen und ihre Wut –, ohne ihr Gefühl der eigenen Hilflosigkeit zu bestätigen.

Hingegen verhalten sich abweisend gebundene Erwachsene wie Kinder in der Distanzierungsphase der Sequenz des Verhaltens bei Verlusten, die Bowlby beschrieben hat. Die Resultate entsprechender wissenschaftlicher Untersuchungen deuten darauf hin, daß solche Erwachsene emotional distanzierte Eltern hatten, die ihre frühen Bemühungen um Trost und Verbundenheit zurückwiesen, was nichts anderes bedeutet, als daß diese Kinder nie normale Babys sein konnten. Die Distanziertheit abweisend gebundener Erwachsener anderen Menschen und ihren eigenen

Gefühlen gegenüber ist somit eine Reaktion auf ihre mangelnde Hoffnung, daß ihr Bedürfnis, umsorgt zu werden, jemals erfüllt wird. Außerdem schützt dieses Verhalten sie in ihrer gegenwärtigen Situation vor weiteren Verlusten sowie vor der Trauer, die für sie mit früheren Verlusten immer noch verbunden ist. Abweisend gebundenen Erwachsenen müssen wir helfen, zu den Bedürfnissen, die sie herunterspielen, und den Gefühlen, die sie vermeiden, in Kontakt zu treten.

Grundsätzlich reaktivieren aktuelle Verluste in der Vergangenheit erlebte. Bei einem Patienten in der Psychotherapie kann jede Unterbrechung der Kontinuität seiner Beziehung zum Therapeuten alte Gefühle und Abwehrmechanismen reaktivieren – und gleichzeitig ist dies immer auch eine Chance, sich mit unabgeschlossenen Situationen, in denen es um Trennung und Bindung geht, erneut auseinanderzusetzen. Je nach vorherrschendem mentalem Zustand hinsichtlich der Bindung reagieren unsere Patienten auf Trennungen unterschiedlich – so wie wir. Patienten und Therapeuten in einem verstrickten mentalen Zustand entwickeln angesichts von Trennungen oft Angst, wohingegen abweisend gebundene meist so reagieren, als gehe es um eine Belanglosigkeit. Und Erwachsene in einem unaufgelösten mentalen Zustand hinsichtlich der Bindung verfallen angesichts einer Trennung gewöhnlich in einen desorganisierten oder desorientierten Zustand. Wir müssen uns über unsere eigenen typischen Reaktionen auf Trennungen im klaren sein, weil wir sonst Gefahr laufen, mit unseren Patienten problematische Szenarien zu wiederholen, mit denen sie (wie wir selbst) ohnehin schon nur zu vertraut sind. Ein abweisend gebundener Therapeut beispielsweise kann mit einem abweisend gebundenen Patienten gemeinsam darauf hinarbeiten, Trennungen als unerheblich hinzustellen – womit gleichzeitig die Bindung selbst als unerheblich hingestellt wird.

Die ultimative Trennung in einer Psychotherapie ist natürlich deren Abschluß. Zwar können Patienten danach noch einmal zum Therapeuten zurückkommen (und tun dies auch manchmal), doch ist der Behandlungsabschluß immer ein Prozeß von großer emotionaler Bedeutung, der erhebliches therapeutisches Potential enthält. Die Aussicht auf das Ende der neuen Bindungsbeziehung, die durch die Therapie entstanden ist, zu erleben, kann sehr berühren – schmerzhaft und bittersüß. Insofern bietet der Abschluß der Therapie eine umfassendere Möglichkeit, die mit Bindung und Verlust zusammenhängenden früheren und aktuellen Probleme des Patienten noch einmal zu rekapitulieren und eventuell noch intensiver an ihrer Auflösung zu arbeiten. Natürlich besteht der Therapieabschluß nicht nur in einem von starken Emotionen geprägten Rückblick, sondern bietet auch die Möglichkeit, sich auf eine tief empfundene Weise zu verabschieden.

Ich werde in den folgenden Kapiteln noch mehr zu den verschiedenen Bindungskategorien sagen, möchte aber hier zunächst noch einige allgemeine Dinge erwähnen, die unmittelbar den Therapieabschluß betreffen: Bei verstrickt gebundenen Patienten mit starker Angst davor, verlassen zu werden, und übertriebener Hilflosigkeit muß der Therapeut das Ende der Therapie möglicherweise strukturieren, wenn der Zeitpunkt dazu gekommen ist – und er muß dem Patienten Raum für seinen Protest gegen die bevorstehende Trennung geben. Bei abweisend gebundenen Patienten, die ihre Gefühle vermeiden und die Bedeutung von Beziehungen herunterspielen, muß der Therapeut möglicherweise »die Tür zusperren«, um dem emotionalen Erleben, das der Patient gleichzeitig fürchtet und herbeisehnt, Raum zu verschaffen. Bei unaufgelöst gebundenen Patienten, die infolge von Verlust einen Zusammenbruch erleiden können, die sich aber auch vor dem Alleinsein fürchten, muß der Therapeut möglicherweise einen abgestuften Abschluß zulassen, der ihnen die Möglichkeit gibt, die Arbeit »vorzeitig« zu beenden in dem Bewußtsein, daß sie zur Behandlung zurückkehren können (und dies wahrscheinlich auch tun werden), falls sie es für notwendig halten und glauben, es ertragen zu können.

Beurteilung des mentalen Zustandes eines Patienten hinsichtlich der Bindung

Den vorherrschenden mentalen Zustand eines Patienten hinsichtlich der Bindung zu identifizieren ermöglicht es dem Therapeuten, die entscheidenden Organisationsprinzipien oder Metaphern (bzw. Ideen) zu erkennen, die nicht nur den Beziehungen des Betreffenden, sondern auch den verschiedenen Facetten seiner Persönlichkeit ihre charakteristische Form geben.

Man stelle sich einen Patienten mit einem vermeidenden Bindungsstil vor. Bei emotional distanzierten Eltern aufgewachsen, die sich ihm gegenüber zurückweisend und kontrollbesessen verhalten haben, geht er mit anderen Menschen so um, wie man mit ihm umgegangen ist. In Beziehungen weist er andere zurück, distanziert sich von ihnen und übernimmt die Kontrolle über die Situation. Er weist Gefühle zurück, hält sie auf Distanz und versucht, sie zu kontrollieren. Zwar erlebt er seine Ziele und Wünsche zunächst als seine eigenen, doch kann es leicht passieren, daß er sich durch sie kontrolliert fühlt und sie deshalb zurückweist. Er ist im Grunde ebenso von sich selbst und anderen abgeschnitten, wie seine Eltern von ihm abgeschnitten waren. Entscheidend ist hier die Metapher der Selbstisolation, die verhindern soll, daß man zurückgewiesen oder kontrolliert wird.

Indem der Therapeut den mentalen Zustand des Patienten hinsichtlich der Bindung identifiziert, kommt er einer korrekten Vorstellung der Kindheit des Patienten näher und kann gezielte Vermutungen über das Wesen seiner prägenden Beziehungen entwickeln. Für welche Arten von Gefühlen, Wünschen, Gedanken und Verhaltensweisen war in diesen Beziehungen Raum? Was mußte der Patient darin leugnen oder unterdrücken? Welche relationalen und affektregulierenden Strategien mußte der Patient sich zu eigen machen, um die Bindungsbeziehung aufrechterhalten zu können? Durch die Beantwortung solcher Fragen können wir herausfinden, was der Patient von uns braucht. Die Kenntnis der Gefühle, Wünsche und Fähigkeiten, die er leugnen oder hemmen mußte, gibt Aufschluß darüber, wie wir auf seine Bedürfnisse am besten eingehen können.

Es gibt viele Möglichkeiten, die vorherrschenden Bindungsmuster zu identifizieren. Grundsätzlich sind Patienten je nach mentalem Zustand hinsichtlich der Bindung von einer speziellen Atmosphäre umgeben – und dementsprechend können wir uns in ihrer Nähe unterschiedlich fühlen. Außerdem lassen sich vertraute und leicht identifizierbare Diagnosekategorien (wie zwanghaft, hysterisch, Borderline usw.) in der Regel relativ leicht mit den Bindungsklassifikationen übereinbringen. Doch die wertvollsten Hinweise auf die Bindungsmuster unserer Patienten entstammen dem Adult Attachment Interview (AAI).

Klinisches Assessment und AAI

Obwohl das AAI ein Forschungsinstrument ist, ähnelt es in seiner Struktur stark einem klinischen Interview. Bei Schlußfolgerungen aus der AAI-Erzählung von Probanden einer wissenschaftlichen Untersuchung liegt der Schwerpunkt auf der Einschätzung des Prozesses und der Form, nicht des Inhalts – wie es auch in der ersten Sitzung mit einem Patienten sein sollte. Der gesprochene Inhalt ist zwar nicht irrelevant, doch Ziel des Assessments in der AAI-basierten Forschung und einer entsprechenden Therapie ist, Aspekte der Person greifbar zu machen, die diese *nicht* direkt sprachlich ausdrücken *kann*. Denn der »mentale Zustand hinsichtlich der Bindung« (Main 1995, S. 437) ist das Produkt innerer Modelle und der Regeln, die sie enkodieren, und diese sind größtenteils unbewußt und implizit. Deshalb ist als Informationsquelle nicht das am ergiebigsten, was jemand uns explizit *berichten* kann, sondern das, was er uns implizit durch seinen Diskursmodus *zeigt* (Main 2000).

Mittels des AAI-Tests, der viele Male repliziert wurde, hat Main demonstriert, daß ein kohärenter und kollaborativer Diskurs sichere innere Modelle spiegelt und daß ein durch Inkohärenz, Irrelevanz und/oder Lückenhaftigkeit beeinträchtigter Diskurs innere Modelle spiegelt, die auf unsichere oder desorganisierte Gebundenheit hinweisen. Die Entdeckung, daß der *Diskurs* eines Menschen bezüglich der Bindung die inneren Modelle der Bindung der Betreffenden spiegelt, ist direkt auf das klinische Assessment in der Therapiesituation übertragbar. In Verbindung mit dem, was Patienten in uns evozieren, mit uns inszenieren und was sie verkörpern, offenbart die *Art*, wie Patienten Worte benutzen, paradoxerweise Aspekte des Erlebens, die sich nicht in Worte fassen lassen.

Der Patient ist definitionsgemäß jemand, der sich aufgrund seines Leidens hilfesuchend an einen anderen Menschen gewendet hat, von dem er annimmt, dieser sei stärker und weiser als er selbst. Deshalb sind die ersten ein oder zwei psychotherapeutischen Sitzungen (ebenso wie die »fremde Situation« und das AAI selbst) ein Kontext, der das Bindungsverhalten oder die dagegen gerichteten Abwehrmechanismen aktivieren soll. Wahrscheinlich vom ersten Telefonanruf an und ganz sicher sobald der Patient den Behandlungsraum betritt, beginnt er, typische Arten seines Bemühens um Gebundenheit zu demonstrieren. Besonders viel ist der Art, wie der Patient mit uns spricht, zu entnehmen, denn die AAI-Forschung hat kodifiziert, wie sicher, abweisend, verstrickt und unaufgelöst gebundene Erwachsene über die Bindung kommunizieren.

Wie kohärent ist die Kommunikation des Patienten? Und wie kollaborativ ist sie? Um seinen mentalen Zustand hinsichtlich der Bindung zu identifizieren, müssen wir uns diese Schlüsselfragen immer wieder stellen. Um die mit Hilfe des AAI gewonnenen Informationen adäquat auswerten zu können, müssen wir die vier Aspekte des Diskurses von Patienten kennen, die Main – Paul Grice (1989) folgend – Qualität, Quantität, Relevanz *(relation)* und Stil *(manner)* nennt.

Bei der *Qualität* geht es um die Wahrheitstreue des Patienten: Kann er für das, was er sagt, Beweise anführen? Oder gewinnen wir den Eindruck, daß seine Äußerungen nicht fundiert sind oder im Widerspruch zu etwas stehen, das er später sagt?

Hinsichtlich der *Quantität* müssen wir uns fragen: Kann der Patient sich in seiner Kommunikation prägnant und gleichzeitig umfassend äußern? Oder fühlen wir uns entweder von irrelevanten Details überschwemmt oder aufgrund der Knappheit seiner Antworten auf unsere Fragen »so schlau wie vorher«?

Was die *Relevanz* angeht, müssen wir uns fragen, ob der Patient sich zum angesprochenen Thema relevant äußern kann. Dies ist eine andere Art zu fragen, ob der Patient sich in sein eigenes Erleben einstimmen und sich gleichzeitig mit unseren Fragen auseinandersetzen kann.

Und was den *Stil* angeht: Kann der Patient klar und geordnet kommunizieren? Oder drückt er sich vage, verwirrt oder verwirrend und/oder unlogisch aus?

Im allgemeinen können sicher gebundene Patienten wahrheitsgemäß und prägnant kommunizieren und sich relevant und klar äußern. Sie können wohlüberlegt und mit lebhaftem Affekt über emotional anrührende Erlebnisse reden. Selbst wenn sie in ein starkes Gefühl verstrickt sind, gelingt es ihnen, mit dem Therapeuten verbunden zu bleiben und Sinn und Zweck des Gesprächs im Blick zu behalten.

Abweisend gebundenen Patienten fällt es schwer, kohärent und kollaborativ zu kommunizieren. Am schwersten ist für sie, bei der Wahrheit zu bleiben: Oft gelingt es ihnen nicht, das, was sie sagen, zu belegen, und manchmal verwickeln sie sich sogar in Widersprüche. Außerdem drücken sie sich übertrieben prägnant aus und wissen nur wenig über bindungsbezogene Erlebnisse zu sagen, wobei sie oft behaupten, sie könnten sich einfach nicht mehr daran erinnern. Sehr wahrscheinlich hängt ihr Beharren auf mangelnder Erinnerung mit dem relationalen Kontext zusammen, in dem ihre Repräsentationsgewohnheiten entstanden sind: Um sich die unter den gegebenen Umständen bestmögliche Bindung zu sichern, war es besser für sie, ihrer mit ihrem Bedürfnis nach Verbundenheit zusammenhängenden Wünsche, Gefühle und Erlebnisse nicht bewußt zu sein und sich nicht an sie zu erinnern.

Dementsprechend wissen abweisend gebundene Patienten oft nur wenig über die Schwierigkeiten zu sagen, derentwegen sie zur Therapie gekommen sind, denn wenn sie sich über diese äußern würden, bestünde die Gefahr der Aktivierung ihres Bindungssystems. Im Einklang mit der Erkenntnis, daß die AAI-Transkripte abweisend gebundener Erwachsener meist besonders kurz sind, verstummen diese Patienten häufig und überlassen es dem Therapeuten, die Zeit zu füllen.

Die Kommunikation verstrickt gebundener Patienten steht in krassem Gegensatz zu dem soeben beschriebenen Muster: Sie mögen wahrheitstreu sein, äußern sich aber nur selten prägnant, relevant und klar. Ihre starken, sie beunruhigenden Gefühle insbesondere betreffs früherer Bindungsbeziehungen verursachen oft die Entstehung einer Erzählung, die sprunghaft, vage und schwer zu verfolgen ist. Als ob der Druck ihres Leidens ihre Fähigkeit zur Zusammenarbeit außer Funktion setzen würde, scheinen sie es nicht zu schaffen, bei den Themen zu bleiben, auf die sich unsere Fragen beziehen. Das kann zur Folge haben, daß die Sitzungszeit endet, bevor die Patienten mit ihrer Geschichte auf das Wesentliche gekommen sind. Fragt man sie nach Kindheitsbeziehungen, sprechen sie über aktuelle Beziehungen – und umgekehrt. Alte Gefühle der Wut, Angst oder Hilflosigkeit ihren Eltern gegenüber wirken sich auf ihre aktuellen Beziehungen aus, auch auf die zu ihrem Therapeuten.

Vor kurzem erhielt ich von einer verstrickt gebundenen Patientin einen schier endlosen Telefonanruf, der erst endete, als die Aufzeichnungskapazität meines Anrufbeantworters erschöpft war. Die Patientin sprach zunächst mit sehr erwachsen klingender Stimme, wechselte dann aber allmählich in den Tonfall eines verzweifelten, unglücklichen kleinen Mädchens. Sie ist so stark in unaufgelöste Bindungsbeziehungen aus der Vergangenheit verstrickt, daß sie in der Gegenwart in einen Modus des In-Beziehung-Tretens wechseln kann, der dem Verhalten eines kleinen Kindes ähnelt, das verzweifelt seinen verschlossenen Vater um Hilfe anfleht.

Wie dieses Beispiel nahelegt, überschneiden sich verstrickte mentale Zustände hinsichtlich der Bindung manchmal mit unaufgelösten, insbesondere wenn es darum geht, wie das Verstricktsein in beunruhigende frühere Ereignisse die Kommunikation in der Gegenwart einfärben kann. Für die Kommunikation unaufgelöst gebundener Patienten ist charakteristisch, was Main (1995) »Lücken in der Verfolgung der logischen Argumentation oder des Diskurses« (S. 442) genannt hat. Berührt der Diskurs Themen wie Bindung, Trauma oder Verlust, kann er kurzzeitig von den konventionellen Ansichten über Raum, Zeit und Kausalität abweichen. Die Patientin, deren Situation ich gerade beschrieben habe, machte sich Sorgen darüber, daß ihre Mutter gestorben sei, weil sie, ihre Tochter, nicht mehr an sie gedacht hatte. Eine andere Patientin sprach über ihren seit langem verstorbenen Vater, als lebe er noch.

Brüche im Diskurs können sich in Form ziemlich verblüffender Veränderungen der Stimmcharakteristik oder des Verhaltens äußern, die den Eindruck erwecken, daß ein Patient in einen anderen, dissoziierten Bewußtseinszustand eingetreten ist. Er wirkt dann manchmal plötzlich verträumt oder fängt an zu flüstern. Es kommt vor, daß ein Patient, der über ein beunruhigendes Erlebnis zu sprechen begonnen und vorher gesessen hatte, sich auf der Couch plötzlich auf die Seite legt, entweder dem Therapeuten zugewandt oder sogar von ihm abgewandt.

In den folgenden Kapiteln werde ich mich damit beschäftigen, welche Implikationen sich aus der Kenntnis des vorherrschenden mentalen Zustandes des Patienten hinsichtlich der Bindung für die Therapie ergeben – daraus, ob bei ihm eine abweisende, verstrickte oder unaufgelöste Bindung vorliegt. Insbesondere werde ich mich damit beschäftigen, welche Art von Beziehung wir bewußt zu fördern versuchen können, um Erlebensaspekte zu integrieren, die der Patient vorher abgeleugnet oder dissoziiert hat.

12 Der abweisend gebundene Patient

Von der Isolation zur Nähe

Im Sinne herkömmlicher diagnostischer Begriffe könnte man abweisend gebundene Patienten als in einem Spektrum von zwanghaften Erscheinungsformen am einen Ende und narzißtischen und schizoiden am anderen Ende situiert sehen. Sie haben selbst in stabilen langfristigen Beziehungen große Probleme damit, soviel Vertrauen aufzubringen, daß sie mit anderen Menschen echte Nähe erleben können. Mit der Nähe in ihrer Beziehung zu sich selbst verhält es sich ähnlich. Ihre »zwanghafte Selbstgenügsamkeit« (*compulsive self-reliance* – Bowlby 1980/1983, S. 476 f.) und die defensive Überschätzung ihres eigenen Wertes zwingen sie, alle Gefühle, Gedanken und Wünsche zu meiden, die sie dazu bringen könnten, sich um Unterstützung, Verbundenheit oder Zuwendung zu bemühen.

Ihre biologisch basierten Bindungsbedürfnisse jedoch können sie nicht tilgen. Abweisend gebundene Erwachsene behaupten manchmal im Rahmen des AAI, sie hätten das Gefühl, »alles sei gut«, obwohl physiologische Messungen bei ihnen auf etwas anderes schließen lassen – so wie vermeidend gebundene Kleinkinder in der »fremden Situation« kaum zeigen, daß sie leiden, obwohl ihre erhöhte Herzfrequenz und ihr erhöhter Streßhormonspiegel eine ganz andere Sprache sprechen (Fox & Card 1999). Offensichtlich widerstrebt es unseren abweisend gebundenen Patienten, Emotionen zu spüren, die sie dazu bringen könnten, eine tiefe Verbindung zu anderen aufzunehmen. Noch weniger gewillt sind sie, solche Emotionen auszudrücken. Doch nur wenn es uns gelingt, zu diesen Patienten eine emotionale Verbindung herzustellen, können wir mit ihnen zusammen eine Beziehung aufbauen, in der Veränderung möglich wird. Entscheidend für den Erfolg ist hierbei, dem Affekt zu folgen.

Wir müssen auf die subtilen affektiven Signale abweisend gebundener Patienten, die gewöhnlich über den Körper kommuniziert werden, sehr präzise eingestimmt sein. Was sehen wir in den Augen des Patienten? (Wendet er seinen Blick ab, eventuell weil er sich schämt, oder blickt er nach unten, wie es Menschen tun, die traurig sind? Wirken die Augen feucht, wie wenn der Patient ergriffen ist? Zieht er die oberen Augenlider hoch wie bei wütendem Starren?) Was beobachten wir im Bereich des Unterkiefers, des Mundes und der Augenbrauen? Was könnte die Körperhaltung ausdrücken? Und was können wir aus dem Klang der Stimme schließen?

Noch wichtiger ist vielleicht, daß wir uns in die subtilen Veränderungen unserer eigenen psychobiologischen Verfassung einstimmen, während wir mit Patienten im Behandlungsraum sitzen. Denn was Patienten selbst nicht spüren wollen, evozieren sie oft ungewollt in ihrem Therapeuten. Veränderungen unseres inneren Empfindens haben nur selten mit dem aktuellen emotionalen Erleben des Patienten nichts zu tun. Die Aufmerksamkeit auf das eigene innere Erleben zu richten ist in der Regel am fruchtbarsten, wenn wir gleichzeitig zulassen können, was wir empfinden, und wenn wir uns nicht allzusehr bemühen, unsere Gefühle zu verbergen. (Man erinnere sich an die Untersuchungen von Ekman, nach denen das »Aufsetzen« eines Pokerface nicht nur den Gefühls*ausdruck*, sondern auch das *Erleben* von Emotionen dämpft.) Durch Einbeziehung unserer eigenen Gefühle in die Behandlung abweisend gebundener Patienten können wir diesen helfen, ihre dissoziierten Gefühle zu integrieren.

Doch eine Psychotherapie kann einem Patienten nur dann die sichere Basis liefern, die eine solche Integration möglich macht, wenn der Therapeut dem Patienten etwas bedeutet – und dies dem Therapeuten zuzugestehen steht natürlich im Widerspruch zur Deaktivierungsstrategie abweisend gebundener Patienten, die darauf zielt herunterzuspielen, daß andere Menschen für sie wichtig sind. Somit besteht die zentrale Herausforderung darin, den Patienten in die Lage zu versetzen, sich die Bedeutung des Therapeuten für ihn einzugestehen.

Häufig verhalten sich diese Patienten zu Beginn ihrer Behandlung, als hätte der Therapeut ihnen entweder wenig zu bieten oder als sei er eine Gefahr für sie, vor der sie ständig auf der Hut sein müßten. Das Dilemma besteht hier darin, daß die Tendenz des Patienten, sich gegen Gefühle abzuschotten, es ihm unmöglich macht, für den Therapeuten stärkere Gefühle zu entwickeln, wobei der Umstand, daß der Therapeut für den Patienten relativ unwichtig ist, dessen Abschottung gegen Gefühle noch verstärkt. Genau dies ist natürlich die Essenz der Abwehrstrategie abweisend gebundener Erwachsener ihrem grundsätzlichen Problem gegenüber. Die Einschränkung des Fühlens aus Gründen des Selbstschutzes und das grundsätzliche Vermeiden von Nähe führen zu den emotionalen und relationalen Schwierigkeiten, derentwegen sich solche Patienten häufig in eine Therapie begeben.

Wenn wir in unserer Funktion als Therapeuten einen Ausweg aus diesem Dilemma finden wollen, müssen wir uns um das richtige Verhältnis zwischen empathischer Eingestimmtheit und Konfrontation bemühen. Erstere brauchen die Patienten gewöhnlich, um das Gefühl entwickeln zu können, daß wir sie verstehen. Und letzteres (die Konfrontation) benötigen insbesondere abweisend gebundene Patienten, um zu spüren, daß wir existieren – daß wir eine Wirkung auf sie und sie eine

Wirkung auf uns haben können. Um an abweisend gebundene Patienten wirklich heranzukommen, müssen wir ihnen manchmal demonstrieren, wie sie an uns herankommen.

Empathie und Konfrontation

Empathische Einstimmung wie auch Konfrontation zielen darauf, Patienten stärker für das emotionale Erleben zu öffnen. Denn was das Fühlen angeht, ist der abweisend gebundene Patient ein sehr »geschlossenes System«, da er gelernt hat, daß Anerkennen und Ausdruck belastender Empfindungen wahrscheinlich Frustration oder Schlimmeres zur Folge haben.

Indem wir unsere Empathie gegenüber dem, was der Patient erlebt, in Worte fassen, können wir seine Furcht davor, daß wir ihn zurückweisen werden oder kontrollieren wollen, verringern und so bewirken, daß unsere Reaktion beruhigend auf ihn wirkt. Aber auch das Gegenteil kann passieren. Abweisend gebundene Patienten haben in ihrer Kindheit meist wenig Empathie von seiten ihrer Bindungsfiguren erlebt. Deshalb kann unsere empathische Kommunikation bei ihnen auf taube Ohren stoßen; manche von ihnen sehen solche Bemühungen als faden Ersatz für »echte« Hilfe an (»Ist das alles, was Sie mir zu bieten haben?«); oder sie fühlen sich, ohne sich dessen bewußt zu sein, gezwungen, Empathie zurückzuweisen, weil sie die vielfältigen Gefahren heraufbeschwören kann, die mit Nähe und Abhängigkeit verbunden sind.

Obgleich ich fast immer zunächst Empathie zu übermitteln versuche, weil sie nach meiner Auffassung ein wichtiges Fundament schafft, habe ich festgestellt, daß bei abweisend gebundenen Patienten etwas mehr erforderlich ist als empathisches Spiegeln und auch mehr als Deutung. Dieses »etwas mehr« ist der beabsichtigte oder spontane Ausdruck unseres subjektiven Erlebnisses, Adressant der Kommunikation des Patienten zu sein. Dies nenne ich Konfrontation.

Wenn wir den Patienten an unserem Erleben der Beziehung zu ihm teilhaben lassen wollen, müssen wir ihm in der Regel etwas von dem, was wir fühlen, offenbaren. Patienten eine Emotion erkennen zu lassen, ist besonders wichtig, wenn die Betreffenden selbst wenig von sich spüren. Ihre Eigenwahrnehmung ist stark eingeschränkt, weil sie nicht zulassen können, bestimmte Dinge zu fühlen, zu denken oder zu erinnern. Ihre präverbalen Erlebnisse sind der expliziten Erinnerung nicht zugänglich, und spätere Erinnerungen wurden möglicherweise nie enkodiert, weil bei ihnen jene starken Emotionen deaktiviert waren, die Erlebtes normalerweise als erinnernswert markieren.

Allerdings können diese Patienten das, wozu sie bei sich selbst keinen Zugang haben, trotzdem in anderen evozieren, und dies gilt auch für ihre Therapeuten. Deshalb vermag unser subjektives Erleben einen wichtigen Zugang zu ihren ansonsten unerreichbaren Gefühlen, Gedanken und Erinnerungen zu erschließen. Und weil die Abwehrstrategien abweisend gebundener Patienten ihre Empathiefähigkeit beeinträchtigen und dadurch bei ihnen die Wahrnehmung ihrer Wirkung auf andere blockiert wird, ist unser subjektives Erleben eine überaus wichtige Ressource, sofern wir ihnen offenbaren, was wir erleben.

Ich komme nun auf den Patienten zurück, über den ich in Kapitel 8 berichtet habe, einen energischen und ziemlich intellektuellen Manager, bei dem ich mir instinktiv große Mühe gegeben hatte, meine Worte »kugelsicher« zu machen, als ob ich fürchten würde, ich könnte ihretwegen vor Gericht gestellt werden. Als ich dies »Gordon« mitteilte, war er erstaunt. Es war für ihn, als brächte ich *sein* Gefühl zum Ausdruck, irgendwie gefährdet zu sein – eine Empfindung, die er bisher nicht hatte in Worte fassen können, die ihn aber stets zu beruflichen Höchstleistungen angetrieben hatte, um nicht verurteilt oder angegriffen zu werden. Er erinnerte sich, daß seine Mutter, eine Holocaust-Überlebende, die Vermutung geäußert hatte, er müsse in seinem Beruf Angst haben (»Du mußt dort der einzige Jude sein«). Sein Gefühl, in Gefahr zu sein, war allem Anschein nach eine Folge der Lebensgeschichte seiner Mutter, das Resultat generationenübergreifender Traumatransmission. Konfrontiert man Patienten wie Gordon damit, wie man selbst als ihr Therapeut die Beziehung zu ihnen erlebt, so kann dies ihre Verbindung zu ihrem eigenen emotionalen Erleben wiederherstellen und ihnen verdeutlichen, wie sie auf andere wirken.

Manchmal, aber keineswegs immer, hat eine solche Konfrontation die Schärfe, an die man bei diesem Wort normalerweise denkt. Ich habe an früherer Stelle in diesem Buch eine Patientin erwähnt, die gleich in einer der ersten Sitzungen klarstellte, sie empfinde alle meine Worte und Gesten, die darauf zielten, ihr Verständnis und Eingestimmtheit zu signalisieren, als völlig nutzlos. Auf meine Empathieangebote reagierte sie, als wäre ich in Wahrheit ein Feind, dem gegenüber sie zunehmend Verachtung empfände. Nach etwa zwanzig Minuten sinnlosen und frustrierenden Austauschs dieser Art sagte ich dieser Patientin (ein wenig scharf), ich fühlte mich ihr gegenüber ein wenig aufgebracht, aber das sei nicht meine generelle Art, auf sie zu reagieren, und wir müßten uns genau darüber klar werden, was da vor sich gehe. Dies brachte sie ein wenig aus der Fassung, doch dann sammelte sie sich wieder und gab schließlich zu, in ihren privaten und beruflichen Beziehungen habe sie immer wieder Probleme, weil sie dazu neige, sich streitsüchtig und manchmal sogar tyrannisch zu verhalten.

Solche Patienten haben insbesondere (aber nicht nur) zu Beginn einer Behandlung einen Fuß in der Tür und den anderen draußen. Sie können im alten, problematischen Sinne des Wortes »widerständig« wirken – sie können den Eindruck erwecken, sich im Widerspruch zu den Bestrebungen des Therapeuten oder den

Therapiezielen zu verhalten. Weitaus nützlicher ist es jedoch, den scheinbaren Widerstand abweisend gebundener Patienten als *Kommunikation* zu verstehen, und diese Sichtweise wird auch dem Empfinden des Patienten selbst eher gerecht. Durch ihr widerwilliges, unengagiertes oder kontrollbesessenes Verhalten bringen solche Patienten ihre Ängste vor Nähe und Abhängigkeit zum Ausdruck. Und wie die Bindungsforschung zeigt, ist es durchaus nachvollziehbar und verständlich, wie sie zu diesen Ängsten gekommen sind: Vor dem Hintergrund ihrer Bindungsgeschichte kann ihnen die Anerkennung ihres Hilfebedürfnisses wie eine Einladung, sie zurückzuweisen, oder wie ein demütigendes Eingeständnis ihrer Unzulänglichkeit erscheinen.

Hilfe zu brauchen und nicht zu finden ist immer eine Gefahr, aber sie zu *bekommen* kann eine noch größere Gefahr sein. Hat man das Gefühl, in einer wichtigen Beziehung Hilfe zu erhalten, so besteht die Gefahr, daß dadurch ein dominierendes bewußtes inneres Modell destabilisiert wird, innerhalb dessen man sich selbst als stark und vollständig sieht und den anderen als schwach und abhängig entwertet. Wahrscheinlich tritt in Reaktion auf diese Destabilisierung anstelle des bewußten Modells das gefürchtete unbewußte Modell zutage, demzufolge man selbst hilflos und verletzlich ist, während sich der Partner in der Beziehung zurückweisend, kontrollierend und strafend verhält; und im Banne dieses unbewußten Modells fühlt sich der Patient wahrscheinlich wütend und verängstigt. Den Therapeuten als einen Menschen zu erleben, der einem helfen kann und helfen will, kann eine entsetzliche Traurigkeit hervorrufen, weil die frühen Bindungsfiguren des Betreffenden dazu nicht bereit oder in der Lage waren.

Die Psychotherapie fesselt abweisend gebundene Patienten, indem sie implizit ihre Abhängigkeit von einer neuen Bindungsfigur fördert, obwohl von ihrer Hilfe nicht zu erwarten ist, daß sie nützlich sein wird. Als Therapeuten können wir dieser Erwartung entgegenwirken, indem wir zwischen dem Bemühen, uns in das Erleben des Patienten einzustimmen, und Anstrengungen, unser eigenes Erleben zu erkennen – und es manchmal zu offenbaren –, hin und her pendeln. Vielleicht ist an dieser Stelle der Hinweis angebracht, daß zwei allem Anschein nach konträre Reaktionsweisen fast immer interagieren.

Schließlich habe ich meine Fähigkeit, Patienten zu verstehen und ihnen gegenüber Empathie zu empfinden, größtenteils meinem eigenen Erleben zu verdanken. Deshalb schicke ich an Patienten gerichteten Erläuterungen manchmal die Bemerkung voraus, daß mein Verständnis ihrer Person auf eigenen Empfindungen beruht, die für ihr Empfinden relevant (oder irrelevant) sein können. Außerdem stelle ich im Rahmen absichtlicher Selbstoffenbarungen in der Regel fest, daß ich mich danach besser auf den Patienten eingestimmt und ihm näher fühle. Hingegen hat das Erleben von Empathie dem Patienten gegenüber und manchmal auch der direkte

Ausdruck dieser Empathie häufig zur Folge, daß ich mich selbst besser wahrnehme und mich stärker mit mir selbst verbunden fühle.

Therapeutische Interaktion im Falle des abweisend gebundenen Patienten

Ein authentischer Ausdruck der Subjektivität des Therapeuten ist manchmal erforderlich, damit der Patient die Präsenz des Therapeuten als einer unabhängigen Person *spürt*. Dies gilt insbesondere bei Patienten, die ihre Eltern als zurückweisend oder emotional nicht präsent erlebt haben. In solchen Fällen können die affektiven Reaktionen des Therapeuten belebend, aber auch beruhigend wirken. Selbst wenn sich der Patient von seinen Eltern übermäßig stark kontrolliert fühlte und er sich deshalb nach innen zurückgezogen hat, kann es für ihn wichtig sein zu hören, daß auch der Therapeut ein manchmal verletzliches menschliches Wesen ist, das Gefühle empfinden und ausdrücken kann.

Insbesondere wenn abweisend gebundene Patienten sich in einem Zustand des Rückzugs befinden, brauchen sie den Anreiz oder die Ermutigung zur Präsenz, die ein affektiv substantieller Aspekt der Subjektivität des Therapeuten ihnen geben kann; sind Patienten hingegen emotional engagierter und ansprechbarer, braucht der Therapeut ihnen möglicherweise nur zur Seite zu stehen und zu helfen, tiefer zu empfinden und zu verstehen, was sie erleben. Selbstoffenbarungen des Therapeuten sind nicht generell ungefährlich, doch wenn er übermäßig kontrolliert oder reserviert wirkt, wie er es im Sinne von Freuds »weißer Leinwand« sein müßte, ist auch das mit Gefahren verbunden. Stereotyp neutrale oder »objektive« Therapeuten (insbesondere wenn sie selbst einen abweisenden Bindungsstil haben) können den Abwehrstrategien abweisend gebundener Patienten »in die Hände spielen« und unabsichtlich eben jene emotionale Isolation verstärken, die sich ungünstig auf die Entwicklung des Patienten ausgewirkt hat.

Natürlich geht es nicht um Ehrlichkeit um jeden Preis, sondern wir sollten unser Erleben in einer Form kommunizieren, die der Patient für sich nutzen kann. Manchmal ist dies zweifellos schwierig. Abweisend gebundenen Patienten mag es durchaus gelingen, den Kontakt zu vielen Gefühlen zu unterbinden, bei der Wut jedoch verhält es sich anders: Im Gegensatz etwa zur Traurigkeit trägt Wut dazu bei, Distanz aufrechtzuerhalten. Und wie die mit der immanenten Deaktivierungsstrategie des Patienten verbundene offene (oder verdeckte) Entwertung zum Ausdruck bringt, baut sich Wut oft allmählich auf und ruft beim Therapeuten starke Gefühle hervor.

Welche Gefühle wie zum Ausdruck gelangen, hängt zum größten Teil von unseren eigenen Bindungsmustern ab. Therapeuten mit einer tendenziell abweisenden

Bindung reagieren oft kalt oder mit Rückzug, sie können aber auch einen Kontrollzwang entwickeln. Manchmal suchen sie ihr Heil auch in der Deutung und vergrößern den ohnehin schon entstandenen Schaden zu allem Überfluß dann auch noch durch ihre Bemühungen, den Patienten zur Einsicht zu geleiten. Verstrickt gebundenen Therapeuten mit starken Ängsten davor, verlassen zu werden, erscheint es als unmöglich, nicht zu zeigen, wie niedergeschmettert sie sich fühlen, oder sie flüchten in einen Wutanfall.

Im Idealfall sind wir als Therapeuten sicher genug, um etwas von dem, was wir empfinden, zu vermitteln, mit einer Affektstärke, die den Patienten emotional erreicht. Natürlich sind wir nicht völlig Herr der Emotionen, die sich in unserer Interaktion mit dem Patienten manifestieren (und sollten es auch nicht sein). Manchmal reagieren wir zu stark, und manchmal spiegeln sich in unseren Reaktionen der Rückzug oder das übertriebene Kontrollbedürfnis des Patienten. Wenn wir die charakteristischen Übertragungs-Gegenübertragungs-Muster, die bei abweisend gebundenen Patienten in der Regel auftreten, zu erkennen und zu verstehen vermögen, ist das zwar keine Garantie dafür, daß wir optimal reagieren, dies zu können kann aber nützlich sein.

Drei Muster dieser Art sind besonders auffällig, und jedes von ihnen deutet auf eine etwas andere Vorgeschichte vermeidender Gebundenheit hin. Eines dieser Muster kommt bei Patienten vor, deren erste Verteidigungslinie in der Entwertung besteht; das zweite ist bei Patienten zu finden, die (anfänglich) idealisieren; und das dritte ist charakteristisch für jene, für die Kontrolle entscheidend ist. Meist finden wir bei Patienten mehrere dieser Muster vor, doch am Anfang einer Behandlung dominiert gewöhnlich eines; und weil es die erste Verteidigungslinie des Patienten bildet, kommt es oft in schwierigen Situationen innerhalb und außerhalb der Therapie zum Einsatz. Und da die therapeutische Beziehung das Werk beider daran Beteiligter ist, wirken sich die Charakteristika unserer eigenen Gebundenheit unvermeidlich auf den Patienten aus. Haben wir als Therapeuten beispielsweise das Bedürfnis, idealisiert zu werden, neigt der Patient mit höherer Wahrscheinlichkeit dazu, uns zu idealisieren.

Das Muster der Entwertung

Abweisend gebundene erwachsene Paare wurden *merger wary* (»mißtrauisch gegenüber Verschmelzen« – Goldbart & Wallin 1996) genannt, und die zum Entwerten Neigenden unter ihnen wurden *the merger wary who sabotage love* (»die gegenüber Verschmelzen Mißtrauischen, die Liebe sabotieren« – S. 93) genannt. Häufig sind sie Kinder sozial benachteiligter und narzißtisch entwertender Eltern und in einer emotionalen Wüste aufgewachsen. Sie haben die Abwehrstrategien ihrer Eltern übernommen und gelernt, sich vor unerfüllten Bedürfnissen und frustrierter Wut zu schützen, indem sie eine zu positive Sicht ihrer selbst und eine zu negative Sicht anderer Menschen entwickelt haben.

Im Laufe der Zeit jedoch können sich Illusionen der Besonderheit, die solche Patienten schützen und trösten, als immer hohlerer Ersatz für Liebe erweisen. Echte Intimität jedoch birgt die Gefahr, jene aus dem Gefühl der Abhängigkeit resultierende Sehnsucht und Wut ans Licht zu bringen, die die Eltern solcher Patienten nicht ertragen konnten. Deshalb ähnelt ihre Reaktion auf eine potentiell intime Beziehung der eines Hungernden bei einem Festmahl, der sich einzureden versucht, das Essen sei einfach nicht gut genug, und der sich deshalb weigert zu essen.

Wenn es um abweisend gebundene Patienten geht, sollten wir stets bedenken, daß ihre von ihnen selbst kreierte Propaganda über *ihre* Vollkommenheit und – dies ist noch wichtiger – *unsere* Unvollkommenheit ihnen (einen sehr stacheligen) Schutz vor dem Gefühl der Scham bietet. So wichtig sich dieser Schutz auf unbewußter Ebene auch anfühlen mag, er ist auch kontraproduktiv, und deshalb muß sich der Therapeut mit ihm befassen.

Wirksamer als direkt auf die schützende Feindseligkeit des Patienten zu fokussieren sind jedoch Kommentare, die auf ihre Schwierigkeiten, anderen Bedeutung zuzugestehen, hinweisen. In der Therapie spiegelt sich dies in den (oft unbewußten) Bemühungen des Patienten, dafür zu sorgen, daß der Therapeut für ihn nicht zu wichtig wird. Wenn beispielsweise eine Unterbrechung der Behandlung bevorsteht, sagen solche Patienten manchmal Sitzungstermine ab oder kommen darauf zu sprechen, daß sie durch die Abwesenheit des Therapeuten Geld sparen, als versuchten sie, sich auf diese Weise einzureden, wie wenig sie den Therapeuten vermissen würden.

> Ein Jahr oder länger nach Beginn meiner Beziehung zu einem solchen Patienten äußerte ich mich über dessen ziemlich merkwürdige Angewohnheit, unsere Sitzungen zu beginnen und zu beenden. Beim Betreten des Behandlungsraums ging er an mir vorüber und übergab mir seinen Scheck, ohne mich eines Blickes zu würdigen, wobei er oft sogar kurz die Augen schloß. Am Ende der Sitzung schritt er wieder schweigend an mir vorüber und drehte mir in Reaktion auf eine meiner üblichen Abschiedsfloskeln wie »Machen Sie's gut!« oder »Bis zum nächsten Mal« den Rücken zu.
>
> Ohne zu erwähnen, daß ich mich durch dieses Verhalten oft ausgeschlossen fühlte, beschrieb ich einfach, was ich erlebte, und äußerte die Vermutung, daß sein Verhalten irgendeine Bedeutung hätte. Daraufhin versuchte er zunächst, es als völlig normal und bedeutungslos hinzustellen, ergänzt durch den Hinweis, für die meisten seiner beruflichen Beziehungen sei eine Art militärischer »Zackigkeit« charakteristisch.

> Warum solle er in einer Therapie besonders persönlich werden oder dem Therapeuten näher kommen, da die Beziehung zu ihm doch sowieso irgendwann enden werde? Er gab zu, daß es ihm schwer falle, Vertrauen zu fassen, und er erklärte, daß wahrscheinlich seine Mutter das Vorbild für sein Verhalten gewesen sei und auch der Grund für dessen Entstehung sein könnte. Sie hatte sich regelmäßig in ihr Schlafzimmer zurückgezogen, ohne auch nur mit einer kleinen Geste oder einem Wort zu signalisieren, daß sie dies tun würde. Ebensowenig hatte sie irgendwie zu erkennen gegeben, daß sie seine Rückkehr aus der Schule bemerkt hatte, einmal ganz abgesehen davon, daß sie ihn willkommen geheißen hätte. Sie war schweigend in ihrem Schlafzimmer geblieben. Er sagte, er habe in solchen Situationen das Gefühl gehabt, in ein leeres Haus zu kommen.

Bei implizit oder explizit zu defensivem Entwerten neigenden Patienten können wir auf unterschiedliche Weisen reagieren. Befinden wir selbst uns in einem abweisenden mentalen Zustand hinsichtlich der Bindung, reagieren wir auf die entwertende Übertragung des Patienten mit einer entwertenden oder wütenden Gegenübertragung. Befinden wir selbst uns in einem verstrickten mentalen Zustand hinsichtlich der Bindung, fühlen wir uns wahrscheinlich sehr verletzlich und reagieren, als sei die Entwertung des Patienten unserer eigenen Unzulänglichkeit zuzuschreiben: Schreibe der Patient uns in seinem Leben keine wichtige Rolle zu, sei der Grund vielleicht, daß wir ihm nichts wirklich Wichtiges zu bieten hätten. In jedem Fall haben wir, wenn wir unser Unbehagen angesichts der Gefahr weiterer entwertender Äußerungen und das Unbehagen des Patienten, weil er »exponiert« wird, ertragen, die Möglichkeit, ein wichtiges *Beziehungs*muster (sowie ein Abwehrmuster) zu erforschen, das die Interaktion des Patienten nicht nur in seiner Beziehung zum Therapeuten, sondern auch in anderen Beziehungen formen könnte.

Das Muster des Idealisierens

Abweisend gebundene Patienten, die idealisieren, sind oft ebenso wie zum Entwerten neigende bei einem äußerlich egozentrisch wirkenden und insgeheim unsicheren Elternteil aufgewachsen. Weil sie als Kinder gespürt haben, daß die narzißtischen Bedürfnisse ihrer Eltern immer Vorrang hatten, ist ihnen schon in der Kindheit klar geworden, daß sie in der emotionalen Wüste, in der sie lebten, eine Oase finden könnten, indem sie die Bedürfnisse ihrer Eltern erfüllten. Sie halfen ihren Eltern, sich als besondere Menschen zu fühlen, und konnten so auch sich selbst als jemand Besonderes fühlen – und gleichzeitig Abhängigkeits- und Wutgefühle vermeiden.

Die Kenntnis dieses Adaptionsmusters aus der Kindheit hilft uns zu verstehen, warum uns einige unserer abweisend gebundenen Patienten idealisieren. Die Bewunderung dieser Patienten ist in jedem Fall übertrieben, weil sie überdeterminiert ist. So phantastisch wir auch sein mögen, trotzdem haben die Betreffenden auf irgendeiner Ebene immer das Gefühl, es sei ihre Pflicht, uns zu bewundern. Sie »wissen«, daß sie unser vermeintlich fragiles narzißtisches Gleichgewicht stützen müssen, um die Beziehung zu uns aufrechterhalten zu können. Grundsätzlich nehmen solche Patienten implizit an, daß der Therapeut auf tönernen Füßen steht und Bestätigung benötigt (und manchmal denken sie dies auch über sich selbst). Durch diese Annahme nimmt ihre Beziehung zum Therapeuten eine »Als ob«-Qualität an, und sie bleiben auf Distanz zu ihm. Aus dieser Perspektive betrachtet neigen idealisierende Patienten, auch wenn sie deutlich stärker engagiert *wirken* mögen als ihre entwertenden Gegenspieler, nicht weniger zum Vermeiden als jene.

Wahrscheinlich müssen wir dem Bedürfnis solcher Patienten nach Idealisierung ebenso respektvoll begegnen wie dem Bedürfnis der anderen Kategorie, die Menschen in ihrer Umgebung zu entwerten – und wir müssen uns bei ihnen ebenso bemühen, ihre Abwehr auf eine für den Patienten nützliche Weise anzusprechen. Vor vielen Jahren habe ich eine eindrucksvolle, wenn auch sehr bedauerliche Lektion darüber erhalten, was passieren kann, wenn dies nicht gelingt.

> Nach einer langen und allem Anschein nach erfolgreichen Therapie gelangte ein Patient, den ich hier Andrew nennen werde, zu der bitteren Erkenntnis, daß er in seiner Beziehung zu mir seine zwanghaft idealisierende Beziehung zu seiner narzißtischen Mutter reproduziert hatte – einer beeindruckenden und nur oberflächlich aufgeschlossenen Frau, die von allen Menschen in ihrer Umgebung Bewunderung erwartet und auch erhalten hatte.
>
> Der Patient beendete daraufhin abrupt und wütend die Behandlung und warf mir vor, dieser Dimension unserer Beziehung gegenüber ebenso blind gewesen zu sein (wohl wegen meines eigenen Bedürfnisses, idealisiert zu werden) wie gegenüber der Tatsache, daß sie seine Behandlung behindert habe. Viele Jahre später traf ich Andrew zufällig wieder. Ich sagte ihm, seit einiger Zeit sei ich der Auffassung, daß er recht gehabt habe: Ich sei dem Enactment und seinen Bitten gegenüber, mich in unserer Beziehung emotional stärker zu engagieren, mich deutlicher selbst zu offenbaren und mehr über mich selbst nachzudenken, blind gewesen.[1]

Wie die Neigung zum Entwerten kann auch die zur Idealisierung von einem mehr oder weniger unbewußten Gefühl der Notwendigkeit gespeist werden. Doch während der Entwertungsneigung hauptsächlich das Bestreben, Abhängigkeit zu vermeiden, zugrunde liegt, befriedigt die Idealisierung hauptsächlich das Bedürfnis des Patienten, das zwei Personen umfassende System gegenseitiger Bewunderung zu erhalten, das er nutzt, um sein eigenes Gefühl, jemand Besonderes zu sein, zu verstärken. Diese Sicht legt nahe, nicht die Idealisierungsneigung des Patienten in Frage zu stellen, sondern sich auf seine Sorge bezüglich unserer Verletzlichkeit zu konzentrieren sowie auf seinen Schluß, wir müßten gestützt und vor seinen Zweifeln daran, ob wir die Idealisierung wirklich verdienen, bewahrt werden.

Verstrickt gebundene Therapeuten fühlen sich aufgrund der Idealisierung ihrer Patienten häufig unwohl und sehen sich deshalb gezwungen, den Luftballon, den der Patient aufgeblasen hat, um sie beide »über Wasser« zu halten, mit einer Nadel zum Platzen zu bringen. Abweisend gebundene Therapeuten hingegen nehmen die Idealisierung ihrer Patienten oft für bare Münze oder freuen sich zu sehr über die ihnen zugesprochene Rolle, um sie als Bestandteil eines defensiven Beziehungsmusters erkennen zu können. Wenn wir entweder Unbehagen oder Freude angesichts der Bewunderung bemerken, die ein Patient uns entgegenbringt, weist das oft auf das Bestehen einer Idealisierung hin.

Das Muster des Strebens nach Kontrolle

Manche abweisend gebundenen Patienten verwandeln ihre Beziehung zum Therapeuten (ebenso wie zu anderen Menschen) in einen Machtkampf. Sie werden oft als »zwanghafte Persönlichkeit« bezeichnet und sind von ihrem Kontrollbedürfnis ebenso besessen wie von der Angst, in die Macht anderer zu geraten. Oft sind die Betreffenden Kinder kontrollbesessener, schroffer und sehr penibler Eltern gewesen, die ihre eigene Wut unterdrückten und sich bei engem Körperkontakt unwohl fühlten. Wahrscheinlich hatten ihre Eltern auch wenig Geduld mit leidvollen Empfindungen ihrer Kinder, der Unordnung, die sie verursachten, und ihren Wutanfällen. Doch anders als die Eltern entwertender und idealisierender Patienten reagierten sie auf ihre Kinder nicht mit wütender Zurückweisung oder Rückzug, sondern mit zudringlicher Kontrolle. Die Patienten hatten als Kinder versucht, mit ihrer Situation auf zwei Arten fertig zu werden. *Erstens* distanzierten sie sich wie alle Patienten mit abweisenden Abwehrstrukturen so stark wie möglich von ihren Gefühlen. Und *zweitens* widersetzten sie sich (oft insgeheim) der Kontrolle ihrer Eltern, als würden sie die für sie riskante Suche nach Trost und Verbundenheit aufgeben und sich stattdessen stärker dem Kampf gegen ihre eigene Machtlosigkeit zuwenden.

Bei der psychotherapeutischen Arbeit mit solchen Patienten geht es oft um Macht und Kontrolle. Wir können mit ihnen Schwierigkeiten wegen des Honorars oder wegen Terminen bekommen oder weil wir mit ihnen auf eine bestimmte Weise und nicht anders arbeiten. Gleichzeitig sieht der Patient den Therapeuten (der sich aufgrund der Arbeit mit einem solchen Patienten manchmal ziemlich überlastet fühlt) als kontrollbesessen und als jemanden, der anderen seinen Willen aufzuzwingen versucht. In solchen Fällen gilt es herauszufinden, was die Kämpfe, die der Patient anzettelt, für ihn bedeuten. Häufig erweisen sie sich als eine Art Revanche gegenüber den eigenen Eltern, und sie dienen dazu, die tieferen Bindungsprobleme zu verbergen: Menschen möchten denjenigen, von denen sie sich in einen Kampf gedrängt fühlen, meist nicht nahe sein.

Die Schwierigkeit bei der Arbeit mit solchen Patienten besteht darin, die Kämpfe um die Kontrolle weder durch Unterwerfung zu vermeiden, noch selbst zu versuchen, die Patienten zu dominieren. Entscheiden wir uns dafür, uns dem Patienten zu unterwerfen, nehmen wir uns das wahrscheinlich später übel. Versuchen wir, unsererseits den Patienten zu dominieren, fühlen wir uns später wahrscheinlich schuldig. Beides wirkt sich in einer Therapie nicht positiv aus – sind wir uns jedoch bei entsprechenden Enactments unserer Rolle bewußt, bieten beide genannten Optionen die Möglichkeit einer sinnvollen Untersuchung des Kampfes um Kontrolle. Dies veranschaulicht die folgende klinische Vignette.

Für Selena war das Honorar ein sehr heikler Punkt. Als Geschäftsfrau hatte sie schon schwere Zeiten durchlebt, und sie wollte sich auf keinen Fall »abzocken lassen«. Weil ich ihr die Therapie ermöglichen wollte und glaubte einschätzen zu können, was sie sich leisten konnte, schlug ich ihr ein reduziertes Honorar vor. Nach ihrer Auffassung war der Rabatt jedoch nicht groß genug. Sie machte daraufhin einen Gegenvorschlag, den ich akzeptierte.

Ein wenig später merkte ich, daß mich die Patientin über ein recht ansehnliches Vermögen im Unklaren gelassen hatte. Deshalb erklärte ich, daß wir uns mit der Reduzierung des Honorars noch einmal befassen müßten. Daraufhin fühlte sich die Patientin verraten, ausgebeutet und verletzt. Sie beklagte sich bitterlich, ich hätte ihre Aufrichtigkeit ausgenutzt, und eigentlich hätte sie wissen müssen, daß sie einem Therapeuten, der übermäßiges Interesse an finanziellen Dingen gezeigt hätte, besser nicht vertraute. Kurz darauf unterbrach sie die Behandlung. Einige Jahre später kam sie zu mir zurück, und obwohl sich ihre finanzielle Situation ein wenig gebessert hatte, erklärte ich mich erneut bereit, mein Honorar zu reduzieren (allerdings nicht so stark wie vorher). Dann entwickelten sich ihre Geschäfte spektakulär gut.

Über ein Jahr lang erwähnte ich das Thema Honorar mit keinem Wort. Ihre offensichtliche akute Verletzlichkeit gegenüber dem Gefühl, ausgebeutet zu werden, schien mir Grund genug zu sein, die Sache auf sich beruhen zu lassen. Schließlich wurde mir klar, daß meine Zurückhaltung in diesem Punkt auch mit meiner Angst zusammenhing, abermals ihre Wut und ihr Mißtrauen zu schüren – und daß ich aufgrund meines Schweigens in abgemilderter Form Selenas Gefühle der Wut, Distanziertheit und Verletzlichkeit angesichts drohender Übervorteilungen empfand. Ein weiterer Monat verging, bis ich mich aufraffte, ihr mitzuteilen, ich würde mein Honorar für unsere Arbeit erhöhen.

Mit etwas schuldbewußtem Lächeln erwiderte sie, sie habe sich ohnehin schon gefragt, wann ich das wohl tun würde. Dann fragte sie, ob ich nur bei ihr oder auch bei meinen übrigen Patienten das Honorar erhöhen würde. Ich antwortete, bei meinen übrigen Patienten hätte ich dies schon vor einiger Zeit getan, hätte aber bei ihr damit gezögert, weil sie bei unserem letzten Gespräch über dieses Thema so stark reagiert hätte. Sie erwiderte, es rühre sie, daß ich ihre Gefühle so ernst nähme.

Obwohl ich mich versucht fühlte, mein frisch poliertes gutes Image weiter strahlen zu lassen, ging ich der Angelegenheit doch weiter nach, indem ich Selena sagte, zögern lassen habe mich meine Angst, bei ihr erneut jene Gefühle der Wut und des Verratenwerdens zu wecken, derentwegen sie vor einiger Zeit die Therapie hätte abbrechen müssen. Andererseits hätte ich mich aufgrund meines Schweigens von ihr distanzierter gefühlt, als ich es gewollt hätte.

Dann fragte ich Selena, wie sie es empfinde, dies von mir zu hören. Sie sagte, sie sei immer noch dankbar dafür, daß ich die Honorarfrage nicht angesprochen hätte, bevor sie das Vertrauen zu mir entwickelt hätte, daß sie nun habe. Andererseits sei sie auch verblüfft und beunruhigt darüber, daß ihre Wut und ihr Argwohn mich so stark hätten beeindrucken und dementsprechend natürlich auch ihre Beziehungen zu anderen Menschen hätten beeinflussen können. Sie hatte offenbar völlig vergessen, daß ihrer Flucht aus der Therapie die Kontroverse wegen des Honorars vorangegangen war.

Der Kampf um die Kontrolle kann für Patienten unterschiedliche Bedeutungen haben. Einige setzen den Kontrollverlust mit einer Gefährdung ihrer Identität, Selbständigkeit oder Autonomie gleich. Die Kontrolle aufzugeben (oder auch nur einen Partner daran teilhaben zu lassen) empfinden einige wie eine Überantwortung oder Unterwerfung. Insbesondere zu Beginn ihrer Therapie war für Selena das Gefühl, in einer Beziehung der Kontrolle des Partners unterworfen zu sein, gleichbedeutend mit Gefahr. Im Laufe der Behandlung wurde ihr allmählich klar, daß ihr Gefühl der Gefährdung weniger der realen Situation entsprach, als es ein Ausdruck ihrer Sorgen war, in von ihr als gefährlich empfundener Nähe verletzlich und abhängig zu sein. Der Aspekt der Kontrolle war in diesem Fall zwar wie bei vielen abweisend gebundenen Patienten durchaus wichtig, doch das Streben nach Kontrolle fungierte hier gleichzeitig auch als Bemühung um eine Zuflucht vor den mit Nähe und Bindung zusammenhängenden Gefahren. Wird im Laufe einer Psychotherapie unsere Beziehung zu einem Patienten allmählich tiefer, verschiebt sich der Fokus von der Aggression zur Liebe – von den Gefahren, die mit dem Erleiden oder Ausüben von

Kontrolle verbunden sind, hin zu den Gefahren, die es mit sich bringt, zu lieben und selbst geliebt zu werden.

Ein neurobiologischer Schlußakkord

Die rechte Gehirnhälfte wird auch *sozial-emotionales Gehirn* genannt. Im Idealfall nährt die Beziehung des Therapeuten zu einem abweisend gebundenen Patienten Entwicklung und Integration von dessen »rechtem Gehirn« (Ornstein 1997) auf eine Weise, auf die es die ersten Bindungsbeziehungen des Patienten nicht vermochten.

Die *relationalen* Verbindungen, die normalerweise die *neuronalen* Verbindungen des Denkens mit dem Fühlen, der Sprache mit dem Erleben, und des Selbstempfindens in Beziehung zu anderen Menschen nähren, waren für solche Patienten oft weitgehend unzugänglich, während sie als vermeidend gebundene Kinder bei abweisend gebundenen Eltern aufwuchsen. Man erinnere sich, daß Bindungs- und Betreuungsverhalten, Gesichtserkennung und das Lesen nonverbaler körperlicher Signale bei uns selbst und bei anderen allesamt der rechten Hemisphäre zugeordnet werden. Durch das Vermeiden von Nähe und Empfindungen – Vorgängen, für die großenteils die rechte Gehirnhälfte zuständig ist – hat der abweisend gebundene Patient möglicherweise gelernt, sich hauptsächlich in einer im Sinne linearer Logik und der Sprache organisierten linkshemisphärischen Welt aufzuhalten.

Das »rechte Gehirn« des Patienten in seine Beziehung zum Therapeuten einzubeziehen erfordert »wechselseitige rechtshemisphärische Kommunikation« (*right-brain-to-right-brain communication* – Schore 2003/2007, dt. S. 79), die weitgehend nonverbal und implizit ist, sich aber auch in Form des Austauschs von Worten manifestieren kann, die Emotionen verkörpern und evozieren. Natürlich aktiviert ein (abweisend gebundener) Therapeut, dessen Arbeit ausschließlich von seiner linken Hemisphäre gesteuert wird, wahrscheinlich nicht die unentwickelten Fähigkeiten des Patienten, intimen Kontakt aufzunehmen und zu spüren. Hingegen kann ein (verstrickt gebundener) Therapeut, dem es Schwierigkeiten bereitet, die sprachlichen und interpretatorischen Ressourcen der linken Gehirnhälfte zu nutzen, mit dem Patienten wahrscheinlich nicht in einer Sprache sprechen, auf die der Patient eingehen kann. Je nach Charakteristik unserer eigenen Psyche müssen wir unseren Geist möglicherweise zunächst so weit beruhigen, daß entweder unsere Gedanken unseren Gefühlen Rechnung tragen oder unsere Gefühle auf sinnvolle Weise in Gedanken übersetzt werden.

Die Fähigkeit, sich in einen achtsamen Zustand zu versetzen, kann bei der Arbeit mit abweisend gebundenen Patienten besonders nützlich sein, weil Achtsamkeit beim Therapeuten die Art von offenem und integriertem Erleben fördert, die wir bei unseren Patienten zu stärken hoffen. Eine achtsame Haltung verbessert unsere

Chancen, in unserer Beziehung zum Patienten die nonverbalen und emotionalen Unterströmungen zu spüren und zum Ausdruck zu bringen. Sehr nützlich kann es auch sein, die Fähigkeit des *Patienten* zur Achtsamkeit zu fördern. Abweisend gebundene Patienten (die folgende Formulierung stammt von einem von ihnen und ist eine Beschreibung seiner eigenen Situation) schweben oft über ihrem Leben, ohne jemals wirklich in ihrem eigenen Körper zu landen. Als Therapeuten müssen wir bei solchen Patienten so präsent und geerdet wie eben möglich sein, wenn wir sie dazu befähigen wollen, zu sich selbst in Kontakt zu treten – so tief, wie sie sich befugt fühlen – sowie zu denjenigen, die sie lieben und von denen sie selbst geliebt werden.

ANMERKUNGEN

1. Als mein Patient meine Reserviertheit meinem Bedürfnis, die Lücken in meiner Panzerung zu verbergen, um nicht seine Idealisierung meiner Person zu gefährden, zuschrieb, hatte er mit dieser Deutung möglicherweise Recht, nur war sie unvollständig. Denn meine Reserviertheit spiegelte auch mein völlig irriges Festhalten an einer Sicht der therapeutischen Beziehung, die ich mittlerweile für sehr problematisch, wenn nicht sogar destruktiv halte. Ihr gemäß ist es so gut wie nie für den Patienten von Vorteil, zu wissen, was im Therapeuten vor sich geht. Ich bin inzwischen überzeugt, daß das genaue Gegenteil der Fall ist: daß es dem Patienten oft gute Dienste leistet, dies zu wissen – wohingegen die Weigerung des Therapeuten, sich zu offenbaren, oft Schaden anrichtet, wie meine Arbeit mit Andrew zeigt.

13 Der verstrickt gebundene Patient

Raum schaffen für den eigenen Geist des Patienten

Patienten mit überwiegend verstricktem mentalem Zustand hinsichtlich der Bindung sind in vielerlei Hinsicht das genaue Gegenteil von Patienten mit abweisender Bindungscharakteristik. Letztere führen oft ein sehr eingeschränktes Leben, sind von ihren Gefühlen abgeschnitten und empfinden Nähe als unangenehm. Erstere hingegen wirken oft lebhaft, werden aber leicht von ihren Gefühlen überwältigt und bemühen sich mit allen verfügbaren Mitteln, Distanz zu anderen Menschen zu vermeiden. Zumindest bei oberflächlicher Betrachtung lassen abweisend gebundene Patienten kaum Schwierigkeiten hinsichtlich ihrer Selbstachtung oder Autonomie erkennen, wogegen verstrickt gebundene Patienten von Selbstzweifeln gequält werden und Angst vor zu großer Unabhängigkeit haben. Abweisend gebundenen Patienten fällt es fast immer schwer, sich auf andere Menschen zu verlassen, wogegen verstrickt gebundene Patienten Schwierigkeiten haben, daran zu glauben, daß sie sich manchmal auf sich selbst verlassen können. Und während abweisend gebundene Patienten von den Ressourcen der sozial-emotionalen rechten Gehirnhälfte abgeschnitten zu sein scheinen, haben verstrickt gebundene Patienten eher Probleme mit der Nutzung der Fähigkeit ihrer sprachlich orientierten linken Gehirnhälfte, in chaotischen Erlebnissen einen nachvollziehbaren Sinn zu finden. Diana Fosha (2003) paraphrasierend könnte man sagen, daß abweisend gebundene Patienten mit Dingen *umgehen*, aber nicht *fühlen* können *(deal, but not feel)*, wohingegen verstrickt gebundene Patienten *fühlen* (und Verunsicherung zulassen *[to reel]*), aber nicht mit den Dingen *umgehen* können *(feel, but not deal)*.

Verstrickt gebundene Patienten sind in einem diagnostischen Spektrum zu verorten, das von Hysterikern bis zu Borderline-Störungen reicht. Diejenigen am hysterischen Ende des Spektrums wirken überwältigt und hilflos, verhalten sich aber oberflächlich kooperativ und manchmal verführerisch. Diejenigen am Borderline-Ende wirken wütend, fordernd und chaotisch. Das Leben beider Varianten verstrickter Gebundenheit ist von der Angst, verlassen zu werden, geprägt.

Man hat solche Patienten als »verschmelzungshungrig« (*merger hungry* – Goldbart & Wallin 1996) bezeichnet: »Weil [für sie die] größten Gefahren Trennung, Verlust und Alleinsein sind, erleben sie Nähe als höchstes Gut: Sie ist für sie die Lösung, nie das Problem« (S. 90). Doch aufgrund der Art dieser Patienten, Nähe zu suchen, verwandelt sich die vermeintliche Lösung meist in ein Problem. Durch ihre hyperaktivierend wirkende Strategie erkaufen sich verstrickt gebundene Patienten ein wenig Sicherheit, für die sie einen sehr hohen Preis zahlen.

Frühe Erlebnisse mit unberechenbaren Bindungsfiguren haben diese Patienten gelehrt, sich die Aufmerksamkeit und Unterstützung anderer zu sichern, indem sie ihr Leid so unübersehbar deutlich präsentieren, daß andere es nicht ignorieren können. Problematisch an dieser Lösung ist, daß die Betreffenden ständig nach inneren und äußeren Signalen Ausschau halten müssen, um ihr Leid zu verdeutlichen. Deshalb nehmen sie gefahrenbezogene Gedanken, Gefühle und Körperempfindungen übertrieben stark wahr und neigen dazu, deren Bedeutung zu überzeichnen; außerdem achten sie akribisch auf tatsächliche oder eingebildete Anzeichen dafür, daß ihr Partner in einer Beziehung etwas mißbilligt, das sie tun, sich zurückzieht oder sie zurückweist. Weil verstrickt gebundene Patienten ihr Bindungssystem ständig aktiviert halten müssen, wird es ihnen nicht nur erschwert, einen Zustand emotionaler Balance zu erreichen, sondern auch die Entwicklung einer gesunden Selbstachtung und die Gewinnung des Vertrauens anderer werden behindert.

Um solchen Patienten zu helfen, ihr emotionales Gleichgewicht, ihre Selbstachtung und ihr Vertrauen zu stärken, müssen wir ihnen in einer Psychotherapie eine Beziehung bieten, die ihnen Alternativen zu ihrer Hyperaktivierungsstrategie erschließt. Es geht also um eine Beziehung, in der die Patienten auf die emotionale Erreichbarkeit des Therapeuten und seine akzeptierende Grundhaltung zählen können, statt das Gefühl zu haben, daß sie solche Reaktionen nur hervorrufen können, indem sie ihren Affekt, ihre Hilflosigkeit und/oder ihre oberflächliche Kooperation defensiv verstärken. Wir müssen verstrickt gebundenen Patienten also eine Beziehung bieten, die ihre hyperaktivierende Strategie allmählich überflüssig macht.

Dies zu erreichen ist weitaus schwieriger, als es den Anschein haben mag. Offensichtliche Unsicherheit ist für diese Menschen die zuverlässigste Möglichkeit, sich die Aufmerksamkeit ansonsten nicht verläßlicher anderer zu sichern. Deshalb fällt es ihnen schwer, ihre bewährte Strategie aufzugeben. Im übrigen erleben sie ihre überwältigenden Gefühle, ihre Unsicherheit und ihr Mißtrauen gar nicht als »Strategie«, die zu verändern sie (zumindest bewußt) bereit wären, sondern als Facetten ihrer Realität, die fest mit ihrem Selbstempfinden verbunden sind. Unbewußt (und manchmal auch bewußt) begrüßen verstrickt gebundene Patienten diese belastenden Aspekte ihres Umgangs mit sich selbst und anderen, weil diese *sowohl* eine Strategie *als auch* eine Identität unterstützen.

Beim Umgang mit der Tatsache, daß ein Patient es für notwendig hält, eine kontraproduktive Umgangsweise zu befürworten, ist es manchmal nützlich, sich zu vergegenwärtigen, daß ein therapeutischer Prozeß in der Regel heilend wirkt, indem er einem Patienten ermöglicht, so zu bleiben, wie er ist, und sich gleichzeitig zu verändern (Bromberg 1998b). Weit entfernt davon, die Bedeutung starker Gefühle und des Strebens nach Nähe für das Selbstempfinden verstrickt gebundener Patienten zu leugnen, müssen wir Raum für *mehr* Gefühle und Nähe schaffen. Insbesondere müssen wir auf die tieferen Gefühle eingehen, die dem äußerlich sichtbaren Leiden des Patienten zugrunde liegen. Und wir müssen Nähe in einem weiter gefaßten Sinne fördern, die es dem Patienten ermöglicht, umfassender und authentischer präsent zu sein, statt sich auf die Erreichbarkeit bestimmter anderer zu fixieren.

Indem wir an den Gefühlen – Angst, Wut und Begierde – arbeiten, die dem Drama des Patienten zugrunde liegen, stellen wir seine früher adaptive, aber heute selbstschädigende Strategie der Hyperaktivierung in den Mittelpunkt. Durch unsere Arbeit an dem sehr eingeschränkten Gefühl des Patienten dafür, wie Nähe zustande kommt, beleuchten wir Aspekte seiner Identität, die er vorher leugnen mußte – insbesondere jene Stärken, Bestrebungen und Bedürfnisse, für die seine Angst, verlassen zu werden, so wenig Raum gelassen hat.

Wie genau wir am effektivsten an diesem auf Emotionen und Intimität gerichteten Doppelfokus arbeiten können, hängt von unserer Beurteilung des Patienten ab – wobei besonders wichtig ist, wo genau wir ihn auf dem Spektrum zwischen den Extrempositionen des Hysterikers und der Borderline-Persönlichkeit positionieren. (Man beachte, daß ich die »Subtypen« hier aus didaktischen Gründen so beschreibe, als könnte man verstrickt gebundene Patienten grundsätzlich anhand der genannten Kategorien unterscheiden; durch meine klinische Arbeit habe ich tatsächlich den Eindruck gewonnen, daß das oft, wenn auch nicht immer möglich ist.) Die unterschiedlichen Verhaltensweisen ambivalent gebundener Kleinkinder bei der Wiedervereinigung mit ihren Eltern in der »fremden Situation« könnten Hinweise auf die Verhaltensweisen verstrickt gebundener Erwachsener liefern – wobei hilflose Kinder allem Anschein nach eher zum hysterischen Typus neigen und Kinder, die zwischen Anklammern und wütender Zurückweisung schwanken, im Erwachsenenalter eher dem Borderline-Typus entsprechen.

Es gibt aber auch verstrickt gebundene Patienten, bei denen der Eindruck der Hilflosigkeit eindeutig überwiegt, wohingegen andere sehr schnell ihre Wut und ihre aus der Verzweiflung geborenen Forderungen erkennen lassen. (Letztere haben häufig traumatische Erlebnisse oder Verluste erlitten, weshalb man sie mit einiger Berechtigung auch als »unaufgelöst gebunden« bezeichnen kann.) Die beiden Varianten des verstrickt gebundenen Typus erfordern ein jeweils etwas anderes therapeutisches Vorgehen.

Das Muster der Hilflosigkeit

Patienten werden als »hysterisch« bezeichnet, weil sie übermäßig emotional oder sogar melodramatisch wirken, was bei den meisten verstrickt gebundenen Patienten zutrifft. Zum hysterischen Extrem neigende Patienten unterscheiden sich von denjenigen, die dem anderen, noch problematischeren Subtypus zuzurechnen sind, durch ihre weniger extremen Abhängigkeitsbedürfnisse und ihre entsprechenden Reaktionen auf deren Nichterfüllung. Weil diese Patienten nicht unaufhörlich das Gefühl haben, ihr Leben sei ein einziger nie endender Notfall, sind ihre Bemühungen, ihre Beziehungsbedürfnisse zu befriedigen, erfolgversprechender und letztlich erfolgreicher.

In der Regel treten sie zu anderen häufiger in Kontakt, indem sie Hilflosigkeit zur Schau stellen, und nicht, indem sie ihre Wut zum Ausdruck bringen. Doch obwohl sie aus ihrer Bedürftigkeit kein Geheimnis machen, gelingt es ihnen kaum, ihre eigenen Bedürfnisse zu befriedigen – oder sie auch nur wirklich kennenzulernen. Man könnte denken, daß sich ihr Schwerkraftzentrum außerhalb von ihnen befindet, als lebten sie weniger in ihrem eigenen Geist als im Geist anderer. Aufgrund ihres verzweifelten Bemühens darum, nicht verlassen zu werden, ist ihre Angst zu groß, als daß sie sich behaupten könnten, und sie sind nur zu gerne bereit, anderen gefällig zu sein.

Wenn diese Patienten zu uns zur Therapie kommen, konfrontieren sie uns oft mit einem Widerspruch. Sie wirken manchmal, als verfügten sie über beträchtliche psychische Ressourcen und wären recht eigenständig. Doch in der Behandlung verhalten sie sich, als könnten sie mit ihrem Leiden weder allein fertig werden noch es verstehen. Zu Beginn der Arbeit hoffen sie auf unsere Hilfe, geben sich sehr kooperationsbereit und scheinen gut in Kontakt mit Emotionen zu sein, die bei uns den Wunsch wecken, ihnen zu helfen. Bei der Arbeit mit ihnen entwickeln wir als Therapeuten schnell die Erwartung, es werde leicht sein, mit ihnen zu einem positiven Resultat zu kommen. Aber dieser erste Eindruck kann irreführend sein. Oft geht es um mehr (und gleichzeitig weniger), als sich auf den ersten Blick erschließt.

Oft sind solche Patienten besser in der Lage, mit ihren Gefühlen umzugehen und sie zu verstehen, als sie glauben; sie wissen mehr über das, was sie erleben, als sie zuzugeben bereit sind; und ihnen stehen mehr Möglichkeiten zur Verfügung, als sie anerkennen wollen. Andererseits ist ihre scheinbare Bereitschaft, sich in einer therapeutischen Beziehung zu engagieren, weniger ein Indiz für ihre Kooperationsfähigkeit als ein Zeichen für ihren Wunsch, sich zu fügen und anderen gefällig zu sein. Um das Behagen zu genießen, das sie sich durch die Nähe des Therapeuten zu sichern hoffen, glauben sie den Eindruck der Hilflosigkeit aufrechterhalten und gleichzeitig dafür sorgen zu müssen, daß der Therapeut sich wohl fühlt.

Für uns als Therapeuten geht es in solchen Fällen darum, den oberflächlichen Eindruck nicht mit der verborgenen tatsächlichen Situation zu verwechseln und die Abwehrstrategie des Patienten mit den Problemen, die er durch seine Strategie abzuwehren versucht. Wenn wir ihm seine zur Schau gestellte Hilflosigkeit abnehmen, bestärken und bestätigen unsere Bemühungen, ihm zu helfen, sein Gefühl der eigenen Hilflosigkeit möglicherweise noch. Und wenn wir uns dazu verleiten lassen, die Rolle des großen Therapeuten zu spielen, können wir leicht das Bedürfnis eines solchen Patienten, als Patient perfekt zu sein, aus dem Blick verlieren. Und wenn das passiert, nehmen wir dem Patienten damit die Möglichkeit, sich mit der Angst und dem Mißtrauen auseinanderzusetzen, die es für ihn so wichtig machen, sich als gefällig und willig zu präsentieren.

Wir müssen uns bei solchen Patienten sowohl vor unserem Übereifer, sie zu retten, als auch vor ihrer Tendenz, uns zu idealisieren, hüten. Stellen wir jedoch fest, daß wir solchen Impulsen nachgeben, gibt uns dies einerseits die Möglichkeit, Dinge anders zu machen, und andererseits können wir auf diese Weise zentrale Facetten des Erlebens der betreffenden Patienten beleuchten. Die folgende klinische Vignette veranschaulicht, daß der Therapeut die Fortschritte des Patienten in der Behandlung sowohl verringern als auch vergrößern kann.

Eine sehr kompetente Akademikerin, die ich hier Elaine nennen werde, bat mich wegen ihrer Panikanfälle um Hilfe. Zu Beginn der Therapie berichtete sie, jeder Moment der Stille in unseren Gesprächen versetze sie in akute Angst. Diese Patienten, die ohnehin von Ängsten geplagt wurde, in noch stärkere Angst zu versetzen, war das Letzte, was ich wollte. Doch statt das Problem direkt anzugehen, gewöhnte ich mir an, jeden Augenblick der Stille auszufüllen. Erst nach einigen Monaten wurde mir klar, daß ich ihr damit keinen Gefallen tat. Trotz einer gewissen Beklommenheit entschloß ich mich, das nächste Mal eine Stille, die einträte, einfach zuzulassen.

Natürlich empfand Elaine im nächsten Augenblick der Stille während unserer Gespräche starke Angst. Aber wir konnten darüber sprechen. Es stellte sich heraus, daß ihre Angst in Augenblicken der Stille stärker wurde, weil sie sich nicht in der Lage fühlte, den Sinn dessen, was sie erlebte, zu erkennen – und sich hilflos zu fühlen, so sagte sie, ängstige sie. Ich wandte ein, daß es mir als etwas rätselhaft erscheine, wenn jemand, der seinen Lebensunterhalt damit verdiene, Erlebtem einen Sinn zuzuschreiben, sich nicht in der Lage fühle, selbst Erlebtes mit einem Sinn zu verbinden. Im nun folgenden Gespräch wurde ihr bewußt, daß sie als Kind einen »Überschuß an Hilflosigkeit« – so nannte sie es – entwickelt hatte. Damals wie jetzt, so wurde ihr schließlich klar, war das Beste, was ihr in den Sinn kam, wenn sie zu ihrer nur unzuverlässig erreichbaren Mutter in Kontakt treten

> wollte, sich überwältigt zu fühlen. Auch an ihren Vater wendete sie sich nur, wenn sie Probleme nicht allein lösen konnte – früher waren das Hausaufgaben gewesen, später Probleme, die mit ihrem Studium oder ihrer beruflichen Tätigkeit zusammenhingen.
>
> Im Laufe der Therapie lernte Elaine, sich in Augenblicken der Stille wohler zu fühlen, und ihr wurde klar, daß sie sich vorher bedrohlich einsam gefühlt hatte, wenn wir nicht verbal miteinander kommunizierten, als ob sie mir hilflos ausgeliefert wäre. Nun spürte sie in Momenten der Stille, daß zwischen uns eine sicherere und dauerhaftere Verbindung bestand. Diese Situationen wurden für sie zu einem Erlebnis des Alleinseins in meiner Gegenwart und des Zusammenseins im Alleinsein, das sie sehr schätzte.

Meine Angst davor, Elaines Angst zu wecken, brachte mich dazu, eine Weile mit ihren Abwehrmechanismen zu »paktieren«, statt mich mit dem Erlebnis auseinanderzusetzen, das diese Art von Abwehr notwendig gemacht hatte. Dabei bestätigte ich jedoch, ohne es zu wollen, ihr Empfinden, nicht mit ihren Gefühlen fertig werden zu können – und, noch wichtiger, ihre Angst davor, verlassen zu werden. Andererseits konnte ich, nachdem mir die Wirkung meines Tuns klar geworden war und ich eine Möglichkeit entdeckt hatte, meine eigene Angst soweit zu zügeln, daß ich mein Verhalten verändern konnte, ihren »Überschuß an Hilflosigkeit« – eine Variante der hyperaktivierenden Strategie – verstehen. Später, als sie gelernt hatte, sich in das »Allein zusammen«-Sein hinein zu entspannen, verstand ich ihren Erfolg als Spiegelung dessen, daß sie das Erleben einer sicheren Basis allmählich verinnerlichte: Sie brauchte mich nicht mehr (durch Demonstration von Hilflosigkeit oder Zurschaustellung ihres Leids) zum Zusammensein zu nötigen, weil sie nun meist darauf vertraute, daß ich ohnehin bei ihr war.

Bei Patienten wie Elaine führt die verringerte Nutzung der Hyperaktivierungsstrategie zum Wachsen der Fähigkeit, den Therapeuten als sichere Basis zu erleben. Natürlich bringen solche Patienten zunächst ihre Ängste davor, verlassen zu werden, in die therapeutische Beziehung. Sie sehen sich nicht in der Lage, auf die emotionale Erreichbarkeit oder die grundsätzlich guten Absichten des Therapeuten zu bauen. Wie bei ambivalent gebundenen Kindern, die aufgrund ihrer Fixierung auf die Erreichbarkeit ihrer Mutter wenig Spielraum für Erkundungen haben, wird auch bei dieser Gruppe die Energie durch das unbedingte Festhalten an ihrer Verbindung zum Therapeuten absorbiert.

Doch nur in dem Maße, wie sich verstrickt gebundene Patienten weniger stark gezwungen fühlen, die Reaktionen des Therapeuten ständig zu beobachten und sie möglichst zu beeinflussen, können sie ihre Aufmerksamkeit auf ihr eigenes Erleben richten. Wir machen uns zur sicheren Basis, statt lediglich eine Quelle bereitwilliger Unterstützung zu sein, indem wir einem Patienten eine Beziehung ermöglichen, die ihm mehr bietet – und ihm auch selbst mehr abfordert – als die Beziehungen, die er selbst initiiert hat.

Zu den zentralen Merkmalen entwicklungsfördernder Beziehungen, die schon früher erwähnt wurden (Lyons-Ruth 1999), sind zwei für unseren momentanen Zusammenhang besonders wichtig: Inklusivität und die Notwendigkeit eines »Entwicklungsgefälles«. Insbesondere müssen wir uns bemühen, den Patienten in unserer gemeinsamen Beziehung zu ermutigen, zu möglichst vielen seiner Erlebnisse in Verbindung zu treten – insbesondere zu denjenigen, für die seine ursprünglichen Bindungsbeziehungen ihm keinen Raum gelassen haben. Und wir müssen dem Patienten mehr abfordern, als er selbst sich anfangs zutraut. Das bedeutet, daß wir Ressourcen des Patienten erkennen und nutzen müssen, die er nicht in sich erkennen kann oder will.

Inklusivität

Die Emotionalität verstrickt gebundener Patienten ist oft mit »Außengeleitetheit« verbunden. Wenn sie ihre Gefühle ausdrücken, geht es ihnen in der Regel hauptsächlich darum, sich die Aufmerksamkeit oder Hilfe anderer zu sichern, die, wie sie glauben, andernfalls für sie nicht erreichbar wären. Genau das ist natürlich Sinn und Zweck der Hyperaktivierungsstrategie.

Statt dieser Strategie in die Hände zu spielen, indem man übertrieben hilfsbereit oder fürsorglich ist (eine Falle, in die man sehr leicht hineintappt), sollte man weder besser noch schlechter erreichbar sein, wenn der Patient solche »öffentliche« Emotionen ausdrückt. Ebenso wichtig ist jedoch, daß wir eine Art empathischen Geigerzähler entwickeln, der uns über die »privaten« Emotionen informiert, die der Patient nur indirekt ausdrücken kann.

Ich möchte an dieser Stelle nochmals auf die nonverbale Körpersprache des Patienten eingehen – und gleichzeitig die Aufmerksamkeit auf unser eigenes subjektives Erleben richten –, weil sie uns am besten erschließt, was der Patient auszuschließen gelernt hat. Natürlich variieren die Einzelheiten hierbei in Abhängigkeit von der konkreten Lebensgeschichte eines Patienten. Doch meiner persönlichen klinischen Erfahrung gemäß tauchen folgende Aspekte häufig nacheinander auf und werden allmählich in das Selbstempfinden des Patienten integriert: zunächst Mißtrauen und Angst davor, verlassen zu werden; danach Wut und die damit verbundene Fähigkeit, »Nein« zu sagen; und schließlich Traurigkeit und authentische Bedürfnisse sowie die Fähigkeit, »Ja« zu sagen – und es auch wirklich zu meinen.

Das Entwicklungsgefälle

Nach einem Telefongespräch mit einer Patientin, die soeben den Termin für ihre erste Behandlungssitzung mit mir vereinbart hatte, merkte ich, daß ich mich im Laufe des Gesprächs verbal und intellektuell zurückgehalten hatte, um sie nicht durch eigenes Zurschaustellen einer Alternative zu ihren offensichtlichen Defiziten zu »verletzen«. Als wir uns dann zum ersten Sitzungstermin trafen, wurde mir klar, daß sie in Wahrheit durchaus in der Lage war, deutlich energischer und wortgewandter aufzutreten, als sie es am Telefon getan hatte (was sie aber in der Regel nicht tat). Offensichtlich hatte sie zunächst ihre Verletzlichkeit in den Vordergrund gestellt, und ich hatte darauf reagiert, indem ich mich überfürsorglich gegeben hatte.

Bei dieser Patientin (und bei anderen, ihr ähnlichen) hat es sich als wichtig herausgestellt, mehr, statt weniger zu erwarten. Natürlich müssen wir Patienten begegnen, wo sie sich aktuell befinden. Doch in der Regel werden wir ihnen nicht gerecht, wenn wir allzu bereitwillig annehmen, daß sie zu mehr, als sie von sich aus anbieten, nicht in der Lage sind. Viel nützlicher ist es, grundsätzlich davon auszugehen, daß sie in Wahrheit zu wesentlich tieferem Fühlen und Denken fähig sind, als sie erkennen lassen. Ganz generell neigen verstrickt gebundene Patienten zur Unterschätzung ihrer Stärken und Ressourcen – und es kann uns in große Schwierigkeiten bringen, wenn wir die negative Selbsteinschätzung des Patienten ungeprüft übernehmen.

Manchmal kommentiere ich die übertrieben bescheidene Selbsteinschätzung von Patienten wie folgt: »Sie sagen, daß sich unmöglich jemand für Sie interessieren kann. Aber ich denke: Was sollte man denn an dieser Person nicht mögen?« Im Augenblick, in dem solch eine Intervention ausgeführt wird, kann sie ziemlich unproduktiv wirken; aber langfristig fungiert sie manchmal wie eine Art Prüfstein – wie ein prägnantes Bild dessen, wie der Patient defensiv seine Stärken leugnet. Obwohl eine Konfrontation dieser Art im Sinne einer Unterstützung angeboten wird, ist sie so gut wie nie willkommen, weil sie nicht dem Selbstempfinden des Patienten entspricht und die Adaptationsstrategie des Patienten in Frage stellt. Nützlicher ist es wahrscheinlich in der Regel, zu untersuchen, wie der Patient selbst seine Fähigkeiten sieht und wie er zu dieser Sicht gekommen ist; außerdem ist es wichtig, daß unsere Intervention implizit unsere Überzeugung übermittelt, daß der Patient mehr kann, als er selbst glaubt.

Nachdem beispielsweise eine Patientin zu Beginn einer Behandlungssitzung wütend und wegen mehrerer kürzlicher Interaktionen mit ihrem Mann abgelenkt war, von dem sie sich nicht gehört und gesehen und willkürlich kritisiert fühlte, dekonstruierten wir die Episoden, die sie beunruhigten, und ihr wurde – fast nebenbei – klar, daß ihr Mann sie im Grunde weder ignoriert noch angegriffen hatte: »Es war nicht so, daß er mich tatsächlich nicht gehört hatte oder anerkannt hatte, sondern ich hatte nur das Gefühl, daß es so gewesen war. Und mit meinem Gefühl, von ihm kritisiert worden zu sein, verhielt es sich ähnlich. Ich weiß, daß er mich respektiert und liebt, mich nicht angreift und einfach nur manchmal anderer Meinung ist als ich. Aber so fühlt es sich nicht *an*!«

Als ich sie fragte, wie es sich denn anfühle (»Was meinen Sie, wie bei Ihnen das Gefühl entsteht, daß er Sie ignoriert oder angreift, obwohl ein anderer Teil von Ihnen das nicht so sieht?«), antwortete sie: »Ganz ehrlich, ich weiß es nicht« – als ob ihre Untersuchung damit definitiv abgeschlossen wäre. »Aber wenn Sie es nicht wissen, können Sie dann nicht trotzdem darüber nachdenken?« Was sie daraufhin mit recht beachtlichem Erfolg tat.

Weil starker Ausdruck von Emotionen solchen Patienten einmal geholfen hat, aus einer für sie sehr ungünstigen Situation das Bestmögliche zu machen, neigen sie dazu, ihre Gefühle in Gedanken zu ertränken. Natürlich müssen wir Raum für ihre Gefühle schaffen, aber wir müssen sie auch dazu ermutigen, über das, was sie fühlen, nachzudenken. Verstrickt gebundenen Patienten zu helfen, ihre Reflexionsfunktion zu aktivieren, fordert uns als Therapeuten einen schwierigen Balanceakt ab. Wir müssen ihnen das Mentalisieren vorexerzieren – indem wir beispielsweise unsere Gedanken über die Gefühle artikulieren, die in uns auftauchen, während wir zu ihnen in Kontakt treten. Doch statt allein die Verantwortung auf uns zu nehmen, den Sinn dessen, was der Patient erlebt, zu verstehen, sollten wir ihn auffordern, uns in unserem Bemühen zu unterstützen, oder ihn bitten, für uns hörbar über das, was er erlebt, nachzudenken.

Als Therapeuten müssen wir im Sinn behalten, daß der Patient sich vor Selbstvertrauen und geistiger Unabhängigkeit fürchtet, weil er in seiner Kindheit und Jugend gehindert wurde, Autonomie und Eigeninitiative zu entwickeln, und weil er deshalb beide mit seinen Überzeugungen darüber, wie er sich die Aufmerksamkeit anderer am besten sichern kann, nicht zu vereinbaren weiß. Deshalb sollten wir ihm vermitteln, daß uns klar ist, wie schwer es ihm fällt, auf seine eigenen Ressourcen zu vertrauen.

Aufgrund der eingeschränkten Autonomie des Patienten kann es besonders wichtig sein, auf seine Wut, Kritik oder Enttäuschung dem Therapeuten gegenüber zu achten und Raum für solche Gefühle zu schaffen. Gelingt es beiden Partnern, solche Proteste ohne schwerwiegende Beziehungsbrüche durchzustehen, wird das Gewahrsein des Patienten gestärkt, daß Autonomie sowie separate Existenz und Nähe nebeneinander existieren können – was dem, was er durch seine ersten Bindungserlebnisse gelernt hat, entgegengesetzt ist. Ob diese frühen Lektionen jedoch später verändert werden oder nicht, hängt großenteils von den Vorgängen zwischen Patient und Therapeut im Kontext der neuen Bindungsbeziehung beider ab.

Die Beziehung: Muster und Fallen

Zwar trifft es zu, daß die Beziehung zwischen Patient und Therapeut wie alle Bindungsbeziehungen von beiden Partnern gemeinsam geschaffen wird, aber für verstrickt gebundene Patienten ist es typisch, daß sie sich chamäleonartig an die Erwartungen ihres Partners anpassen. Ihr Wunsch, mit dem Partner zu verschmelzen, weil sie Angst davor haben, daß er irgendwann plötzlich unerreichbar sein könnte, fördert ihre übertriebene Bereitschaft, sich zu unterwerfen – mit der Folge, daß wir von ihnen oft das bekommen, wovon sie glauben, daß wir es wollen. Die Beschaffenheit der Therapeut-Patient-Beziehung hängt somit stark von der Bindungsstrategie eines verstrickt gebundenen Patienten in der Interaktion mit seinem Therapeuten ab.

Natürlich ist jede Beziehung dieser Art einzigartig, und es ist nicht vorhersehbar, was darin geschehen wird. Unabhängig von der Klarheit unserer therapeutischen Intentionen (sich auf das Geschehen unter der affektiven Oberfläche einzustimmen, Kollusion zu vermeiden, Hilflosigkeitsgefühle nicht zu verstärken) werden wir mit Sicherheit überrascht. Passiert das nicht, behandeln wir wahrscheinlich keinen realen, sondern einen theoretischen Patienten, oder wir verhalten uns wie »Therapiemaschinen« statt wie spontane, emotionale und verletzliche menschliche Wesen. Doch abgesehen von solchen Überraschungen gibt es bestimmte charakteristische Muster und Gegenübertragungsfallen, die bei der Behandlung vieler verstrickt gebundener Patienten eine Rolle spielen. Die Kenntnis dieser Muster vermag allerdings kaum zu verhindern, daß wir in die Fallen gehen – und das ist auch gar nicht unbedingt wünschenswert. Denn zu erkennen, was das Wesen unserer Interaktion mit unseren Patienten ist, könnte der wichtigste Aspekt dessen sein, wie wir sie und wie sie uns kennenlernen. Allgemeines Wissen dieser Art kann uns außerdem helfen, das Wesen unserer eigenen unbewußten Beteiligung an der Beziehung zu erkennen, und dadurch wiederum wird unsere Flexibilität vergrößert.

Die weiterhin bestehende Angst des Patienten davor, daß der Therapeut für ihn unerreichbar sein könnte, führt dazu, daß der Patient eine Verbindung herzustellen versucht (allerdings verbirgt sich hinter solchen Bemühungen manchmal auch die weiterhin bestehende Angst). Sein Bedürfnis nach Beruhigung und dem Behagen der Nähe kann auf unterschiedliche Weisen seinen Ausdruck finden. Was auch immer die scheinbare Hilflosigkeit des Patienten, sein Ausdruck von Leiden, seine Compliance, seine verführerischen Anwandlungen und seine Bemühungen, ein »guter Patient« zu sein, repräsentieren mögen, sie sind in jedem Fall gleichzeitig implizite Versuche, die Distanz zum Therapeuten zu verringern und sich seine Unterstützung zu sichern. Je früher in der Behandlung diese Bemühungen zum Ausdruck gelangen – und je intensiver oder unflexibler dies geschieht –, um so tiefer ist nach meinen Erfahrungen das Mißtrauen des Patienten und seine Angst davor, im Stich gelassen zu werden. Unsere Reaktionen als Therapeuten auf solche Kontaktaufnahmeversuche sind zumindest teilweise von unserem Bindungsstil abhängig.

Wenn wir eher sicher gebunden sind, fällt es uns leichter, zu den tieferen Gefühlen in Resonanz zu treten, die den indirekten Bemühungen des Patienten, zu uns in Verbindung zu treten, zugrunde liegen: die Furcht, daß sich niemand um ihn kümmern wird, und die Wut darüber, daß er außer sich geraten muß, um die Aufmerksamkeit anderer auf sich zu ziehen, sowie tiefreichende Bedürftigkeit und Traurigkeit. In einem sicheren mentalen Zustand hinsichtlich der Bindung können wir nicht nur relativ frei interagieren, sondern dem Patienten auch helfen, seine Rolle bei unseren gemeinsamen Interaktionen zu verstehen.

Wenn unser mentaler Zustand hinsichtlich der Bindung eher abweisend ist, müssen wir uns wahrscheinlich vor verschiedenen Fallen hüten, die damit zusammenhängen, daß die Bindungsstrategie des Patienten unserer eigenen entgegengerichtet ist. Weil wir uns mehr oder weniger stark vor Gefühlen und Nähe fürchten, kann der starke Affekt und die Sehnsucht des Patienten nach Verschmelzen bewirken, daß wir uns unwohl oder sogar abgestoßen fühlen. Um uns wieder wohler zu fühlen, versuchen wir dann möglicherweise, die starken Emotionen des Patienten einzugrenzen, indem wir ihn zu intellektuellem Verstehen zu geleiten versuchen. Statt zu den tieferen Gefühlen des Patienten in Resonanz zu treten – oder uns die Diskrepanz zwischen dem, was er sagt, und dem, was er zu fühlen scheint, zu vergegenwärtigen –, legen wir uns möglicherweise verfrüht darauf fest, ihm eine (für uns) beruhigende Struktur von Worten und Deutungen zu vermitteln. In Reaktion darauf kann sich der Patient allein und mißverstanden fühlen, oder er versucht, es uns durch eine »Als ob«-Version einer einsichtsvollen therapeutischen Exploration recht zu machen – oder beides.

Oder wir fühlen uns unbewußt erleichtert, weil wir unseren abgeleugneten Affekt und unsere Abhängigkeit beim Patienten, statt bei uns selbst finden. Wir neigen dann möglicherweise dazu, der Abwehrstrategie des Patienten in die Hände zu spielen. Beispielsweise könnten wir uns von der emotionalen Bedürftigkeit des Patienten zu sehr beeindrucken lassen und uns gleichzeitig implizit beruhigt fühlen, daß wir selbst keine Bedürfnisse dieser Art haben. Und um unser Selbstwertgefühl zu stärken, sind wir vielleicht nur zu gerne bereit, die Rolle des brillanten Therapeuten zu spielen, der von oberflächlich hilflos wirkenden (aber verdeckt kontrollierenden) Patienten idealisiert wird. Bei diesem Enactment wird uns das Mißtrauen und die Wut des Patienten möglicherweise nicht bewußt, was aber durchaus mit einer bestimmten Zielsetzung im Einklang steht, wohingegen dieser, um sich zu schützen, unsere narzißtischen Bedürfnisse manipuliert.

Befinden wir selbst uns in einem eher verstrickten mentalen Zustand hinsichtlich der Bindung, treten in unserer Beziehung zu einem verstrickt gebundenen Patienten andere Probleme auf. Zwar sind wir wahrscheinlich eher zur Empathie gegenüber den Erlebnissen des Patienten in der Lage, weil sie unseren eigenen Erlebnissen ähneln, aber andererseits können unsere Ängste davor, selbst verlassen zu werden, es uns erschweren, deutlich mehr als empathisches Verständnis zu zeigen. Wenn wir uns beispielsweise mit der teilweise defensiven Natur der Hilflosigkeit des Patienten beschäftigen, müßten wir ihm eine Perspektive vermitteln können, die sich von seiner eigenen Sicht unterscheidet. Dies tun zu können erfordert jedoch eine gewisse Eigenständigkeit, die wir leicht mit Aggression verwechseln oder als für unsere laufende Beziehung zum Patienten bedrohlich empfinden. Somit kann unsere eigene verstrickte Gebundenheit uns dazu bringen, uns dem Patienten in seinem Leiden »anzuschließen«, ohne daß wir auf Arten intervenieren, die ihm letztlich helfen würden, besser mit seiner Situation fertig zu werden. Wir könnten auch dem Impuls nachgeben, den Patienten zu »retten«, statt ihm zu helfen, die eigenen Ressourcen zu erkennen. Außerdem kann unsere Neigung zum Fühlen, statt zum Denken, unsere Fähigkeit behindern, (bei uns selbst und beim Patienten) den »linkshemisphärischen Interpreten« zu mobilisieren, der das emotionale Erleben zu verstehen versucht, damit es als Signal genutzt werden kann, statt daß es als Last, als Symptom oder einfach nur als Tatsache erlebt wird.

Die erotische Übertragung

Abgesehen von den soeben beschriebenen Interaktionen, die im Laufe der Behandlung verstrickt gebundener Patienten im allgemeinen auftreten, werden wir häufig mit etwas konfrontiert, das ich »intime Übertragungen« nennen möchte und das mit entsprechenden Gegenübertragungen verbunden ist. Diesen gewöhnlich unter dem Titel »erotische Übertragung« erörterten Interaktionen ist eine Dimension von Sexualität, Romantik und/oder unstillbarer Sehnsucht eigen, die in vielen Fällen an und für sich signifikant ist, aber auch untergründige Bindungsprobleme verschleiern kann.

Verschiedene Autoren haben erläutert, daß das Wesen der erotischen Übertragungs-Gegenübertragungs-Situation stark vom Geschlecht des Patienten und des Therapeuten abhängt (Person 1988; Wrye & Welles 1994; Kernberg 1995). Dem möchte ich hinzufügen, daß nach meiner Auffassung ein zweiter wichtiger Einflußfaktor der Bindungsstil ist.

Sehr verkürzt dargestellt, treten intime und (besonders) sexualisierte Übertragungen grundsätzlich dann mit hoher Wahrscheinlichkeit auf, wenn es sich um eine Patientin und einen Therapeuten handelt – zumindest insofern sich Frauen ganz generell vor Getrenntheit fürchten, wohingegen Männer grundsätzlich eher Nähe fürchten. Deshalb repräsentiert für Frauen und insbesondere für diejenigen mit einer verstrickten mentalen Haltung hinsichtlich der Bindung das Streben nach einer romantischen oder sexuellen Beziehung zum Therapeuten oft nicht nur eine Strategie zur Abwehr von Distanz, sondern auch von tiefer liegenden Bindungsproblemen. Bei Männern hingegen repräsentiert das *Vermeiden* romantischer oder sexueller Empfindungen ihrer Therapeutin gegenüber häufig eine Abwehr gegen ein tieferes Sich-Einlassen und steht außerdem für die typisch männliche Lösung, Sexualität und Bindung voneinander zu trennen. Wenn Männer und insbesondere Männer mit abweisendem mentalem Zustand hinsichtlich der Bindung ihrer Therapeutin gegenüber sexuelle Empfindungen entwickeln, so spiegeln diese Empfindungen wahrscheinlich trotzdem Vermeiden von Nähe und Abhängigkeit, weil die Sexualisierung der Therapeutin für Männer eine Möglichkeit ist, letztere als Bindungsfigur, von der sich der Patient abhängig machen könnte, zu entwerten.

Die emotionale Wirkung der erotischen Übertragung von Patienten auf uns als Therapeuten kann je nach Art unseres eigenen mentalen Zustandes hinsichtlich der Bindung unterschiedlich sein. Ist unser Bindungsstil eher abweisend, sind uns die romantischen oder sexuellen Sehnsüchte des Patienten vielleicht willkommen, weil sie sich günstig auf unsere Selbstachtung auswirken. Wir könnten uns aber auch abgestoßen fühlen, weil wir ein Verlangen dieser Art als Infragestellung unserer gewohnten Distanz zu anderen Menschen empfinden. Bei einem eher verstrickten eigenen Bindungsstil jedoch könnten wir das Verlangen des Patienten als Signal, uns ihm zu nähern, verstehen. Es kann aber auch sein, daß wir solch ein Verlangen als zutiefst abstoßend empfinden, weil darin etwas zum Ausdruck kommt, das wir ablehnen müssen – und weil wir fürchten, daß der Patient bzw. die Patientin im Falle einer solchen Ablehnung das Gefühl haben wird, daß wir nicht das Verlangen, sondern die Person ablehnen.

Im Idealfall sind wir in der Lage, für den Patienten Objekt seines Verlangens zu sein, ohne diese Regung ungebührlich zu fördern und ohne uns gezwungen zu fühlen, ihr strikt Einhalt zu gebieten. Wenn wir dieser Sehnsucht einen Platz einräumen können, können wir ihre Rolle in der therapeutischen Beziehung – und in anderen engen Beziehungen des Patienten – untersuchen. Nutzt er/sie Sexualität als Ersatz für Bindung, als indirekten Weg zu ihr oder um sie zu vermeiden? Von zentraler Bedeutung ist in einer Behandlung die Tatsache, daß das auf den Therapeuten zielende Verlangen des Patienten nie völlig befriedigt werden kann. Insofern könnte dieses Verlangen für das Leben vor dem Hintergrund des Musters frustrierten Verlangens stehen, das auch für die erste(n) Bindungsbeziehung(en) des Patienten charakteristisch war und dies vielleicht auch für seine aktuellen Beziehungen ist. Manchmal ist die erotische Übertragung für verstrickt gebundene Patienten eine wichtige Zwischenstation auf dem Weg zur Vertiefung ihrer Fähigkeit zu vertrauen und zu lieben. Ist der Therapeut jedoch über die romantischen oder erotischen Regungen des

Patienten entweder zu erfreut oder fühlt sich zu sehr von ihnen abgestoßen, kann dies die soeben skizzierte positive Entwicklung unmöglich machen.

Ich erwähnte schon weiter oben, daß man verstrickt gebundene Patienten auf einem diagnostischen Spektrum lokalisieren kann. Bisher habe ich mich auf das Ende dieses Spektrums konzentriert, auf dem Patienten einzuordnen sind, zu deren hysterieaffinen Eigenarten Hilflosigkeit, Affektverstärkung und verführerische Willfährigkeit zählen. Wir werden uns im folgenden dem anderen Ende des Spektrums zuwenden.

Das Muster der Wut und des Chaos

Wissenschaftlichen Untersuchungen zufolge liegt bei vielen, wenn nicht sogar den meisten Patienten mit einer Borderline-Störung ein verstrickter mentaler Zustand hinsichtlich der Bindung vor. Oft lassen sich diese Patienten einer bestimmten Unterkategorie zuordnen: der des furchtgetriebenen Verstricktseins in traumatische Ereignisse (Patrick, Hobson, Castle, Howard & Maugan 1994; Fonagy et al. 1996). Patienten im problematischeren Bereich des Spektrums verstrickter Bindungen scheinen in vielen Fällen wiederholt Traumata oder Verluste erlebt zu haben, die nicht vollständig aufgelöst wurden. Im Sinne des AAI sind solche Patienten *sowohl* verstrickt *als auch* unaufgelöst gebunden. Deshalb bezieht sich vieles von dem, was ich im folgenden erläutern werde, nicht nur auf Patienten mit problematischeren verstrickten Bindungen, sondern auch auf Patienten mit problematischeren traumageprägten Bindungen.

Verstrickt gebundene Borderline-Patienten empfinden ihr Leben oft wie eine permanente Krisensituation. Ihre Emotionen sind für sie nicht nur schmerzhaft, sondern wirken aufgrund ihrer Intensität auch überwältigend. Die Betroffenen haben kein stabiles Selbstempfinden, sondern fühlen sich chaotisch und leer. Ihre Beziehungen verlaufen oft stürmisch und enden vielfach damit, daß sie sich verraten fühlen. Zwischen dem Ausdruck ihres Horrors vor Abhängigkeit und ihrer bodenlosen Bedürftigkeit können sie den Eindruck erwecken, dringend Hilfe zu benötigen, aber gleichzeitig plagt sie ihre Überzeugung, ihre Bedürfnisse würden die Hilfe vertreiben. In ihrer Verzweiflung wagen sie sich vor, um sich anzunähern, doch wenn später ihre Angst und Wut die Oberhand gewinnen, ziehen sie sich wieder zurück. Als Therapeut habe ich mich bei der Arbeit mit solchen Patienten oft wie jemand gefühlt, der einen Ertrinkenden zu retten versucht, der sich gegen den Versuch, ihm zu helfen, so vehement zur Wehr setzt, als würde er angegriffen. Die Schwierigkeit bei der Arbeit mit solchen Patienten besteht darin, daß wir uns nicht von ihnen wegstoßen lassen dürfen.

Margaret Mahler benutzt in ihren Ausführungen über die psychologische Geburt des menschlichen Säuglings den Begriff »*hatching*« (»Ausbrüten«) (Mahler et al. 1975). Wenn wir als Therapeut einen Borderline-Patienten mit verstrickter Bindung behandeln, ist das so, als müßten wir auf einem Küken oder einem Ei sitzen, das alles tut, was es kann, um uns zu verscheuchen. Um dem Patienten die neue Bindungsbeziehung, die er braucht, zu geben (und um sie zu erhalten), müssen wir gleichzeitig empathisch sein und Grenzen setzen können. Keines von beiden reicht allein aus, um solche überwältigten oder überwältigenden Patienten oder die Angst, Wut und Hoffnungslosigkeit, die sie nur zu leicht in uns evozieren können, einzugrenzen. Wenn es in der therapeutischen Beziehung gelingt, ein ausreichendes Containment zu erreichen, kann der Patient die Art von innerer und interpersonaler Stabilität entwickeln, die er in seinen ersten Bindungsbeziehungen nie kennengelernt hat.

Empathie

Wenn wir das innere Erleben eines Patienten nicht verstehen und nicht in einem gewissen Maße dazu in Resonanz treten können, können wir ihm nicht helfen. Ohne die empathische Eingestimmtheit des Therapeuten fühlt sich der Patient wahrscheinlich nicht erkannt und einsam oder, was noch schlimmer ist, bedroht und verraten. Doch ist es gewöhnlich schwer, diesen Zustand der Eingestimmtheit zu erreichen. Ihr Zustandekommen hängt von mindestens drei Faktoren ab: von unserer Fähigkeit, auf die relevanten wissenschaftlichen Theorien und Untersuchungen zurückzugreifen; von unserer Offenheit dem gesamten Spektrum unseres eigenen Erlebens gegenüber; und von unserer Fähigkeit, mit dem Patienten so zu interagieren, daß zumindest zeitweise die von ihm und uns selbst erzeugten Hindernisse für Empathie und Verbundenheit neutralisiert werden.

Aufgrund ihrer ängstlich-verstrickten traumabasierten mentalen Haltung äußern sich diese Patienten oft sehr konkret über ihre Erlebnisse mit ihren Eltern – oder über Situationen, in denen ihre Eltern sie im Stich gelassen haben –, durch die sie überwältigt oder in Schrecken versetzt wurden. Ihre Eltern waren wie die meisten Eltern verstrickt gebundener Patienten unberechenbar, konnten aber auch sehr wütend werden oder ihre Kinder stark beängstigen, indem sie sie im Stich ließen.

Ein Patient sagte mir, sein Vater, ein alkoholkranker Polizist, sei manchmal unglaublich brutal gewesen. Aufgabe des Patienten war es gewesen, diesen »explosiven« Mann zu unterhalten oder abzulenken, wenn ein Wut- und Gewaltausbruch unmittelbar bevorzustehen schien. Manchmal war dies dem Patienten gelungen. Schaffte er es nicht, bestand die Gefahr, daß sich die Wut des Vaters auf ihn konzentrierte. Einmal hatte der Vater einen Revolver gezogen und diesen auf den Kopf des Patienten gerichtet.

Das Tragische an der Situation solcher Patienten liegt teilweise darin, daß sie solche traumatischen Szenen aus ihrer Kindheit in späteren Beziehungen reinszenieren, und zwar auch – und das ist am wichtigsten – in ihrer Beziehung zu sich selbst. Fonagy (2000) ist der Auffassung, bei ihnen bestehe anstelle eines »konstitutionellen« oder wahren Selbst eine verinnerlichte Repräsentation eines »fremden« Selbst, das die für die Traumatisierung verantwortlichen Reaktionen der Bindungsfigur beinhaltet. Weil dieses »fremde« Selbst das wahre Selbst jedoch sowohl verfolgt als auch im Widerspruch zu ihm steht, muß es vertrieben werden. Aufgrund der dadurch entstehenden Projektion dieser gefährlichen inneren Präsenz werden andere Menschen als Verfolger wahrgenommen. Sind keine anderen Menschen verfügbar, fühlt sich der Patient eventuell gezwungen, sich selbst zu verfolgen, was in Form von brutalen Angriffen auf die eigene Person, manchmal bis hin zur Selbstverletzung, geschehen kann. Fonagys Theorie kann uns helfen, dieses bestürzende Verhalten zu verstehen, das uns andernfalls hindern könnte, Empathie zu empfinden. Diese Zusammenhänge zu verstehen ist besonders wichtig, wenn unsere Interaktion mit dem Patienten zu einer Nachahmung seiner Interaktionen in der Vergangenheit zu werden droht – so wie es bei dem Polizistensohn war, dessen Traumavorgeschichte ich weiter oben geschildert habe.

Nach einer Sitzung, in der wir ungewöhnlich gut zusammengearbeitet hatten, kam dieser Patient zur nächsten Sitzung zwanzig Minuten zu spät und gab nicht die geringste Erklärung für sein Zuspätkommen. Er hätte mir mein Honorar zahlen müssen, erklärte aber, er habe ein Scheckheft vergessen. Außerdem habe er genug von der Therapie, und das ganze Gerede behindere ihn nur; ohne es werde er sich wahrscheinlich wesentlich besser fühlen.

Infolge seines Zuspätkommens und wegen des »vergessenen« Schecks fühlte ich mich ohnehin schon ziemlich gereizt, aber als er dann auch noch anfing, unsere gemeinsame Arbeit anzugreifen, merkte ich, daß ich ziemlich wütend wurde. Dann wurde mir klar, daß dies alles eine Aufforderung war, die Rolle des wütenden Verfolgers zu übernehmen, denn wenn ich statt dessen die des verständnisvollen, um Zusammenarbeit bemühten Therapeuten spielte, war er mit dem Verfolger in seinem Inneren allein. Außerdem konnte er mich dann als jemanden erleben, der ihn dazu aufforderte, das törichte (und möglicherweise von ihm unbewußt als lebensbedrohlich wahrgenommene) Risiko einzugehen, mir zu vertrauen.

Ich fragte mich laut, ob er vielleicht versuche, einen Streit vom Zaum zu brechen, um sich mir nicht nahe zu fühlen. Ich fügte noch hinzu, ich vermutete, eine Sitzung wie die vorige, in der wir so gut zusammengearbeitet hatten, habe ihn vielleicht verängstigt. Es hätte mich nicht zu überraschen brauchen, daß er wütend bestritt, was ich vermutet hatte. Aber meine Deutung leistete uns beiden trotzdem gute Dienste. Sie ermöglichte es mir, mit ihm in Kontakt zu bleiben, statt mich von ihm verstoßen zu fühlen. Er konnte meine Deutung in der Folgezeit immer besser nutzen, weil wir viele Male sehr ähnliche Szenarien erlebten.

Natürlich gibt es noch viele andere theoretische Ansätze und wissenschaftliche Untersuchungen, die wir für unser Bemühen, das Erleben unserer besonders problematischen verstrickt gebundenen Patienten zu verstehen, nutzen können. Spaltungen, Eingebettetsein in das Erleben, Unfähigkeit zu mentalisieren und die überspannende Metapher des Überwältigtseins von einem mächtigen und böswilligen Anderen, sind allesamt nützliche Konstrukte, auf die wir in Kürze zurückkommen werden. Doch abgesehen von der Theorie kann das persönliche Erleben unser Mitgefühl gegenüber Patienten verstärken, deren offensichtlich selbstschädigendes und oft abstoßendes Verhalten manchmal schwer zu ertragen ist, ganz zu schweigen von der Schwierigkeit, ihnen gegenüber Empathie zu empfinden.

In diesem Zusammenhang habe ich es als wertvoll erkannt, in mir Echos dessen, was der Patient erlebt hat, zu erkennen. Wenn ich mich beispielsweise über eine Patientin ärgere, deren hartnäckiger Groll wegen erlebter Ungerechtigkeiten nur sie selbst verletzte, war mir die Erinnerung daran nützlich, wie schwer es mir selbst manchmal gefallen ist, jemandem zu vergeben. Ich bin mir sicher, daß wir andere dann am tiefsten verstehen, wenn wir bestimmte Erlebnisse mit ihnen teilen. Natürlich ist es manchmal schwer, solche Gemeinsamkeiten zu erkennen, und oft ist es schlicht zu unangenehm, solche Dinge auch nur sich selbst einzugestehen.

Um Empathie möglich zu machen – und das gilt sowohl für unsere Empathie Patienten gegenüber als auch für die Empathie, die unsere Patienten für sich selbst aufbringen – sind oft Interventionen erforderlich, die entsprechende Barrieren auflösen. Und das größte Hindernis für Empathie ist die negative Gegenübertragung des Therapeuten. Wenn wir uns verängstigt, wütend, herabgesetzt oder von einem Patienten dominiert fühlen, fällt es uns oft schwer, uns so lebhaft in die Situation des Patienten hineinzuversetzen, daß wir die emotionale Logik seines Erlebens verstehen können. Wenn der Therapeut dazu nicht in der Lage ist, hat der Patient keine Basis, von der aus er Empathie sich selbst gegenüber empfinden könnte.

Daß Therapeuten negative Gegenübertragung empfinden, ist wohl kaum vermeidbar. Vielleicht ist es sogar wünschenswert, solche Empfindungen zu haben, damit man den Patienten und die Reaktionen, die er hervorrufen kann, besser kennenlernen kann. Andererseits muß man nicht in negativer Gegenübertragung ertrinken, und dies ist auch nicht wünschenswert. Manchmal können wir unsere Gefühle einfach dadurch beeinflussen, daß wir Erlebnisse, die uns belasten, in Worte fassen, entweder still und innerlich oder im Gespräch mit dem Patienten.

Grenzen setzen

Wenn wir einem Patienten mitteilen, wo für uns eine Grenze liegt, ist das kein Versuch, den Betreffenden unserer Kontrolle zu unterwerfen. Es ist nicht ratsam, das Unmögliche zu versuchen. Doch unsere Fähigkeit zur Selbstkontrolle gibt uns die Möglichkeit, einem Patienten mitzuteilen, was wir unter bestimmten Umständen tun werden und was nicht. Die Formel lautet: Wenn Du X tust, tue ich Y. Wenn Sie einen Gegenstand nach mir werfen, ist die Therapiesitzung zu Ende. Wenn Sie mir gestatten, mit Ihrem Arzt und Ihrem Psychiater zu reden, bin ich einverstanden, weiter mit Ihnen zu arbeiten. Wenn Sie mich anrufen, um mit mir über Ihre Selbstmordanwandlungen zu sprechen, kann ich mit Ihnen nur darüber sprechen, ob ich die Polizei anrufen muß, um sie in ein Krankenhaus bringen zu lassen. Natürlich müssen je nach Patient, Therapeut und Situation unterschiedliche Grenzen gesetzt werden. Doch bei der Art von Patienten, die ich beschrieben habe, sind bestimmte Grenzen fast immer erforderlich, um beide Seiten und die Behandlung zu schützen. Solche Grenzen schützen alle Beteiligten vor zu starker negativer Gegenübertragung, die Empathie unmöglich machen und dem Patienten die Möglichkeit nehmen kann, die therapeutische Beziehung als sichere Basis zu erleben.

Wenn wir eine Grenze, die wir festgelegt haben, durchzusetzen versuchen, ist das oft am Anfang ein massiver Eingriff, beispielsweise wenn ich die Polizei zu einem Patienten rufen lasse, nachdem dieser mir nicht versichern konnte, daß er *keinen* Selbstmord begehen würde, und wenn er auf mein Eingreifen hin wütend geworden ist. Doch solche Beziehungsbrüche sind gleichzeitig Gelegenheiten, die Beziehung zu heilen. Dem Patienten wurde schließlich klar, daß mein Verhalten meinem Wunsch, ihn zu schützen, entsprungen war, nicht dem Wunsch, ihm zu schaden oder die Kontrolle über ihn zu gewinnen. Bei Patienten wie dem weiter oben beschriebenen ist die Bereitschaft des Therapeuten, sich zu engagieren und zu kämpfen, absolut unverzichtbar; ist sie nicht vorhanden, könnte der Patient das Gefühl entwickeln, daß sein Therapeut ihn aufgegeben hat – und dieses Gefühl ist manchmal durchaus berechtigt. Natürlich verlangen das Engagement und der Kampf, die so wichtig sind, auch ihren Preis. Doch wenn unsere Bemühungen zu einer tieferen, engeren und produktiveren Beziehung führen – und insbesondere wenn es dem Patienten aufgrund der Arbeit besser geht –, kann er ein Mitglied der Gruppe derjenigen werden, die uns am meisten bedeuten.

Die Beziehung: Muster und Fallgruben

In mancher Hinsicht ähneln solche stärker leidenden Patienten, die ihre Wut strategisch nutzen, psychisch jenen verstrickt gebundenen Patienten, die ihre Hilflosigkeit instrumentalisieren. Doch alle diesen beiden Typen gemeinsamen psychologischen Eigenschaften sind bei den Ersteren verstärkter ausgeprägt. Ihre Affekte sind extremer, und das gleiche gilt für das Eingebettetsein in das Erleben, die Einschränkung des Mentalisierens und die damit verbundene Impulsivität. Und obwohl beide Arten verstrickt gebundener Patienten in einem mentalen Raum leben, der durch ihre ersten Bindungsfiguren sozusagen »kolonisiert« wurde, ist das Wesen der Bindungsfiguren jeweils anders geartet.

Bei hilflosen Patienten ist das subjektive Erleben des anderen so gewaltig, daß der größte Teil des mentalen Raumes besetzt wird und kaum noch die Möglichkeit zu einer Selbstdefinition besteht. Im inneren Gespräch sind in solchen Fällen die Stimmen großenteils diejenigen anderer, die laut und klar dem Selbst antworten, dessen eigene Stimme undeutlich ist. In Beziehungen ist der Patient dementsprechend auf den Kommunikationspartner fixiert und bringt seine eigenen Bedürfnisse, Sichtweisen und Ambitionen nur sehr vage zum Ausdruck.

Für den wütenden Patienten ist es, als ob der verinnerlichte Andere nicht nur groß wäre, sondern auch böswillig im Hintergrund lauere und zudem regelmäßig das Selbst bedrohe. In Beziehungen wird der böswillige Andere häufig auf diejenigen (oder in sie hinein) projiziert, von denen der Patient sich tendenziell abhängig macht, einschließlich des Therapeuten. Die Folge ist, daß sich der Patient hauptsächlich darauf konzentriert, wahrgenommene Gefahren abzuwehren, statt darauf, die eigenen Bedürfnisse zu erkennen und zu befriedigen.

Will man sich solchen Patienten gegenüber eine Haltung zu eigen machen, ist es nützlich, sich Fonagys Bericht über die Reaktionen sicher gebundener Eltern ihren Kindern gegenüber zu vergegenwärtigen. Diese Reaktionen übermitteln die Empathie der Eltern angesichts des Leids ihrer Kinder; außerdem ihre Wertschätzung der Wünsche, Gefühle und Überzeugungen, die den Kontext des Verhaltens des Kindes bilden; und schließlich ihre Fähigkeit, mit Erlebnissen fertig zu werden, die das Kind selbst als überwältigend empfindet. Als Therapeuten müssen wir auf eine ähnliche Art von Reaktionen Patienten gegenüber hinarbeiten, die ihr inneres und interpersonales Erleben als so bedrohlich empfinden, insbesondere weil sie zu mitfühlendem Verstehen ihrer selbst so wenig in der Lage sind, so wenig ihrer eigenen Intentionen gewahr sind und so wenig Vertrauen in ihre Fähigkeit haben, mit ihrem Erleben aus eigener Kraft fertig zu werden.

Weil es solchen Patienten an einem reflektierenden oder mentalisierenden Ich weitgehend mangelt, leben sie in einer subjektiven Welt, deren Charakter durch physische, statt durch psychische Realitäten definiert wird, durch Handlungen statt durch Worte oder Gedanken, und durch den Körper statt durch den Geist. Folglich müssen wir demonstrieren, daß wir auf der Seite der Patienten stehen, daß wir sie verstehen und daß wir mit Schwierigkeiten fertig werden können. Bei solchen

Patienten wirkt in vielerlei Hinsicht zunächst eher das, was wir *tun*, als das, was wir sagen, und mehr von dem, was wir *zeigen*, als das, wovon wir ihnen sagen, daß es eine Wirkung hat.

Wenn ihr Verhalten uns regelmäßig von ihnen wegtreibt, uns unverständlich erscheint und uns das Gefühl gibt, daß wir uns glücklich schätzen können, wenn wir es schaffen, uns irgendwie durchzuwurschteln, sollten wir uns vergegenwärtigen, daß solche Patienten innerlich mit gewaltigen emotionalen Kräften ringen. Das Externalisieren oder *Interpersonalisieren* dieses entsetzlichen Kampfes – seine Überantwortung an uns – kann dem Patienten ermöglichen, mit seinen überwältigenden Gefühlen sowohl fertig zu werden, als sie auch zu kommunizieren.

> In einer denkwürdigen Sitzung berichtete mir der Patient, der von seinem Vater mit einem Revolver bedroht worden war, für ihn sei das Bewußtsein tröstlich, daß er sich jederzeit mit seiner eigenen Pistole, die er sich kürzlich gekauft hatte und die er in einer Schublade neben seinem Bett aufbewahrte, das Gehirn aus dem Kopf pusten könne. Schon wenn er sie nur aus der Schublade nehme, sie halte und den Finger an den Auslöser presse, fühle er sich erleichtert. Er habe keineswegs die Absicht, sich umzubringen, so versicherte er, habe aber trotzdem das Gefühl, der Suizid sei letztlich sein Schicksal.
>
> Da ich von diesem Revolver das erste Mal hörte, spürte ich, daß ich sehr ängstlich wurde, ganz zu schweigen von meiner Wut darüber, daß ich in eine Situation geraten war, in der ich mit einer Gefahr fertig werden mußte, auf die ich nur sehr wenig Einfluß hatte. (Außerdem hatte ich eine ekelhafte Erinnerung an einen Mann, den ich ein einziges Mal im Rahmen der Arbeit mit seiner Frau in der Therapie gesehen hatte: Bevor wir uns ein zweites Mal hätten treffen können, benachrichtigte mich seine Frau darüber, daß er sich erschossen habe.
>
> Ich fragte den Patienten, wie er sich fühle, nachdem er mir von seinem Revolver erzählt habe. Er antwortete, er sei erleichtert, sowohl weil er den Revolver habe, als auch, weil ich nun über dessen Existenz Bescheid wisse – es gebe also kein Geheimnis zwischen uns. Daraufhin dachte ich mir, wunderbar, du vertraust also darauf, daß ich dir deine Sicherheitsdecke nicht wegnehme. Ich fühlte mich, als hätte er seinen Revolver auf meinen Kopf gerichtet. Ich sagte ihm, Revolver beunruhigten mich, und das gelte ganz besonders, wenn es sich dabei um die Revolver suizidgefährdeter Patienten handle. Ich könne ihm nicht mehr helfen, wenn ich mich weiterhin in dieser Weise bedroht fühle. Wenn er weiter mit mir arbeiten wolle, müsse er mir den Revolver bringen.

Zu dieser Episode gäbe es vieles zu sagen. Doch zunächst möchte ich auf verschiedene Punkte hinweisen, die sich auf die Arbeit mit Patienten dieser Art beziehen.

Erstens ist ihre subjektive Welt eine Welt physischer Aktivitäten, und der therapeutische Dialog ist in solchen Fällen in erster Linie ein Handlungsdialog. *Zweitens* teilte mir der Patient das Wesen seiner Welt durch Verhalten mit, das bei mir eigene Erlebnisse evozierte: In einem gewissen Sinne spürte ich *seine* Angst, Machtlosigkeit und Wut in Verbindung mit meinen eigenen entsprechenden Gefühlen. *Drittens* half mir das Wissen, daß sein Verhalten kommunikativ war und daß mein Verhalten dies ebenfalls sein mußte, bestimmt zu intervenieren, aber weder eine Strafe in Aussicht zu stellen noch zu drohen – mit anderen Worten: mit der Situation fertig zu werden. *Viertens* gelang es uns im Laufe der folgenden Sitzungen, die oberflächlich zur Schau gestellte Ruhe des Patienten und sein tief innerlich verzweifeltes Verhalten in den Kontext seiner unerträglichen Gefühle und seines Konflikts, weil er auf meine Hilfe hoffte, einzuordnen. Diese Erlebnisse ermöglichten es ihm (Fonagy [2000] paraphrasierend), sich im Geiste eines wohlwollenden Anderen als denkendes und fühlendes Wesen wiederzufinden. Und ja, er brachte mir tatsächlich seinen Revolver.

Natürlich »testen« uns solche Patienten immer wieder. Es ist zu hoffen, daß wir solche Prüfungen häufiger bestehen, als wir dabei versagen. Aber selbst wenn wir versagen – beispielsweise indem wir strafend oder mit Rückzug darauf reagieren –, besteht die Möglichkeit, solche Beziehungsbrüche zu heilen. Außerdem können wir Patienten in diesen und anderen Zusammenhängen zeigen, daß es für Mißerfolge Raum gibt, daß manche Mißerfolge unvermeidbar sind und daß wir dies so lange ertragen können, wie wir den Teil nicht mit dem Ganzen verwechseln. Wir können dem Patienten den Zugang zu einer relationalen und affektiven Welt erschließen, die nicht von Dichotomien wie »alles oder nichts«, »schwarz oder weiß« und »jetzt oder nie« bestimmt wird. Jenseits dieser Welt der Spaltungen, in denen solche Patienten in der Regel wohnen, gibt es eine integriertere Welt.

Doch noch einmal sei betont, daß sich unsere Fähigkeit, eine nachdenkliche und integrierte Perspektive aufrechtzuerhalten, bei der Arbeit mit Patienten, die zu Abspaltungen neigen und die ihre Gefühle nicht artikulieren, sondern sie mit gefährlichen und manchmal sogar lebensgefährlichen Konsequenzen ausagieren, in Luft auflösen kann. Aufgrund der Belastungen und Anforderungen, die unsere Arbeit mit sich bringt, werden wir uns gelegentlich überwältigt, verängstigt, hilflos und/oder wütend fühlen – ebenso wie sich diese Patienten ihren Eltern gegenüber wütend gefühlt haben müssen, die ihren Kindern aufgrund eigener Schwierigkeiten unerträgliche Lasten auferlegten. Als Therapeuten solcher Patienten müssen wir auf die Unterstützung bauen, die wir in anderen, in uns selbst und in einem gewissen Maße in unseren Theorien finden können. Im übrigen ist es eine Tatsache, daß viele, wenn nicht sogar alle diese Patienten ihre Beziehung zu uns nutzen können, um ihre Situation zu verbessern oder sogar zur Heilung zu gelangen.

Die Rolle von Achtsamkeit und Meditation

Die »hyper-hyperaktivierende« Strategie der Patienten, mit denen ich mich hier beschäftigt habe, scheint durch ein extrem stark reagierendes autonomes Nervensystem hervorgerufen zu werden. Diese Patienten haben sowohl im wörtlichen als auch im übertragenen Sinne einen übermäßig starken Schreckreflex, und sie finden nur langsam ihr inneres Gleichgewicht wieder. Sie reagieren stark und schnell auf wahrgenommene Gefahren, als würden die Reaktionen ihrer Amygdala nicht durch den Hippocampus moduliert. Wenn der sympathische Zweig ihres autonomen Nervensystems aktiviert ist, können sie extrem unruhig werden, als befänden sie sich im Kampf-oder-Flucht-Modus. Ist der parasympathische Zweig aktiviert, werden sie oft schläfrig, wirken dissoziiert oder »erstarren«.

Weil Meditation den Körper beruhigen (und die Mentalisierungsfähigkeit stärken) zu können scheint, kann sie bei der Behandlung dieser Untergruppe verstrickt gebundener Patienten nützlich sein; deshalb habe ich einigen dieser Patienten beigebracht zu meditieren. Bei manchen beginne ich jede Therapiesitzung mit einer kurzen Meditationsphase. Solche Patienten kommen nicht selten in einem deutlich aufgeregten Zustand in meine Praxis. In der Regel wechseln wir dann zunächst ein paar Worte, die der Anerkennung ihrer Gefühle gewidmet sind, bevor wir zu meditieren beginnen. Nach fünf- oder zehnminütiger Meditation wirken sie meist ruhiger und besser in der Lage, sich mit ihren Erlebnissen auseinanderzusetzen, ohne sich emotional und physiologisch von diesen überwältigt zu fühlen.

Ihre autonome Überaktivierung könnte auf frühe Bindungserlebnisse zurückzuführen sein, die entweder akut oder chronisch traumatisch waren (Schore 2002). Wie bereits erwähnt, kommen stärker leidende Patienten mit verstricktem mentalem Zustand hinsichtlich der Bindung oft mit einer Vorgeschichte unaufgelöster Traumata oder Verlusterlebnisse in die Therapie.

14 Der unaufgelöst gebundene Patient

Heilung der Wunden von Traumata und Verlusterlebnissen

Das AAI identifiziert als »unaufgelöst« nicht nur einige verstrickt gebundene Erwachsene so wie diejenigen, die ich im vorigen Kapitel beschrieben habe, sondern auch manche abweisend oder sogar sicher gebundene. Dies könnte damit zusammenhängen, daß es in der Lebensgeschichte der meisten von uns »Inseln« traumatischer und dissoziativer Erlebnisse gibt (Bromberg 1998a). Häufig scheint eine Beziehung zwischen einem unaufgelösten mentalen Zustand hinsichtlich der Bindung und starken psychischen Problemen zu bestehen. Borderline-Störungen, Dissoziative Störungen und Posttraumatische Belastungsstörungen hängen offenbar alle mit unaufgelösten traumatischen Erlebnissen zusammen, und im Falle einer Vorgeschichte desorganisierter Gebundenheit verhält es sich ebenso (Dozier et al. 1999; Hesse 1999; Solomon & George 1999; Liotti 1995; Solomon & Siegel 2003; van IJzendoorn, Schuenzel & Bakermans-Kranenburg 1999).

Um Patienten mit unaufgelöstem mentalem Zustand hinsichtlich der Bindung zu identifizieren, müssen wir auf Schwächen der Argumentation oder des Diskurses achten, wenn die Betreffenden über eigene traumatische Erlebnisse oder Verlusterlebnisse sprechen. Man erinnere sich, daß nicht überwältigend schmerzhafte Erlebnisse an und für sich eine dauerhaft desorganisierende Wirkung auf die Persönlichkeit haben, sondern daß die *nicht erfolgte Auflösung* eines solchen Erlebnisses entscheidend ist, insbesondere insofern sie durch jene Arten von Ausfällen zutage tritt, die Main und Hesse beschrieben haben (Main 1995; Hesse 1999). Wenn wir bei einem Patienten solche Ausfälle bemerken, wissen wir, daß ein Trauma und/oder Verlust in der Therapie des Betreffenden eine wichtige Rolle spielen wird. Allerdings sollte man an der Wirkung des Traumas nicht isoliert arbeiten. Wie bei allen bindungsorientierten Behandlungen sollte auch in diesem Fall die therapeutische Beziehung das Zentrum des Geschehens sein.

Vor einigen Jahren kam ein Paar zu mir, das angeblich nur an der Verbesserung der Kommunikation in der Beziehung arbeiten wollte. In der zweiten Sitzung trat der Ehemann zu seiner Frau Sarah in Blickkontakt und sagte etwas zu ihr, das ich aber nicht verstand. Im Wesentlichen ging es offenbar um ihr Einverständnis damit, daß er über … etwas … sprechen wollte. Soweit ich mich erinnere, formulierte der Mann schließlich eine Art Einleitung, und anschließend erzählte seine Frau die Geschichte. Sie war als Teenager eines Tages aus der Schule nach Hause gekommen und hatte ihre Mutter tot aufgefunden. Ihr Vater hatte sie ermordet.

Nachdem ich Sarah diese entsetzliche traumatische Verlustgeschichte hatte erzählen hören, war ich fassungslos und fast sprachlos. Sarah selbst erklärte ruhig, aber offensichtlich verzweifelt, das Ereignis und seine Folgen habe nichts damit zu tun, wie sie heute sei. Als ich sie ermutigte, noch ein wenig mehr über ihr Erlebnis zu erzählen, falls ihr das möglich sei, reagierte sie sehr eigenartig.

Während sie vorher in jener Sitzung ziemlich engagiert und emotional aufgeschlossen gewesen war, sprach sie nun über die Entdeckung des Mordes mit sehr ausdrucksloser Stimme, was sie geradezu unheimlich distanziert wirken ließ. Ihr Bericht wurde mehrmals durch extrem lange Schweigephasen unterbrochen, in denen sie sich nach innen zurückzuziehen und »abzuschalten« schien, als ob sie dabei wäre, die Fassung zu verlieren. Sie mußte dann jedesmal durch eine Äußerung oder Frage von mir oder ihrem Mann wieder in den Raum zurückgeholt werden. Manchmal wechselte sie im Laufe der Beschreibung der Katastrophe, die sie in ihrer Kindheit erlebt hatte, in die Gegenwartsform.

Alle diese Marker für das Vorliegen unaufgelöster Traumata – die Veränderung des Bewußtseinszustandes, die unheimlich distanzierte Stimme, die Beschreibung der Vergangenheit in Gegenwartsform und die langen Pausen – können als Anzeichen für die desorganisierend und desorientierend wirkende »Rückkehr des Dissoziierten« verstanden werden. Offensichtlich konnte diese Patientin über ihr traumatisches Erlebnis nicht sprechen, ohne sich in einem gewissen Sinne erneut traumatisiert zu fühlen.

Auf meine dringende Empfehlung hin begann sie mit einer Einzeltherapie, in der es ihr, wie mir berichtet wurde, allmählich gelang, das Trauma, das sie ursprünglich hatte dissoziieren müssen, zu integrieren und aufzulösen. Im weiteren Verlauf der Paartherapie sagte sie, sie habe zwar lange versucht, so wenig wie möglich an das, was in der Vergangenheit geschehen war, zu denken, aber diese Geschehnisse hätten sie immer begleitet: »Es war, als hätte ich einen scharfen Kiesel im Schuh, und solch einen Stein im Schuh zu haben *muß* sich auf das Gehen auswirken.«

Die therapeutische Arbeit mit unaufgelöst gebundenen Patienten mag außerordentlich schwierig sein, sie kann aber auch sehr lohnend sein, und in einem gewissen Sinne ähnelt sie durchaus der Arbeit mit anderen Patienten – ist allerdings deutlich dramatischer. Bei den meisten unserer Patienten ist es wichtig, die Integration zu fördern. Bei unaufgelöst gebundenen Patienten, für die Dissoziation so zentral und charakteristisch ist, steht die Förderung der Integration in vielerlei Hinsicht im Mittelpunkt der Arbeit. Und während bei den meisten Patienten die Beziehung zum Therapeuten ein wichtiger Aspekt der Therapie ist, *ist* die therapeutische Beziehung bei Patienten mit unaufgelöstem mentalem Zustand hinsichtlich der Bindung die Therapie. Und schließlich ist der Aspekt des Gedächtnisses für unaufgelöst gebundene Patienten problematischer als für andere.

Alle unsere Patienten unterliegen dem Einfluß präverbaler Bindungserlebnisse, die als implizite prozedurale Erinnerungen eingeprägt und gespeichert sind – die Grundbausteine jener rechtshemisphärischen inneren Modelle, die ihre ursprünglichen Beziehungs-, Gefühls- und Denkmuster geformt haben. Solche impliziten Erinnerungen sind vor der Entwicklung nicht nur der sprachlichen Fähigkeiten, sondern auch der Gehirnstrukturen – insbesondere des Hippocampus – entstanden, die Erinnerungen in einen Kontext einbinden, in dem ihre Bedeutung verständlich wird.

Doch weil der sich entwickelnde Hippocampus durch Traumata zeitweise deaktiviert wird, können bei Patienten mit unaufgelöstem mentalem Zustand hinsichtlich der Bindung nicht nur implizite Erinnerungen an präverbale Erlebnisse – die oft desorganisierter Art sind –, sondern auch spätere *traumatische* Erlebnisse sprachlich unzugänglich sowie zeitlich und kontextuell unbestimmt bleiben. Weil Traumatisierte solche Erlebnisse nicht bewußt aus dem Gedächtnis abrufen können, neigen sie dazu, diese unmittelbar wiederzuerleben, ohne zu merken, daß sie sich an etwas erinnern.

Häufig sind solche Patienten in desorganisierten Bindungsbeziehungen aufgewachsen, die mindestens in zweifacher Hinsicht traumatisch waren: Sie wurden als ungeheuer schmerzhaft empfunden *und* boten dem Kind keinen sicheren Kontext welcher Art auch immer, in dem es mit seinem Schmerz hätte fertig werden können. Es erlebte in dieser Situation ständige verheerende Beziehungsbrüche, die niemals geheilt wurden. Aufgrund dieser Erlebnisse entstanden bei den Betroffenen zahlreiche inkohärente Modelle ihrer selbst, anderer Menschen und von Beziehungen. Diese oft entsetzlichen Voraussetzungen bringen Patienten mit unaufgelösten mentalen Zuständen hinsichtlich der Bindung in eine Psychotherapie mit.

Als Ausübende eines der von Freud so genannten »unmöglichen Berufe« (GW 16, S. 94) besteht unsere Aufgabe bei solchen Patienten darin, ihnen eine andere Art des Erlebens zu ermöglichen und ihnen ein anderes Beziehungsmodell zu erschließen. Dazu müssen wir eine neue Bindungsbeziehung entwickeln, die sicher, zuverlässig und inklusiv ist – und in der Beziehungsbrüche geheilt werden können. Diese Beziehung sollte auch die Entwicklung der Ressourcen des Patienten fördern, einschließlich derjenigen, die zur Auflösung früherer Traumata erforderlich sind. Problematisch ist, daß der Patient zwar bewußt den Wunsch haben mag, sein Leiden zu lindern, sich aber unbewußt gezwungen fühlt, seine alte, zutiefst unsichere frühe Bindungsbeziehung, in der er weder Hilfe erhielt noch Grund zur Hoffnung hatte, mit uns wiederaufleben zu lassen. Und im Kontext einer als unsicher empfundenen therapeutischen Beziehung ist es natürlich unmöglich, das traumatische Erlebnis des Patienten aufzulösen.

Die Angst des Patienten vor Sicherheit überwinden

Daß unaufgelöst gebundene Patienten Schwierigkeiten damit haben, sich in einer sicheren Beziehung zu einem empathisch eingestimmten Therapeuten wohlzufühlen, ist ein Paradox, das auf die Behandlung solcher Patienten starken Einfluß hat. Eine Beziehung aufzubauen, in der sich der Patient wirklich sicher fühlen *kann*, ist sehr wichtig, aber leider auch schwierig. Man sollte dies sowohl als ultimatives Ziel der Therapie als auch als Voraussetzung für die Arbeit an der Traumaauflösung ansehen. Diese Beschreibung erscheint vermutlich so lange als widersprüchlich, bis man verstanden hat, daß der Aufbau einer sicheren Beziehung und die Auseinandersetzung mit einem Trauma zwei miteinander verwobene Prozesse sind. Ich werde im folgenden erklären, daß die allmähliche Entstehung eines Gefühls der Sicherheit in der Beziehung zum Therapeuten die Auflösung des Traumas *bewirkt* und die allmähliche Auflösung des Traumas für den Patienten schließlich die zwingende Notwendigkeit beseitigt, die therapeutische Beziehung (und andere Beziehungen) als erneute Konfrontation mit Bedrohungen aus der Vergangenheit zu erleben.

Es gibt im Englischen eine Unterscheidung zwischen »Traumata mit großem ›T‹«, wozu Situationen wie der Terroranschlag vom 11. September 2001 und die Entdeckung meiner Patientin, daß ihre Mutter ermordet worden war, zählen, und »Traumata mit kleinem ›t‹«, wozu Situationen zählen, in denen Kinder wiederholt starke Angst, Hilflosigkeit, Demütigung, Scham und/oder das Verlassenwerden von einer Bindungsfigur erleben, ohne daß später etwas zur Heilung dieser Erlebnisse unternommen wird (Shapiro & Maxfield 2003). Traumata mit kleinem »t« sind auch »relationale Traumata« (Schore 2002) und »kumulative Traumata« (Kahn 1963) genannt worden. Sie zwingen das Kind – und später entsprechend prädisponierte Erwachsene –, auf primitive Selbstschutzmechanismen zurückzugreifen, wozu Dissoziation und projektive Identifikation zählen. Diese Abwehrmechanismen sind der Hauptgrund dafür, daß die Gefahren der inneren Welt des Patienten in seiner Beziehung zum Therapeuten wiederaufleben.

Wenn der Therapeut an diesen Abwehrstrategien arbeitet – was er mit Hilfe empathischer Einstimmung und durch das Setzen von Grenzen tut –, kann sich die Art, wie der Patient seine Beziehung zum Therapeuten erlebt, allmählich verändern.

Lernt der Patient allmählich, diese Beziehung als sicherer zu empfinden, entwickelt er ein neues inneres Modell, das zu den in Reaktion auf die traumatischen Kindheitserlebnisse entstandenen älteren Modellen in Konkurrenz tritt. In diesem Sinne beeinflußt das Erleben einer zunehmend als sicher empfundenen Beziehung indirekt die Wirkung des ursprünglichen Kindheitstraumas und schafft so die Voraussetzungen für eine direktere Auseinandersetzung mit dem Trauma des Patienten.

Noch einmal sei darauf hingewiesen, daß die Arbeit in der therapeutischen Beziehung und die direkte Auseinandersetzung mit dem Trauma ineinandergreifende Prozesse sind. Die Arbeit an der Beziehung weckt oft Gefühle, die mit dem Trauma zusammenhängen, während die Auseinandersetzung mit traumatischen Erlebnissen häufig auf Probleme in der Beziehung aufmerksam macht. Nur um einer möglichst klaren Darstellung willen beschreibe ich diese beiden Zielrichtungen der therapeutischen Arbeit hier strikt getrennt und als sequentiellen Prozeß. Wenn man von einer Sequenz sprechen will – zuerst die Arbeit an der Sicherheit in der Beziehung und anschließend die Arbeit am Trauma –, muß man sich darüber im klaren sein, daß es sich um eine Sequenz handelt, die sich unablässig wiederholt.

Der Weg zu einer als immer sicherer empfundenen Beziehung ist meist sehr steinig, weil die Abwehrstrategien, mit deren Hilfe der Patient seine schmerzhafte Vergangenheit zu meiden versucht, nur zu oft zur Reinszenierung in der Vergangenheit erlebter Situationen in der Gegenwart führt. Deshalb muß der Therapeut auf diese Reanimation der Vergangenheit bestimmt und empathisch reagieren, um zwischen die alten Bindungen, die den Patienten in Aufruhr versetzen und erschrecken, und die neue Bindungsbeziehung, deren vielversprechende Möglichkeiten er sich anfangs kaum vorstellen kann, allmählich einen Keil zu treiben.

Man könnte auch sagen, daß unser Ziel darin besteht, es Patienten, die völlig in ihr Erleben eingebettet sind – und deshalb dazu neigen, ihre sämtlichen Gefühle und Überzeugungen für die Realität zu halten –, zu ermöglichen, einen Blick auf eine Welt zu werfen, die ihren Gefühlen und Überzeugungen nicht entspricht. Die Betrachtung des Geschehens in der Welt durch unsere Augen und die Teilnahme an Interaktionen, welche die starren Erwartungen der Patienten widerlegen, stimuliert ihre Fähigkeit, die Dinge aus mehr als einer Perspektive zu betrachten – was nichts anderes bedeutet, als zu mentalisieren. Wie wirken sich die hier skizzierten Vorstellungen über die Interaktion von früher erlebten Traumata, Abwehrstrategien und der Beziehung des Patienten zum Therapeuten in der Praxis aus?

Gleich zu Anfang der ersten Sitzung einer sehr langen Psychotherapie berichtete mir der Patient – ein in der Notfall-Ambulanz tätiger Arzt, den ich hier Casey nennen werde –, seine beiden Eltern hätten sich umgebracht. Wahrscheinlich weil er meinen Gesichtsausdruck beobachtet hatte, fügte er zur Klarstellung rasch hinzu, sie hätten sich »langsam umgebracht«, nämlich durch ihren Alkoholkonsum und ähnliche Formen der Selbstvernachlässigung. Nachdem Casey einige Monate nach Behandlungsbeginn mit einer Folge von Verlusterlebnissen konfrontiert worden war, wurde er selbst suizidal. Er brauchte nun offensichtlich dringend Hilfe, war aber weder in der Lage, sie zu suchen, noch dazu, sie wirklich zu nutzen, und zwar aus Gründen, die schnell – wenn auch zunächst nur mir – deutlich wurden.

Seit seiner frühen Kindheit hatte Casey für seine labile Mutter, seinen gewalttätigen Vater und seine jüngeren Geschwister als Elternersatz fungieren müssen. Obwohl er sich in dieser Rolle im Stich gelassen und vernachlässigt gefühlt hatte, war es ihm dadurch auch gelungen, einige (wenn auch nicht alle) Wutanfälle und Mißhandlungen zu vermeiden, die seine Welt immer wieder erschüttert hatten. Sich um andere Menschen zu kümmern wurde für ihn zur Grundlage seiner Identität sowie zu einer Versicherung gegen Angriffe, wobei er diese Rolle seinen Eltern gegenüber insbesondere aus Angst spielte.

Seit langem wütend darüber, daß er Verantwortung für Dinge hatte übernehmen müssen, für die er niemals Verantwortung hätte haben dürfen, hatte er sich »dafür entschieden«, anderen nicht die Lasten aufzuerlegen, die seine Eltern ihm auferlegt hatten – mit der Folge, daß er allgemein als der »Fels von Gibraltar« angesehen wurde. Seine kontradependente Abwehrstrategie war aber offenbar nicht nur starr, sondern auch brüchig. Als er mit realen und drohenden Verlusten konfrontiert wurde, reagierte er darauf suizidal depressiv. Vermutlich hatten die Verlusterlebnisse bei ihm die Erinnerung daran wieder aufleben lassen, daß er in seiner Kindheit und Jugend im Stich gelassen und traumatisiert worden war. Doch selbst in diesen Situationen, in denen er sich überwältigt fühlte, fiel es ihm sehr schwer, sich seine Notlage einzugestehen und von mir Hilfe anzunehmen.

Mehr als ein Jahr lang ähnelte unsere Therapie einer Folge von Notfallsituationen, die oft eine ebenso starke Wirkung auf mich wie auf meinen Patienten hatten. Es gab unzählige nächtliche Telefonanrufe, Suizid-Drohungen, -Gesten und -Versuche sowie zahlreiche stationäre Behandlungen. Weil ich das Gefühl hatte, um das Leben dieses Patienten kämpfen zu müssen, wurde ich manchmal von Wut, Angst, Verwirrung und einem fast zwanghaften Gefühl der Verstrickung überwältigt – als ob ein einziger Fehler den Tod des Patienten oder eine andere Katastrophe zur Folge haben könnte.

Als ich ein wenig vom Schlachtgetümmel zurücktrat (was mir nur zeitweise gelang), wurde mir klar, daß diese Gefühle wahrscheinlich mit denjenigen zusammenhingen, die Casey als Kind bei seinen Eltern erlebt hatte, die sich nicht nur bedrohlich verhalten hatten, sondern wahrscheinlich auch schon dabei waren, »sich umzubringen«. Er war niemals vorher der Integration dieser überwältigenden Gefühle auch nur nahe gekommen, und ganz sicher wäre ihm das auch in der aktuellen Situation in der Therapie nicht möglich. Statt dessen dissoziierte er und ließ (weitgehend unbewußt), seine eigenen unerträglichen Erlebnisse in mir aufleben.

Aufgrund meiner eigenen Lebensgeschichte war ich sofort bereit, mich mit dem, was er erlebt hatte, zu identifizieren – nicht weil ich buchstäblich das gleiche Trauma wie er erlebt hätte, sondern insofern meine eigenen Erlebnisse mich dazu veranlaßten, zu Casey in eine tiefe Resonanz zu treten und manchmal mit ihm zusammen dissoziierte Aspekte seiner traumatischen Beziehung zu seinen Eltern zu inszenieren.

Dissoziation, projektive Identifikation und Gegenübertragung

Bevor ich den Bericht über meine Arbeit mit diesem Patienten fortsetze, muß ich diese Arbeit im Kontext der Abwehrstrategien verorten, die Patienten wie Casey vor den Nachwirkungen erlebter Traumata schützen, aber unglücklicherweise gleichzeitig auch bewirken, daß Elemente ihres Traumas wiederholt reinszeniert werden. Solche Abwehrstrategien wirken sich auf die Gegenübertragung des Therapeuten aus – und weil der Therapeut oft das in ihm Evozierte mit dem Patienten zusammen inszeniert, haben diese Abwehrstrategien einen starken Einfluß auf die therapeutische Beziehung.

Beginnen wir mit dem Begriff *Dissoziation*, der zwei unterschiedliche Bedeutungen hat. Er bezeichnet »Desintegration« verschiedenster Art, darunter die dem Selbstschutz dienende Abspaltung eines unerträglichen mentalen Zustandes (in dem beispielsweise der eigene Vater die eigene Mutter ermordet hat) von anderen mentalen Zuständen, die erträglicher und in das eigene permanente Selbstempfinden integriert sind. »Dissoziation« bezeichnet aber auch einen aus Gründen der Gefahrenabwehr veränderten, tranceartigen Bewußtseinszustand wie denjenigen, in den mein Patient in der Paartherapie verfiel, als das Trauma der Ermordung seiner Mutter wieder auftauchte. Beide Arten von Dissoziation sind für das Erleben unaufgelöst gebundener Patienten und ihre Psychotherapie von zentraler Bedeutung.

Fehlgeschlagene Integrationen spielen für die psychische Situation vieler dieser Patienten eine wichtige Rolle. Abspaltungen – die auch »primitive Dissoziation« (Kernberg 1976/1981) genannt werden – sind die typische Abwehrstrategie von Patienten mit einer Borderline-Persönlichkeitsstörung. Sie sind mit Alles-oder-Nichts-, Schwarz-oder-Weiß-, Entweder-Oder-Formen des Fühlens, Denkens und In-Beziehung-Tretens verbunden, die die Betroffenen sich selbst und andere auf partielle, übertrieben vereinfachende, unrealistische und instabile Weise erleben lassen. In der Welt des subjektiven Erlebens vieler Patienten mit unaufgelöster mentaler Haltung hinsichtlich der Bindung sind Menschen entweder Helden oder Schurken, Täter oder Opfer, diejenigen, die andere retten, oder diejenigen, die hilflos sind. Und angesichts ihrer Tendenz, den Teil mit dem Ganzen zu verwechseln, können sie und diejenigen, mit denen sie interagieren, leicht von der als wertvoll geltenden Kategorie in die gegenteilige abstürzen. Deshalb sind ihre Beziehungen zu anderen Menschen – einschließlich des Therapeuten – instabil und stürmisch, und es fällt ihnen sehr schwer, auf andere zu bauen.

Aus einer etwas anderen Perspektive betrachtet erscheint die innere Welt unaufgelöst gebundener Patienten mehr oder minder stark auf inneren Modellen und mentalen Zuständen aufgebaut, die aus Gründen der Gefahrenabwehr dissoziiert werden mußten. Damit beispielsweise ein mißhandeltes Kind nicht permanent in einem Zustand des Entsetzens leben muß, kann es seine beängstigenden Mißbrauchs- oder Mißhandlungserlebnisse von anderen, durch weniger bedrohliche Interaktionen entstandenen Modellen dissoziieren. Durch eine solche Vorgeschichte entstehen in der inneren Welt des Erwachsenen radikale Brüche, die zu einer gesteigerten Empfindlichkeit bei plötzlichen Wechseln von normalen in überwältigende mentale Zustände führen können.

Aus neurobiologischer Sicht ist der Preis früher Beziehungen, die eine Dissoziation erforderlich machten, daß Kinder, deren Bindungsfiguren sich beängstigend verhalten, jene integrativen neuronalen Strukturen nicht vollständig entwickeln (Hippocampus, Orbitofrontalkortex und Corpus callosum), die das Notfallreaktionssystem des Gehirns, die Amygdala, beeinflussen können. Ohne diese Möglichkeit der Integration und Modulation macht die übermäßig starke Reaktion der Amygdala es wahrscheinlich, daß relativ harmlose Trigger bei unaufgelöst gebundenen Patienten extrem starke autonome Reaktionen hervorrufen.

Abgesehen davon, daß die Dissoziation die psychobiologische Struktur dieser Patienten beeinflußt, fungiert sie auch als erste Abwehrstrategie. Häufig beschrieben als »die Flucht, wenn keine Flucht möglich ist« (Putnam 1992, S. 173), ist Dissoziation nicht nur ein Resultat fehlgeschlagener Integration, sondern auch ein hypnoider Zustand, in dem die Beziehung des Selbst zur Realität aus Gründen der Gefahrenabwehr verändert wird. Wie alle Abwehrstrategien verlangt auch diese für den Schutz, den sie gewährt, ihren Preis. Patienten mit unaufgelöstem mentalem Zustand hinsichtlich der Bindung schaffen es, die Wirkung von Erlebnissen, von denen überwältigt zu werden sie gefürchtet haben, abzuschwächen, indem sie die Realität als weniger real erscheinen lassen, abdriften, schläfrig werden usw. Doch der gleiche veränderte Zustand, der die schmerzhaften Realitäten fernhält, macht auch eine effektive Auseinandersetzung mit diesen Realitäten unmöglich. Deshalb leben unaufgelöst gebundene Patienten oft so, als würden sie den Geruch des Rauchs nicht erkennen wollen, der von einem im Keller ihres Hauses schwelenden Brand ausgeht. Sie befinden sich ständig am Rande des Überwältigtseins, als warteten sie unablässig auf das Eintreten der Katastrophe, ohne zu merken, daß sie längst eingetreten ist.

Außerdem ist Dissoziation als veränderter Bewußtseinszustand meist mit Erlebnissen des »Austretens aus dem eigenen Körper« verbunden, die verschiedene sehr problematische Folgen haben können. Der Körper, der psychisch verlassen wird, um schmerzhafte Erlebnisse zu meiden, ist in einem gewissen Sinne nicht mehr der Körper des Betroffenen. Dadurch werden die somatischen Marker für Emotionen für viele Patienten mit unaufgelöster Bindung schwer zugänglich oder schwer zu deuten. Bessel van der Kolk formuliert dies in einem Text über die Behandlung Traumatisierter wie folgt: »Diese Unfähigkeit, somatische Zustände in Worte und Symbole zu fassen, führt dazu, daß sie Emotionen einfach als körperliche Probleme empfinden. … [Sie] erfahren Distress in Form von physischen anstelle von psychischen Zuständen« (van der Kolk, McFarlane & Weisaeth 1996/2000, S. 315). Der Körper dissoziierender Patienten kann somit zum Schlachtfeld eines Kampfes wegen psychischer Probleme werden. Dies kann unter anderem dazu führen, daß solche Patienten unter zahlreichen körperlichen Problemen leiden. Verkomplizierend wirkt auch, daß die Betroffenen, weil sie die Verbindung zu ihrem Körper besonders effektiv unterbrechen können, oft Schwierigkeiten haben, gut für sich selbst zu sorgen. Und schließlich können dissoziierende Patienten in einen Zustand der Panik verfallen, wenn sie sich zu stark von sich selbst und ihrem Körper abgeschnitten fühlen – was drastische Maßnahmen erforderlich macht, damit sie die Verbindung zu ihrem Körper wiederherstellen können. Selbstschädigungen in Form von Schnittwunden, Verbrennungen oder Gewalttätigkeit gegen sich selbst stärken ihr Gefühl, mit ihrem Körper verbunden zu sein, wenn sie durch Dissoziation stark von ihrem Körper getrennt worden sind und sich deshalb unwirklich fühlen. Mit der Arbeit am Körper – einem zentralen Aspekt jeder Psychotherapie mit unaufgelöst gebundenen Patienten – werde ich mich in Kapitel 16 dieses Buches eingehender befassen.

Dissoziation, die das abspaltet, was Sullivan (1953/1980) das »schlechte Ich« und das »Nicht-Ich« nennt, ermöglicht es unaufgelöst gebundenen Patienten, ihre Identifikation mit einem Spektrum subjektiv unerträglicher früherer und gegenwärtiger Erlebnisse zu lösen. Doch was aus Gründen der Gefahrenabwehr dissoziiert wird, verschwindet nicht, sondern wird in die äußerste Peripherie des Gewahrseins befördert. Erlebnisse, Erinnerungen, Repräsentationen und Gefühle, die nicht integriert sind und geleugnet werden, scheinen bildlich gesprochen »ein Zuhause zu suchen«.

Wenn sie in der Psyche des Patienten keinen Platz finden, müssen sie in den Kommunikationspartner »ausgelagert« werden. Dies ist die Abwehrstrategie der *projektiven Identifikation*, und in einer psychotherapeutischen Behandlung ist der Andere natürlich der Therapeut. Im Rahmen unseres Bemühens, dissoziierte Erlebnisse zu reintegrieren, evoziert der Patient in uns, was er in sich selbst nicht ertragen kann, und wir identifizieren uns mit dem Projizierten.

Die *Gegenübertragung* resultiert, verallgemeinernd gesagt, aus dem Zusammenspiel der projektiven Identifikationen des Patienten mit unserer eigenen psychischen Charakteristik. Wahrscheinlich läßt sich nicht vermeiden, daß wir als Therapeuten eines unaufgelöst gebundenen Patienten in irgendeiner Form inszenieren, was der Patient durch projektive Identifikation auf uns abwälzt. Denn Gegenübertragung wird, bis sie erkannt wird und eine adäquate Behandlung erfährt, schlicht und einfach inszeniert. Deshalb müssen wir, um zum Patienten eine Beziehung aufzubauen, die besser ist als seine Beziehungen in der Zeit seiner Traumatisierung, versuchen, die Entfaltung der Übertragungs-Gegenübertragungs-Situation zu registrieren.

Das Erkennen unserer Gegenübertragung ermöglicht uns, destruktive Enactments zu unterbinden. Dies ist wahrscheinlich der wichtigste Grund dafür, daß wir beobachten, was wir in unserer Beziehung zu unaufgelöst gebundenen Patienten tun, fühlen und wollen. Denn je besser wir erkennen, wie wir selbst an der Gestaltung der therapeutischen Beziehung beteiligt sind, um so eher können wir unsere schwierigen, sogenannten »negativen« Gegenübertragungsreaktionen eingrenzen, statt sie einfach auszuagieren und/oder zu leugnen.

In diesem Zusammenhang habe ich festgestellt, daß es sehr nützlich ist, zu unaufgelöst gebundenen Patienten in Beziehung zu treten, indem man sich ihre inneren Modelle ihrer selbst und anderer vergegenwärtigt. Liotti (1995, 1999) hat die Auffassung vertreten, daß dissoziierende traumatisierte Patienten – so wie Casey, der Arzt, dessen Vater gewalttätig gewesen war – sich in ihren Beziehungen zu anderen Menschen auf vier verschiedene Arten selbst erleben können. Weil sie in ihrer Beziehung zu Bindungsfiguren Mißbrauch/Mißhandlungen, Vernachlässigung, Verluste oder kumulative relationale Traumata erlebt haben, haben sie ein Modell von sich selbst als Opfer verinnerlicht. Und weil sie sich als für das erlebte Trauma verantwortlich und als in Reaktion darauf wütend erlebt haben – und sich eventuell sogar mit dem Täter identifizieren –, haben sie ein Modell von sich als Tätern entwickelt. Und weil sie mit Bindungsfiguren jene Form von Rollenumkehr erlebt haben, die »Parentifizierung« genannt wird – man erinnere sich, daß desorganisiert gebundene Kinder ihren Eltern gegenüber oft die fürsorgliche Rolle (und damit die Kontrolle) übernehmen –, haben sie ein Modell von sich als Rettern entwickelt. Und weil sie häufig in die Dissoziation geflüchtet sind, haben sie auch ein Modell von sich als kognitiv inkompetent oder verwirrt entwickelt.

Man bedenke, daß das, was in der Interaktion von Übertragung und Gegenübertragung zum Ausdruck kommt, eine *Beziehung* ist. Beispielsweise fühlte ich mich ständig gezwungen, Casey zu retten, wahrscheinlich ähnlich wie er sich aufgrund seiner Angst dazu gezwungen fühlte, seine Eltern zu retten. Gleichzeitig wirkte er in unseren Interaktionen so wenig um seine Selbstfürsorge bemüht, wie seine Eltern es seinem Empfinden nach hinsichtlich ihrer eigenen Selbstfürsorge gewesen waren. In diesem Modus bezog sich meine Gegenübertragungsidentifikation auf die »Selbst«-Komponente des inneren Modells des Patienten, während er mit seiner Mutter oder seinem Vater identifiziert zu sein schien. Wie bald klar werden wird, fiel es mir andererseits leicht, die Gegenübertragungsrolle seines wütenden oder ihn im Stich lassenden Elternteils darzustellen, weil Casey – einer solchen Figur gegenüber verständlicherweise mißtrauisch – mir bestenfalls sehr argwöhnisch begegnete und sich danach stets zurückzog.

Überwindung der Angst des Patienten vor Sicherheit (Fortsetzung)

In der Zeit, in der Casey sich selbst besonders stark gefährdete, trafen wir uns dreimal wöchentlich und sprachen fast täglich zumindest kurz am Telefon miteinander. Sowohl mir als auch seinem Arzt und seinem Psychopharmakologen war klar, daß wir um sein Leben kämpften. Der durch Dissoziation und Selbstmedikation abgepufferte Patient jedoch zog sich aus Krisen immer wieder in das Leugnen zurück. Befand er sich in einer Krise, forderte er verzweifelt und wütend Hilfe; war er hingegen im Zustand des Leugnens, behauptete er stur, ihm brauche niemand zu helfen. Im letzteren Fall drohte er oft, die Therapie abzubrechen – nachdem er mir zuvor mitgeteilt hatte, wenn er die Therapie tatsächlich abbräche, könne ich davon ausgehen, daß er sich umbringen werde. In meiner Beziehung zu diesem Patienten fühlte ich mich abwechselnd wütend, verängstigt und verwirrt, und fast ständig beanspruchte mich mein Bedürfnis, ihn zu schützen, völlig.

Manchmal vermochte ich zu erkennen, daß alle diese Gefühle teilweise das Resultat von Caseys nonverbalen, dem Selbstschutz dienenden enaktiven Kommunikationen über seine innere Welt waren. Wenn ich völlig in mein Erleben unserer Beziehung eingebettet war (d. h., wenn ich darauf fixiert war), hielten mich diese Kommunikationen so »an der Gurgel«, daß ich abwechselnd Caseys Verfolger, Opfer, inkompetenter Helfer oder Retter wurde. Gelang es mir, mich aus der Umklammerung dieser Kommunikationen zu befreien, ermöglichten sie mir, dem dissoziierten Erleben des Patienten gegenüber Empathie zu empfinden. Außerdem lieferten sie mir Hinweise darauf, wie ich eventuell würde intervenieren müssen.

In einer Phase, in der Casey sich angewöhnte, zu unseren Terminen zu spät zu kommen, merkte ich, daß ich immer wütender wurde. Sein chaotisches und selbstzerstörerisches Verhalten war offensichtlich ein Hilfeschrei, aber er tat praktisch nichts, um sich selbst zu helfen. Ich hatte das Gefühl, er versuche, unsere Beziehung so zu strukturieren, daß ich allein dafür verantwortlich war, ihm zu helfen, und ich nahm an, daß er ähnlich wütend gewesen war, weil seine Eltern ihm als Kind so viel Verantwortung aufgebürdet hatten.

Als ich dann selbst zu einer Sitzung zu spät kam und kein Wort darüber verlor, drohte er wieder, die Therapie zu beenden. Nachdem ich daraufhin zuerst nur Wut empfunden hatte, war ich ziemlich fassungslos, als ich bei mir das entsetzliche Gefühl, fallen gelassen zu werden, entdeckte. Doch mit dieser Empfindung kristallisierte sich ein Bild heraus, und mit ihm zusammen veränderten sich meine Empfindungen bezüglich Caseys Verhalten und meines Verständnisses desselben.

Dadurch angespornt und aufgrund meines Gefühls, wegen dieses Falls dringend eine Supervision zu benötigen, erklärte ich Casey, es erscheine mir durchaus als sinnvoll, wenn er die Behandlung beenden wolle. Ich sähe ein Bild von ihm als Baby vor mir, das gehalten und dann plötzlich fallen gelassen worden sei. Unsere Beziehung, so nähme ich an, müsse ihm vorkommen wie eine Einladung, wieder gehalten und dann – unausweichlich – fallen gelassen zu werden.

Nun war offenbar er an der Reihe, fassungslos zu sein. Er schaute mich schweigend an, aber so, als ob er das erste Mal seit langem wirklich präsent wäre; und dann sagte er, er sei sehr beeindruckt von der Tiefe meiner Einfühlung in das, was er erlebe, und es sei ihm tatsächlich unmöglich zu glauben, daß ich ihn nicht fallen lassen würde. Wann ich dies täte, sei nur eine Frage der Zeit. Doch er beteuerte auch, er sehne sich danach, etwas anderes annehmen zu können. In der folgenden kurzen Stille, die wir als emotionales Äquivalent zum ruhigen Zentrum in einem Sturm verstanden, spürte ich ein gemeinsames Erkennen.

Nach wenigen Augenblicken sagte ich zu ihm, ich könnte ihn nur dann wirklich halten und nicht fallen lassen, wenn er sich Mühe gebe, sich halten zu lassen. Ich sei mir zwar nicht völlig sicher, ob er dazu in der Lage sei, aber ich würde versuchen, ihm dabei zu helfen. Insbesondere würde ich ihm nicht bestätigen, daß es für ihn in Ordnung sei, die Therapie zu beenden, und auch nicht, daß er weiterhin so spät erscheine, daß uns manchmal nicht einmal eine halbe Stunde bleibe. In Zukunft, so sagte ich, würde ich nicht mehr mit ihm arbeiten, wenn er mehr als zwanzig Minuten zu spät komme, aber bezahlen müsse er dann trotzdem. Er protestierte nicht gegen diese neuen Regeln und kam fortan wieder pünktlicher zu unseren Sitzungen. Offenbar war es wichtig gewesen, daß ich eine Grenze gesetzt hatte, denn diese hatte es mir ermöglicht, weniger Wut zu empfinden und nicht mehr so stark von dem Bedürfnis, ihn fallen zu lassen, geplagt zu werden. Ich nehme an, diese Grenzsetzung hat Casey auch geholfen, sich weniger »schlecht«, weniger widerspenstig und besser gehalten zu fühlen.

Ich hoffe, hier vermitteln zu können, wie wichtig die therapeutische Synergie zwischen empathischem Eingestimmtsein und dem Festlegen adäquater Grenzen ist. Bei Patienten wie diesem ist beides erforderlich, und keins von beiden allein reicht aus. Ohne unser empathisches Eingestimmtsein kann sich der Patient weder verstanden noch gefühlt fühlen. Und wenn keine Grenzen definiert sind, die den Patienten und den Therapeuten schützen, fühlen wir uns wahrscheinlich zu überwältigt und müde, um Empathie oder irgendeine andere Art von sinnvoller Hilfe anbieten zu können. Außerdem hoffe ich, einen Eindruck von der Notwendigkeit zu vermitteln, unser subjektives Erleben – unsere Gefühle, Vorstellungsbilder und Impulse – ebenso wie unsere theoretischen Grundlagen zu nutzen, um zu spüren, was unsere Patienten mit unaufgelöstem mentalem Zustand hinsichtlich der Bindung tatsächlich von uns brauchen.

Das wahrscheinlich unmittelbarste und gleichzeitig permanente Bedürfnis von Patienten wie Casey ist, daß wir ihnen helfen, mit ihren überwältigenden Affekten umzugehen. Unsere eingestimmte Resonanz und Empathie, die Grenzen, die wir setzen, unsere zuverlässige Erreichbarkeit und unsere Sorge sind allesamt Elemente jener interaktiven Affektregulation, die wir hoffen, dem Patienten auf Arten zuteil werden lassen zu können, wie es seinen ursprünglichen Bindungsfiguren nicht möglich war. Die Worte, die wir benutzen, um die Gefühle des Patienten zu benennen und sie in einen Kontext zu stellen, sind gleichzeitig der Schlüssel zu dieser wechselseitigen Affektregulation. Wenn es uns gelingt, ihm diese Hilfe zukommen zu lassen, widerlegen wir dadurch seine Übertragungserwartungen und stärken sein Gefühl, daß die therapeutische Beziehung für ihn eine sichere Basis ist.

Diese Art Hilfe wirksam zu übermitteln kann schwierig sein. Gewöhnlich erfordert es viele Sequenzen von Einstimmung, Fehleingestimmtheit und interaktiver Heilung, bis ein Patient mit unaufgelöster mentaler Haltung hinsichtlich der Bindung auf das emotionsregulierende Potential der neuen Beziehung vertrauen kann. Wiederholte Sequenzen von Beziehungsbrüchen und deren Heilung sind deshalb wichtig, weil unsere Hilfe beim Ertragen schmerzhafter Gefühle von Patienten so häufig nicht als hilfreich, sondern als kontrollbesessen, intrusiv und/oder fehleingestimmt empfunden wird. Manchmal erscheint sie Patienten auch als gefährliche Einladung, noch einmal zu riskieren, »fallen gelassen« zu werden.

Solche Reaktionen spiegeln oft den Mangel an adäquaten affektregulierenden Interaktionen des Patienten mit seinen ursprünglichen Bindungsfiguren – sowie das Erleben von traumatischen Interaktionen. Implizite Erinnerungen an solche Interaktionen werden in der Beziehung zum Therapeuten wiedererlebt, wobei sich unaufgelöst gebundene Patienten die meiste Zeit über nicht darüber im klaren sind, daß sie aus einer Erinnerung heraus leben. Doch nach wiederholten hochemotionalen Sequenzen von Beziehungsbrüchen und deren Heilung, die die traumabasierten

Erwartungen des Patienten widerlegen, kann eine Veränderung eintreten. Spürt der Patient allmählich, daß er sich auf die Beziehung zum Therapeuten als einer Quelle der Sicherheit verlassen kann, erkennt er auch besser seine belastende Tendenz, die Gegenwart so zu erleben, als unterscheide sie sich nicht von der Vergangenheit.

Das Trauma in Worte fassen

Yassir, ein palästinensischer Bauunternehmer, war seit mehreren Jahren immer wieder zeitweise bei mir in Therapie gewesen. Vor kurzem wirkte er plötzlich mitten in einer Sitzung, als ob er sich unwohl fühlte. Er sah verschwitzt aus und schien verängstigt zu sein. Er selbst wußte nicht, warum er sich klaustrophobisch und verängstigt fühlte. Als wir seine Klaustrophobie untersuchten, erinnerte er sich plötzlich an ein Erlebnis, das er zu Beginn des Kriegs von 1967 als achtjähriger Junge in Jericho gehabt hatte.

Er erzählt diese Erinnerung in Gegenwartsform. Er hört die Geräusche von Sirenen und Düsenjägern. Draußen sieht er am Himmel Düsenjäger im Luftkampf, Hundekämpfe in der Luft. Er läuft, um sich in einem gefährlich überfüllten Bunker in Sicherheit zu bringen. Nachdem er die Treppe in den Bunker hinuntergegangen ist, überkommt ihn das Gefühl zu ersticken. Daraufhin versucht er, sich den Weg ins Freie zu bahnen, wird aber in den Bunker zurückgezogen. Er verspürt Entsetzen.

Dann spricht er über die folgenden Monate: über die Flucht seiner Familie nach Jordanien – die brennenden Autos, die Toten, die Verwundeten auf dem Weg – und über die spätere heimliche Rückkehr seiner Familie über den Jordan an einer Stelle, wo das Wasser schultertief war und die Erwachsenen die Babys über ihre Köpfe hielten. Nach diesem Bericht wird er still, und ich frage ihn, was er erlebt. Er sagt, ich würde es wahrscheinlich nicht glauben, aber er empfinde absolut nichts.

Dann sagt er: »Es ist schrecklich stickig hier drin.«

Ich werde in Kürze noch einmal auf diese Sitzung zurückkommen, aber vorher möchte ich darauf eingehen, wie wichtig es für die meisten Patienten mit unaufgelöster mentaler Haltung hinsichtlich der Bindung ist, sich an traumatische Erlebnisse zu erinnern und sie in Worte zu fassen, statt ihre traumabezogenen Gefühle einfach nur in ihrer Beziehung zum Therapeuten wiederzuerleben, ohne ihnen einen passenden »Zeitstempel« beizufügen. Intrusive Erinnerungen an unaufgelöste Traumata sowie Abwehrstrategien gegen solche Erinnerungen erzeugen ein Gefühl der Hilflosigkeit. Hingegen erzeugt das Benennen der mit einem Trauma verbundenen Emotionen ein Gefühl zunehmender Meisterung. Außerdem sind die Erinnerungen an unverarbeitete Traumata in der Zeit, zu der sie geschehen sind, erstarrt, mit der Folge, daß die historische Vergangenheit als subjektiv gegenwärtig erlebt wird. Wenn der Patient die Möglichkeit erhält, alte traumatische Erlebnisse wieder aufzusuchen, ohne daß er das Gefühl bekommt, retraumatisiert zu werden, verändern sich die Traumaerinnerungen. Stern (2004/2005) paraphrasierend könnte man sagen, daß sie nun einen »neuen Erinnerungskontext« (dt. S. 202) haben, der transformierend wirken kann, da überwältigende Ereignisse erinnert werden können, weil es möglich ist, die damit verbundenen Gefühle und deren Bedeutung in der (relativen) Sicherheit der Beziehung zu einem stärkeren oder weiseren Anderen zu untersuchen. In solch einem Kontext kann das Trauma des unaufgelöst gebundenen Patienten allmählich auf den tatsächlichen Zeitpunkt und Ort des Geschehens eingegrenzt werden, so daß es keine allgegenwärtige verstörende Präsenz mehr ist.

Um einen neuen Kontext für ein früher erlebtes Trauma zu schaffen, müssen wir Verbindungen zwischen der beunruhigenden Vergangenheit und ihren Folgen in der Gegenwart herstellen. Dementsprechend entwickelte sich die Arbeit wie folgt weiter:

> Als Yassir sagte, der Raum sei stickig, fragte ich ihn, ob er auch hier klaustrophobische Gefühle habe. Während er antwortete: »Ein wenig«, war ich schon dabei, die Fenster meines Behandlungsraums zu öffnen und die Vorhänge zur Seite zu ziehen. Er atmete ein paarmal tief und wirkte sofort erleichtert. Wir untersuchten, warum er nicht schon vorher um etwas hatte bitten können, wovon er auch da schon gewußt hatte, daß er es wollte, nämlich mehr Luft im Raum. Diese Untersuchung führte zu einer Auseinandersetzung mit seinem Überlebendenschuldgefühl.
>
> Ein Jahr vor Beginn des Kriegs hatte seine Mutter einen stark behinderten Sohn geboren, während sein Vater, der einmal ein »hohes Tier« gewesen war, einen Herzinfarkt erlitt und nur noch auf der Straße Lotterielose verkaufen konnte. In dieser Zeit gelangte Yassir zu der Überzeugung, er müsse seine Bedürfnisse (»Schuhe, eine Ausbildung«) gegenüber den Bedürfnissen anderer zurückstellen. Deshalb hatte er eine generelle Hemmung bezüglich des Aussprechens eigener Wünsche entwickelt. Wir kamen auch auf sein tägliches Erleben einer fast allgegenwärtigen Furcht zu sprechen, die er nur zu gerne zu rationalisieren bereit war. Mit Sicherheit würde die Herstellung von Verbindungen zwischen seiner Traumavorgeschichte und seiner momentanen Besorgtheit längere Arbeit erfordern.

Wie so viele andere Patienten mit unaufgelöstem mentalem Zustand hinsichtlich der Bindung war auch Yassir extrem unwillig, sein Visier herunterzuklappen. Weil er ständig auf die nächste Katastrophe gefaßt war, ließ er sich nicht davon überzeugen, daß die Katastrophe, die er erwartete und fürchtete, längst eingetreten war.

Mentalisieren und Achtsamkeit

Sich an Traumata zu erinnern, ohne erneut traumatisiert zu werden, traumabezogene Gefühle und Körperempfindungen zu benennen, implizite Erinnerungen explizit zu machen – und all dies im Kontext einer zunehmend sicheren und effektiv Affekte regulierenden therapeutischen Beziehung zu tun – ist bei der Behandlung von Patienten mit unaufgelöstem mentalem Zustand hinsichtlich der Bindung unverzichtbar. Das gleiche gilt für Mentalisieren und Achtsamkeit.

Wenn wir auf den Patienten im Lichte der seinem Verhalten zugrunde liegenden Gefühle, Bedürfnisse und Überzeugungen reagieren, stimulieren wir dadurch seine biologisch veranlagte Mentalisierungsfähigkeit. Mit ihrer Hilfe wird es dem Patienten zunehmend möglich, von seinem unmittelbaren Erleben – beispielsweise vom Erleben von Furcht – zurückzutreten und es zu verstehen. Diese Reflexion ermöglicht, Gefühle und Verhaltensweisen zu beeinflussen, und macht beide bedeutsamer und vorhersehbarer. Dadurch wiederum entsteht ein Maß an Sicherheit, das insbesondere bei Patienten mit unaufgelöster Bindung eher selten ist.

Und schließlich spielt Achtsamkeit sowohl für Therapeuten, die unaufgelöst gebundene Patienten behandeln, als auch für diese Patienten selbst eine wichtige Rolle. Ein Therapeut, der in der Lage ist, sich in einen achtsamen Zustand zu versetzen, kann den Druck der Gegenübertragung verringern, dem er bei der Behandlung traumatisierter Patienten unterliegt. Außerdem kann die Achtsamkeitsmeditation dem Patienten in emotionaler Hinsicht »Schutz vor dem Sturm« bieten (Linehan 1993/1996). In Kapitel 16 wird erläutert, daß auf den Körper (und insbesondere auf die Atmung) gerichtete Achtsamkeit Panik und Dissoziation entgegenwirkt und Überreaktionen des autonomen Nervensystems allmählich verringern kann. Und schließlich stärkt die Achtsamkeitsübung des Beobachtens und Bezeichnens von Gedanken, Gefühlen und Körperempfindungen (statt diese zu vermeiden oder sich von ihnen mitreißen zu lassen) die entstehende Mentalisierungsfähigkeit des Patienten (Allen & Fonagy 2002). Bei unaufgelöst gebundenen Patienten, die einem fast unwiderstehlichen Sog der Emotionen, Empfindungen und Überzeugungen unterliegen, kann diese Art von Unterstützung sehr nützlich sein.

TEIL 5 | Schärfung des klinischen Fokus

Indem wir Patienten eine sichere Basis geben, ermöglichen wir ihnen ein korrigierendes relationales Erlebnis, das schon an und für sich heilend wirken kann. Aus dieser Perspektive betrachtet kann die Bindungsbeziehung, die der Patient zum Therapeuten entwickelt, die wichtigste therapeutische Intervention sein. Gleichzeitig fungiert diese Beziehung als außerordentlich wirksamer Kontext, in den dissoziierte Facetten dessen, was der Patient erlebt hat, integriert werden und in dem seine Fähigkeit, zu reflektieren und achtsam zu leben, genährt wird. Wie der Therapeut diesen neuen Entwicklungskontext bestmöglich nutzen kann, ist Thema der folgenden drei Kapitel.

Kapitel 15 beschreibt detailliert, wie wir unser subjektives Erleben und unser Gewahrsein co-kreierter Enactments zur Erschließung des nonverbalen Bereichs nutzen können, der oft auch der Bereich des Dissoziierten ist.

Kapitel 16 konzentriert sich auf den Körper. Die somatischen Empfindungen, der Ausdruck, die Bewegungen und die Haltung des Patienten – ebenso wie die des Therapeuten – sprechen ohne Worte. Durch die Arbeit am Körper können wir die Emotionen des Patienten erreichen und zu ihrer Regulierung beitragen. Und weil sich vorsprachliche Erlebnisse und Traumata sowohl im Körper (dem Soma) als auch in der Psyche niederschlagen, können durch das Fokussieren auf den Körper bisher nicht ausgedrückte und dissoziierte Erlebnisse ans Licht gebracht werden.

Kapitel 17 beschreibt Mentalisieren und Achtsamkeit als einander ergänzende Wege zur psychischen Befreiung. Mentalisieren befreit uns durch Verstehen, Achtsamkeit durch Akzeptieren, Präsenz und Gewahrsein. Als Therapeuten können wir unseren Patienten auf vielfältige Arten helfen, ihren Umgang mit dem Erleben stärker von Reflexion und Achtsamkeit bestimmen zu lassen. Wie nützlich wir ihnen sind, hängt letztlich davon ab, in welchem Maße es uns gelingt, unsere eigene Mentalisierungsfähigkeit und Achtsamkeit zu entwickeln.

15 Der Bereich des Nonverbalen – I

Arbeit am Evozierten und an Enactments

Ziel einer bindungsorientierten Psychotherapie ist, mit dem Patienten zusammen eine neue Beziehung zu entwickeln, die eingestimmter, umfassender und kooperativer ist als die Beziehungen, die ihn in seiner Entwicklungszeit geformt haben. Aus vielen Gründen muß man beim Aufbau einer solchen Beziehung zu einem Patienten den Fokus auf den emotionsbasierten nonverbalen Subtext des therapeutischen Dialogs richten. Die präverbalen Bindungserlebnisse des Patienten, Traumata, die er nicht in Worte fassen kann, Gefühle und Bedürfnisse, die er dissoziieren mußte, sie alle kann er *nicht* in erster Linie durch direktes Artikulieren zugänglich machen, sondern indem er sie *in uns* evoziert, sie in Form eines Enactments mit uns zusammen aufleben läßt oder indem er sie verkörpert.

Deshalb müssen wir, während wir uns anhören, was der Patient sagt, und dann selbst mit Worten darauf reagieren, unsere Aufmerksamkeit mindestens ebensostark oder noch stärker auf die emotionalen, relationalen und viszeral-somatischen Unterströmungen richten, die den verbalen Austausch formen. Die gesprochenen Worte *können* für sich genommen Wichtiges beinhalten; für den impliziten, nonverbalen Subtext jedoch gilt dies fast immer. Das *Empfinden* dessen, was *hier* geschieht – der Eindruck von dem, was in der therapeutischen Beziehung tatsächlich vor sich geht –, kann uns zu den wichtigsten Aspekten dessen, was der Patient erlebt, und unserer gemeinsamen Interaktionen führen.

Um die Gefahr zu verringern, daß wir unsere Aufmerksamkeit völlig auf die Worte des Patienten fixieren, müssen wir uns immer wieder vergegenwärtigen, daß es wichtig ist, auf die Körpersprache des Patienten zu achten: auf seinen Gesichtsausdruck, Rhythmus und Ton seiner Stimme, das Tempo seiner Atmung und darauf, in welchen Körperbereich hinein er atmet, sowie auf die Nuancen seiner Haltung, seiner Gestik und dergleichen. Ebenso wichtig ist, daß wir daran denken, innezuhalten und tief zu atmen, um zu spüren, was *in uns selbst* geschieht – wobei es nicht in erster Linie um unser diskursives Denken, sondern um unser körperliches und emotionales Erleben geht. Fühlen wir uns völlig präsent, lebendig mit unseren Emotionen verbunden und mit dem Patienten in Kontakt? Wenn nicht, was ist *dann* charakteristisch für unser Erleben? Wir schauen hier in uns selbst hinein, um mehr über den Patienten und über Qualität und Bedeutung unserer Reaktionen auf ihn herauszufinden.

Die Bindungsforschung läßt keinen Zweifel daran, daß der mentale Zustand von Eltern die Entwicklung ihrer Kinder entscheidend beeinflußt. Klinische Erkenntnisse (sowohl »auf« als auch »neben« der Couch) deuten darauf hin, daß der mentale Zustand des Therapeuten hinsichtlich der Bindung einen ähnlich wichtigen, wenn auch vielleicht nicht ganz so starken Einfluß auf die Entwicklung des Patienten in der Psychotherapie hat.

Um der Wirkung unseres eigenen mentalen Zustandes auf den Patienten gewahr zu werden, müssen wir sehr genau darauf achten, wie der Patient auf das, was wir sagen und tun oder auch *nicht* sagen oder tun, reagiert. Um diese affektiven Reaktionen zu erkennen, müssen wir natürlich die Worte des Patienten registrieren; doch ebenso wichtig ist es, die nonverbale Kommunikation zu verfolgen. Wir fokussieren einerseits auf das Erleben des Patienten, um dessen Bedeutung zu ergründen, aber andererseits auch, um uns über das Wesen unserer eigenen Beteiligung an der Beziehung klar zu werden.

Damit kommen wir auf das Thema der Übertragungs-Gegenübertragungs-Enactments – auf den behavioralen Ausdruck der interagierenden Subjektivitäten des Patienten und des Therapeuten. Da Enactments ständig stattfinden und unvermeidbar sind, geht es nicht darum, *ob* wir an einem Enactment teilnehmen, sondern um das *Wie* unserer Beteiligung daran. Was *tun* wir tatsächlich mit dem Patienten? Welche Rollen übernehmen wir vorzugsweise? Worauf fokussieren wir besonders gern? Was vermeiden wir? Und welche unbewußten Motive könnten unserem Anteil am Enactment zugrunde liegen?

Weil Enactments aus den ineinandergreifenden Einflüssen der Übertragung und Gegenübertragung resultieren, müssen wir oft zunächst unseres eigenen Beitrags zur Interaktion mit einem Patienten bewußt werden, wenn wir herausfinden wollen, was der Anteil des Patienten daran ist.

Diese Art von Selbstgewahrsein führt oft zu intuitiven Interventionen, die das Gefühl der Eingestimmtheit und Zusammenarbeit zwischen Patient und Therapeut beim Verfolgen gemeinsamer Ziele fördern. Eine allmähliche Vertiefung dieses Gefühls zusammenzupassen zählt zu den wichtigsten Aspekten der gemeinsamen Arbeit von Patient und Therapeut am Aufbau einer neuen Bindungsbeziehung, welche die aus unsicheren Bindungen hervorgegangenen inneren Modelle des Patienten in »verdient sicher gebundene« zu verwandeln vermag.

Wie in Kapitel 8 erklärt wurde, versuchen Therapeut und Patient gemeinsam in einem auf Versuch und Irrtum basierenden Prozeß durch »Improvisation relationaler Bewegungen« (Lyons-Ruth & Boston Change Process Study Group 2001; Change

Process Study Group 2005) ihren Weg zur »Passendheit« *(»fittedness«)* zu erspüren. Einerseits entfaltet sich dieser Prozeß implizit (und anfangs nonverbal), wenn beide Partner spüren, was in ihnen selbst, im anderen und zwischen ihnen vor sich geht, und wenn sie dementsprechend reagieren. Andererseits kann das *Explizit*machen des Impliziten bei den Erkennensprozessen eine entscheidende Rolle spielen, was die Wahrscheinlichkeit erhöht, daß die »Fortbewegung« *(moving along)* in der Psychotherapie tatsächlich ein »Vorwärtsgehen« ist.

Um Klinikern zu helfen, effektiv an der impliziten, nonverbalen Dimension der therapeutischen Interaktion zu arbeiten, habe ich die Kurzformel entwickelt, daß das, was unsere Patienten nicht artikulieren können, in der Regel durch Evokation, Enactment oder Verkörperung zutage tritt. Zwar werden diese drei Aspekte im vorliegenden und nächsten Kapitel in diesem Sinne separat dargestellt, doch lassen sie sich in der Praxis nie so klar voneinander trennen. Was Patienten in uns evozieren, bringen wir oft in Form eines Enactments zum Ausdruck. Und was Patienten verkörpern, evozieren sie oft in uns. Und es gibt noch viele andere Möglichkeiten.

Und wie ich bereits früher erwähnt habe, fließen die Unterströmungen in der therapeutischen Beziehung nur selten ausschließlich in eine Richtung. Wir können auf unsere Patienten ebenso evozierend wirken wie sie auf uns. Wir können für die Entstehung von Enactments ebenso verantwortlich sein wie sie. Und wir können wie sie dazu neigen, unabsichtlich unsere Gefühle mit Hilfe unseres Körpers zum Ausdruck zu bringen.

Doch für die therapeutische Beziehung ist nicht nur diese wechselseitige Bezogenheit, sondern auch Asymmetrie charakteristisch. Zwar beeinflussen Patient und Therapeut einander unausweichlich und haben viele Verletzlichkeiten gemeinsam, doch bieten die Ausbildung des Therapeuten, seine klinische Erfahrung und seine persönliche Therapieerfahrung (wenn nicht sogar seine persönliche Lebensgeschichte) dem Patienten Vorteile, in deren Genuß er ohne die therapeutische Beziehung nicht käme. Dazu zählen – und dies ist am wichtigsten – eine gut entwickelte Fähigkeit, die eigenen Gefühle und die Gefühle anderer Menschen zu ertragen, zu erkennen und zu verstehen, sowie das erlebensbasierte Erkennen der Macht des Unbewußten.

Abgesehen davon spielen Therapeut und Patient sehr unterschiedliche Rollen: Der eine ist da, um zu helfen, der andere, um Hilfe zu bekommen. Schließlich sind die Verletzlichkeit, die Unzufriedenheit und die Hoffnung des Patienten und nicht unsere entsprechenden Empfindungen primärer Fokus und *Raison d'être* der therapeutischen Beziehung. Diese Asymmetrie kreiert einen Kontext, in dem wir uns sowohl sicherer als der Patient und auch sicherer, als wir es gewöhnlich sind, fühlen können. Deshalb sind wir in der Therapie oft besser als in anderen Situationen in der Lage, die Flexibilität und empathische Einstimmung (auch die Einstimmung in das nonverbale affektive Erleben) zu entwickeln, die eine sichere Bindungsbeziehung ermöglichen.

Wie in Kapitel 10 erläutert wurde, ist die intersubjektive und relationale Theorie eine äußerst wirkmächtige Ressource für die Arbeit am nonverbalen Erleben, das Erkenntnissen der Bindungsforschung zufolge eine so zentrale Rolle spielt. Insbesondere beleuchtet diese Theorie, wie wir mit dem in der therapeutischen Beziehung Evozierten und Inszenierten am effektivsten umgehen, und damit hilft sie uns, implizite und nicht verbalisierte Übertragungs-Gegenübertragungs-Interaktionen zu erkennen, zu verstehen und auf sie zielende Interventionen zu initiieren. Diese anfangs unbewußten Interaktionen können eine wertvolle Ressource, aber auch ein nur schwer überwindbares Hindernis sein.

Doch bevor wir uns mit dieser Thematik detaillierter befassen, möchte ich ein wenig über die Forschungsarbeit und die klinische Theorie bezüglich individueller Unterschiede hinsichtlich der Wahrnehmung und des Ausdrucks nonverbalen Erlebens berichten. Denn wie Therapeuten und Patienten die nonverbalen Botschaften, die sie austauschen, kommunizieren und deuten, ist ausschlaggebend dafür, in welchem Maße sie das Gefühl haben, sich im Einklang zu befinden und gemeinsam Ziele erreichen zu können. Weil Menschen mit unterschiedlichen Bindungsstilen nonverbal unterschiedlich miteinander kommunizieren, kommt es dem Verständnis unserer selbst und unserer Patienten sicherlich zugute, wenn wir ein wenig über diese Unterschiede wissen.

Nonverbale Kommunikation

Die »sensible Reaktionsweise«, die in den ersten Beziehungen von Menschen das Sicherheitsempfinden fördert, hängt weitgehend von der Fähigkeit der Bindungsfigur ab, die nonverbalen Signale des Säuglings richtig zu lesen und nonverbal eingestimmt, adäquat und im Einklang mit den Signalen des Kindes darauf einzugehen. Ebenso hängt unsere empathische Eingestimmtheit dem Patienten gegenüber weitgehend davon ab, ob wir die nonverbalen Signale des Patienten richtig verstehen und nonverbal (und verbal) so darauf reagieren, daß er spürt, daß wir seinen inneren Zustand nicht nur verstanden haben, sondern auch *spüren* (Schore 2003/2007; Siegel 1999/2006).

Obwohl wir alle uns wohl wünschen, die Sprache der nonverbalen Kommunikation fließend zu beherrschen, variiert die Fähigkeit, nonverbale Botschaften zu verstehen und zu übermitteln, von Mensch zu Mensch sehr stark. Nach Erkenntnissen der sozialpsychologischen Forschung können Menschen mit sicherer Bindung möglicherweise besser nonverbal kommunizieren als andere (Schachner, Shaver &

Mikulincer 2005). Sie verstehen die nonverbalen Botschaften anderer in der Regel zutreffender, und ihre eigenen nonverbalen Botschaften sind klarer und direkter.

Die nonverbale Kommunikation unsicher gebundener Menschen kann problematisch sein, wobei die Art, auf die sich dies niederschlägt, vom jeweiligen Bindungsstil abhängt. Beginnen wir mit der Dimension des Ausdrucks. Verglichen mit dem nonverbalen Verhalten sicher gebundener Menschen ist das Verhalten derjenigen, die Sozialpsychologen als »vermeidend gebunden« (oder »abweisend gebunden«) bezeichnen, ziemlich eingeschränkt. Ihr Gesichtsausdruck läßt wenig erkennen, sie schauen andere Menschen kaum an und berühren sie selten, und der Klang ihrer Stimme übermittelt oft nur wenige positive Empfindungen. In bindungsbezogenen Zusammenhängen zeigen sie nur sehr eingeschränkt ein Bedürfnis nach nonverbaler Unterstützung, und sie wenden den Blick oft ab und schauen anderswohin. Im Gegensatz dazu ist das nonverbale Verhalten von Menschen, die als »ängstlich« (oder »verstrickt gebunden«) bezeichnet werden, sehr ausdrucksvoll, insbesondere wenn sie Unterstützung suchen und/oder wenn es um negative Emotionen geht.

Hinsichtlich der Sensibilität gegenüber nonverbalen Signalen scheinen vermeidend gebundene Patienten insbesondere Signale zu ignorieren oder nicht zu bemerken, die auf Bedürfnisse oder auf Leiden hinweisen, wogegen ängstlich/verstrickt gebundene Patienten zu Überreaktionen neigen und manchmal auf Signale reagieren, deren Existenz sie sich nur vorstellen. Grundsätzlich sind die Urteile unsicher gebundener Menschen über andere in bestimmter Hinsicht voreingenommen. Wissenschaftlichen Untersuchungen zufolge neigen vermeidend gebundene Erwachsene zu der Annahme, daß sie sich von anderen Menschen unterscheiden – und sie sehen in anderen oft (projizierte) Beweise für die Existenz ihrer eigenen *unerwünschten* Eigenarten. Ängstlich gebundene Erwachsene hingegen neigen zu der Annahme, daß andere Menschen ihnen ähneln – und sie sehen häufig (projizierte) Beweise für eigene *tatsächliche* Eigenschaften in anderen (Mikulincer & Shaver 2003). Diese Muster falscher Besonderheit oder falscher Gemeinsamkeit und der Projektion (unerwünschter oder realer Charakterzüge) können für die Übertragungsreaktionen unserer Patienten und für unsere eigenen Gegenübertragungsreaktionen eine Rolle spielen. Und natürlich beeinflussen beide auch einander.

Beispielsweise las ein abweisend gebundener Patient, der aufgrund von Schuldgefühlen seine eigene Aggression leugnete, (mit Recht oder nicht) aus meiner Stimme oder meinem Gesichtsausdruck Wut heraus. Aus einer Perspektive konnte ich seine tendenziöse Deutung als Resultat von Projektion und falschem Unterscheidungsbedürfnis verstehen: Seiner Deutung meiner nonverbalen Signale zufolge war ich im Gegensatz zu ihm wütend. Andererseits »bestätigte« ich die Übertragung dieses Patienten fraglos hin und wieder durch meine Gegenübertragung. Sein Adlerblick für feindselige Regungen und meine eigene Neigung zu der Annahme, daß uns ein

Gefühl eigener Verletzlichkeit *gemeinsam war* (ein falscher Konsens), führte zusammen zu einer übertrieben beschützenden und kontrollierenden Reaktion. Und weil ich mich durch die Notwendigkeit, genau darauf zu achten, was ich dem Patienten nonverbal mitteilte, so eingeengt fühlte, wurde ich ihm gegenüber allmählich sehr gereizt.

Ähnlich wußte eine verstrickt gebundene Patientin, der es häufig schlecht ging, nicht, was sie tun sollte, wenn sie nonverbale Anzeichen dafür sah (oder zu sehen glaubte), daß andere Menschen in ihrer Umgebung aufgebracht waren, um dann in Reaktion auf ihre Besorgnis zu hören, daß die Betreffenden sich ausgezeichnet fühlten. Hinsichtlich unserer Beziehung erklärte sie, sie glaube, wir könnten kein gutes Paar sein, weil wir beide zu launisch seien. Ging es hier um falschen Konsens? Ich brauche wohl kaum zu erwähnen, daß ihre Äußerungen über unsere ähnliche psychische Charakteristik ein sehr interessantes Gespräch einleiteten.

Neben Untersuchungen über tendenziöse Wahrnehmung und Projektion gibt es auch Erkenntnisse darüber, daß vermeidend und ängstlich gebundene Menschen gleichermaßen dazu neigen, sogar dann feindselige Absichten in das Verhalten ihrer Partner hineinzulesen, wenn gar keine entsprechenden Signale vorliegen (Schacter, Shaver & Mikulincer 2005). Grundsätzlich haben Patienten mit problematischen Bindungsvorgeschichten offenbar Schwierigkeiten, nonverbale Signale wie den Gesichtsausdruck zutreffend zu entziffern, was dazu führt, daß sie die Emotionen und Intentionen anderer oft falsch deuten (Schore 2003/2007).

Bei der Arbeit mit solchen Patienten kann es für Therapeuten besonders wichtig sein, sich um größere Transparenz zu bemühen. Wenn wir ihnen ein Rätsel bleiben, verfestigen wir einen Überschuß an negativer Übertragung. Schreiben solche Patienten mir fälschlich Gefühle zu, offenbare ich ihnen oft meine aktuellen emotionalen Empfindungen. Nimmt der betreffende Patient diese Offenbarung mit Skepsis auf, bitte ich ihn, *mein Gesicht anzuschauen*, während er mir zuhört. *Was sieht er dort? Was hört er mich sagen? Und passen die beiden Kanäle zusammen?* Natürlich lasse ich explizit die Möglichkeit offen, daß er einen Aspekt meines Erlebens bemerkt, dessen ich mir nicht bewußt bin. In solch einem von Respekt geprägten Kontext bemühe ich mich, die Fähigkeit des Patienten zu stärken, gezielt auf nonverbale Signale zu achten, um sie genauer lesen zu können. Für die Patienten besteht in solchen Fällen der erste und oft sehr beunruhigende Schritt darin, daß sie damit beginnen, zumindest ihre Neigung zur automatischen Deutung solcher Signale zu hinterfragen.

Die nonverbale Übermittlung und Rezeption von Emotionen, mit der wir uns beschäftigt haben, ist Erkenntnissen der neurowissenschaftlichen Forschung zufolge eine Spezialität der rechten Gehirnhälfte. In diesem Zusammenhang empfiehlt Schore (2005) Klinikern, sich auf die linke Seite des Gesichts ihrer Patienten zu konzentrieren, weil sie von der nonverbal orientierten sozial-emotionalen rechten Hirnhälfte dominiert wird. Tatsächlich gibt es Studien, aus denen hervorgeht, daß die linke Gesichtshälfte emotional ausdrucksvoller ist als die rechte (Mandal & Ambady 2004). Schores Empfehlung mag ein wenig mechanistisch klingen, doch ist sie, wie ich festgestellt habe, sehr nützlich. Daß wir uns mit der rechten Hirnhälfte auf die linke Gesichtshälfte des Patienten einstimmen sollen, ist natürlich eine sehr spezielle Empfehlung und ein Beispiel dafür, daß es sich ganz generell empfiehlt, die Aufmerksamkeit auf die nonverbalen Signale von Patienten zu konzentrieren.

Vieles, was nonverbal kommuniziert wird, bleibt implizit – die affektive Grundlage raschen Signalisierens und Reagierens, das den sprachlichen Dialog von Augenblick zu Augenblick gestaltet und umgestaltet. Die meiste Zeit über – so ist zu hoffen – erzeugt dieser ständige Austausch visueller und auditiver Signale zwischen Patient und Therapeut eine Atmosphäre der Sicherheit, in der sich die beiden Partner emotional im Einklang befinden. Andererseits kann es in der gemeinsamen impliziten Beziehung beunruhigende Unterströmungen geben, die nur nonverbal zum Ausdruck gelangen – und die der Patient entweder nicht benennen kann oder nicht benennen will.

Ob in der Therapie an einer dieser beiden Arten des Erlebens gearbeitet wird, hängt vom Therapeuten ab. Wir können uns dafür entscheiden, die implizite Interaktion explizit zu machen oder dies nicht zu tun. Im ersteren Fall müssen wir uns mit einer weiteren Frage auseinandersetzen: Sollten wir dem Patienten direkt offenbaren, wie wir die Interaktion erleben? Oder sollten wir das Erlebte besser indirekt nutzen, beispielsweise in Form eines empathischen Kommentars oder einer Deutung? Fragen wie diese zu beantworten ist besonders wichtig, wenn wir das Gefühl haben, daß Patienten Aspekte ihres eigenen Erlebens in uns evoziert haben.

Was soll mit dem Evozierten geschehen?

Was wir glauben, das wir mit dem Erleben, das der Patient in uns evoziert, tun *sollten*, und was wir tatsächlich damit anfangen, kann völlig unterschiedlich sein. Ersteres hängt meist davon ab, was wir auf der Ebene des Bewußtseins als dem Patienten wahrscheinlich am nützlichsten ansehen. Im zweiten Fall geht es um eine Vielzahl anderer Faktoren, die meist zunächst nicht bewußt sind. Dazu zählen unsere eigene psychische Verfassung, unsere Stimmungslage, die Dinge, mit denen wir momentan am stärksten beschäftigt sind, und der Einfluß des Patienten auf uns. Alle diese Faktoren interagieren mit unseren bewußten Intentionen und führen zu unvorhersehbaren Reaktionen, die sich zumindest teilweise dem Einfluß unseres Bewußtseins entziehen. Oft erweisen sich solche unvorhersehbaren Reaktionen als produktiv, manchmal aber auch als problematisch.

Neil, ein geschiedener Anwalt Anfang der Fünfziger, der den Stil eines Alt-Hippies pflegte, war zu mir gekommen, weil er von starker Angst geplagt wurde. In den ersten Monaten unserer Zusammenarbeit wurde uns klar, daß Angst zwar das unmittelbar belastendste seiner Gefühle war, aber in Wahrheit nur eines von vielen, die er nur schwer ertragen konnte. Eines Tages begann unsere Sitzung mit einem langen Schweigen, das ich schließlich beendete, indem ich Neil fragte, was in ihm vor sich gehe. Er antwortete, auf der Hinfahrt zur Therapiesitzung habe er im Autoradio gehört, daß Jerry Garcia gestorben sei, und daraufhin habe er einen »kleinen Anflug von Traurigkeit« verspürt. Er fügte hinzu, daß der Gitarrist der Gruppe *Grateful Dead* für viele seiner Freunde so etwas wie eine Ikone sei, ein echter Held der Sechziger Jahre. Der Tod Garcias müsse sie alle sehr getroffen haben.

Erneut folgte eine kurze Stille, in der ich darüber nachdachte, wie schwer es für *ihn* war, etwas zu empfinden. Ich überlegte, ob ich Neil auffordern sollte, mehr über seinen »kleinen Anflug von Traurigkeit« zu berichten, als mir meine eigene Traurigkeit bewußt wurde. Auch ich hatte an jenem Morgen die Nachricht über Garcias Tod gehört, aber eher verhalten darauf reagiert. Nun waren meine Gefühle stärker und heftiger. Weil ich spürte, daß Neil meine Emotionen bemerkte, obwohl er meine frühere Reaktion auf die Nachricht natürlich nicht kannte, und weil ich annahm, ich könnte dem, was er empfand, mehr Raum geben, indem ich ihm mitteilte, was ich selbst erlebte, sagte ich: »Ich bin mir nicht sicher, wie das, was ich jetzt sagen werde, zu dem paßt, was für Sie wichtig sein könnte, aber mir ist gerade eingefallen, wie ich selbst auf der Fahrt hierhin die Nachricht über Garcias Tod gehört habe. Ich glaube, ich habe mich im Auto daran gehindert, viel zu fühlen, weil ich die Fassung bewahren wollte, um kurz danach mit meiner Arbeit beginnen zu können. Manchmal ist es für uns alle schwer, zu entscheiden, wieviel zu fühlen wir uns zugestehen können.« Während ich dies sagte, spürte ich, daß mir die Tränen in die Augen stiegen. Dann sah ich, daß es ihm genauso ging. Einige Augenblicke später gestand er, daß er sich vielleicht doch »mehr als nur ein wenig traurig« fühle. Und dann überkam ihn starke Angst.

Bis zu diesem Punkt kann man meine Interaktion mit Neil als Illustration der Nützlichkeit einiger Aspekte der Arbeit an Dingen sehen, die der Patient im Therapeuten evoziert – sowie als Veranschaulichung dessen, was der Therapeut im Patienten evoziert.

Erstens kann diese Art zu arbeiten eine alles einschließende therapeutische Beziehung fördern, die dem Patienten ein wenig mehr abverlangt, als er selbst erwartet – womit zwei Merkmale entwicklungsfördernder Beziehungen genannt sind, die als charakteristisch für eine sichere Bindung erkannt wurden (Lyons-Ruth 1999). Die

Auseinandersetzung mit der Traurigkeit, die Neil in mir evoziert hatte – in Verbindung mit meiner Offenbarung, daß ich früher an jenem Tag meine eigene Traurigkeit nicht völlig zugelassen hatte –, brachte Neils Emotionen und seine auf sie bezogene Angst direkt in den Behandlungsraum. Gefühle, die zu dissoziieren er gelernt hatte, erwachten in unserer Interaktion zum Leben, so daß er sie erleben, verstehen und integrieren konnte. Diese Art, mit Neil zu arbeiten, hatte auch eine qualitative Verbesserung unseres Dialogs zur Folge (Lyons-Ruth 1999), die Raum für das so genannte »un*gefühlte* Gewußte« schaffte. Dafür zu sorgen, daß das therapeutische Gespräch nicht nur den denkenden Geist, sondern auch den »fühlenden Körper« einbezieht, ist bei Patienten wie Neil, deren Bindungsstil als überwiegend abweisend erscheint, besonders wichtig.

Zweitens veranschaulicht die beschriebene Interaktion, wie wichtig es ist, stets zu bedenken, daß der evokative Einfluß in der Beziehung zwischen Patient und Therapeut in beide Richtungen verläuft. Als Neil über sein (defensiv minimiertes) Erleben von Traurigkeit berichtete, evozierte er dadurch meine eigene (zuvor ebenfalls minimierte) Traurigkeit. Umgekehrt, so glaube ich, evozierte die Traurigkeit, die ich Neil durch meine Worte und das Aufwallen der Tränen in meinen Augen zur Kenntnis brachte, bei ihm ebenfalls Tränen und wenige Augenblicke später Angst.

In welchem Maße diese Art von emotionaler »Ansteckung« für das Erleben von Patient-Therapeuten-Paaren generell charakteristisch ist, hängt von verschiedenen Faktoren ab. In einem gewissen Maße ist dies wahrscheinlich generell der Fall. Da die Evolution uns alle mit Spiegelneuronen ausgestattet hat, sind wir von vornherein dazu veranlagt, am subjektiven Erleben anderer Menschen teilzuhaben. Außerdem hängt vom Ausmaß unserer Bereitschaft und Fähigkeit als Therapeuten ab, wie stark wir uns emotional dem Einfluß von Patienten aussetzen. Und schließlich muß natürlich alles, was der Patient erfolgreich in uns evoziert, beim betreffenden Therapeuten »evozierbar« sein. Das bedeutet, daß ein innerer »Haken« vorhanden sein muß, an den der Patient seinen »Hut« hängen kann. Ich spreche hier in einem umfassenderen Sinne von den konkreten charakterlichen Eigenschaften des behandelnden Therapeuten, aber gleichzeitig auch in einem engeren Sinne von den Details der Art, wie er Dinge erlebt. Beispielsweise wäre es mir wahrscheinlich nicht möglich gewesen, zu Neils (großenteils) nicht empfundenen Gefühlen in Resonanz zu treten, wenn der Musiker, dessen Tod wir beide betrauerten, mir persönlich völlig unwichtig gewesen wäre.

Kehren wir nun noch einmal zu jener Sitzung zurück.

Kurz nachdem Neil die Tränen in die Augen getreten waren, wirkte er, als ob ihm sehr unwohl wäre. Als ich ihn fragte, was in ihm vor sich gehe, antwortete er, seine Angstgefühle nähmen stark zu, und er mache sich Sorgen, daß er nicht

> mehr damit fertig werden könne. Ich sagte, ich hätte das Gefühl, daß es ihn sehr ängstige, wenn ihm die Tränen kämen. Er erwiderte, es klinge vielleicht unsinnig, aber er sei sicher, daß er sich, wenn er zu weinen anfange, klein und schwach fühlen werde, und das ängstige ihn. Ich selbst hatte zu einem früheren Zeitpunkt das Gefühl gehabt, ich müßte meinen Impuls zu weinen unterdrücken: Schließlich mußte ich doch meine Arbeit tun können. Dann erinnerte ich mich, daß ich kürzlich einen Artikel von Stephen Mitchell gelesen hatte, in dem ein Patient einen anderen Analytiker mit den Worten zitiert hatte: »Männer arbeiten und ficken Frauen.«

Man erinnere sich in diesem Zusammenhang an Thomas Ogdens (1994) Konzept des »analytischen Dritten« – die Idee, daß unser subjektives Erleben in der Therapiesitzung (einschließlich scheinbar zielloser Gedanken wie desjenigen am Ende des vorigen Absatzes) aus dem unbewußten psychischen Bereich stammen, in dem sich Gedanken beider Partner vermischen, so daß darin Aspekte dessen, was im Geist des Patienten und des Therapeuten vor sich geht, zum Ausdruck gelangen.

> Ich fragte Neil, ob er vielleicht der Ansicht sei, ein Mann dürfe nicht weinen. Er antwortete mit der Schilderung einer Erinnerung in Gegenwartsform: Er befindet sich auf der Beerdigung seiner Mutter. Sie ist an Herzversagen gestorben. Er bemüht sich, die Tränen zurückzuhalten und sieht dann erstaunt und zum ersten und letzten Mal in seinem Leben, daß sein Vater weint. Er denkt: »Was für ein Weichei!« Diese Erinnerung führte zu einem Gespräch über Neils Bedürfnis, seine »negativen« Gefühle eisern zu unterdrücken, und über seine Sorge, daß ich so leicht von meinen eigenen Gefühlen ergriffen werden könnte. Außerdem sprechen wir darüber, daß Neil seine Mutter verloren hatte und daß seine Trauer über ihren Tod noch nicht zum Abschluß gekommen war.

Ich nehme an, daß diese Passage zeigt, wie sich die Beziehung zwischen Patient und Therapeut auf unvorhersehbare Weise in Form einer Spirale reziprok wiederhallender Einflüsse entwickelt. Neil rief in mir Reaktionen hervor, die Reaktionen in ihm hervorriefen, und diese riefen bei mir weitere Reaktionen hervor, usw. Der größte Teil dieser abwechselnden Beeinflussung hat eine implizite Wirkung, die unausgesprochen bleibt. Sind Patient und Therapeut emotional aufeinander eingestimmt, empfindet möglicherweise keiner von ihnen die Notwendigkeit, sich explizit über das (harmonische) Wesen ihrer Interaktion zu äußern. Etwas völlig anderes kann notwendig sein, wenn die therapeutische Beziehung sich unangenehm, »mechanisch«, feindselig oder kalt anfühlt. Dann erhöhen wir in der Regel in dem Maße, wie es gelingt, das Implizite explizit zu machen, die Wahrscheinlichkeit, daß der Patient seine Beziehung zum Therapeuten letztlich als sicher, eingestimmt, kooperativ und inklusiv erlebt. Entscheidend ist hier – wie in unseren ersten Bindungsbeziehungen (Koback 1999) –, daß die Kommunikationswege zwischen den beiden Beteiligten funktionsfähig bleiben. In der frühen Entwicklungszeit hängt offene Kommunikation größtenteils davon ab, ob die primäre Bezugsperson die nonverbalen Signale des Säuglings sensibel aufnimmt. Im Rahmen einer Therapie hängt die kommunikative Offenheit des Therapeuten von seiner Sensibilität den nonverbalen Signalen des Patienten gegenüber ab, einschließlich derjenigen, die der Patient übermittelt, indem er im Therapeuten bestimmte Erlebnisse hervorruft.

Was genau unser subjektives Erleben in unserer Beziehung zum Patienten bedeutet, läßt sich oft nur schwer feststellen. Wieviel von dem, was wir erleben, evoziert tatsächlich der Patient in uns? Und wieviel davon geht ausschließlich auf unsere Rechnung? Ich persönlich halte es für nützlich anzunehmen, daß das, was ich erlebe, wenn ich mit dem Patienten zusammen bin, fast immer eine Frage von sowohl als auch ist, nicht von entweder/oder. In der beschriebenen Sitzung mit Neil beispielsweise war meine Traurigkeit schon in mir und brauchte nur evoziert zu werden. Gleichzeitig konnte er seine eigene Traurigkeit nur schwer ertragen, weshalb er sie, wie ich annehme, »mit mir teilte«.

Wenn wir herauszufinden versuchen, was ein Patient in uns evoziert, ist es manchmal nützlich, zwischen konkordanten (empathischen) und komplementären Gegenübertragungsreaktionen zu unterscheiden (Racker 1968). *Erstere* entstehen angeblich, wenn der Patient im Therapeuten eine Identifikation mit einem abgespaltenen Aspekt seines *Selbst*erlebens evoziert (Neils teilweise unterdrückte Traurigkeit beispielsweise, die ich selbst ziemlich intensiv empfand). *Letztere* kann als Resultat der Bemühungen des Patienten verstanden werden, im Therapeuten eine Identifikation mit einem Aspekt seines eigenen verinnerlichten Erlebens zu evozieren. Ein Beispiel für diese Art komplementärer Identifikation ist, daß ich mich im Rahmen meiner Arbeit mit Neil später wütend fühlte, weil ich das Gefühl hatte, daß er sich nur sehr unzureichend auf mich einließ. Nachdem ich dieses Empfinden untersucht hatte, hielt ich es für wahrscheinlich, daß ich mich mit seinem Bild von seiner Mutter als einer Person identifizierte, die immer dann auf ihn wütend wurde, wenn er, wie er selbst es formulierte, »zu unabhängig« wurde.

Doch ungeachtet dieser nützlichen Differenzierung der Gegenübertragung sollten wir nie den Fehler machen anzunehmen, der Einfluß in der therapeutischen Beziehung verlaufe nur in eine Richtung. Was wir tatsächlich mit dem Evozierten tun, hängt im Guten wie im Schlechten von mehr als unserer Einschätzung dessen ab, was dem Patienten am nützlichsten sein könnte. Außerdem gibt es den alles andere als unwichtigen Aspekt unserer eigenen relativ beständigen Muster des Fühlens, Denkens und In-Beziehung-Tretens – unserer inneren Modelle – sowie den der vorübergehenden Veränderungen des mentalen Zustandes, die durch Geschehnisse außerhalb der Behandlung verursacht werden:

> Eines Morgens kam ich in einem ungewöhnlich desolaten mentalen Zustand in meine Praxis und empfing meinen ersten Patienten. Unmittelbar nachdem wir uns hingesetzt hatten, teilte der Patient mir mit, es falle ihm zwar sehr schwer, es zu sagen, aber er müsse mich darüber informieren, wie falsch ich kürzlich mit meinen Bemühungen gelegen hätte, empathisch auf seine Bedürfnisse einzugehen. Was ich da auf mich zukommen sah, war mir als Gesprächsthema keineswegs unbekannt. Bei mehreren früheren Anlässen hatte der Patient mir sehr direkt mitgeteilt, daß er sich unglücklich fühle; aber das hatte mich nicht sonderlich verunsichert, nicht zuletzt weil ich spürte, daß seine Klagen, was immer sie positiv beinhalten mochten, in jedem Fall auch eine »Übertragungsprüfung« darstellten. Schon zu Beginn der Therapie hatte ich gemerkt, daß dieser Patient – dessen Vater sich umgebracht hatte – Reaktionen von mir bräuchte, die ihm helfen würden, seine Angst davor zu überwinden, daß seine eigene Wut und Macht tödlich wirken könnten. Deshalb wirkte meine Bereitschaft, seiner Kritik an mir respektvoll zuzuhören und die Verantwortung für meine Rolle zu übernehmen (sofern ich erkannte, daß ich dabei tatsächlich eine Rolle spielte) auf ihn sehr beruhigend.
>
> Doch in der hier geschilderten Sitzung, in der er seine Unzufriedenheit detaillierter zu beschreiben begann, hatte ich das Gefühl, ihm gegenüber immer kälter und immer weniger mitfühlend zu reagieren. Ich hörte ihm zu, ohne die geringste Empathie zu empfinden. Es war, als fehlten mir die inneren Ressourcen, die ich gebraucht hätte, um mich auch nur für einen Moment emotional in seine Situation versetzen zu können. Nach einer Weile konnte ich ihm einfach nicht mehr zuhören. Daraufhin sagte ich mit angespannter und ein wenig wütend klingender Stimme, ich wüßte nicht, was ich zu seinen Beschwerden sagen sollte: Sie seien einfach *seine* Beschwerden.
>
> Über meine Reaktion war er sichtlich bestürzt. Offenbar fühlte er sich verwirrt und unbehaglich und trat den Rückzug an: Vielleicht sei er mir gegenüber unfair gewesen und habe übertrieben heftig reagiert; vielleicht habe er auch zuviel erwartet, usw. Wachgerüttelt durch seinen fast spürbaren Schmerz, gelang es mir, meine Selbstkontrolle so weit wiederzuerlangen, daß ich mich in der Lage sah, ihm zu erklären, daß ich vor unserem Termin an diesem Morgen extrem starken Streß gehabt hätte: nichts Ernstes, versicherte ich ihm, aber deshalb könnte ich nun nicht so auf ihn reagieren wie normalerweise. Nach meiner Erklärung war er erleichtert und verglich meine Reaktion mit der Unfähigkeit seines vorherigen Therapeuten und seiner Eltern, auch nur ein einziges Mal einzugestehen, daß im

Falle eines Problems auch ihre eigenen Schwierigkeiten hinderlich seien. Er hatte jedoch ganz offensichtlich Schwierigkeiten, sich wieder völlig zu beruhigen. Gegen Ende der Sitzungszeit und in der folgenden Sitzung beschäftigten wir uns erneut mit seiner Sorge, ich könnte nicht bereit oder in der Lage sein, mich mit seiner Wut auseinanderzusetzen.

Diese sehr emotionale Begegnung veranschaulicht besonders deutlich eine häufig viel subtilere Realität – daß die Art, wie wir den evozierenden Einfluß eines Patienten erleben, stets teilweise das Resultat unserer eigenen unreduzierbaren Subjektivität ist (Renik 1993). In früheren Sitzungen hatte der Ausdruck der Unzufriedenheit meines Patienten nur sehr geringe Spuren von Angst in mir evoziert, nach der soeben beschriebenen hingegen fühlte ich mich wütend und stark beeinträchtigt.

Stellt man sich diese beiden sehr unterschiedlichen Reaktionen als einander entgegengesetzte Endpunkte eines Spektrums vor, wird klar, daß das Erleben des Therapeuten manchmal in Reaktion auf ein und denselben Aspekt eines Patienten unterschiedlich ausfallen kann – und daß Reaktionen im Bereich beider Extrempositionen (entweder überhaupt nicht betroffen oder übermäßig stark betroffen zu sein) in der Regel etwas unterschlagen. Beispielsweise kam in meinem Wunsch, in der Sitzung, in der ich mich außerstande fühlte, etwas Positives zu bewirken, nichts mehr von den Klagen des Patienten zu hören, ein gewisses Leugnen zum Ausdruck: Wahrscheinlich wollte ich meine eigenen Reaktionen auf die »Destruktivität« des Patienten in Beziehung zu meinen Bemühungen, ihm zu helfen, nicht mehr erleben.

Ebenso wie wir nie eine weiße Leinwand sein können, auf die unsere Patienten ihre Übertragungsbilder projizieren, können wir auch nie ein makelloser Behälter für das, was Patienten in uns evozieren, sein. Bestenfalls können wir möglichst viel über die Eigenarten des nicht so makellosen Behälters – unsere eigene Subjektivität – herausfinden, die unsere Reaktionen auf den evokativen Einfluß unserer Patienten prägen. Denn ungeachtet dessen, was wir glauben mögen, für welches Verhalten einem Patienten gegenüber wir uns *bewußt* entscheiden, sind oft unsere *unbewußten* Bedürfnisse, Gefühle und Intentionen ausschlaggebend dafür, was wir tatsächlich tun. Sie erreichen den Patienten über die Kanäle nonverbaler Kommunikation.

Die Wechselseitigkeit der nonverbalen Einflüsse des Patienten und des Therapeuten aufeinander und der innere Einfluß, der vom Unbewußten beider ausgeht, bewirken, daß es extrem kompliziert wird, das, was der Patient in uns hervorruft, so gut wie möglich für unsere Arbeit zu nutzen. Ebenso wie die Aufgabe der primären Bezugsperson, auf die nonverbalen Signale eines kleinen Kindes einzugehen, ist auch die Aufgabe des Therapeuten unvermeidlich sehr komplex. Ignoriert man dies, tut man dem Patienten keinen Gefallen. Tragen wir diesem Umstand Rechnung, hilft uns dies herauszufinden, was wir über den Patienten noch *nicht* »wissen«

können, und unsere Aufmerksamkeit auf das zu richten, worum es hier geht – auf die unterschiedlichen subjektiven Erlebensweisen des Patienten und des Therapeuten und die Beziehung zwischen beiden.

Der gleiche wechselseitige, unbewußte Einfluß, der unsere Bemühungen, das von Patienten in uns Evozierte zu nutzen, einerseits verkompliziert und andererseits erleichtert, steht auch im Zentrum unserer Arbeit an Enactments.

Was ist mit unseren Enactments zu tun?

In der therapeutischen Beziehung sind Worte – ebenso wie in anderen Beziehungen – nicht nur Worte, sondern auch Akte, nämlich »Sprechakte«. McDoughall (1978) stellt dies bezogen auf die Worte des *Patienten* fest, aber es gilt auch für die Worte des Therapeuten: »Statt zu versuchen, Stimmungen, Ideen und freie Assoziationen zu kommunizieren, versucht er offenbar, den Analytiker dazu zu bringen, etwas zu *fühlen*, oder ihn anzuregen, etwas zu *tun*« (S. 179). *Enactments* übersetzen inneres Erleben in Handlungen, wie der Begriff vermuten läßt. Definitionsgemäß beinhalten Enactments *Verhalten* – verbales und nonverbales. Doch selbst wenn Enactments in sprachlicher Form zum Ausdruck gelangen (wie es in einer Therapie oft der Fall ist) liegt ihre eigentliche Bedeutung nicht in den gesprochenen Worten, sondern im nonverbalen Subtext, der durch das entsteht, was die Worte tatsächlich *bewirken*. Beispielsweise können uns die Worte eines Patienten anziehen oder abstoßen, öffnen oder verschließen; sie können ein angenehmes Gefühl verursachen oder unsere Angst verstärken. Natürlich haben die Worte, die wir an unsere Patienten richten, auf sie die gleiche Wirkung.

In einem Übertragungs-Gegenübertragungs-Enactment gelangt verbal und nonverbal eine bestimmte Art von Beziehung zum Ausdruck. Das kann eine Eltern-Kind-Beziehung oder eine Liebesbeziehung sein, eine Beziehung zwischen Verbündeten oder zwischen Feinden, eine Beziehung, in der sich die daran Beteiligten sicher oder in der sie sich gefährdet fühlen. Die Zahl der möglichen Varianten ist wahrscheinlich grenzenlos, da sie von der Interaktion zweier einzigartiger Individuen – Patient und Therapeut – abhängen, die beide in diese Beziehung ihre jeweilige Familie vielfältiger innerer Anteile mitbringen.

Enactments sind die Szenarien, die sozusagen an einer Wegkreuzung zwischen den unbewußten Bedürfnissen und den Verletzlichkeiten des Patienten und des Therapeuten entstehen. Dort treffen die relationalen Muster des Patienten und des Therapeuten aufeinander und verbinden sich. Wenn wir uns Übertragung und Gegenübertragung als zwei Kreise vorstellen, können wir Enactments als den Bereich sehen, in dem die beiden Kreise einander überschneiden.

In einem Enactment werden Aspekte der inneren Repräsentationen des Therapeuten – das Erbe seiner frühen Bindungserlebnisse – unbewußt aktiviert und ausgelebt. Und genau das gleiche gilt für den Patienten. Denn solange das Enactment unerkannt bleibt, sind Therapeut und Patient in ihr gemeinsames Erleben eingebettet, und beide verhalten sich in ihrer Beziehung zueinander automatisch und unreflektiert. Ohne es zu merken, reagieren beide nicht nur auf die tatsächlichen Gegebenheiten der interpersonalen Begegnung, sondern ebensosehr oder sogar noch stärker auf inneren Druck, der beiden in diesem Moment noch nicht bewußt ist.

Insoweit sich Enactments außerhalb der bewußten Wahrnehmung entfalten, schränken sie das, was erlebt und verstanden werden kann, gewöhnlich ein, was zur Folge hat, daß der therapeutische Dialog weniger umfassend und kooperativ ist. Doch in dem Maße, wie es gelingt, Enactments bewußt zu machen, können sie sehr wichtige und noch nicht erkannte Facetten des Patienten, des Therapeuten und der Beziehung zwischen beiden erschließen. Außerdem kann die Erforschung dieser von beiden Beteiligten gemeinsam kreierten Szenarien im Gegensatz zum unreflektierten Ablaufenlassen derselben ein korrigierendes relationales Erlebnis der Inklusion und Kooperation sowie des Mentalisierens ermöglichen. In diesem Sinne sind Enactments (um Renik [1993b] zu paraphrasieren) das ständig präsente Rohmaterial produktiver therapeutischer Technik. Insofern ist es nicht nur unmöglich, sie zu meiden, sondern auch gar nicht wünschenswert.

Enactments sind ein besonders prägnanter Ausdruck der Tatsache, daß die therapeutische Beziehung wie alle Bindungsbeziehungen von beiden daran Beteiligten gemeinsam aufgebaut wird. Was in ihr geschieht, ist zwangsläufig ein Gemisch der Einflüsse des Patienten und des Therapeuten. Aus der Perspektive einer Zwei-Personen-Psychologie sind diese Einflüsse sowohl intra- als auch interpersonal. Erleben und Verhalten des Patienten wie des Therapeuten werden unvermeidlich unbewußt dadurch beeinflußt, wer sie unabhängig von ihrer Beziehung zueinander sind, und dadurch, wer sie in Reaktion auf die gemeinsame Beziehung sind.

Was ich im vorigen Absatz beschrieben habe, mag als unbestreitbar, wenn nicht sogar als im buchstäblichen Sinne selbstverständlich erscheinen. Natürlich sind Therapeuten nicht weniger anfällig für den Einfluß des Unbewußten wie ihre Patienten. Und natürlich sind Patienten und Therapeuten gleichermaßen zwangsläufig dem wechselseitigen Einfluß ausgesetzt, den sie ständig aufeinander ausüben. Diese Symmetrien erscheinen als unbestreibar gültig, wenn wir die klinischen Tatsachen, so wie die Zwei-Personen-Psychologie sie beschreibt, erst einmal anerkennen. Doch unsere Arbeitsweise trägt dieser Sicht leider oft nicht ausreichend Rechnung. Was wir als Therapeuten tatsächlich tun und denken, entspringt oft eher einer Eineinhalb- als einer Zwei-Personen-Psychologie: Wir sehen meist nur den Patienten durch die Linse der Zwei-Personen-Psychologie. Ich werde dies im folgenden genauer erklären.

Manchmal neigen wir aufgrund unserer veralteten Ausbildung und fast immer aufgrund unserer eigenen Bedürfnisse und Abwehrstrukturen dazu, mit unseren Patienten so zu arbeiten, als ob sie dem Einfluß des Unbewußten in stärkerem Maße unterlägen als wir selbst. Fast automatisch reflektieren wir über die unbewußte Bedeutung ihres Verhaltens und ihrer Kommunikation, unterziehen jedoch die unbewußten Motivationen, die unseren eigenen Worten und Taten zugrunde liegen, keiner solchen automatischen Prüfung.

Ähnlich verzerrend gehen wir mit dem wechselseitigen Einfluß um, den die Theorie beschreibt. Man denke an das Konzept der projektiven Identifikation. In diesem konzeptionellen Rahmen sind wir grundsätzlich bereit, in Betracht zu ziehen, daß das, was wir erleben, durch das unbewußt motivierte Verhalten des Patienten hervorgerufen sein kann. Hingegen ziehen wir deutlich seltener in Betracht, daß das Erleben des Patienten durch unser eigenes unbewußt motiviertes Verhalten beeinflußt werden könnte.

Diese Asymmetrien hinsichtlich unserer Gewohnheiten, über unsere Patienten und uns selbst zu denken – die uns als völlig natürlich und plausibel erscheinen –, erschweren uns unnötig stark, Enactments zu erkennen und effektiv an ihnen zu arbeiten. Falls eine Asymmetrie ihre Berechtigung haben sollte, sollte sie in die Richtung verlaufen, die derjenigen, die uns als natürlich erscheinen mag, entgegengesetzt ist. Statt sich darauf zu konzentrieren, was das Verhalten des *Patienten* bedeutet, täten wir oft besser daran, uns zunächst mit unserem eigenen Verhalten zu beschäftigen.

Wie unsere Patienten drücken auch wir unser ungedachtes und ungefühltes Gewußtes durch *Enactments* aus. Deshalb kann das, was *wir* sagen oder tun und was *wir* zu sagen und zu tun vermeiden, den Blick auf unsere eigene unbewußte Teilhabe an Enactments freigeben. Und weil Enactments von beiden daran Beteiligten gemeinsam kreiert werden, ist unser eigenes Verhalten als Resultat wechselseitiger Beeinflussung in den meisten Fällen auf bedeutsame Weise – nicht zufällig – auf das Erleben des Patienten bezogen. Deshalb trägt die Bewußtmachung des Charakters unserer eigenen unbewußten Beteiligung an einem Enactment fast immer zur Klärung der Art und Bedeutung der Beteiligung des Patienten daran bei.

Wir müssen bedenken, daß unser Verhalten als Therapeuten ebensosehr – wenn nicht sogar noch stärker – durch unsere unbewußten Motive wie durch unsere bewußten Intentionen beeinflußt wird. Deshalb können wir auf einer bestimmten Ebene bewußt versuchen, mit unseren Patienten zusammen eine neue und bessere Bindungsbeziehung zu entwickeln. Und um dies zu erreichen, können wir uns bemühen, eingestimmte und einfühlsame Zuhörer zu sein, empathisch mit den Emotionen unserer Patienten zu resonieren, ihnen zu helfen, ihr eigenes Erleben zu verstehen, usw. Doch auf einer anderen Ebene realisieren wir mit unseren Patienten zusammen ständig und ohne es zu merken Szenarien, die auf unseren unbewußten Bedürfnissen, unseren inneren Modellen, unseren Abwehrstrategien usw. basieren.

Solche Enactments können aus einer bestimmten Sicht mit unseren eigenen Bedürfnissen wie auch mit denjenigen unserer Patienten in Einklang stehen. Beispielsweise kann die Empathie, die wir dem Patienten bewußt entgegenbringen, heilend wirken, auch wenn sie teilweise unserem unbewußten Bedürfnis entspringt, als förderlich statt als kritisch oder kontrollbesessen gesehen zu werden. Ebenso kann eine Konfrontation genau das sein, was der Patient am dringendsten braucht, obwohl sie teilweise unserem unbewußten Bedürfnis entspringt, uns mächtig statt hilflos oder machtlos zu fühlen. In solchen Fällen haben wir oft das Gefühl, daß wir uns auf eine bestimmte Weise verhalten, weil unsere Empathie oder eine Konfrontation letztlich dem Patienten zugute kommt. Doch unsere Bemühungen zu helfen – so selbstlos sie uns auch erscheinen mögen – basieren immer auf unbewußten Motiven.

Gewöhnlich hat der Einfluß solcher Motive auf unser Verhalten Patienten gegenüber unbeabsichtigte Folgen. Wenn wir beispielsweise beharrlich Empathie übermitteln, kann dies dem Bedürfnis des Patienten entgegenkommen, sein eigenes Mißtrauen und seine Wut zu ignorieren. Ähnlich verhält es sich mit Konfrontationen, die so, wie sie intendiert sind, nützlich sein mögen, aber in Zusammenhang mit dem Bedürfnis des Patienten, das Gefühl aufrechtzuerhalten, daß er ohne jede Hilfe von außen nicht selbst für sich sorgen kann, kontraproduktiv ist. Was ich hier beschreibe, sind Enactments, die aus der Überschneidung der unbewußten Bedürfnisse des Patienten und des Therapeuten hervorgehen.

Solche Enactments zu erkennen kann schwierig sein, weil sie vollständig in das eingebettet sind, was wir als Therapeuten gewöhnlich völlig unbefangen tun. Entscheidend ist in solchen Fällen, sich zu vergegenwärtigen, daß wir uns niemals entkommen können. Unsere Subjektivität prägt jeden Aspekt unseres Umgangs mit dem Patienten, von den durchdachtesten Interventionen bis zu den offensichtlichsten gegenübertragungsbasierten Fehltritten. Deshalb sollten wir grundsätzlich davon ausgehen, daß wir uns ebenso wie der Patient *ständig* in Enactments befinden. Die entscheidende Frage ist nicht, *ob* wir an einem Enactment teilhaben, sondern *wie* wir dies tun.

Enactments erkennen

Wie Gegenübertragungsgefühle, die wir nur erkennen, wenn sie unangenehm stark werden, sind auch manche Enactments irgendwann so offensichtlich oder beunruhigend, daß wir sie nicht mehr ignorieren können. Doch das sind Ausnahmefälle. Enactments sind definitionsgemäß zunächst unbewußt und bleiben es oft auch ziemlich lange.

Sich der eigenen Rolle in Enactments bewußt zu werden kann ziemlich schwierig sein, weil wir uns nie völlig transparent sehen können. Ein großer Teil dessen, was wir tun, bleibt uns verborgen, einfach weil es ein automatischer, impliziter Ausdruck dessen ist, wer wir sind. Außerdem bleibt unser Wissen über uns selbst zwangsläufig, unvollständig, weil wir dazu motiviert sind, es dabei zu belassen. Wir neigen dazu, zu ignorieren oder zu unterdrücken, wovon wir fürchten, daß es uns beunruhigen oder destabilisieren würde (Maroda 1999; Renik 1995).

Je weniger wir uns so akzeptieren, wie wir sind – was das Selbstgewahrsein fördert –, um so nützlicher ist es, sich zu vergegenwärtigen, daß es bei der Untersuchung unserer Rolle in Enactments nicht darum geht, unsere Mängel oder unsere Psychopathologie zu erkennen, sondern daß wir nur versuchen, uns dessen, was wir tatsächlich tun, bewußt zu werden. Wenn wir diese Art von Selbstuntersuchung fördern wollen, tun wir gut daran, uns um eine Haltung der Achtsamkeit zu bemühen – ein akzeptierendes Gewahrsein des gegenwärtigen Augenblicks, damit wir besser in der Lage sind, uns zu vergegenwärtigen, was wir tun, wenn wir zum Patienten wie zu einem »Faktum« in Beziehung treten, das wir beobachten und registrieren, statt darüber zu urteilen, daß es gut oder schlecht bzw. richtig oder falsch ist.

Nachdem wir uns über die besonderen Merkmale unseres Verhaltens einem bestimmten Patienten gegenüber klar geworden sind, müssen wir die folgenden beiden Fragen so objektiv wie möglich zu beantworten versuchen: Was könnte der Ursprung unseres Verhaltens im Sinne unserer eigenen psychischen Eigenarten sein? Und wie könnte sich unser Verhalten auf den Patienten auswirken? Insoweit es uns gelingt, uns der Bedeutung dessen bewußt zu werden, was wir in einem Enactment getan haben, und wie wir dieses Gewahrsein in den Dialog mit dem Patienten einbringen können, wird dieser Dialog oft umfassender und unsere Rolle im Enactment weniger einschränkend.

Enactment-Muster

Enactments können viele Formen annehmen. Stark verallgemeinernd kann man jedoch sagen, daß zwei Muster für diese von beiden Partnern gemeinsam kreierten Skripts charakteristisch sind: Kollusion und Kollision (Goldbart & Wallin 1996).

Wenn Therapeut und Patient kolludieren, haben sie unbewußt eine Vereinbarung getroffen, die den Bedürfnissen beider, sich zu schützen, dient. Dabei spiegeln die individuellen Abwehrstrategien des einen Partners die des anderen oder verbinden sich mit ihnen.

Beispielsweise können ein Therapeut und ein Patient, die beide einen überwiegend abweisenden Bindungsstil haben, übereinkommen, starke Gefühle grundsätzlich zu meiden. Und indem sie dies tun, können sie eine emotional distanzierte

Beziehung inszenieren, die beiden vertraut ist. In ihr werden wichtige, aber beängstigende Themen so lange vermieden, bis das Enactment erkannt ist. Gemeinsame Ängste und Abwehrmuster können somit zur Entstehung kollusiver Enactments führen, die teilweise deshalb sehr stabil sind, weil sie habituelle und deshalb nur schwer zu erkennende Arten zu sein spiegeln.

Weniger stabile Kollusionen entstehen, wenn die Abwehrstrategien des Therapeuten und des Patienten unterschiedlich sind, sich aber trotzdem zeitweise miteinander verbinden. Beispielsweise kann ein verstrickt gebundener Therapeut alle Gefühle, die sein abweisend gebundener Patient leugnet, entweder eingrenzen oder ausdrücken. Dieses Enactment ist für den Patienten psychologisch vorteilhaft, weil es ihm die Angst erspart, die er bei einer direkten Auseinandersetzung mit seinen relationalen und emotionalen Problemen empfindet. Allerdings ist eine Kollusion dieser Art nur möglich, wenn der Therapeut bereit ist, die Gefühle des Patienten auf sich zu nehmen, fast als ob es seine eigenen wären. Unterdessen kann der Therapeut, indem er ziemlich verzweifelt die Aufmerksamkeit des Patienten für sich zu gewinnen versucht, eine Rolle reinszenieren, die ihm zwar vertraut ist und in der er sich deshalb sicher fühlt, die ihn aber auch auf altbekannte Weise belastet.

Eine solche Kollusion, in der beide Partner unterschiedliche Abwehrstrategien nutzen, kann sich jederzeit in eine Kollision verwandeln. Möglicherweise fühlt sich der Patient durch das offensichtliche Bedürfnis des Therapeuten nach emotionalem Kontakt zunehmend gegängelt und belastet, während sich der Therapeut über die unnachgiebige Abschottung des Patienten immer stärker aufregt. In solchen Situationen können beide Beteiligte immer unzufriedener werden.

Eine solche Entwicklung muß nicht zwingend negativ sein. Solange Therapeut und Patient kolludieren, bleiben die tatsächlichen Ängste und Bedürfnisse, die ihrem gemeinsamen Enactment zugrunde liegen, wahrscheinlich verborgen. Zerbricht die Kollusion jedoch, und eine Kollision entsteht, können einige zwar schwierige, aber manchmal befreiend wirkende Realitäten in den Fokus rücken, und dies möglicherweise zum ersten Mal.

Ein so günstiges Resultat hängt davon ab, ob es dem Therapeuten gelingt, seine Mentalisierungsfähigkeit zu erkennen und die Enactments zu verstehen, in die er eingebettet war. Wie die Kollusion kann auch die Kollision die Grundlage von Enactments – und therapeutischen Sackgassen – sein. Um Enactments – kollusive und kollisive – in Chancen zum gemeinsamen Erforschen und zum korrigierenden Erleben verwandeln zu können, muß der Therapeut sich zumindest zeitweise in eine mentalisierende Haltung versetzen können.

Einige Jahre lang war ein sehr intelligenter Physiker bei mir in Behandlung (ich werde ihn Jackson nennen), dessen abweisender Bindungsstil ihn von seinen Gefühlen fernhielt und seine Fähigkeit, dieselben auszudrücken, beeinträchtigte. Eines Tages erklärte er zu Beginn einer Sitzung, er hätte sich gewünscht, in seiner Jugend hätte jemand so ehrlich mit ihm geredet, wie er es gerade mit seinem Sohn im Teenager-Alter getan habe. Dann fragte er sich, ob er damals wohl ebensoviel Widerstand dagegen entwickelt hatte, eine unangenehme Wahrheit zu hören, wie sein Sohn es jetzt getan hatte. Er fügte noch hinzu, wahrscheinlich wünsche er sich auch als Erwachsener noch eine Autorität, die ihm sage, »wie die Dinge sind.« Diese Vorstellung beängstige ihn gleichzeitig, weil er wisse, daß er möglicherweise etwas anderes hören werde, als er gern hören würde.

Einige Tage vor dieser Sitzung hatte ich über meine Beziehung zu diesem Patienten nachgedacht. Dabei war mir in den Sinn gekommen, daß wir uns in emotionaler Hinsicht immer noch »in flachem Wasser« befanden, obwohl ich mir vorgenommen hatte, ihm zu helfen, in tiefere Bereiche zu gelangen. Weil ich ein wenig über die Bedürfnisse abweisend gebundener Patienten in einer Therapie wußte, hatte ich ein übermäßig intellektuelles Vorgehen vermieden (jedenfalls glaubte ich das) und versucht, auf Jacksons Gefühle und seine Abwehrstrategien gegen sie zu fokussieren. Mir war ziemlich unklar, warum es mir so schwer gefallen war, uns aus dem Therapiemodus der »sprechenden Köpfe« herauszubefördern.

Ich glaubte, eine Anspielung auf dieses Problem zu hören, als Jackson seinen merkwürdigen Wunsch zum Ausdruck brachte, sich von einer Autoritätsfigur sagen zu lassen, »wie die Dinge liegen.« Als ich ihn jedoch darauf hinwies, daß das, was er gesagt hatte, eine indirekte Aussage über mich und ihn sein könnte, hielt er dem eine Frage entgegen: Waren wir denn nicht übereingekommen, daß er für sich selbst zur Autorität werden müsse, statt sich auf meine Autorität zu verlassen?

Dann hörte ich mich im Geiste sagen, mir gefalle die Vorstellung nicht, mit ihm in ein Kolloquium über dieses Thema zu geraten. *Kolloquium*? Dieses Wort, das ich im Geiste verwendet hatte, weckte mein Interesse, weil ich es wahrscheinlich niemals in einem Gespräch benutzt hätte – es sei denn in einem Gespräch mit diesem merkwürdigen Patienten.

Dann wurde mir klar, daß ich sehr wahrscheinlich aufgrund meines unbewußten Bedürfnisses, meine intellektuelle Position diesem Wissenschaftler gegenüber zu festigen, mit ihm sehr »gewählt« und übertrieben vorsichtig geredet hatte. Als ich ihm diesen Gedanken über die Geschichte unserer Kommunikation mitteilte – und ihm erklärte, daß meine eigenen psychischen Besonderheiten die Art von direktem Reden verhindert hatten, die er gleichzeitig zu wollen und zu fürchten schiene –, erklärte Jackson, ihm sei entgangen, daß irgend etwas dieser Art geschehen sei. Er konnte sich nicht vorstellen, daß ich mich ihm intellektuell unterlegen fühlen könnte, wobei ihn sein Vertrauen auf seinen eigenen Intellekt gegen ähnliche Sorgen weitgehend immunisierte.

> Dann erinnerte ich mich daran, daß ich sowohl erfreut als auch ziemlich erstaunt gewesen war, als er mir einige Jahre vorher gesagt hatte, er halte mich für ein »Genie«. Nun brachte ich die Möglichkeit zur Sprache, daß meine Unsicherheit beim Vergleich unserer beider intellektueller Fähigkeiten *mein* Problem gewesen sein könnte, wohingegen der Vergleich, der bei *ihm* Unsicherheit hervorrufe, eine andere Art von Intelligenz betreffen könne, nämlich die emotionale Intelligenz.
>
> Daraufhin sagte er, seit seiner frühen Kindheit habe er sein Selbstbewußtsein ausschließlich daraus bezogen, daß er klug und redegewandt sei, doch andererseits habe er sich immer gezwungen gefühlt, sich möglichst unauffällig zu verhalten, um nicht schikaniert zu werden. Ich antwortete, heute sei mir bewußt geworden, wie *ich* mich zurückgehalten hätte, teilweise durch meine Art, mit ihm zu reden, aber auch in Form meines Widerwillens, direkter zu intervenieren, wenn er sich beispielsweise zu sehr in Details verlor. Daraufhin kam die Bedeutung seiner übertrieben detaillierten Nebenbemerkungen zur Sprache: Für ihn waren dies gefahrlose indirekte Möglichkeiten, sein emotionales Erleben zu kommunizieren, ohne diese Gefühle wirklich zu spüren. Indem er sich so äußere, so sagte er, schütze er sich vor der Gefahr, als »emotional zurückgeblieben« gesehen zu werden – oder sich selbst so zu sehen.

Wir empfanden nach dieser Begegnung beide Erleichterung und sahen die Möglichkeit eines neuen Aufbruchs, nachdem uns das Wesen unserer unentdeckten Kollusion klar geworden war. Indem wir unsere unterschiedlichen, aber miteinander verwandten Unsicherheiten gemieden hatten, um die Sicherheit unserer Situation zu gewährleisten, hatten wir unbewußt eine emotional stark eingeschränkte Beziehung inszeniert. Gleichzeitig empfanden wir diese Beziehung beide zunehmend – und unnötigerweise – als unvollständig. Die Worte des Patienten (eine metaphorische Botschaft über die Mängel unserer Kommunikation) und meine Beobachtung meines eigenen Verhaltens (meine übertrieben gewählte Ausdrucksweise) halfen mir, meine Rolle bei der gemeinsamen Kreation des Enactments zu erkennen und zu verstehen. Nachdem ich ihm dies mitgeteilt hatte, kam es zu einem Dialog, der die Rolle des Patienten erhellte. Im Laufe dieses Prozesses vertieften wir unsere Beziehung und erweiterten wir das Spektrum dessen, was wir beide gefahrlos fühlen, wissen und in Gegenwart des anderen kommunizieren konnten.

Oft bewirkt schon allein eine sorgfältige Untersuchung oder ein plötzliches Gewahrwerden des Wesens unseres eigenen Verhaltens dem Patienten gegenüber – ob repetitiv oder völlig untypisch –, daß uns die Schuppen von den Augen fallen. In anderen Fällen können wir Enactments nur mit Hilfe eines Beraters oder im Rahmen einer individuellen Psychotherapie erkennen. Als ich noch die Graduate School besuchte, stellte ich meinem Supervisor und einem anderen Studenten einen Fall vor. Mir machten die Konflikte zu schaffen, die in meiner Beziehung zu einer bestimmten streitsüchtigen Patientin ständig ausbrachen. Nachdem meine Berater sich eine Audioaufnahme von einer Therapiesitzung mit meiner Patientin angehört hatten, tauschten sie amüsierte und wissende Blicke aus, bevor schließlich einer von ihnen mich über den Grund ihres Amüsements in Kenntnis setzte: »Ist Ihnen wirklich noch nicht aufgefallen, daß Sie beide im Grunde nicht gegeneinander kämpfen, sondern miteinander flirten?« Schließlich bestätigte sich in einem Dialog mit der Patientin, daß die Streitsucht – die Kollision –, die sie und ich gemeinsam inszenierten, in Wahrheit ein Versuch war, unsere beiderseitigen beunruhigenden Gefühle, sich voneinander angezogen zu fühlen, abzuwehren.

Manchmal fungiert der Patient als eine Art Berater – als Interpret dessen, was der Therapeut erlebt –, dessen »Intervention« dazu beiträgt, die unsichtbare Zwangsjacke sichtbar zu machen, in die ein Enactment beide an einer therapeutischen Beziehung Beteiligten einsperren kann. Im folgenden Beispiel ermöglichte mir mein Patient, mir meines Impulses, nahe zu sein, bewußt zu werden, den ich auf ziemlich problematische Weise zum Ausdruck gebracht hatte.

> Unmittelbar bevor ich in einen Urlaub aufbrechen wollte, traf ich noch einmal einen Patienten, den ich hier Daniel nennen werde. Er hatte erklärt, die bevorstehende Unterbrechung unserer Arbeit ängstige ihn. Er hatte eine Frau neu kennengelernt und machte sich Sorgen, daß er sich ohne meine Unterstützung mit sexuellen Problemen würde auseinandersetzen müssen, über die wir gerade erst zu reden angefangen hatten. Während unseres Gesprächs fiel mir auf, daß er sich immer unwohler zu fühlen schien. Ich fragte ihn, wie es für ihn sei, mit mir über diese Dinge zu reden. Etwas widerwillig gestand er, daß meine offensichtliche Begeisterung über seine Bereitschaft, sich mit seinen sexuellen Konflikten auseinanderzusetzen, bei ihm das Gefühl hatte aufkommen lassen, ich hätte ihm etwas angedient, das im Grunde mehr mit meinen Interessen als mit ihm zu tun habe. Über Sex zu reden solle angeblich gut für ihn sein, aber er empfinde es, wie wenn er sich in einem Fitness-Studio abmühe, also nicht unbedingt als etwas, daß er um der Sache selbst willen tue.
>
> Ich erkannte sofort die enthusiastische Qualität, die mein Patient mir zugeschrieben hatte. Ich war *tatsächlich* begeistert gewesen, und zwar teilweise, weil er sich dafür entschieden hatte, sich einer wichtigen Herausforderung zu stellen, und teilweise, weil ich Sex für ein fesselndes Thema halte (wenn auch nicht für das einzige). Ich vermute aber, daß ich auch deshalb begeistert war, weil ich das Gefühl hatte, ein Gespräch über Sexualität würde meinen Impuls befriedigen, uns näher zusammen zu bringen. Der Hintergrund dieser Annahme war, was ich

mit meinem Vater, einem Soziologen, erlebt hatte, der viel über Sexualverhalten geforscht und geschrieben hatte. Seine Offenheit und Neugier dem Sex gegenüber hatte diesen für mich zu einem Thema gemacht, über das ich zu meinen Gesprächspartnern leicht eine Verbindung herstellen konnte. Wahrscheinlich hatte ich unbewußt angenommen, durch ein ähnliches Gespräch könnten mein Patient und ich zueinander eine ähnliche von mir so geschätzte Verbindung aufbauen.

Ich entschied mich, über diese Details in der laufenden Sitzung nicht zu sprechen, doch nutzte ich sie, um meine Rolle in einem Enactment zu verstehen – und aufgrund dessen auch bereitwilliger anzuerkennen –, in dem mich mein Patient, wie sich herausstellte, als seine (böse) Mutter erlebte, während ich meinen (guten) Vater spielte.

Als er noch ein Teenager gewesen war, hatte seine generell sehr zurückhaltende Mutter ihm anvertraut, sein Vater sei ein sexueller Versager: Wenn sie mit ihm Sex haben wolle, müsse sie ihn durch das Schlafzimmer jagen, und selbst dann sei er zu sexuellem Verkehr meist nicht in der Lage. Von seiner Mutter und von einer oder zwei früheren Freundinnen hatte mein Patient die ihn sehr bedrückende Botschaft gehört, für einen Mann, der wirklich ein Mann sei, sei es eine Pflicht, eine Frau sexuell zu befriedigen. Daß ich Daniel dazu aufgefordert hatte, sein Verhältnis zu Erotik und Sex zu erforschen, hatte es ihm leicht gemacht, mich in die Reihe seiner Peiniger zu stellen, obwohl er andererseits »wußte«, daß ich die Meinung dieser Frauen nicht teilte.

Im folgenden Gespräch über unsere Interaktion war Daniel beunruhigt, weil er erneut die Wirkung seines bereits vertrauten Bedürfnisses bemerkte, gute Dinge in schlechte zu verwandeln. Er war verblüfft darüber, daß er (»ausgerechnet«) Sex als unerwünschte Verpflichtung und die (zugegebenermaßen übertrieben enthusiastische) Hilfe seines Therapeuten automatisch als belastendes Ansinnen empfinden konnte. Uns wurde klar, daß sein Anteil an dem Enactment vor allem sein aus Schuldbewußtsein resultierendes Bedürfnis spiegelte, dem Leiden seiner Mutter sein eigenes gegenüberzustellen. »Es ist, als müßte ich mich zu meiner Mutter ans Kreuz hängen«, sagte er. Darauf antwortete ich mit einem Liedtext von Tom Waits: »*Come down off the cross, we can use the wood.*« In Verbindung mit der vorangegangenen Exploration neutralisierte das schallende und zufriedene Lachen über den Text von Tom Waits die Wirkung unseres gemeinsamen Enactments.

Enactments, die unerkannt bleiben

Natürlich findet nicht jedes Enactment einen so positiven Abschluß wie das soeben beschriebene. Zunächst einmal können wir selbst ebenso in Enactments eingebettet sein wie der Patient und ebensowenig in der Lage wie er, die Mentalisierungsfähigkeit zu nutzen, die uns helfen könnte, die unbewußt unser Verhalten steuernden Motive zu erkennen. Oder wir versäumen es ganz einfach, nach Enactments Ausschau zu halten. Aus diesen und anderen Gründen bleiben viele Enactments unerkannt.

Manchmal sind die Folgen solchen Nichterkennens relativ harmlos oder sogar positiv. Nicht jedes gemeinsame Erlebnis in einer Therapie wird explizit auf seine unbewußte Bedeutung hin hinterfragt – und das muß auch nicht so sein. Weiterhin sind einige unerkannte Enactments, wie ich bald erklären werde, genau das, was der betreffende Patient braucht.

Oft jedoch hat es sehr problematische Folgen, wenn ein stattfindendes Enactment nicht bemerkt wird. Dies kann dazu führen, daß es in der therapeutischen Beziehung nicht gelingt, Raum für die Aspekte zu schaffen, mit denen sich der Patient am dringendsten beschäftigen müßte. Wird sich ein Therapeut beispielsweise seinem Anteil an der Perpetuierung einer emotional distanzierten Beziehung nicht bewußt, kann er dadurch unabsichtlich bewirken, daß dem abweisend gebundenen Patienten die eigenen Gefühle relativ fremd bleiben. Oft wird ein solcher Mangel an Gewahrsein durch die ungerechtfertigte Überzeugung des Therapeuten verstärkt, er lenke die Behandlung in Richtung der Arbeit an den Abwehrstrategien des Patienten gegen Gefühle. Ein Beispiel hierfür ist das Enactment in meiner Behandlung des Physikers.

Noch problematischer sind unerkannte Enactments, die eine Psychotherapie zersetzen oder zerbersten lassen können. Ich erinnere mich mit großem Bedauern an meine Beziehung zu einem Patienten, mit dem zusammen ich ein Enactment inszenierte, das Aspekte seiner Erlebnisse mit seinem meist zurückgezogenen, aber manchmal auch explosiv reagierenden Vater wiederaufleben ließ. Indem ich mir »ein Bein ausriß«, um für diesen Patienten eine andere Art Bindungsfigur zu sein, wiederholte ich unbewußt Aspekte meiner eigenen Geschichte, weil ich es versäumte, den Patienten wegen seiner Provokationen zu konfrontieren. Inzwischen wurde ich immer gereizter, ohne daß ich es merkte. Als der Patient sich in einer Sitzung mir gegenüber schließlich besonders respektlos verhielt, fuhr ich aus der Haut. Daraufhin war er zunächst sprachlos und reagierte dann empört. Trotz meiner Bemühungen, den Schaden, den ich angerichtet hatte, zu beheben, war diese Sitzung unsere letzte.

Enactments als Wiederholung, Enactments als Heilung

Die Kräfte, die uns dazu zu bringen versuchen, so zu bleiben, wie wir sind, und diejenigen, die uns dazu veranlassen wollen, uns zu verändern, vermischen sich in der Arbeit an Enactments. Wie in Kapitel 10 erläutert wurde, spiegeln Enactments eine dynamische Spannung zwischen dem Alten und dem Neuen, zwischen Sicherheit und Risiko, zwischen der »wiederholten Beziehung« und der »gebrauchten Beziehung« (Stern 1994).

Patienten und Therapeuten werden gleichermaßen unbewußt von dem Bedürfnis ergriffen, Gewohnheitsmuster des In-Beziehung-Tretens, Fühlens und Denkens zu wiederholen. Unsere inneren Modelle und die in sie enkodierten Regeln verbinden sich zu einer Art unsichtbarer Zwangsjacke, die uns einerseits einengt und uns andererseits unsere Einengung nicht erkennen läßt. In einem Übertragungs-Gegenübertragungs-Enactment spielen beide Partner ihre Rollen, ohne sich der soeben genannten allgegenwärtigen Einschränkungen zunächst auch nur bewußt zu sein. Dies ist die repetitive Dimension der Enactments.

Andererseits sind die meisten Therapeuten und Patienten unbewußt (und auch bewußt) dazu motiviert, neue Arten zu sein zu erleben, die umfassender sind und mehr einschließen als diejenigen, die sie in ihren ersten Beziehungen kennengelernt haben. Gegen den »Wiederholungszwang« (Freud 1912) und die Tendenz innerer Modelle unsicherer Gebundenheit, sich selbst zu verewigen (Bowlby 1969/1975; Main 1995), wirkten die Neigung des Geistes zur Selbstkorrektur (Siegel 1999/2006), das Kompetenzmotiv (White 1959), der angeborene Entwicklungstrieb (Weiss & Sampson 1986) und die Präsenz biologisch basierter Verhaltenssysteme, die uns dazu bringen, uns zu binden und zu erforschen (Bowlby 1988). Diese Motivationen liegen der von mir als reparativ bezeichneten Dimension von Enactments zugrunde.

Manchmal spiegelt ein noch nicht erkanntes Enactment (das möglicherweise niemals erkannt wird) die direkte Wirkung solcher »progressiver« Motivationen. Beispielsweise könnten der Therapeut, der sich bewußt um die Art eingestimmter Reaktionsweisen bemüht, die sichere Gebundenheit fördert, und der Patient, der dieses Angebot offensichtlich zu seinem Vorteil zu nutzen weiß, so in einem primär reparativ wirkenden Enactment komplementäre unbewußte Bedürfnisse zum Ausdruck bringen. Solche Enactments sind wahrscheinlich wichtig, damit jener Hintergrund von Sicherheit entsteht und die Erlebnisse erhöhter »Passendheit« (*»fittedness«* – Stern et al. 1998) möglich werden, die für therapeutische Veränderungen entscheidend sind.

Dramatischer und emotional aufgeladener als Enactments dieser Art sind jedoch *repetitive* Enactments, die erkannt, untersucht und schließlich in *reparative* Enactments umgewandelt werden.

Ich behandelte schon seit einigen Jahren einen Patienten, den ich hier Al nennen werde. Er hatte fast zwei Jahrzehnte vorher seine damals achtjährige Tochter sexuell belästigt. Als diese Tochter erwachsen geworden war, hatte sie ihren Vater mehrmals gebeten, an Sitzungen mit ihrem Therapeuten teilzunehmen. Diese schwierigen, aber offenbar produktiven Treffen in Verbindung mit den

Veränderungen, die durch Als Einzeltherapie eingetreten waren, hatten dazu beigetragen, das Trauma der Tochter zumindest partiell aufzulösen. Nun verlangte Als erwachsener Sohn Clark eine ähnliche Auseinandersetzung mit der Wirkung des Traumas seiner Schwester auf seine eigene Entwicklung und auf seine aktuelle Beziehung zu seinem Vater. Als mein Patient seinem Sohn anbot, entweder mit ihm allein zu reden oder einen Therapeuten hinzuzuziehen, entschied sein Sohn sich für die zweite Möglichkeit, wobei er den Wunsch äußerte, den Therapeuten seines Vaters statt seines eigenen an dem Treffen teilnehmen zu lassen.

In der Sitzung unmittelbar vor derjenigen mit seinem Sohn erklärte Al gleich zu Beginn, er sei wegen der bevorstehenden Begegnung besorgt. Als er mich bat, ihm ein paar Tipps zu geben, wie er zu einem produktiven Verlauf der Sitzung beitragen könne, antwortete ich, ich hielte es für nützlich, wenn er mir mehr über sein Gefühl der Besorgnis berichte. Statt dies zu tun, erklärte er, er wolle sich darüber klar werden, was er zu seinem Sohn sagen solle. Dann fing er auffallend gedämpft und wohlüberlegt zu sprechen an, fast als würde er seinen Text proben, oder vielleicht auch, als befände sich sein Sohn Clark schon bei uns im Raum, und dies würde ihn nervös machen. Was er sagte, war durchaus sinnvoll, doch Als Förmlichkeit beim Sprechen machte die emotionale Wirkung seiner Worte zunichte. Es war fast, als spräche er über jemand anderen, während er seinen verrückten Vater, die Schmerzen, unter denen er in seiner eigenen Jugend gelitten hatte, und die Zuflucht, die er als Kind in der Sexualisierung seiner Beziehungen gefunden hatte, beschrieb.

Während ich ihm zuhörte, merkte ich, daß es mir ungewöhnlich schwer fiel, Al gegenüber Empathie zu empfinden. Ich kannte ihn schon seit einigen Jahren, und normalerweise fiel es mir relativ leicht, mich emotional mit ihm in Einklang zu fühlen, seine emotionalen Gezeiten zu spüren und zu verfolgen und das Geschehen auf der emotionalen Ebene zu verstehen. Nun jedoch schien die Präsenz seines Sohnes in meinem Geist – und wahrscheinlich auch in seinem Geist – alles zu verändern. Plötzlich hatte ich das Gefühl, daß ich mir nie vorher zugestanden hatte, die Schwerwiegendheit dessen, was Al getan hatte, völlig an mich heranzulassen. Mir war, als hätte ich, um das Gefühl zu haben, bei ihm sein und ihm helfen zu können, mich in sicherer emotionaler Entfernung von den Fakten über seine Vergangenheit halten müssen. Und auf diese Weise hatte ich Aspekte meiner eigenen Vergangenheit wiederholt, so wie seine emotionale Distanz Aspekte der seinen wiederholte. Es war, als hätten wir gemeinsam eine Kollusion der Abwehrstrategien inszeniert, die wir – vielleicht – nun nicht mehr bräuchten.

Ich erinnere mich, ihn an diesem Punkt unterbrochen zu haben, um etwas zu sagen wie: »Al, ich weiß nicht, ob Sie in diesem Moment etwas Ähnliches erleben wie ich. Aber für mich – und vermutlich auch für Sie – ist es so, als befände sich

Clark schon hier bei uns im Raum. Und für mich macht das Gefühl, daß er schon hier ist, die Fakten über das, was Ihnen selbst zu schaffen gemacht hat, und darüber, was Sie getan haben, noch viel schmerzhafter und realer, als sie es vorher schon für mich waren. Und aufgrund von alldem sehe ich nun, wie wichtig es für mich – und wahrscheinlich für *uns beide* – war, diese Fakten als weniger real erscheinen zu lassen, um sie erträglicher zu machen.«

Al wirkte etwas angeschlagen und verwirrt und wendete seinen Blick ab. Dann sagte er: »Ich will meinen Vater nicht … Ich meine, ich will nicht … Ich will nicht, daß *Clark* das, was tatsächlich vorgefallen ist, weiter verbiegen muß.«

Ich antwortete: »Ich denke, Ihr Ausrutscher gerade bedeutet, daß Sie das Gefühl haben, Sie hätten der Realität ausweichen *müssen*.« Er antwortete etwas traurig mit einer Frage: »Wissen Sie, was mein Vater mir einmal auf meine Frage, warum er ständig trank, geantwortet hat? ›Frag' deine Mutter.‹« Zur Erklärung muß ich hier erwähnen, daß sich der Vater, als Al noch ein Junge gewesen war, mehrere Jahre lang geweigert hatte, auch nur ein Wort mit seiner Frau zu wechseln. Al als dem ältesten von sieben Kindern war die Aufgabe zugefallen, als Vermittler zwischen seinen Eltern zu fungieren: Er mußte Botschaften seines Vaters der Mutter überbringen und Botschaften der Mutter dem Vater.

Ich sagte: »Wenn ich mir vorzustellen versuche, wie es sein könnte, mit meinem Sohn über etwas zu sprechen, weswegen ich mich so entsetzlich schämen würde … mein Gott! …« Ich verstummte, weil mir die Worte fehlten, um Gefühle zu beschreiben, die ich sogar in meiner Vorstellung nur schwer ertragen konnte. Als ich Al anschaute, sah ich, daß sein Kopf nach hinten gekippt und sein Gesicht leidverzerrt war. Es folgte eine lange Schweigepause, die ich schließlich beendete, indem ich Al fragte, was vor sich gehe.

Mit einer vom Ansturm der Gefühle gebrochenen Stimme antwortete er, er erinnere sich, daß ihn als Vierzehnjährigen in der Schule ein Freund gefragt habe, ob mit ihm alles in Ordnung sei – woraufhin er schluchzend zusammengebrochen sei. Und er habe nicht nur wegen seines Vaters geweint, auch nicht nur wegen der Lügen und des Schweigens und des verdreckten Hauses, in dem er aufgewachsen sei. Das alles habe ihn zwar auch bedrückt, aber noch viel schrecklicher war für ihn die erdrückende Last der Scham- und Schuldgefühle gewesen, die er gehabt hatte, weil *er* so war, wie er war, und die er ständig hatte verdrängen müssen.

Ich antwortete auf diese Erläuterung mit einem Hinweis auf ein entsetzliches Paradox: Um sich irgendwie vor den äußeren Ursachen seiner Scham zu schützen, hatte er sich sexuell so verhalten, daß seine Scham sich nicht mehr darauf zu beziehen brauchte, was andere *ihm* angetan hatten, sondern darauf, was er *anderen* angetan hatte. Al sagte, seine Schamgefühle wegen seiner eigenen Taten seien manchmal so unerträglich gewesen, daß er keine andere Möglichkeit gesehen habe, als sie wegzustoßen. Ich antwortete: »Sie stoßen sie von sich weg, aber Sie tragen sie auch mit sich herum.«

Dann sprachen wir darüber, was es für ihn bedeute, seine schmerzhaften Gefühle nicht wegzustoßen – und darüber, daß er sie dann als einen schmerzenden *Teil* von sich erleben könne, statt als sein eigenes verleugnetes Zentrum. Die Tatsache, daß ich das Gefühl der Ungeheuerlichkeit dessen, was er getan hatte, nun endlich ertragen konnte (die Ungeheuerlichkeit dessen, was man ihm angetan hatte, hatte ich schon gespürt), ermöglichte es ihm, sowohl seine eigene quälende Scham besser zu ertragen wie auch zu spüren, daß er trotzdem (an)erkannt und akzeptiert werden konnte.

Kurz vor Sitzungsende fragte er mich, ob ich bereit sei, ihn zu umarmen. Ich antwortete: »Natürlich«. Allerdings hätte ich ihn während des größten Teils der Zeit unserer Beziehung nicht umarmen wollen – wie ich annehme, weil die Gefühle, gegen die ich mich zur Wehr setzte, es mir emotional und auch in anderer Hinsicht unmöglich gemacht hatten, ihn ohne jeden Vorbehalt zu umarmen. In dieser Situation jedoch fühlte sich unsere Umarmung völlig natürlich und angemessen an: Ich nehme an, sie war ein körperlicher Ausdruck unseres gemeinsamen Erkennens der Tiefe, des emotionalen Verstehens und der Verbundenheit, die unsere Arbeit in dieser Sitzung möglich gemacht hatte.

In Therapiesitzungen kann der Therapeut ein repetitives Enactment in ein reparatives oder gebrauchtes umwandeln. Oft – und so war es in meiner Beziehung zu Al – beginnt der Weg zu einer solchen Transformation damit, daß der Therapeut seinen eigenen Anteil an einem Enactment erkennt.

Indem ich das »Trauma der Transgression« (Kramer & Akhtar 1991) durch die Augen eines seiner Opfer statt durch die Augen des Täters sah, konnte ich meiner auf Als Verhalten bezogenen Gefühle gewahr werden, die ich unbewußt gemieden hatte. In meinen Augen spiegelte dieses Vermeiden eine neue Version eines alten Bedürfnisses, die emotionale Wirkung der schlimmsten Situationen, die ich als Kind und Jugendlicher erlebt hatte, auszublenden. Dieses defensive Ausschließen war ein fester Bestandteil meiner bei der Arbeit mit Al zum Ausdruck kommenden Gegenübertragung. Ähnlich hatte Al es manchmal – aber eben nur manchmal – geschafft, die Wirkung der Gefühle, die er damit verband, daß er seine eigene Tochter sexuell belästigt hatte, abzuschwächen, indem er sie abgedämpft oder völlig vermieden hatte: Diese Abwehrstrategien waren ein dem Selbstschutz dienendes Merkmal seines übertragungsbasierten Mißtrauens in Beziehung zu mir. Die Wiederholung resultierte in diesem Fall wie in fast allen Enactments aus der Überlappung – im Grunde aus dem Zusammenpassen – von Aspekten der Gegenübertragung des Therapeuten mit solchen der Übertragung des Patienten.

Die Tatsache dieses voraussehbaren Zusammenpassens macht das Gewahrsein des Therapeuten bezüglich seiner eigenen Rolle beim Enactment zu einer so wirkmächtigen Ressource. Wenn wir erkennen, was unsere eigene Teilhabe ausmacht, hilft das dem Patienten möglicherweise, sich deutlicher über Facetten seines Erlebens zu äußern, die er vorher nicht in Worte fassen konnte oder wollte.

Beeinflussung unseres Gewahrseins der Enactments

Sobald wir als Therapeuten unsere Rolle in einem Enactment erkennen, sind wir normalerweise zumindest teilweise von seiner Wirkung frei. Wie genau wir unser neues Gewahrsein dann nutzen sollten, läßt sich häufig nicht anhand einer Theorie beschreiben. Eine Theorie kann uns zwar allgemeine Anhaltspunkte liefern, aber was letztlich wirkt, hängt immer von den Eigenarten eines bestimmten Therapeuten ab, wie sie in seiner Beziehung zu einem bestimmten Patienten zum Ausdruck kommen. Die einzigartige »interaktive Matrix« (Greenberg 1995), die aus den sich vermischenden subjektiven Eigenarten der beiden Beteiligten resultiert, bildet den Kontext, in dem die Interventionen des Therapeuten bei seiner Arbeit mit einem Patienten ihre Bedeutung erlangen.

Was braucht dieser konkrete Patient? Und was können wir ihm unter Berücksichtigung unserer eigenen psychischen Eigenarten wirklich bieten? Je nachdem, wie unsere Antwort auf diese Frage ausfällt, und was wir im betreffenden Augenblick für notwendig halten, reagieren wir – mehr oder weniger stark reflektierend – mit einer bewußten Offenbarung über unser eigenes Erleben, einem empathischen Kommentar über das Erleben des Patienten oder einer Beobachtung über die aktuelle Interaktion. Eine nützliche Reaktion kann meines Erachtens aber auch eine Deutung, eine humorvolle Äußerung, aufgeschlossenes Schweigen, das Festlegen einer Grenze oder jede andere Technik sein, die dem Patienten voraussichtlich helfen wird, die Wirkung des Enactments auf ihn zu verringern.

Verarbeiten inneren Erlebens, Mitteilen innerer Prozesse

Durch die Förderung eines experimentierfreudigen und improvisierenden Ansatzes therapeutischer Intervention (Renik 1999a; Ringstrom 2001) haben relationale und intersubjektive Therapien ein großes Spektrum »relationaler Bewegungen« (Lyons-Ruth et al. 2001; Stern et al. 1998) ermöglicht. Insbesondere soweit es um Enactments geht, sollten wir als Therapeuten auf Arten intervenieren, die dem Patienten unsere neu erworbene Bewegungs*freiheit* demonstrieren – unsere Möglichkeit, auf Arten zu denken, zu fühlen und zu handeln, die wir noch nicht hatten, bevor wir unsere eingeschränkte (und einschränkende) Teilhabe an einem Enactment erkennen konnten.

Solche relationalen Bewegungen können implizit und subtil oder sehr direkt sein. Sie können sich leicht oder nur unter erheblichen Schwierigkeiten einstellen, je nachdem, wie stark unsere eigenen unbewußten Bedürfnisse und die des Patienten uns fesseln. Und sie können Reaktionen des Patienten hervorrufen, die entweder erkennen lassen, daß die Bewegungen des Therapeuten nützlich sind und befreiend wirken oder daß sie stören und nicht willkommen sind. Therapeutisch an diesen relationalen Bewegungen – in welcher Form sie auch stattfinden mögen – kann wirken, daß sie demonstrieren, daß der Therapeut sich verändert hat und sich nicht mehr in der Zwangsjacke des Enactments befindet. Verändert sich der Therapeut, verändert sich in der Regel auch seine Art, sich in der Beziehung zu bewegen, und manchmal verändert sich auch der Patient. Natürlich tritt dies nicht unbedingt sofort oder schnell ein. Die Arbeit am Gewahrsein von Enactments ist ein Prozeß, kein einmaliges punktuelles Ereignis.

In der Literatur über Enactments vertreten einige Autoren die Ansicht, wenn wir die lähmende Wirkung der Wiederholung auflösen wollten, so daß wir etwas Neues erlernen und erleben können, täten wir gut daran, flexibel zwischen zwei Haltungen zu wechseln: zwischen einer deutenden und einer des persönlichen Ausdrucks. Hoffman (1992, 1994) beschreibt diese beiden therapeutischen Haltungen im Sinne der Dialektik, die sich aus authentischem Selbstausdruck und diszipliniertem, theoriekundigem Verstehen ergibt. Burke (1992) befaßt sich mit dem gleichen Thema, indem er das »Gegenseitigkeits-Asymmetrie-Dilemma« untersucht, während Mitchell (1995) die zeitgenössischen kleinianischen und interpersonalen Interaktionsansätze beschreibt.

In der deutenden Haltung tritt der Therapeut als teilnehmender *Beobachter* auf, in der Haltung des persönlichen Ausdrucks als beobachtender *Teilnehmer*. Im ersten Fall geht es primär darum, das Erleben des Enactments so gut einzugrenzen und innerlich zu verarbeiten, daß man es versteht und dieses Verstehen dem Patienten vermitteln kann. Im zweiten Fall liegt der Schwerpunkt darauf, dem Patienten mit einer Expressivität und Authentizität zu antworten, die emotional so überzeugend wirkt, daß sie »den Zauber« des Enactments »zu brechen« vermag.

Ich werde im folgenden für jeden dieser beiden Ansätze ein Beispiel anführen. In beiden Fällen geht es um die gleiche Patientin (ich werde sie Ellen nennen) mit einer unaufgelösten mentalen Haltung hinsichtlich der Bindung. Ihre Eltern hatten sie traumatisiert, indem sie die Tochter abwechselnd vernachlässigt und mißhandelt hatten. Ich habe sieben Jahre lang mit ihr gearbeitet. Die im folgenden beschriebene Therapiesitzung veranschaulicht eine deutende Reaktion auf ein Enactment.

In dieser Sitzung fiel mir ein Interaktionsmuster auf, das in meiner Beziehung zu Ellen wiederholt eine Rolle gespielt hat. Insbesondere in Situationen, in denen die Therapie unterbrochen wurde und Ellen merkte, wie abhängig sie sich von mir fühlte, wurde sie von einem fast unerträglichen Gemisch aus Angst, Scham und Wut geplagt. Oft erklärte sie mir in Reaktion darauf, es sei wohl besser für sie, weniger oft zu mir zu kommen. Manchmal provozierte sie einen Streit oder drohte, die Therapie zu beenden. In Reaktion darauf kommunizierte ich implizit und explizit nicht nur, daß ich mir über ihre schwierigen Gefühle und ihre Abwehr dagegen im klaren sei, sondern auch, daß ihre Abhängigkeit zwar Realität, aber in meinen Augen nichts Ungewöhnliches sei und auch nichts, weswegen sie sich schämen müsse, sondern eine gesunde, zunehmende Fähigkeit spiegele, das zu nutzen, was ich ihr anzubieten hätte.

Als ich mir meine nach meinem Dafürhalten eingestimmten und adäquaten – wenn auch mittlerweile zu vorhersehbaren – Reaktionen auf die Angst und Wut, die Ellen ihrer Abhängigkeit wegen empfand, vergegenwärtigte, wurde mir schließlich klar, welche Rolle ich in einem gemeinsamen Enactment spielte. Ich erkannte in meinem Verhalten meinen Wunsch, Ellen zu »retten« – sie aus ihrem Mißtrauen und ihrer dem Selbstschutz dienenden Einsamkeit in die Welt der Beziehung zu geleiten. Ich vermutete, daß sie sich in Wahrheit nach einer in der Realität unmöglichen »richtigen« Beziehung zu mir sehnte, in der sie mit mir im übertragenen Sinne aus ihrer alten Welt in eine neue gehen würde.

Als ich ihr meine Sicht mitteilte, reagierte sie darauf mit Erleichterung – wie ich vermute, weil sie sich aufgrund dessen, was ich gesagt hatte, weniger stark in einem Reaktionsmuster gefangen fühlte, das sie nicht nur beunruhigt, sondern auch zutiefst verwirrt hatte. Sie sagte, sie habe noch nie so über die Bedeutung ihrer Abhängigkeit nachgedacht, aber meine Deutung habe ihr geholfen, ihre Wut, Scham und Angst bei jeder Unterbrechung unserer therapeutischen Arbeit zu verstehen. Außerdem ermögliche diese Einsicht ihr zu erkennen, daß sie sich aus ihrer Wut heraus, von mir nicht *alles* zu bekommen, was sie wolle, daran hindere, *einige* Dinge von mir zu bekommen, die sie realistischerweise bekommen könne. Aber sich so zu verstehen sei für sie auch beunruhigend. Diese Aussage erwies sich als starke Untertreibung. Rückblickend wurde mir klar, daß das Gespräch in dieser Sitzung einen Wendepunkt in der Therapie markierte.

Die Sitzung, über die ich nun berichten werde, hatte zwei Monate vorher stattgefunden. Sie veranschaulicht, wie man den persönlichen Ausdruck nutzen kann, um ein Enactment zu »überwinden«.

Als Ellen meine Praxis betrat, wirkte sie angespannt und schaute mich etwas mißtrauisch an. Sie setzte sich und erklärte in einem nach meinem Empfinden ziemlich gereizten Ton, sie habe sich heute nicht danach gefühlt, zur Therapie zu kommen. Sie habe sogar gedacht, sie werde tatsächlich nicht kommen. Zufällig fühlte ich mich an jenem Nachmittag ihr gegenüber deutlich entspannter als sonst – warum, werde ich gleich erklären. Trotz des altbekannten resignierten »Da haben wir's schon wieder!« hatte ich auch das Gefühl, wir könnten ein produktives Gespräch über ihren ambivalenten Wunsch, mich zu treffen, führen. Wahrscheinlich mit einem Anflug von Lächeln sagte ich: »Ich bin mir sicher, daß wir darüber gleich eine Menge zu reden haben werden.« Das war ein Hinweis darauf, daß wir zunächst unsere fünf- bis zehnminütige Meditationsübung am Anfang jeder Sitzung ausführen würden. Auf meine offene, aber auch ein wenig scherzhaft gemeinte Äußerung reagierte sie mit einem Augenrollen – ob es vorgespielte Irritation oder echte Verärgerung ausdrücken sollte, war mir nicht klar. Dann meditierten wir.

Bevor ich mit meiner Schilderung fortfahre, sollte ich erwähnen, daß wir vor der hier geschilderten Sitzung in mehreren vorangegangenen versucht hatten, ihre und meine Wutgefühle zu verstehen. Ich war der Meinung gewesen, sie schade sich selbst, indem sie verschiedene riskante medizinische Probleme ignoriere. Ich hatte versucht, mich in ihre Sicht der Situation hineinzuversetzen. Ich hatte ihr Grenzen gesetzt, um für ihre Sicherheit zu sorgen. Und ich hatte mich über sie geärgert. Ellen hingegen hatte mich als strafend und zudringlich empfunden, und es war mir letztlich nicht gelungen, ihr zu helfen.

Kurz vor der hier geschilderten Sitzung war mir – zu meiner großen Erleichterung – klar geworden, welche Rolle ich wahrscheinlich in einem von uns beiden gemeinsam kreierten Enactment spielte. Ich hatte gemerkt, daß die Art meiner Wut auf Ellen sowohl meine eigenen Abhängigkeitsgefühle betreffenden Konflikte als auch die Wut, die ich als Kind auf meine Eltern gehabt hatte, spiegelte. Und ich vermutete, daß sich in der Art der Wut Ellens auf mich nicht nur ihre Abhängigkeitsgefühle betreffenden Konflikte spiegelten, sondern auch ihre Wut auf ihren zudringlichen Vater, der sie mißbraucht hatte, und auf ihre Mutter, die sie vernachlässigt hatte, ständig krank zu sein geglaubt und jede Hilfe abgelehnt hatte. Aus Ellens Perspektive war ich ihr Vater, und sie kämpfte darum, nicht ihre Mutter zu sein. Ich hingegen fühlte mich mit meiner anspruchsvollen und militant eigenständigen Mutter konfrontiert und bemühte mich verzweifelt, nicht mein eigener, oberflächlich toleranter, aber insgeheim verbitterter Vater zu sein. Natürlich vereinfacht diese Analyse die überaus komplexe Beziehung zwischen Ellen und mir und von uns beiden zu uns selbst. Trotzdem bewirkte dieses Verständnis der Situation, daß ich mich während der hier beschriebenen Sitzung leichter und klarer fühlte, als hätte ich zum ersten Mal seit längerer Zeit genügend Raum, um mich bewegen zu können.

Nachdem wir meditiert und anschließend die Augen wieder geöffnet hatten, schauten wir einander an. Ich empfand eine sehr starke Verbindung zwischen uns, und ich vermutete, daß sie dies ebenso empfand. Ihr Gesichtsausdruck wirkte weicher, als käme eine Art Akzeptieren darin zum Ausdruck. Ich hatte sie noch nie so ruhig und offen gesehen wie in dieser Situation.

Dann veränderte sie ihre Position auf der Couch und fing an, etwas oberflächlich, aber ziemlich ausführlich über ihren Widerwillen, mich zu treffen, zu reden. Dies erschien mir wie eine Fortsetzung des ziemlich provokativen Gesprächs in den vorangegangenen Sitzungen, wenn auch mit deutlich geringerer Gefühlsintensität – als wäre ihr die Tatsache, daß ich mich aus unserem Enactment befreit hatte, implizit mitgeteilt worden und als hätte auch sie sich aufgrund dessen schon teilweise aus seinem Klammergriff befreien können. Natürlich waren ihre Worte nicht völlig ohne jeden Sinn, doch sie entsprachen ganz sicher nicht mehr dem, was in diesem Raum tatsächlich vor sich ging – nach meiner Auffassung jedenfalls nicht. Ich nehme an, sie spürte, was ich spürte. Eine Deutung schien mir in diesem Moment völlig fehl am Platze zu sein. Sie fragte mich, was ich dächte.

»Ich habe darüber nachgedacht, daß Sie einerseits über Ihren Widerwillen, hier zu sein, und Ihre Wut gesprochen haben – und beides hat in unserem kürzlichen gemeinsamen Erlebnis sicher eine wichtige Rolle gespielt – und daß Sie andererseits offenbar sehr gut in der Lage sind, heute hier zu sein, und im Grunde auch nicht wütend wirken. Ich weiß nicht, aber mir scheint, daß zwischen uns ein sehr starkes und ungewöhnliches Gefühl der Verbundenheit und gegenseitigen Akzeptierens besteht. Jedenfalls erlebe ich das so. Und ich nehme an, daß es Ihnen genauso geht.«

»Sie sind sehr einfühlsam.« Eine lange Stille folgte. Dann fuhr sie fort: »Was meinen Sie, was das ist?«

»Ich denke, es wird Liebe genannt.« Die Worte waren meinem Munde entwichen, bevor ich darüber hatte nachdenken können. Mir war bewußt, daß ich sie mit einer gewissen Leichtigkeit ausgesprochen hatte, als hätte ich irgendwie übermitteln wollen, daß ich das Gesagte wirklich gemeint hatte, daß es zweifellos etwas sehr Wichtiges, aber andererseits auch nichts Ungewöhnliches war – und ganz sicher nicht so ungewöhnlich, daß man es nicht hätte aussprechen dürfen.

Ellen schaute mich mit Tränen in den Augen direkt an und nickte.

Ich sagte, mir sei immer noch der Blick gegenwärtig, den wir nach dem Meditieren ausgetauscht hätten. »Ich fühlte mich in diesem Moment ungewöhnlich stark mit Ihnen verbunden, als seien wir hier zusammen präsent und sehr ruhig. Den Blick, den ich in diesem Moment bei Ihnen gesehen habe, kannte ich noch nicht; Sie wirkten sehr friedlich. Natürlich kann ich es im Grunde nicht wissen, aber mir schien, daß Sie in diesem Moment genau das gleiche wie ich erlebt haben. … War es so?« Lächelnd und mit Tränen in den Augen bestätigte sie es; sie sagte, sie habe das Gefühl gehabt, dies sei ein ganz besonderer Augenblick: sehr entspannt, sehr nah und sehr bewegend.

»Aber es sah so aus, als hätten Sie das Gefühl, Sie müßten sich von diesem Erlebnis abwenden, als fühlten Sie sich nicht wohl, bei dem Gefühl der Verbundenheit und Ruhe zu bleiben.«

»Ich habe kein Vertrauen dazu.«

»Natürlich nicht. Ihre Eltern haben Ihnen keinen Grund gegeben, darauf zu vertrauen. Ganz im Gegenteil. Es muß sich für Sie sehr gefährlich anfühlen, nicht mehr auf die nächste Hiobsbotschaft zu warten. Einmal ganz abgesehen davon, daß Sie in der Lage wären, darauf zu hoffen, daß Sie etwas bekommen, obwohl Sie völlig sicher sind, es niemals zu bekommen.«

Nach erneuter Stille sagte sie: »David, Sie waren ungeheuer wichtig für mich. Zu hoffen fällt mir jetzt leichter als jemals vorher. Ich habe die früheren reflexhaften Reaktionen nicht mehr und nehme auch nicht mehr an, daß alles so ist, wie es zu sein scheint. Meine Gefühle können zwar immer noch sehr stark sein, aber ich brauche sie nicht mehr grundsätzlich für angemessen zu halten. Am Montag wollte ich mich selbst verletzen, aber dann fiel mir ein, daß Sie gesagt haben: ›Das wird vorübergehen‹, und das hat mich davon abgehalten, mir zu schaden. Es ist, als ob Sie ständig bei mir wären. Ich habe zwar immer noch gelegentlich das Gefühl, irgendein Unglück komme näher, aber ich bin in solchen Situationen nun wieder in der Lage, das Ganze zu sehen, und es gelingt mir wesentlich schneller als vorher, mich wieder zu beruhigen.«

Als die Sitzung fast vorüber war, kam mir spontan die Bemerkung über die Lippen, sie sei wunderschön. Das erschien mir in diesem Moment als eine unbestreitbare Tatsache. Sie erwiderte: »Wunderschön im Inneren, meinen Sie sicher.«

»Das habe ich zwar nicht gemeint, aber es trifft sicher ebenfalls zu.« Unmittelbar vor Sitzungsende umarmten wir uns. Wir schauten einander an und waren beide sehr angerührt. Sie berührte mich leicht auf der Wange. Dann ging sie davon.

Ein Postskriptum: Als wir in der folgenden Sitzung über diese Situation sprachen, sagte Ellen, sie habe sich gesorgt, ich könnte denken, sie habe durch das Berühren meines Gesichts eine Grenze überschritten. Ich antwortete, dieser Gedanke sei mir nie in den Sinn gekommen, was sie offenbar beruhigte. Als ich sie darauf hinwies, daß die Berührung sie völlig unabhängig von meiner Reaktion hätte beunruhigen können, reagierte sie verhalten. Während wir untersuchten, was die Sitzung für sie bedeutet hatte, erklärte sie, sie habe danach Freude empfunden: Weil sie meine Zuwendung so tief und stark gespürt habe, habe sie den

Gedanken an sich herangelassen, daß auch andere Menschen so tiefe Gefühle für sie empfinden könnten. Doch ihr war auch aufgefallen, daß sie das Gefühl, daß solch eine Möglichkeit bestand, sehr schnell wieder hatte unterdrücken müssen. Sie erklärte, sie könne aber weiterhin im Geiste dazu in Kontakt treten, wenn sie wolle.

Die Gegenüberstellung dieser beiden Sitzungen mit Ellen veranschaulicht mehrere zentrale Aspekte unserer Arbeit an Enactments. Ich werde sie nacheinander kurz erläutern und im letzten Kapitel dieses Buches darauf zurückkommen, um (einen Teil) der restlichen Geschichte meiner Therapie mit Ellen zu erzählen und mich mit weiteren extrem komplexen Themen zu beschäftigen, die im Rahmen dieser Arbeit zur Sprache kamen.

Korrigierendes emotionales Erlebnis oder Enactment?

Oft geht es um beides zugleich. Die Überwindung eines Enactments kann zweifellos ein korrigierendes emotionales Erlebnis ermöglichen. Oft stellt sich in solchen Fällen später heraus, daß das Erlebnis Teil eines neuen Enactments war.

Die Sitzung mit Ellen, die ich gerade beschrieben habe, beinhaltete offenbar einen transformierenden »Augenblick der Begegnung« (Stern et al. 1998). Nachdem ich ein altbekanntes kontroverses Enactment erkannt und mich zeitweilig daraus befreit hatte, wurde mir eine völlig andere Dimension meiner Beziehung zu Ellen klar, in der unsere Verbundenheit, Gemeinsamkeit und, ja, Liebe zueinander im Vordergrund standen. Aus Ellens Perspektive ermöglichte unser verändertes Empfinden unserer Beziehung eine Veränderung ihres eigenen Erlebens – als ob sie durch meine Reaktion auf sie als ein liebenswertes und wunderschönes Wesen ein neues Bild von sich selbst und ein neues Empfinden des Möglichen entdeckt hätte.

Obwohl Ellens Erlebnis mit mir in der beschriebenen Sitzung eindeutig eine heilende Wirkung auf sie gehabt hatte, könnte man diesen Vorgang nachträglich auch als Teil eines Enactments verstehen. Ich lebte darin meinen (ziemlich grandiosen) Wunsch aus, Ellen aus ihrer Vergangenheit zu retten, während sie sich durch die falschen Hoffnungen verführt fühlte, die ich unabsichtlich bei ihr geweckt hatte – nicht nur die nach ihrem Dafürhalten närrische Hoffnung auf eine ganz normale Beziehung zu einem anderen Mann, sondern auch die definitiv nicht realisierbare Hoffnung, zu mir eine andere Art von Beziehung als nur eine therapeutische haben zu können. In diesem Enactment fühlte sie sich durch meinen impliziten Versuch gereizt, sich eine andere, positivere Zukunft als diejenige, die sie für ihr Los hielt, vorzustellen. Verständlicherweise war sie wütend und schämte sich, wenn Unterbrechungen der Therapie die Grenzen unserer Beziehung unübersehbar machten. Doch das Erkennen des Enactments ermöglichte uns, es in diesem Augenblick zu überwinden und die hinter dem Erlebnis täuschender Versprechen verborgenen realen Möglichkeiten zu erkennen.

Das Alte im Neuen, das Neue im Alten

Vergangenheit und Gegenwart sind in Enactments miteinander verflochten. Aus einer Perspektive betrachtet sind die Enactments, die wir mit unseren Patienten durchleben, alter Wein in recycleten Flaschen. Für mich spiegelte die »Rettung« Ellens und daß ich sie in jenem Augenblick in einem völlig neuen Licht sah, vertraute Erlebnisse mit meiner Mutter, die zeitweise beruhigend auf mich gewirkt hatten. Für Ellen spiegelten sich in meinen Bemühungen, Hoffnungen wiederaufleben zu lassen, die nach ihrem Empfinden mit Sicherheit enttäuscht werden würden, Erlebnisse mit ihrem Vater, der in einem Augenblick verführerisch und im nächsten sadistisch hatte sein können.

Aus einer anderen Perspektive sind Enactments als Wiederholungen auch das Rohmaterial, aus dem neue Erlebnisse sowie emotional lebendige Einsichten in alte entstehen können. Oft wird durch die bloße Tatsache, daß Therapeut und Patient nun über das Szenario, das in einem Enactment wiederauflebt, reden können – mit ziemlicher Sicherheit auf eine Weise, auf die sie es in der ursprünglichen Situation niemals gekonnt hätten –, etwas in ein neuartiges Erlebnis umgewandelt, das sich andernfalls wahrscheinlich wie eine simple Wiederholung angefühlt hätte.

Und aus einer dritten Perspektive betrachtet gibt es das Paradox, daß neue Erlebensweisen – die beispielsweise aus der Erforschung eines repetitiven Enactments erwachsen können – Patient und Therapeut gleichermaßen tief in den Bereich der alten Erlebensweise treiben. Die Sitzung, in der ich mich aus einem kontroversen Enactment mit Ellen befreite und so einen Augenblick der Begegnung ermöglichte, könnte als typisches Beispiel für diesen Vorgang gelten. Unsere Begegnung war für sie insofern befriedigend, als sie ihren unterdrückten Wunsch nach Liebe und Verbundenheit teilweise erfüllte. Andererseits ermutigte ich sie, Risiken einzugehen, die sie ängstigten. Angesichts dessen verhielt sie sich defensiv gegenüber der Sicht, daß ihr Therapeut sie in der gegenwärtigen Situation ebenso wie ihr Vater früher drängte, sich auf gefährliches Terrain zu begeben.

Deutung, persönliche Ausdrucksfähigkeit und die Fähigkeit des Therapeuten, sich zu verändern

Im Idealfall verfügt der Therapeut über die Flexibilität und das Gewahrsein, auf Enactments sowohl expressiv (so wie in der zuvor geschilderten Sitzung mit Ellen) als auch deutend (wie in der Sitzung zwei Monate später) zu reagieren. Solche Flexibilität kann notwendig sein, wenn man die Umklammerung repetitiver Enactments lösen will. Die gleiche Flexibilität ermöglicht eine Beziehung, in der die Begegnungen des Patienten mit dem Therapeuten emotional lebendig, aber auch der Reflexion zugänglich sind. Und schließlich ermöglicht uns Flexibilität, in mindestens zweifacher Hinsicht für unsere Patienten als Vorbilder für Identifikation zu fungieren.

In dem Maße, wie wir in der Lage sind, auf relativ kontrollierte Weise »ein wenig Emotion zu zeigen« (Maroda 1999), fungieren wir für unsere Patienten als lebendiger Beweis dafür, daß es in einer Beziehung gefahrlos möglich ist, Gefühle zu empfinden und auszudrücken. Auf diese Weise demonstrieren wir effektive Affektregulation. Und insoweit wir im verbalen Austausch über Enactments reflektieren können, über unsere eigene Beteiligung daran ebenso wie über die Beteiligung des Patienten, können wir die Fähigkeit zu mentalisieren beispielhaft demonstrieren.

Wenn wir ein Enactment erkennen und das Implizite explizit machen, indem wir es in Worte fassen, vermitteln wir dem Patienten, daß Verhalten einen faßbaren Sinn hat – einen Kontext von Gefühlen, Gedanken und Wünschen, innerhalb dessen es als sinnvoll erscheint. Und wenn wir das Enactment erforschen, wecken oder vertiefen wir beim Patienten das Gewahrsein unbewußter mentaler Modelle, was ihm Gelegenheit gibt, der Existenz und Wirkung der repräsentationalen Welt bewußter zu werden. Insofern schaffen Enactments für Therapeuten wie Patienten einen Kontext, in dem sie ihre Reflexionsfunktion trainieren können.

So wünschenswert die Flexibilität ist, die uns ermöglicht, expressiv und/oder deutend zu intervenieren, so wünschenswert ist auch, daß das, was wir im wohlverstandenen Interesse des Patienten zu tun beschließen, sich mit unserem Sein als Menschen im Einklang befindet. Aufgrund der vorhersehbaren menschlichen Reaktionen auf nonverbale Signale wirkt sich nicht nur das, was wir tatsächlich tun, auf den Patienten aus, sondern auch unsere wahrgenommenen Empfindungen bezüglich dessen, was wir tun, wirken. Entscheiden wir uns beispielsweise dafür, unsere emotionalen Reaktionen auszudrücken, obwohl wir uns bei absichtlichen Selbstoffenbarungen dieser Art generell unwohl fühlen, bemerkt der Patient unser Unbehagen wahrscheinlich und ebenso, wie er unsere Gefühle über das, was wir tun, wahrnimmt. Entscheiden wir uns beispielsweise dafür, unsere emotionalen Reaktionen auszudrücken, obwohl wir uns bei absichtlichen Selbstoffenbarungen generell unwohl fühlen, spürt der Patient unser Unbehagen wahrscheinlich und wundert sich über die Diskrepanz zwischen unserem Verhalten und unserer nonverbal ausgedrückten Einstellung dazu.

Doch solcher Mangel an Kongruenz ist natürlich auch der Stoff, aus dem Enactments gemacht sind. Wenn unser Verhalten als Therapeuten nicht unserem Charakter entspricht, müssen wir darüber nachdenken, warum wir das tun. Was inszenieren wir? Und in welcher Beziehung steht unser Erleben der Interaktion zum Erleben des Patienten? Doch erschließt die Fähigkeit des Therapeuten, sich auf bestimmte Weisen zu verändern – sich gelegentlich nicht den eigenen charakterlichen Neigungen entsprechend zu verhalten –, dem Patienten die Möglichkeit, sich zu verändern. Man denke hier an die Untersuchungen, denen zufolge sich die Bindungsklassifikation kleiner Kinder verändern kann, wenn sich die entsprechende Klassifikation ihrer primären Bezugspersonen verändert (Marvin, Cooper, Hoffman & Powell 2002).

Übertragungs-Gegenübertragungs-Enactments resultieren aus einem dynamischen System, innerhalb dessen Veränderungen im Verhalten des einen Partners zwangsläufig das Verhalten des anderen beeinflussen. Im Idealfall ist der Therapeut ein Experte darin, »das System von innen zu verändern«. In der Praxis bedeutet dies, daß er in der Lage sein muß, nicht nur das Enactment, in das wir eingebettet sind, zu erkennen – was schon für sich genommen eine beachtliche Leistung ist –, sondern auch das Wesen unserer Teilhabe so zu verändern, daß wir mit mehr Freiheit und Gewahrsein denken, fühlen und in Beziehung treten können.

Leidet ein Mensch aufgrund einer in der Vergangenheit entstandenen unsicheren Bindung unter mangelnder Flexibilität, schränkt die Überschneidung der Verletzlichkeiten dieses Menschen mit denjenigen des Therapeuten die Möglichkeiten ein, die Patient und Therapeut offenstehen. In solchen Fällen finden Enactments statt. Findet ein Therapeut jedoch das Notwendige, um freier denken, fühlen und in Beziehung treten zu können, kann er dem Patienten neue Möglichkeiten erschließen. Jedesmal wenn wir uns so stark verändern, daß wir uns aus der doppelten Umklammerung unserer eigenen Einschränkungen und des durch das Enactment erzeugten Drucks befreien können, demonstrieren wir, daß Veränderung möglich ist, und fördern auf diese Weise allmählich die Veränderungen, die der Patient selbst sich ebensosehr wünscht, wie er sie fürchtet.

16 Der Bereich des Nonverbalen – II

Am Körper arbeiten

... Veränderung erfordert letztlich, eine Verbindung zu dissoziiertem körperlichem Erleben wiederherzustellen.

— Wilma Bucci (2002, S. 788)

Die Psychoanalyse – die »Redekur« – und verbale Therapien ganz generell haben es nicht geschafft, einen auf den Körper gerichteten Fokus in die klinische Arbeit zu integrieren. Wir alle erleben uns und die Welt durch unseren Körper. Durch unsere mentalen Modelle gefiltert, manifestieren sich unsere anfänglichen Eindrücke von Ereignissen über die fünf Sinne, die mit dem propriozeptiven »inneren Empfinden« interagieren, das uns darüber informiert, was in unserem Körper vor sich geht – über die Herzfrequenz, die Atmung, die Muskelanspannung, über viszerale Empfindungen usw. Hauptsächlich mit Hilfe dieser inneren Empfindungen können wir herausfinden, wie wir uns fühlen. Somit ist alles, was wir erleben, ebenso wie unsere Erinnerung an Erlebtes – insbesondere an emotionale Erlebnisse – grundsätzlich in unserem Körper verwurzelt.

Wie wichtig es ist, in einen bindungsorientieren Therapieansatz eine Fokussierung auf den Körper einzubeziehen, sollte schon allein deshalb eine Selbstverständlichkeit sein, weil Emotionen ein Erleben des Körpers (Siegel 1999/2006; Damasio 1994/1995, 1999/2000) und Bindungsbeziehungen der Kontext sind, in dem wir lernen, Emotionen zu regulieren (Fonagy et al. 2002/2004; Schore 2003/2007). Diese interaktive psychobiologische Regulation ermöglicht uns, körperliche Empfindungen allmählich in Gefühle zu »übersetzen«, die erkannt, benannt, eingegrenzt und gedeutet werden können (Krystal 1988).

Zunächst lernt der Säugling etwas über die emotionale Bedeutung körperlicher Empfindungen, indem er das auf ihn eingestimmte körperliche Verhalten (Berührung, Blick, Gesichtsausdruck und Klang der Stimme) einer sensibel reagierenden Bindungsfigur erlebt. Wenn unsere Patienten solche frühen eingestimmten Reaktionen nicht erlebt und insbesondere wenn sie ein Trauma erlebt haben, ist ihre Fähigkeit, Emotionen zu regulieren, meist stark eingeschränkt. Insoweit sie ihre Emotionen nur als somatische Empfindungen oder körperliche Symptome erleben, verzeichnet nur ihr Körper, nicht aber ihr Geist, diese Erlebnisse (van der Kolk

1996/2000). In dieser Welt sind Gefühle Tatsachen, weil sie körperliche Realitäten sind. Als solche können sie überwältigend wirken oder geleugnet werden, aber über sie zu reflektieren ist nicht möglich.

Für viele Patienten ist es wichtig – und für Patienten mit unaufgelösten Traumata sogar unerläßlich –, daß ihr Therapeut sich im Rahmen der Behandlung auf ihr körperliches Erleben konzentriert. Die Sprache des Körpers in die Sprache der Gefühle zu übersetzen trägt zur Verbesserung der interaktiven Emotionsregulation bei, die es dem Patienten ermöglicht, den Therapeuten als neue Bindungsfigur und sichere Basis zu erleben. Umgekehrt kann das Vertrauen des Patienten darauf, daß der Therapeut für ihn als sichere Basis fungiert, einer tiefen Erforschung des körperlichen Erlebens zugute kommen und das Empfinden, daß man Gefühle ertragen kann, verstärken. Im Laufe der Zeit hilft diese Art interaktiver Emotionsregulation dem Patienten, seine somatischen Empfindungen zu dekodieren, so daß er diese Affekte als Signale für sich selbst und andere nutzen kann. Werden Gefühle auf diese Weise als Kommunikationen über Erlebtes erkannt – als deutbare Symbole statt als unabänderliche Fakten –, dann ist die Tür zum Mentalisieren, zur Einsicht und Empathie und zu jener inneren Freiheit geöffnet, zu der das Mentalisieren Menschen verhelfen kann.

Abgesehen von der Verstärkung der Fähigkeit des Patienten, seine Emotionen zu regulieren, fördert ein auf den Körper gerichteter Fokus auch die Integration von Erlebnissen, für die in den ersten Bindungsbeziehungen kein Raum war. Durch körperliche Zustände (wie Taubheitsempfindungen oder Erregungszustände) und Formen körperlichen Ausdrucks (wie Gähnen oder Gesten) offenbaren Patienten Gefühle – und Abwehrstrategien gegen Gefühle –, die anzuerkennen sie nicht in der Lage oder nicht bereit waren.

Außerdem erinnert sich der Körper ebenso wie er offenbart (Rothschild 2000/2002; Hopenwasser 1998). Dissoziierte Erinnerungen werden oft somatisch gespeichert, nicht nur als Empfindungen, die in der Gegenwart wiedererlebt werden können, sondern auch als Körperhaltungen und als einsetzende Bewegungen, die sich auf traumatische Erlebnisse eines Patienten beziehen. Beispielsweise erkannte ein depressiver Patient mit chronischen Nacken- und Schulterschmerzen zunächst, daß er ständig mit angehobener und nach innen gedrehter/gezogener rechter Schulter dastand, als wollte er sich vor einem im nächsten Moment zu erwartenden niedergehenden Schlag schützen. Später sahen wir, daß seine rechte Hand zur Faust wurde – zu der Faust, wie er sagte, »die zurückschlagen wollte, es aber nie gewagt hat« –, als er emotional zum ersten Mal zu der Wut in Kontakt trat, die er gegenüber seinem Vater empfand, der ihn mißhandelt hatte.

Somit kann neben dem, was unsere Patienten in uns evozieren und mit uns in Enactments zum Ausdruck bringen, auch das, was sie durch ihren Körper ausdrücken, zur Integration von Gefühlen und Erinnerungen, die sie zuvor dissoziieren mußten, führen. Tatsächlich fördern wir die Integration hauptsächlich, indem wir beim Patienten in der Sitzung körperliches und sensorisches Erleben aktivieren – und indem wir diese Erlebnisse mit Bildern und Worten verbinden, über die reflektiert werden kann –, wodurch wir die Basis für therapeutische Veränderung schaffen (Bucci 2002, 2003; Bromberg 2003; Ogden et al. 2005). Indem wir Verbindungen zwischen den Körperempfindungen und Gefühlen unserer Patienten und deren Bedeutung herstellen, fördern wir auch die Integration der subkortikalen und kortikalen Gehirnregionen. Diese Arbeit kann Patienten ermöglichen, mit integriertem Körper *und* Geist präsent zu sein. Dies ist bei denjenigen mit unaufgelöstem mentalem Zustand hinsichtlich der Bindung besonders wichtig, die nicht über somatische Erlebnisse reflektieren können und somit in einem »geistlos-unachtsamen« *(mindless)* statt einem achtsamen *(mindful)* Körper leben. Bei vermeidend gebundenen Patienten, die oft einen körperlosen Geist zu bewohnen scheinen, kann es wichtig sein, am Körper zu arbeiten, um sie mit ihrem affektiven und somatischen Erleben, dem sie sich entfremdet haben, wieder zu verbinden.

Die Aufmerksamkeit auf den Körper richten

Um den Körper zu einer Ressource für die Therapie zu machen, braucht der Therapeut Achtsamkeit (Linehan 1993/1996; Kurtz 1990/1994; Ogden 2006). In einer achtsamen Haltung richten wir die Aufmerksamkeit – sowohl unsere eigene als auch die des Patienten – auf die Details des Erlebens im Hier und Jetzt, und zwar insbesondere des *inneren* Erlebens. Und wir tun dies aus einer Haltung des Akzeptierens heraus und mit starker Neugier auf das, was wir beobachten, statt daß wir den Wunsch hegen, es zu verändern (oder zu deuten). Wenn der Therapeut den Patienten auffordert: »Bleiben Sie bei dem, was Sie spüren, und lernen Sie es besser kennen«, setzt er diese Haltung in die Praxis um. Sie ermöglicht uns, den Körper zu nutzen, statt es bei dem Gefühl zu belassen, daß seine Empfindungen überwältigend oder unerreichbar sind. Erscheinen körperliche Empfindungen als zu stark, als daß man sie ertragen könnte (oder befürchtet man dies), kann Achtsamkeit Panik oder Dissoziation abwenden. Hat ein Patient diese Empfindungen gewohnheitsmäßig betäubt oder vermieden, kann das Fokussieren der Aufmerksamkeit auf sie als Mittel gegen Gefühle der Irrealität, der Schwächung und der Unverbundenheit wirken.

Wir helfen unseren Patienten, diese Art von Aufmerksamkeit zu entwickeln, indem wir sie durch unsere Interventionen dazu bringen, aufmerksam zu sein – ihres Erlebens bewußt zu sein, während sie es erleben (Ogden & Minton 2000). Doch wenn Therapeuten die Aufmerksamkeit auf den gegenwärtigen Augenblick richten, sind sie meist daran gewöhnt, sich auf die Emotionen ihrer Patienten zu konzentrieren, also nicht auf ihren Körper. Fragen oder Kommentare, die das emotionale Erleben betreffen (»Was fühlen Sie jetzt?« oder: »Sie wirken traurig«), kommen in Therapiegesprächen häufiger vor als Fragen oder Äußerungen über körperliche Erlebnisse (»Ihre Atmung scheint sich gerade eben verändert zu haben«). Angesichts der Beredtheit des Körpers und der Tatsache, daß somatische Empfindungen oft auf verleugnete oder dissoziierte Erlebnisse hindeuten, sollte man unbedingt etwas gegen diesen Mangel tun.

Den Körper lesen

Die Veränderungen zu beobachten, die im Körper von Augenblick zu Augenblick stattfinden – in unserem eigenen ebenso wie in dem unseres Patienten – ist eine Möglichkeit, den nonverbalen Subtext des therapeutischen Dialogs zu erschließen. Den Körper zu lesen hilft uns, unsere eigenen Gefühle und die des Patienten kennenzulernen. Außerdem können wir so den Grad der Verbundenheit zwischen den beiden Partnern in der Therapie abschätzen und erkennen, wie stark beide mit ihrem Erleben verbunden sind (oder nicht). Und schließlich hilft uns dies auch herauszufinden, ob der mentale Zustand des Patienten es beispielsweise als nützlich erscheinen läßt, daß er seine Wut oder Trauer ausdrückt – oder ob eine solche Abreaktion eher überwältigend oder retraumatisierend wirken könnte.

Ein Lexikon der Affekte

Von Darwin (1872/1872) bis Ekman (2003/2004) haben Wissenschaftler beobachtet, daß alle sogenannten »kategorialen« oder »grundlegenden« Emotionen (Glück, Trauer, Angst, Wut, Ekel, Scham) mit bestimmten Formen somatischen Ausdrucks verbunden sind. Diese universellen Ausdrucksformen manifestieren sich innerlich als viszerale Empfindungen und äußerlich als muskulo-skelettale Reaktionen, die sichtbar (auf dem Gesicht und in der Haltung) und hörbar (in der Tonlage, im Ton und im Rhythmus der Stimme) sind. Weiterhin gelangt jede Emotion in bestimmten Verhaltensweisen oder Handlungsimpulsen zum Ausdruck.

Die folgende Zusammenfassung (siehe Rothschild 2000/2002; Ekman 2003/2004) könnte bei der Übersetzung der Körpersprache in Gefühle, über die gesprochen werden kann, von Nutzen sein:

Glück: Tiefe Atmung; Seufzer; Lächeln; Lachen; leuchtende Augen.

Traurigkeit: Gefühl der Sprachlosigkeit; Kloß im Hals; abwärts gerichtete Lippen; nasse, gerötete Augen; verlangsamte Körperbewegungen; Weinen.

Angst/Furcht: Starkes Herzklopfen; trockener Mund; schnelles und flaches Atmen; Zittern; Augen weit aufgerissen, Augenbrauen nach oben gezogen; Impuls zu fliehen.
Wut: Muskelanspannung, insbesondere im Kiefer- und Schulterbereich; geschürzte Lippen, verkrampfter Unterkiefer (oft auch vorgestreckt); nach unten und innen gezogene Augenbrauen, blitzende Augen, obere Augenlider hochgezogen; geröteter Nacken; Brüllen; Fluchtimpuls.
Ekel: Übelkeit; Naserümpfen, erhobene Oberlippe; Abwendung.
Scham: Hitzeempfindungen im Gesichtsbereich; Erröten; Abwenden des Blicks; Impuls, sich zu verstecken.

Somatische Gegenübertragung

> *... Vieles von dem, was wir von unseren Patienten auffangen, spüren wir zuerst in unserem Körper und vielleicht am unmittelbarsten in unserer Atmung.*
>
> — Lewis Aron (1998, S. 28)

Das eigene körperliche Empfinden zu beobachten ist nicht weniger wichtig, als sich die körperlichen Empfindungen des Patienten zu vergegenwärtigen. Weil das Spiegelneuronensystem des Gehirns dafür sorgt, daß wir automatisch zu unseren Patienten in Resonanz treten, können unsere somatischen Zustände durchaus unbewußte Reaktionen auf die nonverbalen Mitteilungen des Patienten sein. Beispielsweise könnte unsere unbewußte Reaktion auf die Angst des Patienten von der Insel zur Amygdala übermittelt werden und uns darauf vorbereiten, uns zu fürchten, während unsere Spiegelneuronen im Einklang mit der beim Patienten wahrgenommenen Angst feuern (Iacoboni 2005). Unser körperlich-emotionales Erleben kann also das körperlich-emotionale Erleben des Patienten simulieren.

Obwohl die Gegenübertragung (und dies gilt auch für die somatische Gegenübertragung) gewöhnlich in zwei Richtungen fließt, geht die Aktivität dabei manchmal stärker vom Therapeuten als vom Patienten aus. Deshalb müssen wir Vorsicht walten lassen, den Präfrontalkortex einbeziehen und manchmal mit dem Patienten auch einen Dialog initiieren, um die empathische Resonanz und die Projektion unserer eigenen Gefühlszustände auf den Patienten voneinander unterscheiden zu können.

Für uns als Therapeuten ist das Gewahrsein der Vorgänge in unserem Körper aber auch noch aus anderen Gründen wichtig. Fühlen wir uns »in unserem Körper« wohl, fällt es uns leichter, präsent zu sein und zu helfen. Patienten brauchen dann nicht herauszufinden, was in unserem Geist vor sich geht, weil sie lesen können, was unser Körper ihnen sagt; und wenn sie aufgrund dessen wissen, daß wir präsent sind, können sie sich auf das, was sie selbst erleben, konzentrieren, ohne sich sorgen zu müssen, was in uns vor sich geht. Ist uns hingegen *nicht* wohl in unserer Haut – weil wir uns beispielsweise unpäßlich, rastlos, schläfrig oder zu stark »im Kopf« fühlen –, kann dies einen Zusammenbruch der Selbstreflexion signalisieren, ein Versagen der Fähigkeit, völlig präsent zu sein, und/oder daß unsere Verbindung zum Patienten unterbrochen ist. All dies kann es dem Patienten erschweren, präsent zu sein, zu reflektieren und sich mit uns verbunden zu fühlen (Looker 1998).

Ich habe an früherer Stelle vom »achtsamen Körper« *(mindful body)* gesprochen – womit ich den Körper meine, den wir im gegenwärtigen Augenblick mit Gewahrsein und in einer akzeptierenden Haltung bewohnen. Und tatsächlich gibt es eine Verbindung zwischen der Fähigkeit, im eigenen Körper zu sein, und der Fähigkeit, präsent zu sein. Im eigenen Körper zu sein ist notwendig, wenn wir präsent sein wollen. Wie könnten wir völlig im gegenwärtigen Augenblick präsent sein, wenn wir nicht in unserem Körper sind? Eigen (1977/1993) äußert sich konkret wie folgt über die Verbindung zwischen dem »*atmenden* Körper« und der Fähigkeit, präsent zu sein: »Das Selbst, das durch ein Gewahrsein des Atmens strukturiert ist, … läuft der Zeit weder hinterher noch voraus, sondern scheint sich einfach mit der Zeit zu bewegen« (S. 146). Und Dimen (1998) schreibt: »Achtsam den Atem zu bewohnen bedeutet auch, … den Körper, Bezogenheit, Verlangen, das Unbewußte zu bewohnen« (S. 89), und er fügt noch hinzu: »Wenn Sie atmen, fühlen Sie« (S. 90).[1] Wichtig für Patienten wie Therapeuten ist, daß das Gewahrsein der Atmung – insbesondere einer tiefen und relativ langsamen Atmung – ein Tor zu achtsamerem Erleben ist, einschließlich des Erlebens des Körpers. Dies kann uns in das Hier und Jetzt zurückbringen.

Das Toleranzfenster

Siegel (1999/2006), Rothschild (2000/2002) sowie Ogden & Minton (2000) vertreten die Auffassung, daß klinische Interventionen generell wirksam sind, wenn sie kurzfristig das autonome Arousal des Patienten auf einem erträglichen Niveau halten und langfristig das »Toleranzfenster« vergrößern, so daß der Patient immer stärkere Erregungszustände erleben kann, ohne daß seine Fähigkeit, zu denken, zu fühlen und zu handeln, beeinträchtigt wird. Für Therapeuten ist das Fokussieren der Aufmerksamkeit auf Körperempfindungen und die Atmung besonders wichtig, wenn die traumatische Vergangenheit und die in Begleitung von Angstgefühlen imaginierte Zukunft das gegenwärtige Erleben des Patienten zu überfluten scheinen. Eine Überflutung kann der Therapeut selbst dann erkennen, wenn der Patient nicht bereit oder in der Lage ist, sich dies einzugestehen. Die Beweise dafür liefern körperliche Anzeichen – bestimmte Atemmuster, die Farbe der Haut und die Herzfrequenz –, welche die Hyperaktivierung eines oder beider Zweige des autonomen Nervensystems (ANS) des Patienten anzeigen.

Zu den Anzeichen für eine Hyperaktivierung des sympathischen Nervensystems (SNS) zählen die Erhöhung der Atem- und Herzfrequenz, die Weitung der Pupillen und das Erbleichen der Hautfarbe, weil das Blut sich in den Gliedmaßen konzentriert. In diesem Zustand fühlen sich die Patienten oft überwältigt und desorganisiert. Eine Hyperaktivierung des parasympathischen Nervensystems (PNS) kommt in einer deutlichen Senkung der Atem- und Herzfrequenz, in der Verengung der Pupillen und in der Rötung des Gesichts zum Ausdruck. In diesem Zustand fühlt sich der Patient oft wie betäubt und/oder wie »abgeschaltet«.

Man erinnere sich daran, daß die Amygdala (das »Überlebenszentrum« des Gehirns) auf wahrgenommene Bedrohungen reagiert, indem sie neuroendokrine Reaktionen auslöst, die den Körper auf Kampf, Flucht oder Erstarren (tonische Immobilität) vorbereiten, wenn die beiden erstgenannten Optionen ausfallen, wie es bei Traumata häufig vorkommt. Daß sich der Patient überwältigt fühlt, erkennen wir aufgrund von Anzeichen für die gleichzeitige Hyperaktivierung beider Zweige des ANS – wenn das SNS auf Kampf oder Flucht und das PNS auf Immobilität vorbereitet. Atmet ein Patient beispielsweise schnell, doch sein Gesicht errötet, so wird er wahrscheinlich von traumabezogenen Emotionen überflutet. Meist ist es dann ratsam, die Bremsen zu betätigen.

In solchen Fällen kann man den Patienten unter anderem auffordern, sich auf seine Körperempfindungen zu konzentrieren und diese zu beschreiben, statt sich mit seinen Gefühlen zu beschäftigen (Rothschild 2000/2002; Ogden & Minton 2000). Ist der Patient nicht in der Lage, auf das, was in seinem Körper vor sich geht, zu fokussieren, kann man ihn auch auffordern, die Aufmerksamkeit nach außen zu richten, beispielsweise auf die Sinneseindrücke, die der Behandlungsraum des Therapeuten bei ihm hervorruft. Eine dritte Möglichkeit ist, mit dem Patienten eine Übung auszuführen, die den Atem verlangsamt und reguliert (siehe Weil 2004). Alle diese Möglichkeiten können helfen, den Patienten in der Unmittelbarkeit des gegenwärtigen Augenblicks zu verwurzeln und ihn von der Wirkung alter, oft traumabezogener Emotionen zu befreien. Sind solche Interventionen erfolgreich, lenken sie das autonome Arousal des Patienten wieder in den Bereich des »Toleranzfensters«, in dem die »präfrontal vermittelte Fähigkeit zur Reaktionsflexibilität« wiederhergestellt werden kann (Siegel 1999/2006, dt. S. 283).

Über den Körper sprechen

Gespräche über den Körper können unterschiedlich strukturiert werden. Wir können den Körper des Patienten beobachten und direkt beschreiben, was wir sehen. Wir können den Patienten auch auffordern, auf Empfindungen in seinem Körper zu achten und sie zu beschreiben. Und wir können versuchen, der Verbindungen zwischen den Körperempfindungen, Gefühlen und Gedanken des Patienten gewahr zu werden. Aber ganz gleich, welche Form ein Gespräch über den Körper annimmt, für manche Patienten ist es grundsätzlich sehr schwierig, ein solches Gespräch zu führen. Ganz sicher war das bei einer Frau so, deren Aufmerksamkeit ich auf die Tatsache lenkte, daß ihre Stimme aus einem Bereich zu kommen schien, der ihrer Kehle wesentlich näher war als ihrem Bauch. Sie antwortete, aufgrund meiner Beobachtung fühle sie sich sehr unwohl, und fügte noch hinzu, sie sei sich des Klangs ihrer Stimme sehr wohl bewußt und absolut nicht unglücklich darüber. Hinweise auf körperliche Eigenarten müssen grundsätzlich sehr dezent und respektvoll vorgetragen werden, wobei man stets bedenken sollte, daß sich ein Patient aufgrund einer solchen Äußerung bloßgestellt, befangen oder kritisiert fühlen kann.

In Kapitel 8 habe ich über meine Arbeit mit Eliot berichtet, einem Patienten mit einem überwiegend vermeidenden Bindungsstil. In einer kürzlichen Sitzung, in der wir über seinen Impuls sprachen, sich von seiner Frau zurückzuziehen, gähnte er. Und dann gähnte er noch einmal. Daraufhin sagte ich: »Sie gähnen jetzt. Vielleicht hat das in diesem Moment etwas zu bedeuten. Können Sie sich vorstellen, was Sie momentan fühlen? Oder was Sie vielleicht *nicht* fühlen wollen?«

Nach einer langen Pause antwortete Eliot: »Ich fühle mich müde.«

»Hmm. Haben Sie irgendeine Vermutung, was sich hinter dem Gefühl der Müdigkeit verbergen könnte?

Eliot schwieg, wirkte aber ein wenig verärgert. Auf meine Frage, was in ihm vor sich gehe, antwortete er: »Mir hat nicht gefallen, daß Sie diese Frage gestellt haben. Sie kam mir manipulativ vor, ein bißchen wie ein Lockvogel. Es war für mich, als wollten Sie auf etwas Bestimmtes hinaus.«

Allmählich stellte sich heraus, daß Eliot das Gefühl hatte, ich hätte ihn aufgefordert, sich verletzlich zu zeigen, indem ich ihn nach seinem Gähnen gefragt hatte, und dann hätte ich ihn hereingelegt: Nachdem er sein Erlebnis offenbart hatte, hatte ich ihn auch noch nach etwas völlig anderem gefragt. Er hatte sein Gefühl offenbart (»müde«), und ich hatte ihn dazu bringen wollen, dieses Gefühl zu deuten – wie er vermute als Dissoziation. Aber es sei ihm nicht wie Dissoziation erschienen, obwohl er wisse, daß sein Gähnen diese Bedeutung in früheren Situationen gehabt hatte.

Ich versuchte, den Bruch in unserer Beziehung zu heilen, indem ich erklärte, mir sei es teilweise aufgrund entsprechender eigener Erlebnisse so erschienen, als spiegelten Gähnen und Müdigkeit oft das Bedürfnis, in einer Situation nicht präsent zu sein. Da ich mir jedoch keineswegs sicher sei, ob dies grundsätzlich zutreffe, sei ich tatsächlich neugierig darauf gewesen, wie er selbst sein Gähnen verstanden habe. Ich fügte noch hinzu, »müde« sei in meinen Augen weniger ein

Gefühl als eine körperliche Empfindung, deren Bedeutung wir noch entschlüsseln müßten. Schließlich erkannte ich an, daß es ihn schmerzte, mich wissen zu lassen, wie er sich fühlte.

Daraufhin schien er sich zu entspannen, und er erzählte mir von etwas, bei dessen Erwähnung er sich zu einem früheren Zeitpunkt nicht wohlgefühlt hätte – von einem an einen Telefonmast angebrachten Plakat, an dem er auf dem Weg in meine Praxis vorbeigekommen war. Aus der Ferne hatte er angenommen, es handle sich um ein Plakat von der Art, die er Monate zuvor in »Couch Hollow« gesehen hatte – einer Gegend in San Francisco, in der hauptsächlich Psychotherapeuten wohnen. Die Plakate dort hatten wie »Wanted«-Plakate ausgesehen, und sie stammten offenbar von einer sehr gekränkten Patientin, die öffentlich vor einem Therapeuten warnte, der sich ihr gegenüber unmoralisch verhalten hatte. Eliot stellte sich vor, das Plakat in der Nähe des Gebäudes, in dem sich meine Praxis befand, sei das Werk eines durch mich ähnlich geschädigten Patienten. Doch als er so nah an das Plakat herangekommen war, daß er lesen konnte, was darauf stand, stellte er fest, daß es sich dabei um eine Bitte um Hilfe bei der Suche nach einem verschwundenen Hund handelte.

Wir sprachen über seine Phantasie und sein »irrationales« Gefühl der Gefahr zudringlichen Verhaltens meinerseits und fanden so mehr über seine Wut und Skepsis in Reaktion auf meine Fragen nach seinem Gähnen heraus sowie über ihre Beziehung zu seinem Bedürfnis, sich von seiner Frau zurückzuziehen. Er behauptete zwar, meine Erklärungen bezüglich meines Verhaltens hätten ihn immer noch nicht völlig beruhigt, gab aber zu, daß er sich nicht mehr danach fühle zu gähnen.

Als Therapeuten haben wir oft eine Ahnung, was die körperliche Kommunikation eines Patienten oder sein körperliches Erleben bedeuten könnte. Meist kommentiere ich dann einfach, was ich zu sehen glaube, und lasse die Bedeutung aus der gemeinsamen Exploration hervorgehen, die meiner Äußerung gewöhnlich folgt. Doch oft erweist es sich schon als schwierig, auch nur zu kommentieren, was ich sehe. So war es auch in einer Sitzung mit einem Patienten, der immer wieder seine Hand zum Gesicht führte, um sich zu kratzen oder um sich die Haare aus den Augen zu streichen:

Was mir immer wieder besonders auffiel, wenn er seine Hand zum Gesicht erhob, war sein ausgestreckter Mittelfinger – eine Geste, die den meisten von uns vertraut sein dürfte. Es fiel mir schwer, die Bedeutung dieser körperlichen Kommunikation zu verstehen, weshalb ich zögerte, darüber zu sprechen.

Dann fiel mir ein, daß der Patient in der vorigen Sitzung vergessen hatte, mich zu bezahlen. Während ich merkte, daß ich ein wenig ärgerlich wurde, kam ich auf den Gedanken, daß das, was der Patient mit mir inszenierte, in mir evozierte und verkörperte, ein und dieselbe Botschaft übermittelte. Durch meine stillschweigende Deutung ermutigt, teilte ich ihm meine Beobachtung mit.

Der Patient konnte nicht so recht glauben, daß er diese Geste ausgeführt hatte – so wie ich dies ja auch nicht hatte glauben können –, bis er sich daran erinnerte, daß er gesehen hatte, wie eine Mitstudentin mit dem gleichen berüchtigten Finger wiederholt ihre Brille auf der Nase hochgeschoben hatte. Er hatte sich gefragt, wie sie nicht hatte merken können, was sie da tat. Für mich war es nicht überraschend, daß wir uns kurz darauf in einem Gespräch darüber befanden, wie es sein könnte, daß andere seine Wut oft schon viel früher erkannten als er selbst.

Der Kontext für alle unserer Kommentare über den Körper des Patienten ist natürlich die therapeutische Beziehung. Im Idealfall fungiert der Therapeut als sichere Basis, deren Gegenwart dem Patienten die gefahrlose Erforschung seines körperlichen Erlebens ermöglicht. Paradoxerweise schafft genau diese Sicherheit die Voraussetzungen dafür, daß den unausgesprochenen Gefahren in der Beziehung manchmal zum Ausdruck verholfen werden kann.

Als mir eines Tages die merkwürdige Haltung eines Patienten mit einer Traumavorgeschichte auffiel, versuchte ich, in Worte zu fassen, was ich bei seinem Eintritt in den Behandlungsraum an seinem Körper beobachtet hatte. Als ich feststellte, daß ich meinen Eindruck durch meine *verbale Schilderung* nicht adäquat übermitteln konnte, fragte ich ihn, ob er einverstanden sei, daß ich ihm zu *zeigen* versuche, was ich gesehen hatte. Mit seinem Einverständnis stand ich auf und versuchte, mit meinem Körper seine Körperhaltung zu spiegeln, wobei ich Kinn und Brustkorb vorstreckte.

Offensichtlich fühlte er sich unwohl dabei, daß ich seine Haltung nachahmte, und er sagte, diese wirke wütend und aggressiv. Außerdem fühle er sich momentan unwohl, und zwar körperlich unwohl. Ich fragte ihn, ob er die Empfindung beschreiben könne. Er antwortete: »Es ist, als wäre in diesem Bereich alles angespannt.« Dann bewegte er seine Hand über die Brust, von Schulter zu Schulter. »Es fühlte sich an, als wollte ich gleichzeitig schlagen und mich zurückhalten.«

In diesem Moment sah ich, daß er seine Kiefer aufeinanderpreßte und wiederholt die rechte Hand zur Faust ballte. Er wölbte den Rücken, streckte ihn und zitterte kurz, als würde er halb von dem Gefühl erschüttert und als würde er dieses von sich abzuschütteln versuchen. Dann beugte er sitzend den Körper vor, sein Kopf fiel auf die Brust, und er ließ die Unterarme auf den Oberschenkeln ruhen. Gleichzeitig bewegte er die rechte Hand (die nicht mehr zur Faust geballt war) zur linken. Wie er so dasaß, die beiden Hände fest zusammengedrückt hielt und sie gegeneinander rieb, wirkte er resigniert. Ich fragte ihn, ob ihm klar sei, was sein Körper tue.

Er verneinte dies durch ein Kopfschütteln und sagte: »Ach wissen Sie, ich fühle mich einfach immer sehr unwohl, wenn ich hierher komme. Es scheint nicht in Ordnung zu sein, hier solche Gefühle zu haben. Wenn ich vorher mit solchen Körperempfindungen zu tun hatte, war es so, als wären Sie völlig distanziert davon, fast als würden Sie diese Empfindungen sezieren.«

Mir war klar, worauf er anspielte: In einigen früheren Sitzungen hatte sein Körper offenbar unwillkürliche, anfallsartige Bewegungen von ungeheurer Kraft vollführt, die aus meiner Sicht eine einschüchternde, wenn nicht gar wütende Ausstrahlung hatten. Beunruhigt und erleichtert über die Möglichkeit, die er uns erschlossen hatte, um an der »Unterseite« unseres Erlebens dieser Episoden zu arbeiten, sagte ich ihm, ich hätte mich wahrscheinlich vor ihm geängstigt, weil ich gefürchtet hatte, die Situation könnte außer Kontrolle geraten oder er könnte mich sogar angreifen. Ich teilte ihm mit, ich vermutete, daß meine Distanzierung, die er gespürt hatte, auf meine Unfähigkeit zurückzuführen sei, diese Angst mir selbst oder ihm voll und ganz einzugestehen.

Er antwortete, es erleichtere ihn, dies von mir nun zu hören, weil er das Gefühl gehabt habe, ich sei ihm gegenüber nicht aufrichtig gewesen. Später sagte er mir in dieser Sitzung (und dies machte ihm sichtlich zu schaffen), er habe wiederholt die Phantasie gehabt, mich gehörig zu verprügeln, doch das habe er mir bisher nicht mitteilen können.

Die körperlichen Empfindungen unserer Patienten zu verfolgen ist deshalb wichtig, weil sie sich fast immer auf unvorhersehbare und bedeutsame Weise verändern. Wenn wir sie in die Lage versetzen, bei für sie problematischen Empfindungen zu bleiben, wird ihnen klar werden, daß die Beobachtung körperlichen Erlebens ihre Empfindungen nicht nur zu transformieren sondern auch zu erhellen vermag. Die Förderung des Körpergewahrseins kann auch der Selbstregulation zugute kommen und den Zugang zu dissoziiertem Erleben erschließen. Und wenn wir verfolgen, was im Körper geschieht, während sich seine Empfindungen verändern, öffnet dies manchmal auch die Tür zu neuen Erlebensweisen:

Ein Patient, in dessen frühen Bindungsbeziehungen wenig Raum für gesunde Abhängigkeitgefühle war, war wütend darüber, daß seine schwangere Frau sich so schnell aufregte. Er beklagte sich, weil sie ihn und ihren einjährigen Sohn kurz vor ihrem Aufbruch zu einer zweiwöchigen Geschäftsreise mit ihren Sorgen darüber belastete, wo sie übernachten würde, wie sie ihr Ziel erreichen werde und dergleichen mehr. Als ich ihm zu helfen versuchte, sich in vermutliche Gründe für die Angst seiner Frau hineinzuversetzen (sie würde eine Zeitlang von ihrem Mann, ihrem kleinen Sohn getrennt sein und ihren Arzt nicht erreichen können), äußerte der Mann seine Besorgnis darüber, daß es ihm schwerfalle, seiner Frau gegenüber Empathie zu empfinden. Als sich unsere Bemühungen, die Bedeutung seiner Wut zu verstehen, als vergeblich erwiesen, schlug ich ihm vor, sich auf seine Körperempfindungen zu konzentrieren.

Er bemerkte daraufhin »Schmetterlinge« in seinem Bauch, die er als Ausdruck von Angst deutete. Als ich ihm empfahl, bei der Empfindung im Bauch zu bleiben, sagte er, er spüre, daß das Gefühl »aufwalle«. Dann bemerkte er eine Druckempfindung hinter seinen Augen: Tränen und Traurigkeit. Er war still. Auf meine erneute Frage hin, was er wahrnehme, entwortete er zu meinem Erstaunen, er spüre nur seine Traurigkeit. Er erklärte, eine völlig andere emotionale Qualität erschließe sich ihm. Er verspüre den Wunsch, seiner Frau nahe zu sein, und berichtete über die Vorstellung, daß ihre Liebe zu ihm »ausstrahle«.

Natürlich erweist sich nicht jeder Versuch, das Körpergewahrsein für die Arbeit zu nutzen, als so fruchtbar. Vermeidend gebundene Patienten wie der im obigen Beispielfall beschriebene reagieren oft sehr abwehrend, wenn man sie einlädt, sich in ihren Körper einzustimmen. Doch Ausdauer ist von Nutzen, und selbst wenn der Patient keiner speziellen Empfindung gewahr wird, kann dies die Entfremdung von seinem Körper erhellen und dadurch eine Quelle der Energie und Information erschließen. Oft hilft es weiter, Patienten zu empfehlen, sich zu vergegenwärtigen, was sie in ihrem Körper erleben, und sich gleichzeitig bewußt zu machen, was sie im Augenblick fühlen, denken oder sich vorstellen.

Mobilisieren des Körpers

Eine der fundamentalen Annahmen der Bindungstheorie lautet, daß wir von unseren biologischen Anlagen her darauf vorprogrammiert sind, den »sicheren Hafen« eines stärkeren oder weiseren Anderen zu suchen, wenn wir uns in Gefahr befinden. Ist kein schützender Anderer erreichbar, beschränken sich unsere Reaktionsmöglichkeiten auf Kampf oder Flucht; und wenn diese beiden Möglichkeiten auch entfallen, bleiben uns nur noch Erstarren und Immobilität. Hilflose Passivität – die Hemmung der Möglichkeiten, eine überwältigende Gefahr durch Aktivität zu bewältigen – ist die Wurzel vieler Traumata. Eine solche Hemmung durch Mobilisierung des Körpers aufzulösen kann entscheidend zur Auflösung eines Traumas beitragen. Dies gilt auch für relationale Traumata, die durch eine beängstigende – und immobilisierende – Bindungsfigur verursacht werden, der sich der Patient nicht gefahrlos nähern und der er auch nicht entfliehen kann (Ogden et al. 2005).

Immobilisierend wirkende Traumata können, wie Sie sich vielleicht noch erinnern, Teile des Gehirns deaktivieren, den Willen außer Funktion setzen (dorsolateraler Präfrontalkortex) und, so lange die Gefahr akut ist, die Stimme (Broca-Areal) zum Verstummen bringen. Doch die temporäre Lähmung und der »sprachlose Schrecken« (van der Kolk 1996/2000), die mit Traumata verbunden sind, können dauerhaft wirksam bleiben. Deshalb leiden viele unserer Patienten unter chronischem Zwang zur Nachgiebigkeit und anhaltender Unfähigkeit, gerechtfertigte Grenzen zu setzen und ihre eigenen Interessen erfolgreich zu vertreten – was auch einschließt, andere Menschen um Hilfe und Unterstützung zu bitten. Bei diesen Patienten, die in der Vergangenheit tatsächlich zu Opfern geworden sind, sorgt die habituelle Hemmung dafür, daß sie auch in der Gegenwart (frustrierte und zeitweilig wütende) Opfer bleiben. Sie »lassen die Blätter hängen« – was bedeutet, daß sich die durch ein Trauma entstandene Hemmung weiterhin körperlich niederschlägt. Doch indem solche Patienten auf ihre körperlichen Empfindungen achten, entdekken sie oft dissoziierte Impulse, im Interesse des Selbstschutzes etwas zu tun, das ihnen vorher als zu gefährlich erschien (Ogden 2006). Diesen gehemmten Impulsen zum Ausdruck zu verhelfen – was auch einschließt, darüber zu reden –, kann die habituelle Hemmung durchbrechen. Dies veranschaulicht die folgende Fallvignette.

Lowell war als Kind mißhandelt worden. Weil er sich von seinem Chef tyrannisiert fühlte, beschloß er, ihm zu kündigen, fühlte sich aber nicht in der Lage, »abzudrücken«, wie er es sehr suggestiv formulierte. Wir beschäftigten uns einige Sitzungen lang mit seiner Angst davor, daß eine Katastrophe eintreten würde, wenn er seine Kündigung bekannt geben würde: Sein Chef würde sicherlich wütend werden und ihm nicht gestatten, die Firma zu verlassen. Andererseits befürchtete er, daß der Chef auf die Ankündigung völlig fassungslos reagieren könnte. Als Lowell die Irrationalität dieser widersprüchlichen Ängste klar wurde, entschloß er sich, die Sache endlich hinter sich zu bringen – und in Reaktion darauf verfiel er in eine Panik von traumatischer Stärke. Er hatte das Gefühl, verrückt zu werden. Lowells Angst wurde auch noch durch seine Befürchtung verstärkt, ich würde ihn verdammen, wenn er nicht den Mumm aufbrächte, die Kündigung auszusprechen.

Ich erklärte, ich könnte seine Probleme mit der Durchführung seines Vorhabens verstehen, und schlug vor, daß wir die Entscheidung einen Moment lang auf sich beruhen lassen und uns statt dessen darauf konzentrieren könnten, wie er mit seiner Panik fertig werden und ihre Bedeutung verstehen könnte. Weil ich vermutete, daß die Konzentration auf seine körperlichen Empfindungen im Hier und Jetzt auf ihn einerseits beruhigend wirken und ihm andererseits Klarheit bringen werde, fragte ich ihn, ob er bereit sei zu einem Experiment, bei dem er versuchen solle, seine Aufmerksamkeit auf die Empfindungen in seinem Körper zu richten. Wir kamen überein, das Experiment sofort abzubrechen, wenn er merke, daß er sich aufgrund dessen noch schlechter fühle, und daß wir dann noch einmal neu darüber nachdenken würden, was zu tun sei.

Zunächst beschrieb Lowell mit gequetscht klingender, verhaltener Stimme ein Gefühl der Anspannung im Bauch, und er sagte, er fühle sich deprimiert. Ich fragte ihn, ob er bei der Körperempfindung bleiben könne, um sie besser kennenzulernen. Er antwortete, er spüre etwas in sich ... einen Druck ..., der aufsteige und sich vom Bauch zu den Schultern und Armen bewege. Immer noch mit angespannter Stimme berichtete er über das Gefühl, etwas wegstoßen zu wollen – einfach um es loszuwerden (dies sagte er mit etwas mehr Nachdruck).

»Und wenn Sie Ihren Körper einfach tun lassen, was er tun will?« – »Das empfinde ich als beängstigend.« – »Ich frage mich, ob Sie fürchten, Sie könnten etwas tun, das in irgendeiner Hinsicht zuviel ist – zu groß oder zu stark.« – »Vielleicht.« Dann ballte er die Hände zu Fäusten, während er sich in die Couch lehnte, um sich abzustützen, und gleichzeitig trat er mit den Beinen in die Luft und brüllte mehrmals: »Mach, daß du weg kommst!«

Die Kraft und Wut seiner Worte und Gesten hing wie ein allmählich schwächer werdendes Echo in der Luft. Als er sagte: »Ich merke, daß ich mich nicht mehr deprimiert fühle«, blitzte kurz ein Lächeln auf seinem Gesicht auf. Durch unsere Arbeit an diesem Erlebnis wurde Lowell die Verbindung zwischen seiner Panik bei dem Gedanken, seinem Chef gegenüber »abdrücken« zu müssen, und der Angst, die er als Kind davor gehabt hatte, seine Wut seinem grausamen und gewalttätigen Vater gegenüber auszudrücken, was praktisch Selbstmord gewesen wäre, klar. Kurz danach führte er ein Gespräch mit seinem Chef, der sich ihm gegenüber daraufhin entgegenkommender zeigte. Trotzdem gab Lowell den Gedanken, seine Arbeit zu kündigen, nicht ganz auf.

Abgesehen von der Möglichkeit, adaptive Abwehrstrukturen auf der physischen Ebene aufzulösen, kann es für Patienten auch nützlich sein, sich dies *vorzustellen*. Indem die heutige Neurowissenschaft die bisher angenommenen Grenzen zwischen Wahrnehmung und motorischer Aktivität in Frage stellt, verhilft sie der Auffassung zu Anerkennung, daß zwischen tatsächlichem und vorgestelltem Erleben mental ein viel geringerer Unterschied besteht, als bisher angenommen wurde. Dies impliziert, daß man eine therapeutische Veränderung durch die bloße Vorstellung eines neuen Verhaltens ebenso fördern kann wie durch die tatsächliche Ausführung desselben (Siegel 2004). Deshalb kann es nützlich sein, Patienten beispielsweise zu fragen: *Wie ist es für Sie, sich vorzustellen, Sie wären ein Kind und würden sich mit der Wut Ihres Vaters konfrontieren, indem Sie sich ihm gegenüber körperlich zur Wehr setzen oder Ihre Position verbal vertreten?* Oder: *Was empfinden Sie jetzt, wenn Sie sich vorstellen, daß Sie sich erfolgreich gegen den Mißbrauch Ihres Bruders zur Wehr setzen, indem Sie Ihrer Mutter erzählen, daß er sich an Sie herangemacht hat?* Wir erschließen unseren Patienten neue Möglichkeiten, wenn wir ihnen helfen, Verhaltensweisen zu praktizieren – oder sich vorzustellen –, die bisher für sie undenkbar waren.

Desomatisierung und der unaufgelöst gebundene Patient

> *Emotion ist ihrem Wesen gemäß psychosomatisch.*
>
> — Joyce McDougall (1989, S. 96)

Der Begriff »Desomatisierung« (Krystal 1988) bezeichnet eine wichtige Facette des therapeutischen Prozesses bei der Behandlung traumatisierter Patienten. Diese erleben ihre Emotionen oft als somatische Empfindungen oder körperliche Symptome, nicht als Gefühle. Im Gegensatz zum »Theater des Geistes« (siehe Blackmore 2004), einer anderen Bezeichnung für das menschliche Bewußtsein, leben unaufgelöst gebundene Patienten häufig in einem »Theater des Körpers«, aus dem sie nur mittels Dissoziation und »psychosomatischer Explosionen« entkommen zu können glauben (McDougall 1989). Desomatisierung – die Wiedereinbeziehung der Psyche in das somatische Erleben dieser Patienten – bietet ihnen einen anderen Ausweg.

Unaufgelöste Traumata und desorganisierte Bindungen wirken sich eindeutig sowohl biologisch als auch psychologisch aus. Streßbedingt chronisch erhöhtes autonomes Arousal kann körperliche Symptome hervorrufen (beispielsweise Muskelanspannung, Bluthochdruck und Atembeschwerden) und die Funktionsfähigkeit des Immunsystems beeinträchtigen. Nicht modulierte Affekte erhöhen die Gefahr der Entstehung von Krankheiten und bewirken oft, daß traumatisierte Patienten das Gefühl haben, durch ihren Körper zu Opfern zu werden (Scaer 2001). Um solchen Patienten möglichst effektiv helfen zu können, müssen wir den Teufelskreis emotionaler Dysregulation und somatischen Leidens verstehen, in dem sie sich oft gefangen fühlen.

Traumabedingter Streß und nicht regulierte Emotionen wirken direkt auf das Gehirn ein. Sie unterdrücken die Aktivierung des Hippocampus, was sogar dazu führen kann, daß er verkümmert, mit der Folge, daß die Amygdala auf wahrgenommene Gefahren willkürlich reagiert. Wird sie nicht durch den kontextuellen Rahmen, die explizite Erinnerung und die Kontrolle des Hippocampus eingegrenzt, reagiert sie auf Signale, die andere Menschen als unbedeutend einschätzen würden, mit einer

Aktivierung des autonomen Nervensystems – beispielsweise auf die Fehlzündung eines Autos oder eine Beschleunigung des Herzschlags aufgrund von Freude oder infolge einer Anstrengung. Wird ein Trauma nicht aufgelöst, kann die Folge ein Leben sein, das einer permanenten Notsituation gleicht – wobei der Körper ständig durch reale oder vorgestellte Krisen belastet wird und dem Geist kein Raum bleibt, somatische Zustände in Gefühle zu übersetzen, die mitgeteilt, über die reflektiert und die moduliert werden können. Bei unaufgelöst gebundenen Patienten muß der Therapeut den relationalen Raum bereitstellen, der den mentalen Raum erschließt, in dem diese Übersetzung – die Desomatisierung – stattfinden kann.

Der Desomatisierungsprozeß hängt vor allem davon ab, ob es dem Therapeuten gelingt, die Patienten in die Lage zu versetzen, ihre körperlichen Empfindungen zu ertragen, statt sie zu dissoziieren. Dissoziation ist die Reaktion des Patienten auf Erregungsstärken, die über das Fassungsvermögen seines Toleranzfensters hinauszugehen drohen. In der relativen Sicherheit der therapeutischen Beziehung können wir solche übermäßig starken Arousalzustände modulieren und helfen, die Dissoziation aufzulösen, indem wir dem Patienten empfehlen, die Veränderungen seiner Körperempfindungen zu beobachten, und indem wir die Körpersprache des Patienten in Worte übersetzen. So helfen wir dem Patienten, ein Vokabular zur Beschreibung körperlicher Empfindungen zu entwickeln.

Solch ein Vokabular hat bei unaufgelöst gebundenen Patienten zwei wichtige Funktionen. Weil sie dazu neigen, somatische Reaktionen mit emotionalen Reaktionen *gleichzusetzen*, kann ihnen die Fähigkeit, körperliche Empfindungen von Gefühlen zu unterscheiden, helfen, sich von der Tyrannei »somatischer Äquivalenz« zu befreien, die beispielsweise beinhaltet, daß ein rasendes Herz Schrecken *ist* – statt daß sie erkennen, daß es sich um einen konditionierten autonomen Reflex ohne jede emotionale Bedeutung handelt. Angesichts ihrer Tendenz, somatische und emotionale Reaktionen zu *entkoppeln* (ein schnell pochendes Herz ist für sie nur ein kardiales Symptom, kein Marker für Angst), kann die Fähigkeit, Empfindungen zu ihren Gefühlen *in Beziehung zu setzen*, ihnen helfen, ihr inneres Erleben als Grundlage für ihr Selbstverständnis und ihre Kommunikation mit anderen zu nutzen.

Um die Beziehung des Körpers zu den Emotionen zu veranschaulichen, ist es besonders nützlich, den Patienten die Muster ihres Gesichtsausdrucks, ihrer Körperhaltung, ihrer Gestik und ihres Sprechens zu beschreiben – sichtbare und hörbare Anzeichen für Emotionen –, die als Affekte erkennbar sind. Nachdem diese körperlichen Empfindungen und Affekte in der Therapie zur Sprache gekommen sind, geht es darum, sie mit den Gefühlen des Patienten (und mit den gegen diese Gefühle gerichteten Abwehrstrukturen) sowie mit den Kontexten, in denen sie evoziert werden, in Verbindung zu bringen.

Marlas Kindheit war von Verlusterfahrungen, Vernachlässigung und Traumatisierung überschattet gewesen. In einer unserer Sitzungen wirkte sie noch stärker der Realität enthoben als gewöhnlich, und es war, als würde sie weder etwas spüren noch an etwas denken. Als ich sie fragte, was sie momentan in ihrem Körper wahrnehme, berichtete sie über eine Anspannung im Oberbauch, direkt unter dem Brustkorb.

Beim Erforschen dieser Empfindung wurde ihr klar, daß die Anspannung ihrer Bauchmuskeln es ihr erschwerte, tief zu atmen. (Im Sinne von Dimens [1998] Diktum »Wenn man atmet, fühlt man« kam mir der Gedanke, daß eine Einschränkung der Atmung für diese Patientin bedeutete, daß sie weniger fühlte.) Sie sagte, die Empfindung der Angespanntheit sei ihr vertraut, und sie trete in Zusammenhang mit sozialen Interaktionen, die bei ihr Angst aufkommen ließen, insbesondere Interaktionen auf, in denen sie von jemand anderem etwas wolle.

An ihrem Körper zu arbeiten war für uns eine Möglichkeit, uns mit ihren dissoziierten Emotionen direkt im Rahmen unserer Beziehung zu befassen – dies betraf vor allem Emotionen, die ihre Abhängigkeitsbedürfnisse zu aktivieren vermochten, die sie in ihren frühen Bindungsbeziehungen zu leugnen gelernt hatte.

Die Desomatisierung beinhaltet nicht nur das Erkennen und die Eingrenzung körperlicher Empfindungen und Affekte, sondern auch deren Deutung und das Verständnis ihres Sinns. Auf der fundamentalsten Ebene heißt dies, Empfindungen und Affekte als Gefühle zu deuten (so wie Marla sagte: »Wenn mein Bauch angespannt und meine Atmung flach ist, empfinde ich wahrscheinlich Angst«). Auf einer anderen Ebene beinhaltet Deutung, daß man gegenwärtige körperliche und affektive Erlebnisse mit ihren Vorläufern in der Vergangenheit in Verbindung bringt. Beispielsweise assoziierte ein Patient Hodenschmerzen mit Situationen in seiner Kindheit, in denen er das Gefühl gehabt hatte, von seiner Mutter psychisch »gefoltert« zu werden.

Die Desomatisierung ist eine wichtige Dimension psychotherapeutischer Arbeit mit unaufgelöst gebundenen Patienten, die im besten Fall zur Stärkung ihrer Fähigkeit nicht nur zur Emotionsregulation, sondern auch zu reflektierendem Selbstgewahrsein führt. Durch die Stärkung dieser beiden Fähigkeiten können solche Patienten allmählich in die Lage versetzt werden, nicht mehr zwischen Empfindungen des Gefangenseins im eigenen Körper und der Dissoziation desselben hin und her zu pendeln. Außerdem kann die Folge sein, daß die Patienten sich weniger stark auf somatisch fokussierte Reaktionen auf Probleme, die im Grunde psychischer Art sind, verlassen (beispielsweise auf Selbstmedikation oder Selbstverletzungen). Generell ermöglicht dies unaufgelöst gebundenen Patienten, schwierige Erlebnisse mit ihrem Geist und mit ihrem Körper zu verarbeiten.

Die Resomatisierung und der vermeidend gebundene Patient

An früherer Stelle wurden Studien erwähnt, aus denen hervorgeht, daß abweisend gebundene Erwachsene während der Auseinandersetzung mit ihrer Bindungsgeschichte ruhig wirken können, obwohl physiologische Messungen bei ihnen emotionales Leiden anzeigen, das sie nur sehr schwach oder gar nicht spüren (Dozier & Koback 1992). Die Betreffenden sind oft von ihren somatischen Empfindungen ebenso stark wie von ihren Gefühlen abgeschnitten – mutmaßlich aufgrund ihrer »deaktivierenden« Bindungsstrategie, die das Abschalten *aller* inneren Signale erfordert, die auf das Bedürfnis nach Kontakt zu anderen Menschen aufmerksam machen könnten. Weil die Betreffenden größtenteils »im Kopf« leben und sich in einem Körper befinden, der *tut*, statt zu *fühlen*, wirken sie oft leblos und affektiv gedämpft und insbesondere in Beziehungen in ihrer Begeisterungsfähigkeit stark eingeschränkt. Siegel (1999/2006) attestiert ihnen eine »übermäßig starke Ausprägung des allgemeinen parasympathischen Tonus« (S. 312). Gewöhnlich mangelt es ihnen an frühen Erlebnissen physischen Gehalten- und Genährt-Werdens, und sie haben keine nährende oder aufgeschlossene Beziehung zu ihrem eigenen Körper.

Ein Teil der Arbeit mit solchen Patienten muß darauf gerichtet sein, ihnen zu helfen, sich ihren fühlenden Körper wieder zu eigen zu machen. Dazu muß sich der Therapeut auf eine Weise um ihren Körper kümmern, wie der Patient selbst es nie getan hat. Indem wir einem Patienten unser Interesse an seinem somatischen Erleben mitteilen, übermitteln wir ihm, daß das, was sein Körper *fühlt*, wirklich eine Rolle spielt, sowohl an und für sich als auch als Hinweis auf das konkrete emotionale Erleben. Statt den Körper des Patienten zu ignorieren, müssen wir uns mit ihm befassen und ihn beobachten, und wenn der Körper ohne Worte »spricht«, müssen wir dem Patienten mitteilen, was wir hören. Indem wir unseren vermeidend gebundenen Patienten helfen, sich stärker in ihrem Körper zu erden, verhelfen wir ihnen auch zu mehr Präsenz – hinsichtlich ihrer Gefühle, anderer Menschen und ihrer selbst. Auch auf diese Weise ermöglichen wir unseren Patienten durch den Aufbau einer die ganze Person umfassenden therapeutischen Beziehung, Erlebnisse – im vorliegenden Fall körperliche und emotionale Erlebnisse – zu integrieren, die sie vorher nicht als ihre eigenen anerkennen konnten.

ANMERKUNGEN

1. Siehe auch Epstein (1995/1996) und Aron (1998).

17 Mentalisieren und Achtsamkeit

Die Doppelhelix der psychischen Befreiung

Die Inhalte des Geistesstroms sind nicht so wichtig wie das Bewußtsein, das sie kennt.

— Mark Epstein (2001, S. 6 f.)

Die Bindungsforschung hat überzeugende Hinweise darauf gefunden, daß sowohl unsere relativ beständigen mentalen Zustände als auch unser subjektives Empfinden von Augenblick zu Augenblick ebensosehr – oder sogar noch stärker – durch unsere *Einstellung* den inneren und äußeren Umständen unseres Lebens gegenüber beeinflußt werden könnten wie durch die Umstände selbst.

Sichere Bindungsbeziehungen fördern die Fähigkeit, sich in eine reflektierende mentalisierende Haltung zu versetzen, die einen flexiblen Umgang mit der Aufmerksamkeit, Offenheit neuen Informationen gegenüber und die Fähigkeit, mehrere Sichtweisen ein und desselben Erlebnisses zu berücksichtigen, ermöglichen. Eine solche Haltung ist unverzichtbar, wollen wir andere Menschen und uns selbst verstehen. Insbesondere ermöglicht dies eine *psychologische* Sichtweise, die uns erkennen läßt, daß (1) es eine innere Welt gibt, die unser Verhalten formt, und (2) diese Welt eine repräsentationale Welt ist, die mit der äußeren Welt, die sie abbildet, verbunden, aber nicht identisch ist. Eine reflektierende Haltung fördert auch die innere Freiheit – ein Gewahrsein des fließenden und formbaren Charakters des subjektiven Erlebens sowie der Möglichkeit, das Wesen unseres Erlebens absichtlich zu beeinflussen.

Im Gegensatz dazu führen eine unsichere Bindung und/oder ein unaufgelöstes Trauma zu starren und manchmal spröden Strategien des Umgangs mit der Aufmerksamkeit, die unsere Fähigkeit, unsere inneren Modelle auf der Grundlage neuer Informationen zu aktualisieren und Erlebnisse aus verschiedenen Perspektiven zu betrachten, einschränken; dies gilt auch – und das ist am wichtigsten – für die psychologische Perspektive, ohne die wir weder unser eigenes Verhalten noch das anderer verstehen können. Gemeint ist hier die Haltung des Eingebettetseins, die uns so stark auf unsere enge Sicht des Erlebens im Augenblick fixiert, daß jede andere Art, die Dinge zu sehen, für uns emotional irrelevant wird. Sind wir auf eine solche Haltung festgelegt, können wir das, was wir erlebt haben, nicht deuten, sondern wir werden durch das, was wir erleben, schlicht definiert.

Viele Patienten, die unsere Hilfe suchen, sind chronisch oder zumindest temporär in ihr Erleben eingebettet, was zur Folge hat, daß sie sich ohne Unterstützung von außen nicht in der Lage fühlen, das Leiden, die Symptome oder die Einschränkungen, derentwegen sie zu uns zur Therapie kommen, zu beeinflussen. Falls solche Patienten den Unterschied zwischen ihrem unmittelbaren Erleben und ihren Reaktionen darauf nicht begreifen, fühlen sie sich leicht als Gefangene ihrer Emotionen und Überzeugungen, als hätten diese die unerbittliche Gültigkeit von Tatsachen. Anders als objektive Tatsachen manifestiert sich das subjektive Erleben – ein fließendes multimodales Gemisch aus Körperempfindungen, Emotionen und Gedanken – natürlich nur, wenn die einzigartige persönliche repräsentationale Welt, die wir alle bewohnen, unsere Wahrnehmungen der inneren und äußeren Realität filtert. Doch unsere Patienten fühlen sich oft nicht in der Lage, der Wirkung der Welt der Repräsentationen gewahr zu werden oder von ihr zu profitieren. Deshalb sind sie in diese Welt schließlich eingebettet und leben, als wäre die Landkarte das Gebiet.

Schlimmstenfalls können sie nichts denken, das sie nicht ohnehin glauben, und können sich nicht vorstellen, irgend etwas zu fühlen, das sie nicht ohnehin schon fühlen, und können auch nicht über Sichtweisen oder Handlungsmöglichkeiten außer denjenigen nachdenken, für die sie sich ohnehin schon engagieren. Eine solche vom Eingebettetsein geprägte Haltung unterminiert zwangsläufig die Affektregulation und die Reaktionsflexibilität sowie das Gefühl, persönlich handlungsfähig zu sein, das bei diesen Patienten den Glauben daran stärken kann, daß sie ihr Erleben selbst formen können.

Als Therapeuten befinden auch wir uns manchmal in einem eingebetteten Zustand. Dies kann dazu führen, daß unsere Fähigkeit, frei zu denken, zu fühlen und zu handeln, stark eingeschränkt wird. Übertragungs-Gegenübertragungs-Enactments sind Beispiele für *gemeinsames* Eingebettetsein. Wenn wir in unser Erleben eingebettet sind, befinden wir uns in der Macht sowohl unserer eigenen inneren Repräsentationen *als auch* der Welt der äußeren Wirklichkeit, einschließlich des Verhaltens anderer Menschen. Eine mentalisierende und/oder achtsame Haltung können den Würgegriff innerer und äußerer Umstände lösen, in dem wir uns in doppelter Hinsicht eingebettet fühlen.

Mentalisieren und Achtsamkeit als Prozesse des »Entbettens«

Man erinnere sich an die klinisch wichtige Entdeckung, daß die Fähigkeit eines Erwachsenen, über Gedanken nachzudenken (Metakognition) und menschliches Verhalten im Sinne der ihm zugrunde liegenden mentalen Zustände zu deuten (Mentalisieren), ein besserer Prädiktor für Bindungssicherheit und die Fähigkeit, sicher gebundene Kinder aufzuziehen, ist als die erinnerten Fakten der Bindungsgeschichte des betreffenden Erwachsenen (Fonagy, Steele & Steele 1991b). Offensichtlich vermag eine gut entwickelte Fähigkeit, sich in eine reflektierende Haltung zu versetzen, die persönliche Geschichte zu übertrumpfen, so entsetzlich sie auch gewesen sein mag.

Einer meiner Patienten hatte aufgrund von Vernachlässigung und Mißhandlung in der Kindheit unvorstellbare psychische Narben davongetragen. Doch seine Traumavorgeschichte hat ihn aufgrund seiner erstaunlichen Resilienz in keiner Hinsicht beeinträchtigt. Entscheidend für sein emotionales Überleben war gewesen, daß er im Alter von fünf Jahren erkannt hatte, daß seine Mutter »verrückt« sei. Diese frühe Mentalisierung hatte die Wirkung seiner Lebensumstände gemildert, die andernfalls für seine Entwicklung katastrophale Folgen gehabt hätten.

Das Mentalisieren kann uns während unseres ganzen Lebens aus dem Eingebettetsein in die innere Welt und die äußere Realität befreien, indem es unser Gewahrsein der interpretatorischen Tiefe und der Repräsentationalität des subjektiven Erlebens bei uns selbst und anderen befreit. Meinem Patienten beispielsweise gelang es, seine inneren Empfindungen der Scham und Schuld zu kompensieren, indem er zu verstehen versuchte, was im instabilen Geist seiner Mutter vor sich ging. Statt sie als geistig gesund und sich selbst als böse anzusehen, lernte er, sie als »verrückt« zu sehen, wodurch er sich selbst die Möglichkeit erschloß, sich als gut zu sehen.

Die »repräsentationale Neubeschreibung« (Karmiloff-Smith 1992) und die Deutung, die durch das Mentalisieren ermöglicht werden, veranschaulichen nicht nur die mentalen Grundlagen des Erlebens im Hier und Jetzt, sondern auch ihren Kontext im Sinne der erinnerten Vergangenheit und der vorgestellten Zukunft. Das Mentalisieren fördert jene »mentale Zeitreise« (Wheeler, Stuss & Tulving 1997), die es uns paradoxerweise ermöglicht, uns voll und ganz im gegenwärtigen Augenblick niederzulassen. Fehlt uns die Fähigkeit zu mentalisieren, befindet sich unser gegenwärtiges Erleben möglicherweise zu oft im Schatten der entmutigenden Vergangenheit oder der Vorstellung einer katastrophalen Zukunft.

Indem das Mentalisieren uns in die Lage versetzt, solche Erlebnisse im Lichte der ihnen zugrunde liegenden mentalen Zustände und ihrer Geschichte zu betrachten, befähigt es uns zur Auflösung der Identifikation mit reflexhaften und selbstschädigenden Reaktionen, die uns vorher einzufangen vermochten. Insofern trägt das Mentalisieren zur »Deautomatisierung« (Deikman 1982) unserer gewohnten Muster des Denkens, Fühlens und Handelns bei. Weil es einen mentalen Raum – und oft auch ein Zeitintervall – zwischen unserem Erleben und unseren Reaktionen auf das Erlebte erschließt, handelt es sich dabei um ein »Entbetten« *(»disembedding«)* (Safran & Muran 2000).

Während die reflektierende Haltung, die auf Mentalisieren hindeutet, in der Bindungstheorie eine wichtige Rolle spielt, hat die Achtsamkeit bei Bindungstheoretikern weniger Beachtung gefunden. Auch diese Haltung dem Erleben gegenüber fördert das Entbetten problematischer mentaler Zustände und die Auflösung der Identifikation mit ihnen. Doch anders als das Mentalisieren, das die Aufmerksamkeit auf die psychologische *Tiefe* des Erlebens – einschließlich der unbewußten Dimension und ihrer Geschichte – richtet, lockert eine achtsame Haltung die Wirkung innerer und äußerer Umstände, indem sie die Aufmerksamkeit absichtlich und ohne zu urteilen auf die *Spannweite* des Erlebens im gegenwärtigen Augenblick fokussiert.

In einer achtsamen Haltung *denken* wir nicht über den Sinn von Erlebtem nach (wie wir es im Falle absichtlichen Mentalisierens tun), sondern wir richten die Aufmerksamkeit auf das Panorama des Hier und Jetzt und lassen uns unser unmittelbares Erleben absichtlich so vollständig wie möglich bewohnen, um es möglichst direkt zu verstehen (Bobrow 1997). Dies erfordert, daß wir akzeptieren, uns überantworten (Ghent 1990) oder das tun, was manchmal glauben genannt wird (Eigen 1981/1999) – insbesondere wenn das Erlebnis, auf das wir unsere Aufmerksamkeit richten, uns belastet. Doch wenn wir uns ihm bewußt zuwenden, statt ihm Widerstand entgegenzusetzen, können wir die Parade vorüberziehender Gedanken, Gefühle und Körperempfindungen verfolgen, die unser Erleben von Augenblick zu Augenblick immer wieder umgestaltet.

Bewußt zu entscheiden, auf was und wie wir unsere Aufmerksamkeit ausrichten, ist der Schlüssel zu einer achtsamen Haltung – und um dies bewußt entscheiden zu können, müssen wir unsere Aufmerksamkeit zunächst *lokalisieren*. Im Anschluß daran können wir uns auf eine Weise auf das, was wir erleben, hinorientieren, die unser Empfinden des Unterschieds zwischen dem Gewahrsein und den Objekten des Gewahrseins stärkt. Gleichzeitig stärken wir dadurch unsere Identifikation mit dem *Gewahrsein des Gewahrseins*, das uns als innere sichere Basis dienen kann. Wenn die Achtsamkeit das sich kaleidoskopartig ständig verändernde Wesen des Erlebens offenbart (in der buddhistischen Philosophie wird dies *Unbeständigkeit* genannt), läßt sie dieses Erleben gewöhnlich als weniger fest – weniger monolithisch und elastischer – erscheinen und ermöglicht uns so, uns leichter durch unser Erleben hindurch zu bewegen und dadurch den Veränderungsprozeß zu fördern.

Gleichzeitig kann eine achtsame Haltung bewirken, daß unser Erleben unserer selbst und anderer Menschen stabiler erscheint – vollblütiger, offener und »realer«. Zu dieser Transformation kommt es, wenn Vergangenheit und Zukunft subjektiv vom Erleben des gegenwärtigen Augenblicks abgetrennt werden. Gelingt dies, können wir das Hier und Jetzt plötzlich mit einer Qualität befreiender Zeitlosigkeit, statt mit erstickender Beständigkeit, aufgeladen empfinden.

In dieser Atmosphäre ist eine paradoxe Empfindung einerseits der »Leichtigkeit des Seins« und andererseits der Dringlichkeit eines mitfühlenderen, geerdeteren und gegenwartszentrierteren Reagierens auf das Erleben gegenwärtig. Dieses belebend wirkende gleichzeitige Gefühl von Freiheit und Dringlichkeit vermag die Trance der Hilflosigkeit zu durchbrechen, die im Falle der Interaktion unserer inneren Welt mit unserer äußeren Realität in Erscheinung treten kann. Achtsamkeit fördert ein Erwachen, das uns ermöglicht, unsere vorherigen automatischen und unbewußten Reaktionen auf das Erleben zu erkennen und die Identifikation mit ihnen aufzulösen. In diesem Sinne kann eine achtsame – ebenso wie eine mentalisierende – Haltung für Patienten und Therapeuten eine starke Ressource für die Entbettung und für Veränderung sein.

Natürlich ist das Mentalisieren ein Fundament psychotherapeutischer Praxis. Wir bemühen uns Tag für Tag, auf das Verhalten unserer Patienten im Lichte der ihnen zugrunde liegenden mentalen Zustände zu reagieren – ihr Erleben im Sinne von Gefühlen, Überzeugungen und Wünschen zu verstehen. Obgleich Achtsamkeit zweifellos ihren eigenen Wert hat, kann sie uns zu besserem Mentalisieren verhelfen, indem sie uns als Therapeuten befähigt, umfassender und ruhiger präsent zu sein. Diese Qualität »offener Präsenz« (Epstein 1995/1996) macht uns empfänglicher für das, was bei unseren Patienten und bei uns selbst emotional am auffälligsten ist. Durch einen weiten im Gegensatz zu einem engen Aufmerksamkeitsfokus ermöglicht eine achtsame Haltung eine Art direkten Wissens, die integrativ wirkt und gleichermaßen ein Produkt des Körpers wie des Geistes zu sein scheint. Dieses integrierende Wissen versetzt uns in die Lage, unseren Patienten zu helfen, sowohl über ihre eigenen Gefühle nachzudenken als auch die Gefühle zu erleben, die durch ihre Gedanken hervorgerufen werden. So hilft Achtsamkeit uns – durch die Verbesserung unseres eigenen Mentalisierens –, die Mentalisierungsfähigkeit unserer Patienten zu stärken.

Entwickeln des Mentalisierens und der Achtsamkeit in einem relationalen Kontext

Bowlby war der Auffassung, daß Bindungsbeziehungen deshalb als Entwicklungskontext so großen Einfluß haben, weil sie als unverzichtbar empfunden werden. Ainsworth stellte klar, daß die Qualität der Kommunikation im (anfangs nonverbalen) Entwicklungsdialog – ihre Inklusivität, Flexibilität und Effektivität bei der Regulierung von Affekten – für ihr Potential, Sicherheit oder Unsicherheit zu übermitteln, entscheidend ist. Und wie Main demonstrierte, werden unsere frühen interpersonalen Dialoge zu Modellen und Regeln für die Fokussierung der Aufmerksamkeit, die unter anderem unsere Haltung zum Erleben prägen.

In der Psychotherapie wird wie in der kindlichen Entwicklung die Haltung zum Erleben – insbesondere zu emotional stark aufgeladenem Erleben – in der Matrix der Bindungsbeziehungen geformt (und eventuell auch umgeformt). Therapeuten (oder Eltern), die sich aus dem Eingebettetsein in das Erleben lösen, können eine Beziehung aufbauen, in welcher der Patient (oder das Kind) diese Fähigkeit selbst erlernen kann. Für Patienten und Kinder liegt der Schlüssel zur Entwicklung von Bindungssicherheit und der Mentalisierungsfähigkeit im Erleben einer Beziehung, in der die Bindungsfigur weiß, was im Geist ihres Gegenübers vor sich geht (Fonagy et al. 2002/2004). Dieses Erlebnis wird in der Psychotherapie durch die mentalisierende Haltung des empathisch eingestimmten Therapeuten ermöglicht, die – ebenso wie die sensibler Eltern – implizite und explizite Dimensionen hat.

Implizites Mentalisieren ist das permanente intuitive Lesen nonverbaler affektiver Signale – eine besondere Fähigkeit der rechten Gehirnhälfte, die uns ermöglicht, auf die psychologische Bedeutung von Verhalten zu reagieren. Implizit mentalisieren wir – meist ohne uns dessen bewußt zu sein –, wenn wir reflexhaft den emotionalen Zustand eines Patienten durch einen entsprechenden Ausdruck unseres Gesichts oder eine Veränderung des Tons unserer Stimme »spiegeln«. Diese automatische – empathische – Deutung von Verhalten oder Reaktion darauf ist unverzichtbar, wenn man eine Beziehung fördern will, in der sich der Patient gefühlt und verstanden fühlt.

Explizites Mentalisieren hingegen ist ein *bewußter* Vorgang, der die sprachlichen Ressourcen des »linkshemisphärischen Interpreten« nutzt (Gazzaniga, Eliassen, Nisenson, Wessuger & Baynes 1996), um gezielt über die Bedeutung von Verhalten und seine psychologischen Grundlagen zu reflektieren, wobei oft das vorher Implizite explizit wird (wie wenn der Therapeut den geleugneten Groll kommentiert, der im wütenden Unterton der Stimme des Patienten mitschwingt). Wir mentalisieren explizit und laden den Patienten ein, das gleiche zu tun, indem wir unsere Bemühungen, sein Erleben zu verstehen, oder unser eigenes Erleben der therapeutischen Interaktion in Worte fassen.

Insbesondere das implizite und explizite Mentalisieren des Therapeuten im Kontext einer allmählich sicherer werdenden Bindungsbeziehung stärkt die Fähigkeit des Patienten, sich in eine mentalisierende Haltung zu versetzen. Ebenso kann ein zur Achtsamkeit fähiger Therapeut die Beziehung nutzen, um die Achtsamkeit des Patienten zu fördern.

Es wurde schon einmal darauf hingewiesen, daß Achtsamkeit »ansteckend« wirken kann. In Gegenwart eines anderen Menschen, der ruhig ist und sich akzeptiert, wie er ist, werden auch wir leichter ruhig, und wir akzeptieren uns ein wenig mehr. Gelingt es uns als Therapeuten, uns in einen Zustand der Achtsamkeit zu versetzen, stellen wir oft fest, daß der Patient sich in diesem Zustand zu uns gesellt. All dies kann implizit vonstatten gehen, wir können einen Patienten aber auch *explizit* einladen, sich in eine achtsame Haltung zu versetzen – indem wir ihm beispielsweise vorschlagen, beim Erleben des gegenwärtigen Augenblicks zu bleiben, oder indem wir ihm Fragen stellen, die er nicht beantworten kann, ohne auf das Erleben im Hier und Jetzt zu fokussieren. Wenn wir die Aufmerksamkeit weder auf das richten, was *in der Vergangenheit* geschehen ist, noch auf das, was *in der Zukunft* geschehen wird, geben wir dem Patienten Gelegenheit zur Achtsamkeit. Und jedesmal wenn er dazu befähigt wird, den gegenwärtigen Augenblick mit Gewahrsein und akzeptierend zu »bewohnen«, wird seine Fähigkeit zur Achtsamkeit dadurch gestärkt.

Die Doppelhelix: Eine klinische Illustration

> *Teach us to care and not to care*
> *Teach us to sit still.*
> — T. S. Eliot, *Ash-Wednesday*, VI

Die Beziehung zwischen einer mentalisierenden und einer achtsamen Haltung in der Psychotherapie gleicht einer Doppelhelix, zwei einander teilweise überschneidenden Spiralen, die sich einander immer wieder annähern und sich dann wieder voneinander entfernen. Mentalisieren und Achtsamkeit unterscheiden sich voneinander, ergänzen einander aber auch und sind miteinander verflochten, zwei Arten des Kennens von Erlebnissen und des Reagierens darauf, die einander zudem verstärken: »Einsicht führt zur Beruhigung, und Beruhigung führt zur Einsicht« (Cooper 1999, S. 74). Sowohl eine mentalisierende als auch eine achtsame Haltung kann einen Therapeuten besser in die Lage versetzen, Patienten zu helfen, eine effektivere Regulation ihrer Affekte zu entwickeln, sich handlungsfähiger zu fühlen und bisher dissoziierte Erlebnisse zu integrieren. Und beide Haltungen können auch das Gewahrsein und die innere Freiheit vergrößern, indem sie uns – als Therapeuten wie als Patienten – zu erkennen ermöglichen, wie der Geist unser Welterleben vermittelt.

Natürlich geht es letztlich darum, das Leiden unserer Patienten zu verringern und ihnen zu helfen, sich lebendiger zu fühlen – stärker mit sich selbst und anderen verbunden. Das Leiden, in das unsere Patienten eingebettet sind, kann viele Formen annehmen und viele Ursachen haben, und ein großer Teil davon entsteht durch den Versuch, Leiden zu vermeiden. Die deaktivierenden und hyperaktivierenden Strategien, die für unsichere Bindungen charakteristisch sind, so wie die Dissoziation und das »Ausagieren«, die unaufgelöste Traumata begleiten, können als automatische Defensivmaßnahmen verstanden werden, die das aktuelle Leiden wie auch die Wahrscheinlichkeit zukünftigen Leidens verringern sollen. Mentalisieren und Achtsamkeit sind für den Therapeuten Arten, mit dem Leiden eines Patienten umzugehen – und Arten, Leiden zu vermeiden –, die Raum für beides schaffen – und beides verringern – können.

Aber Therapeuten sind wie ihre Patienten auch selbst anfällig für emotionalen Schmerz und betten sich manchmal auch in ihre eigenen habituellen Defensivstrategien gegen Schmerz ein. Dies führt dazu, daß wir als Therapeuten immer wieder in Situationen geraten, in denen wir – wie unsere Patienten – dem Selbstschutz dienende Muster des Denkens, Fühlens und In-Beziehung-Tretens schlicht wie einstudiert »abspulen«.

»Danke für ein weiteres Jahr«

Mit diesen Worten endete ein Weihnachtsbrief an mich von Ellen, einer Patientin, die von der Idee besessen war, sich irgendwann umzubringen, und über deren Therapie ich schon in Kapitel 15 berichtet habe. Dort (S. 348–353) habe ich zwei Sitzungen mit ihr in zusammengefaßter Form beschrieben: In der ersten kam es zu einem Enactment und einem korrigierenden emotionalen Erlebnis, und in der zweiten fand eine Deutung statt, in deren Mittelpunkt ein Vorstellungsbild von mir stand, wie ich Ellen an der Hand nahm und sie aus ihrer zwar sicheren, aber unfruchtbaren und isolierten Situation in eine neue Welt der Beziehungen führte. Diese Sitzung bildete den Anfang einer Sequenz, die ich im weiteren Verlauf dieses Kapitels schildern werde. In ihr wird die komplexe Beziehung zwischen Enactments – dem Eingebettetsein in das Erleben, das Patienten und Therapeuten gemeinsam ist – und der Mentalisierung und Achtsamkeit veranschaulicht, die helfen können, der Enge des Eingebettetseins zu entkommen.

Aus dem anfänglichen Kampf um Leben oder Tod in meiner langen Beziehung zu Ellen, dem Gefühl eines zwar sehr langsamen, aber doch stetigen Fortschritts, und der partiellen »Überschneidung« unseres Erlebens ist eine starke Verbindung zwischen uns erwachsen. Nach den Jahren unserer bisherigen Zusammenarbeit hat sie nun eine sehr sichere, wenn auch nicht ganz und gar sichere Bindungsbeziehung zu mir entwickelt, meine Zuneigung zu ihr ist sehr stark geworden und mein Engagement für sie unerschütterlich. Einem langwierigen belagerungsähnlichen Zustand unserer Beziehung mit Suiziddrohungen und -gesten, zahllosen Telefonanrufen mitten in der Nacht, Einsätzen der Polizei und von Notfallambulanzen, Klinikeinweisungen folgte eine relative Ruhe nach dem Sturm.

Das Problem, mit dem wir praktisch seit Behandlungsbeginn ringen, ist Abhängigkeit. Wer würde sich um wen kümmern? Das war die alles beherrschende Frage. Ellen hatte sich in ihrem ganzen Leben gezwungen gefühlt, für andere zu sorgen.

Diese Rolle hatten ihre Eltern ihr schon sehr früh übertragen, indem sie von ihr erwartet hatten, daß sie sich sowohl um ihre jüngeren Geschwister als auch um sie selbst kümmerte, und dies in einer Zeit, in der sich die Eltern um ihre Tochter hätten kümmern müssen. Seit sie erwachsen war, hatte sie sich praktisch immer um von ihr in irgendeiner Hinsicht abhängige Andere gekümmert. In der Therapie kämpfte sie gegen ihr Bedürfnis, sich von mir abhängig zu machen, und ähnelte damit einer Ertrinkenden, die sich jedem Versuch, sie zu retten, widersetzt.

Und doch sehnte sie sich unbewußt danach, gerettet zu werden – so wie ich mich offenbar unbewußt danach sehnte, *sie* retten zu können. Mein Bild von mir als Ellens Ritter in glänzender Rüstung ermöglichte mir einen ersten Blick auf mein Bedürfnis, sie zu »retten«, sowie auf ihre Hoffnung darauf, gerettet zu werden. In der Therapiesitzung, die ich in Kapitel 15 beschrieben und dort als wichtigen Wendepunkt der Therapie bezeichnet habe, berichtete ich Ellen über dieses Vorstellungsbild und darüber, was es nach meiner Auffassung bedeuten konnte.

Einige Sitzungen später klagte Ellen auf vertraute Weise und ziemlich wütend, sie habe zugelassen, daß sie von mir zu abhängig geworden sei. Sie konnte mit meiner Vermutung wenig anfangen, daß sie unmittelbar nach unserem Gespräch über meinen Wunsch, sie wie durch Zauberkraft zu retten – und über ihren Wunsch, durch einen Zauber gerettet zu werden –, in den aufgebrachten Zustand geraten sei, in dem sie sich nun befand. In ihrem Geist gab es offenbar keinen Raum, in dem sie über die Bedeutung ihrer Aufgebrachtheit hätte nachdenken können. Sie wirkte, als sei sie völlig in eine klaustrophobische Welt psychischer Äquivalenz eingebettet, in der Gefühle Tatsachen und damit Grundlagen des Handelns sind, keine mentalen Zustände, die gefühlt, aber auch verstanden werden können. Die einzige Lösung, die sie sich vorstellen konnte, bestand darin, seltener mit mir zusammenzutreffen: nur noch einmal pro Woche statt zweimal.

Ich war etwas frustriert darüber, daß sie nicht bereit oder in der Lage war, mit mir zusammen darüber nachzudenken, was sie fühlte. Doch Ellen zu erläutern, daß ihre Schwierigkeit damit, über diese Dinge nachzudenken, unmittelbar mit den Hoffnungen zusammenhing, mit denen wir uns in jenen für sie so beunruhigenden Therapiesitzungen beschäftigt hatten, war zumindest mir nützlich. Als ich die Vermutung zur Sprache brachte, daß ihre »Mentalisierung« (allerdings benutzte ich dieses Wort nicht) teilweise durch ihre »unermüdliche Hoffnung« blockiert war, von mir zu bekommen, was sie als Kind vermißt hatte (Stark 2000), half mir dies, meine Empathie angesichts ihrer Notlage zu vertiefen, und außerdem wurde die Dringlichkeit meines Bedürfnisses, sie zu retten, dadurch deutlich verringert. Was ich zu diesem Zeitpunkt noch nicht vollständig überblickte, waren die Wurzeln dieses Bedürfnisses in meiner eigenen Psyche.

Niemand am Steuer

In der ersten der vier Sitzungen, die ich nun schildern werde, sagt Ellen, daß sie weiß, daß *ich* das Gefühl habe, in der Therapie sei etwas wichtiges geschehen. *Sie selbst* jedoch sei sich da nicht so sicher. Sie bittet mich, noch einmal zu erklären, was ich gedacht habe.

Ich antworte: »Sie werden sich noch an die Sitzung erinnern, in der ich Ihnen von meinem Vorstellungsbild berichtet habe, daß ich Sie irgendwie ›rette‹, indem ich Sie bei der Hand nehme und Sie in eine bessere Welt geleite. Ich vermute, daß Ihre Hoffnung auf ein Ereignis dieser Art es Ihnen erschwert, mit mir daran zu arbeiten, zu verstehen, womit Sie kämpfen. Vermutlich hoffen Sie statt dessen darauf, daß Sie irgendwie einfach dadurch gerettet werden können, daß Sie hier mit mir zusammen sind und erleben, was sie mit Ihren Eltern nicht erlebt haben – all die Liebe und Fürsorge, die Sie in Ihrer Kindheit gebraucht hätten, um sich sicher und stark zu fühlen.«

Als sie daraufhin sagt, sie wisse, daß ich diese Vorstellung hätte, sei sich aber nicht sicher, ob sie wirklich zutreffe, argumentiere ich weiter: »Wir haben mehr als einmal darüber gesprochen, wie schwer es Ihnen fällt, bei Ihren Gefühlen zu bleiben und zu versuchen, sie kennenzulernen und im Gespräch mit mir in Worte zu fassen, um dann vielleicht ein wenig besser mit ihnen zurecht zu kommen.«

Mit dieser Sichtweise hat die Patientin keine Probleme. »Es fällt mir nicht nur einfach schwer, sondern ich habe eine positive Aversion dagegen, auf meine Empfindungen zu achten.« Eine lange Stille folgt. »Demnach ist dieser Teil von dem, was Sie gesagt haben, wahr.« Wieder Stille. »Es fühlt sich einfach ziemlich schwierig an.« Stille.

»Und wie ist es für Sie, mit einer Schwierigkeit konfrontiert zu sein?«

»Das macht mich nervös. Es ist dann so, als gäbe es etwas, das ich tun könnte, aber nicht tue. Aber warum sollte ich es auch tun, wenn ich sowieso nicht daran glaube, daß es etwas ändert? Es ist einfach zu spät für mich. Es gibt keinen Grund zur Hoffnung. Ich habe nicht das Gefühl, eine Zukunft zu haben. Mir scheint, es würde soviel Arbeit erfordern, daß dies nur gerechtfertig wäre, wenn ich eine Zukunft vor mir sehen würde. Aber das tue ich nun einmal nicht.«

Als ich dies höre, überkommt auch mich ein Gefühl der Hoffnungslosigkeit, als vermöchte nichts von dem, was ich sage, sie zu erreichen. Als mir erneut klar wird, wie schwierig, wenn nicht gar unmöglich es für Ellen ist, ihre eigenen Ressourcen für ihre Zwecke zu mobilisieren, überkommt mich das Gefühl zu versinken – bis mir spontan ein mentales Bild von Ellen auf dem Fahrersitz eines Autos in den Sinn kommt.

In einem Bild oder einer Metapher wie dieser kommt oft das Mentalisieren des Therapeuten zum Ausdruck. Manchmal wird solch ein Vorstellungsbild zu einem wichtigen Bestandteil des therapeutischen Gesprächs und kann darin zur Stärkung der Mentalisierungsfähigkeit des Patienten beitragen. Warum ist das so? Bilder und Metaphern beinhalten – wie das Mentalisieren selbst – Symbole. Sie stehen also für etwas anderes, und während sie (wie wir hoffen) einen bedeutsamen Aspekt der emotionalen Wirklichkeit repräsentieren, kann man auch mit ihnen spielen. Wenn wir in der Therapie mit solchen zunächst nonverbalen Symbolen arbeiten, »spielen wir mit der Realität« (Fonagy & Target 1996) – was eine recht treffende Beschreibung dessen ist, was beim Mentalisieren geschieht. Ich beschloß, Ellen meine bildliche Vorstellung mitzuteilen.

»Als Sie gerade sagten, Sie sähen keine Zukunft vor sich, tauchte in meinem Geist ein Bild von Ihnen auf dem Fahrersitz eines Autos auf. Das Auto bewegt sich nicht. Sie sitzen auf dem Fahrersitz, zögern aber oder sind einfach nicht in der Lage, das Lenkrad in die Hand zu nehmen. Mit Ihren Worten könnte ich sagen, daß Sie eine ›positive Aversion‹ dagegen haben, durch die Windschutzscheibe zu schauen und festzustellen, was vor Ihnen liegt, und eine ›positive Aversion‹ dagegen, in den Rückspiegel zu schauen und festzustellen, was hinter Ihnen liegt. Und wenn Sie nicht hinter sich oder vor sich schauen können, ist es natürlich kein Wunder, wenn Ihnen die Vorstellung, ein Auto zu fahren, als ziemlich gefährlich erscheint. Wahrscheinlich werden Sie, wenn Sie sich so fühlen, jemand anderen bitten, das Lenkrad in die Hand zu nehmen und Sie irgendwo hinzufahren.«

»Ich will nicht fahren, da haben Sie recht. … Ich möchte, daß mich jemand anders an mein Ziel bringt.« Sie sagt dies sehr bestimmt und mit einem Blick, der mit einem Unterton von Wut den Anspruch erhebt, daß jemand anders sie fährt, und der gleichzeitig ausdrückt, daß sie sich schämt, weil sie diesen Wunsch zum Ausdruck gebracht hat.

Weil ich ihr in zweifacher Hinsicht schmerzhaftes Gefühl spüre, sage ich: »Ich weiß. Natürlich wollen Sie das. Ich nehme an, Sie meinen, daß Sie dies verdienen, und gleichzeitig empfinden Sie es als beschämend und demütigend, es zu wollen.«

»Ich habe zu große Angst, in die Zukunft zu schauen. Sie kommt mir so trostlos vor. Und zurückzublicken ist für mich fast unerträglich. Ich habe es schon lange nicht mehr getan.« Dann unter Tränen: »Alles gerät einfach zu sehr außer Kontrolle. Ich habe immer am Steuer gesessen, bevor ich zusammengebrochen bin. Ich hatte immer alles unter Kontrolle. Aber seit meinem Zusammenbruch habe ich immer darauf gewartet und gehofft, daß jemand anders die Führung übernimmt.« Sie kämpft offensichtlich mit ihren Gefühlen.

Ich sage: »Ich will nicht die Führung übernehmen. Aber ich würde gern im Auto neben Ihnen sitzen, so, als würden Sie gerade wieder anfangen zu fahren und als würde ich Ihnen helfen, sich auf die Straße zu konzentrieren und in den Rückspiegel zu schauen.«

»Aber wenn ich schaue, steht mir im Grunde vor Augen, was ich fühle und denke, es wird mir nur einfach zuviel. Ich weiß, daß es so sein wird.«

»Ich nehme an, Sie haben Angst, Sie könnten die Bremse nicht betätigen.«

Wir reden noch eine Weile über verschiedene Möglichkeiten, die Bremse zu betätigen: indem sie sich einen sicheren Ort vorstellt, indem sie auf ihre Atmung achtet, indem sie meditiert, so wie wir es zu Beginn jeder Sitzung zusammen tun. Als die Sitzung fast zu Ende ist, erzählt sie mir, sie habe immer wieder Träume über Autos gehabt. Als kleines Mädchen habe sie davon geträumt, auf dem Rücksitz eines fahrenden Autos zu sitzen, auf dessen Fahrersitz niemand saß. Als Erwachsene habe sie nun Träume, in denen sie allein in einem Auto sitze, aber nicht in der Lage sei, sich auf den Fahrersitz zu setzen.

»An einer Wegkreuzung stehen«

Einige Sitzungen später kam mir während des Meditierens ein – im nachhinein betrachtet ziemlich naheliegender – Gedanke in den Sinn: *Ich muß selbst weniger Zeit auf dem Fahrersitz verbringen, damit Ellen sich als handlungsfähig erleben kann.* Ich schweige, und was dann passiert, ist außergewöhnlich: Ellen spricht zuerst. Als sie sagt, sie fühle sich müde, frage ich sie, wie es für sie ist, jetzt hier müde zu sein.

Sie antwortet langsam und ruhig: »Es fühlt sich gemischt an. … Es fühlt sich sicher und angenehm an. Ich mag es, wenn ich einfach hier sein kann. … Aber es weckt in mir auch den Wunsch, heute irgendwo hinzukommen.«

Weil ich etwas höre, das mir wie ein erstes Anzeichen für Handlungsfähigkeit erscheint, schweige ich. Meine Aufmerksamkeit ist gleichermaßen auf meine Atmung, das Innere meines Körpers und auf ihre Worte gerichtet. Ich fühle mich ruhig, präsent und wesentlich weniger unter Druck zu handeln als sonst. Ich nehme das Steigen und Fallen meines Bauchs beim Ein- und Ausatmen wahr. Ich habe das Gefühl, Ellen viszeral zu begreifen und Raum für sie zu schaffen.

Zwischen den einzelnen Gedanken pausierend, sagt sie: »Ich bin müde, weil meine Gedanken rasen. … Mein Geist springt ständig von einem Thema zum nächsten. … Ich lenke mich mit unwichtigen Gedanken ab, damit ich nicht bei dem zu sein brauche, was tatsächlich in mir vor sich geht.«

»Ich bin bei Ihnen. Ich weiß, wie es ist, in meinem eigenen Geist herumzujagen, wenn ich aufgebracht bin. Es ist dann, als würde ich nach einem sicheren

Ort oder nach Verstehen oder nach einer Schlußfolgerung oder einer Rahmung suchen.«

»Aber Sie können sich Ihre Gedanken anschauen. Ich hingegen laufe vor meinen davon. … Ich laufe ständig vor dem, was ich erlebe, davon.«

Ich denke, *Es ginge Ihnen besser, wenn Sie sich dem, was Sie denken, zuwenden könnten.* Dann richte ich meine Aufmerksamkeit wieder nach innen, auf mein Erleben meines atmenden Körpers. Ich versuche im Moment nicht, etwas herauszufinden. Ich fühle mich ruhig und offen.

Nach einer langen Stille sagt Ellen: »Ich habe das Gefühl, an einer Wegkreuzung zu stehen. … Aber ich kann nicht besonders gut formulieren, wie das ist.«

Ich unterbreche eine weitere lange Stille und sage: »Sie scheinen das Gefühl zu haben, mit einem Entschluß oder einer Richtungsentscheidung zu ringen.«

»David, ich ringe damit, die Idee aufzugeben, daß ich mich umbringen werde.«

Ich seufze tief und hörbar.

»Und es ist so schwer … so schwer, das loszulassen, weil es meine einzige Sicherheit war, das einzige, worauf ich mich verlassen konnte. … Das einzige, was ich jemals wollte, war, mich sicher zu fühlen, und es scheint, als ob ich mich in meinem Leben nirgendwo sicher fühlen kann. … Aber es fällt mir immer schwerer zu glauben, daß meine Kinder, meine erwachsenen Kinder mit meinem Selbstmord jemals zurechtkommen würden.«

Ihre tiefer werdende Empathie, die hier zum Ausdruck kommt, scheint ein Marker für das Mentalisieren und die Auflösung ihres Eingebettetseins in die Welt des »Als ob« zu sein, in der sie sich vorstellt, daß ihre Kinder – die nach ihrer Vorstellung mit ihrem Bedürfnis nach dem Trost des Nicht-mehr-Seins leicht fertig werden müßten – »wirklich besser ohne mich zurechtkämen.«

»Bitte sagen Sie mir, ob das richtig ist. Ich habe das Gefühl, daß Sie sich immer mehr in die Lage Ihrer Kinder hineinversetzen. Sie stellen sich vor, wie Ihre Kinder Ihren Selbstmord empfinden würden. Und wenn Sie das tun, können Sie unmöglich bei der Überzeugung bleiben, daß dieser Akt *keine* sehr starke destruktive Wirkung auf sie haben würde.«

»Richtig. Und ich denke auch über Sie nach. Aber ich weiß nicht, was ich mit dem, was ich fühle, tun soll. Ich kann nutzen, was ich hier gelernt habe, indem ich mir in Augenblicken der Panik sage, daß diese vorübergehen werden. Aber es ist trotzdem so, als ob mir etwas fehlen würde, irgendein Teil meines Gehirns oder eine Fähigkeit, über das, was ich erlebe, nachzudenken, irgendeine Einsicht.«

»Ich glaube nicht, daß Ihnen die Fähigkeit dazu fehlt. Eher fehlt Ihnen die Übung. Und es ist schwer, etwas üben zu wollen, wenn Sie Angst davor haben, sich überwältigt zu fühlen, sobald Sie die Aufmerksamkeit auf Ihre Gefühle richten.«

»Aber ich habe auch erlebt, daß ich weniger Angst hatte, wenn ich in einer Sitzung über meine Gefühle geredet habe.«

Was in dieser Sitzung auftaucht, nähert sich der Erkenntnis, daß die Wegkreuzung, an der Ellen sich befindet, die beunruhigende Möglichkeit erschließt, nicht nur die »Sicherheit« des Selbstmordes aufzugeben, sondern sich auch für das Leben zu entscheiden. Und angesichts dieser Entscheidung taucht das Schreckgespenst auf, sich auf den Fahrersitz zu setzen und irgendwie den Mut und die Initiative aufzubringen, sich dem eigenen Erleben zuzuwenden, statt sich davon abzuwenden.

»Ich will nicht denken«

Zu Beginn der Sitzung berichtet Ellen mir, sie habe wegen des bevorstehenden Weihnachtsbesuchs bei ihrer Schwester in einem anderen Bundesstaat sehr große Angst. Wovor genau hat sie Angst? Sie hat das Gefühl, stark und perfekt sein zu müssen, in der Lage, sich um ihre Schwester zu kümmern. Sie hat große Angst davor, daß sie ihrer Schwester gegenüber in irgendeiner Hinsicht den Eindruck erwecken könnte, diesem Bild von sich nicht gerecht zu werden. Ellen scheint nicht bereit oder in der Lage zu sein, ihre Gefühle oder Vorstellungen zu hinterfragen: Sie sind einfach das, was sie sind.

Ich fühle mich frustriert, weil ich einmal wieder in dieser völlig vernagelten Welt gelandet bin. Merkt sie denn nicht, daß es da etwas gibt, worüber sie nachdenken sollte? Warum fühle nur ich mich dafür verantwortlich, ihr zu helfen, aus ihrem selbstgeschaffenen Elend herauszufinden? Weil ich fälschlich annehme, daß ich diese verunsichernden Reaktionen für mich behalten – vielleicht könnte man auch sagen, verheimlichen – kann, schaffe ich es, mit ihr ein Gespräch zu beginnen, in dem klar wird, daß ihre Schwester deutlich *weniger* als Ellen einen starken anderen Menschen braucht, der sie schützt. Als ich dann merke, daß sie sich in sich selbst zurückzieht, frage ich sie, wie es für sie ist, mit mir darüber zu sprechen, daß sie glaubt, sich um ihre Schwester kümmern zu müssen.

»Ich habe das Gefühl, daß Sie mich ausschimpfen oder rügen«, antwortet sie.

Ich seufze, denn mir ist natürlich klar, daß sie recht hat. Um diese Störung unserer Beziehung zu heilen, sage ich: »Sie haben da etwas Wichtiges bemerkt. Ich glaube, ich werde manchmal ungeduldig oder bin frustriert. Sie haben Ihre Gefühle, aber mir geht es darum, daß Sie mit Ihren Gefühlen etwas tun, das Sie bisher *nicht* tun. Dadurch werden Sie zum Ziel meiner Bestrebung. Aber Sie können sicher sein: Ich will ganz bestimmt nicht, daß meine Bemühungen, Ihnen zu helfen, Ihnen schaden.«

Unter Tränen antwortet sie: »Ich glaube nicht, daß Sie mich verletzen wollen. Aber ich glaube auch nicht, daß Sie mich verstehen. Ich versuche, mir auszureden, was ich fühle, aber das funktioniert nicht. Ich bekomme diese Gefühle trotzdem immer wieder.«

»Natürlich tun Sie das. Weshalb sollte es anders sein? Glauben Sie, ich hätte Ihnen empfohlen, sich Ihre Gefühle auszureden? Mir geht es um etwas völlig anderes. Ich bin einfach nicht ohne weiteres bereit, das, was Sie fühlen, als das letzte Wort zu diesem Thema zu akzeptieren. Ich rede davon, daß Sie darüber nachdenken sollten, was Sie fühlen.«

Unter Tränen protestierend antwortet sie: »David, ich will aber nicht nachdenken. Ich will keine Verantwortung übernehmen. Ich möchte, daß jemand anders für mich nachdenkt. Ich möchte, daß jemand anders die Verantwortung übernimmt. Ich habe als Kind so viel Verantwortung übernehmen müssen, jetzt will ich es einfach nicht mehr.«

In diesem Moment empfinde ich Empathie ihrem offensichtlichen Schmerz gegenüber, aber auch ein wenig von der gleichen Frustration, derentwegen sie vor ein paar Minuten das Gefühl hatte, ausgeschimpft zu werden. Obwohl ich immer noch mit meinen eigenen problematischen Gefühlen kämpfe, begreife ich, daß ich die Tiefe ihrer Sehnsucht danach, umsorgt zu werden, hören und *fühlen* muß, damit sie sich anschließend mit anderen Aspekten dieser Sehnsucht befassen kann. Um Raum für das Mentalisieren zu schaffen, muß Ellen zunächst spüren, daß ich die »Realität« ihres verzweifelten, unerfüllten Wunsches anerkenne, jetzt zu bekommen, was sie schon als Kind verdient hatte, aber nie bekommen hat.

»Es war nicht fair, daß Sie eine Elternrolle übernehmen mußten, als Sie noch ein Kind waren. Ihr Wunsch, daß jemand für Sie die Verantwortung übernimmt, daß sich jemand so um Sie kümmert, wie Ihre Eltern es nicht konnten oder zumindest nicht getan haben, ist aus meiner Sicht völlig verständlich und gerechtfertigt.«

Nun spüre ich sowohl ein wenig Erleichterung bei ihr als auch einen weiteren, wenn auch schwächeren Protest in ihrer Antwort: »Ich habe nicht das geringste Selbstvertrauen, wenn es darum geht, Verantwortung zu übernehmen. Ich kann es einfach nicht. Ich möchte, daß jemand anders sich ans Steuer setzt, jemand, der sich um mich kümmert und für mich denkt; aber ich weiß auch, daß das nie passieren wird, ganz gleich, wie sehr ich es will … Niemand wird das jemals für mich tun … Mir ist klar, daß ich es nur für mich tun kann … Aber ich will es einfach nicht.«

»Ich sage es noch einmal: Ihr Wunsch – Ihre Hoffnung wider jede Hoffnung – ist völlig verständlich. Emotional ist er absolut sinnvoll. Und natürlich will ich mich um Sie kümmern, und ich glaube, daß Sie merken, daß ich mich ziemlich verläßlich um Ihr Wohl kümmere. Aber ich glaube auch, daß Sie einen Preis dafür bezahlen, wenn ich Ihnen zuviel Denken abnehme, denn dann fühlen Sie sich weniger selbstsicher, weniger selbständig, weniger autark.«

»Ich habe nicht das Vertrauen, daß ich so denken kann wie Sie. Ich kann es einfach nicht.«

Hätte sie dies Jahre, Monate oder auch nur eine Woche früher gesagt, wäre ich mir nicht so sicher gewesen wie in diesem Moment, daß die Antwort, die ich ihr darauf gab, in irgendeiner Hinsicht von Nutzen sein würde: »Vielleicht könnten wir uns gemeinsam noch einmal vergegenwärtigen, daß wir solche Gespräche schon früher geführt haben – Gespräche, in denen Sie mir klarzumachen versuchten, Sie könnten einfach nicht denken. Aber wenn wir uns dann das nächste Mal treffen oder am Telefon miteinander reden, schildern Sie mir jedesmal eine Menge Gedanken, die Ihnen durch den Kopf gehen. Und auch wenn Sie etwas in Ihr Tagebuch schreiben, zeigt das jedesmal, daß Sie ziemlich viel nachdenken. Das zeigt, daß es zumindest manchmal weniger darum geht, ob Sie über das, was Sie erleben, nachdenken können, als vielmehr darum, daß Sie dies nicht wollen – und vielleicht ist das ja ganz besonders dann so, wenn wir hier zusammen sind.«

»Aber vielleicht gibt es ja auch nichts, worüber man nachdenken müßte«, erwidert sie. Dann fährt sie ziemlich wehleidig fort: »Vielleicht bin ich nur ein sehr einfacher Mensch. Ich bin nicht so kompliziert wie wahrscheinlich viele andere Ihrer Patienten. Sie wissen doch sowieso schon alles, was es über mich zu wissen gibt. Deshalb gibt es wirklich nichts mehr, worüber nachzudenken sich lohnen würde.«

Ich fühle mich wieder ziemlich frustriert, aber ich bin auch engagiert, mentalisiere und hoffe, daß es mir gelingen wird, Ellen selbst zum Mentalisieren zu bringen. Ich sage: »Im Gegensatz zu Ihnen bin ich der Meinung, daß es ziemlich viel gibt, worüber nachzudenken sich lohnen würde. Sie ringen damit herauszufinden, ob Sie weiter nach jemandem Ausschau halten sollen, der sich um Sie kümmert, oder ob Sie – mit meiner Hilfe – versuchen sollten, selbst das Bestmögliche für sich zu tun. Ist das nicht wieder eine neue Variante der Wegkreuzung, an der Sie schon mehrmals gestanden haben? Wenn Sie sich nicht umbringen werden, was werden Sie dann mit Ihrem Leben anfangen?«

Ein paar Worte später endet die Sitzung mit einem günstigenfalls unklaren Abschluß. Ich fühle mich unruhig und ein wenig mutlos, und mir wird einmal wieder klar, daß ich mich zu intensiv um ein bestimmtes Ergebnis bemüht habe. Ich habe das Gefühl, einen Schritt rückwärts gegangen zu sein.

Am Morgen vor unserem nächsten Treffen notiere ich mir etwas, dessen Hintergrund eine Reflexion – Mentalisieren – über meine eigene Geschichte ist:

> Was für ein wirres Netz wir weben. Ich brauche Ellen, damit ich mich besser fühle, um mir so aus der Patsche zu helfen; sie hingegen muß ihre Hilflosigkeit herausstreichen, damit ich mich hilflos fühle, um sich selbst aus der Patsche zu helfen. Gleichzeitig erwartet sie, daß ich sie »repariere«, womit sie mich bei meinem Gefühl, für alles verantwortlich zu sein, packt. Und dann werde ich wütend, weil sie mir nicht erlaubt, sie zu »reparieren«. Es geht hier darum, daß ein Enactment stattfinden und meine problematische Rolle abgemildert wird, wenn ich achtsamer sein kann und mich weniger von meinem Bedürfnis antreiben lasse, ihre Situation zu verbessern. Es wäre gut, wenn ich bescheidenere Ziele definieren und die Dinge so zulassen würde, wie sie sind. Dies könnte bedeuten, daß ich sie die Gefühle haben lasse, die sie hat, und daß ich kommuniziere, daß ich mit allem fertig werden kann, was sie erleben könnte (und daß ich damit gleichzeitig meine Zuversicht ausdrücke, daß auch sie damit fertig werden kann). Laß dich von ihren Angelegenheiten nicht so kirre machen, und verwickle sie nicht so sehr in deine Angelegenheiten.

»Eine andere Art von Traurigkeit«

Ich gehe in die letzte der vier Sitzungen, die ich hier zusammenfassend beschreibe, mit einem vertieften Verständnis meiner Teilhabe an unserem gemeinsam geschaffenen Enactment. Ich fühle mich nun nicht mehr so stark in mein Erleben eingebettet und freier von dem weitgehend unbewußten Zwang, in der Arbeit mit Ellen Aspekte meiner Beziehung zu meiner Mutter zu wiederholen. In diesem geräumigeren und flexibleren Geisteszustand fällt es mir deutlich leichter, in akzeptierender Haltung präsent zu sein – achtsam zu sein –, statt mich von meinem Bedürfnis, etwas zu erreichen oder meine Patientin zu ändern, antreiben zu lassen.

> Als ich nach dem gemeinsamen Meditieren meine Augen öffne, sehe ich, daß Ellens Augen feucht sind. Ich frage sie, was sie empfindet. Sie antwortet fast flüsternd: »Ich fühle mich traurig … und ich empfinde Angst …« Sie verändert ihre Position auf der Couch, was bei mir den Eindruck erweckt, daß sie versucht, von sich selbst wegzukommen. Dann schüttelt sie leicht den Kopf, als wollte sie zu dem, was sie fühlt, »nein« sagen.
>
> »Können Sie eine Weile bei diesen Gefühlen bleiben?«
>
> »In den letzten Tagen ist es mir so schlecht gegangen, daß ich glaube, ich kann nicht mehr bei diesen Gefühlen bleiben.«

»Und wenn Sie dabei bleiben, haben Sie dann irgendeine Idee, worüber Sie traurig sind? Oder weshalb Sie Angst haben?«

»Ich weiß, daß ich wegen dieser Reise zu meiner Schwester Angst habe, weil sie dort wohnt, wo meine Mutter begraben liegt … Ich mache mir vor Reisen immer Sorgen. Ich reise generell nicht gern, besonders nicht allein …«

»Ich nehme an, Sie haben teilweise deshalb Angst, weil wir uns eine Weile nicht sehen werden.«

»Ich weiß.« Dann schaut sie mich direkt an und sagt mit ruhiger und fester Stimme: »Ich verlasse mich so sehr auf Sie.« Nach einer Pause fügt sie noch hinzu: »Ich habe mir schon einzureden versucht, daß nur drei Sitzungen ausfallen … aber das kommt mir ziemlich lang vor. Ich weiß, daß ich Sie anrufen kann, wenn es nötig ist … aber trotzdem …«

Ich fühle mich ruhig und nehme ihre Präsenz in mich auf, ohne den altbekannten inneren Druck zu spüren, umgehend gleich auf sie zu reagieren. Während ich bei ihr bleibe, wende ich die Aufmerksamkeit meinem Atem und meinem Körper zu. Ich habe das mir vertraute Gefühl, sie durch meinen Bauch hindurch zu »kennen«: Mein »Bauchgefühl« sagt mir, wenn ich die Führung aufgebe, wird sie sie übernehmen.

»Das traurige Gefühl … fühlt sich an, als ob es sich auf die Vergangenheit bezieht.« Es folgt eine lange Pause, als hörte sie in diesem Moment ihre eigenen Worte und gestehe sich zu, deren Bedeutung zu erkennen. Dann fährt sie fort: »Die Reise zu meiner Schwester bringt alles wieder zu mir zurück … alle meine Gefühle darüber, wie es damals war, Gefühle über meine Mutter und meinen Vater … und wie sie mich nie geschützt haben …« Sie weint sehr heftig und sagt dann fast flüsternd: »Ich möchte jemanden, der mich schützt.«

»Hmmm … Ja … Natürlich wollen Sie das.« Während sie spricht, sehe ich im Geiste Bilder aus der Vergangenheit, die sie mir geschildert hat – Bilder von Traumata und Vernachlässigung, über die sie vorher berichtet hat, als befände sie sich in einem stark dissoziierten Zustand oder als sähe sie selbst Bilder vor sich, die sie wahnsinnig machten, wenn sie noch länger bei ihnen bliebe. Unterdessen versuche ich meine Empathie durch Laute auszudrücken. Außerdem nicke ich, um Mitgefühl angesichts ihrer Trauer auszudrücken, und später schüttle ich ein wenig den Kopf, als wollte ich sie in ihrer stillen Empörung unterstützen. Dann wird mir plötzlich klar, daß Ellen ihre Gefühle spürt, statt sie zu vermeiden oder sich von ihnen überwältigt zu fühlen. Noch verblüffender ist, daß sie nicht darüber spricht, daß sie deprimiert ist, wie sonst immer, sondern darüber, daß sie sich traurig fühlt.

Mit Tränen in den Augen und gesenktem Kopf sagt sie: »Ich werde zum Grab meiner Mutter gehen, und man wird von mir erwarten, daß ich trauere, aber in Wahrheit ist mir eher danach, auf ihr Grab zu spucken und sie zu verfluchen …«

Zwischen den Schluchzern sagt sie mit flehender Stimme: »Ich wünschte mir, ich hätte vor ihrem Tod meinen Frieden mit ihnen machen können …«

»Es klingt, als würden Sie das jetzt versuchen.«

Durch ihre Tränen hindurch schaut sie mich an, als ob sie in meinem Gesicht lesen könnte, ob das, was ich sage, wahr ist. Dann läßt sie ihr Gesicht in die Hände sinken und weint noch stärker.

Nachdem sie sich beruhigt hat, frage ich sie, ob das, was sie im Moment fühlt, eine alte und vertraute Traurigkeit ist, oder ob es ihr wie etwas Neues vorkommt.

»Es fühlt sich wie eine andere Art von Traurigkeit an.« Nach langer Stille fährt sie fort: »Ich fühle mich auch verängstigt … Ich nehme an, daß meine Schwester mich um Geld bitten wird. Ich kann es mir nicht leisten, ihr zu helfen. … Aber ich kann ihr auch nicht einfach *nicht* helfen.« Wir erforschen ihre Angst und ihren Zwang, sich um das Wohl anderer zu kümmern. Ellen berichtet, ihr Bruder reagiere völlig anders als sie auf ihre Schwester: »Er sage: ›Laß sie doch einfach sehen, wie sie allein zurecht kommt!‹ Aber ich kann das nicht … Ich kann es einfach nicht.«

»Das ist eine ziemlich tiefgehende Sache. Können Sie zulassen, daß Ihre Schwester selbst mehr Verantwortung übernimmt? Kann ich zulassen, daß Sie mehr Verantwortung übernehmen? Offenbar ringen wir beide mit dem gleichen Problem. Ich denke, wir sind beide in Familien aufgewachsen, in denen von uns erwartet wurde, daß wir uns um die Gefühle anderer Menschen kümmerten. Und wenn wir das nicht taten, mußten wir dafür einen hohen Preis bezahlen.«

Daraufhin erzählt sie mir einen Traum, den sie in der Nacht vor unserer Sitzung hatte: Sie befindet sich auf einem öffentlichen Platz und ist kurz davor, sich mit einer Bombe umzubringen. Ein Arzt ist da, der mit ihr spricht und so erreicht, daß sie es sich anders überlegt. Dann stellt sie bestürzt fest, daß der Arzt sie verläßt und die Bombe zurückläßt, statt sie mitzunehmen oder meine Patientin an einen Ort zu bringen, wo sich jemand um sie kümmert. Nach dem Fortgehen des Arztes muß sie selbst verhindern, daß die Bombe explodiert – denn wenn das passieren würde, stürben außer ihr auch noch andere Menschen.

Im Gespräch über den Traum sage ich, daß dieser sich auf das Thema bezieht, über das wir gerade gesprochen haben. Erstens scheint der Traum ihr Entsetzen darüber auszudrücken, daß diejenigen, um die sie sich nicht kümmert, nicht nur auf sich gestellt sind, sondern außerdem Opfer einer schrecklichen Katastrophe werden. Sie sagt: »Genau das ist in meiner Familie passiert.« Später erkläre ich ihr, daß der Traum auch ihre Sorge darüber zum Ausdruck bringen könnte, daß ich sie im Grunde allein lasse, indem ich mehr von ihr erwarte. Sie gibt zu, daß sie dies tatsächlich fürchtet – worauf ich mit einem, wie ich später erkenne, übertrieben ausführlichen Versuch, eine beruhigende Erklärung zu geben, reagiere.

Als mir bewußt wird, wieviel ich geredet und wie wenig Raum ich ihr gelassen habe, sage ich: »Mir ist gerade immer klarer geworden, daß ich Ihnen nicht nur geholfen, sondern auch im Weg gestanden habe. Es ist, als hätte mich mein eigener innerer Zwang, mich um Ihr Wohl zu kümmern, dazu gebracht, in dieser Situation einen großen Teil des Denkens zu übernehmen, und dadurch habe ich es Ihnen erschwert, die Arbeit mit mir zusammen zu erledigen. Es ist nun einmal sehr schwierig, die Vergangenheit hinter sich zu lassen. … Das gilt natürlich für uns beide. … Bei mir geht es darum, wie ich mich um meine Mutter kümmern mußte, weil sonst alles noch viel schlimmer geworden wäre. … Und für Sie, so denke ich, geht es um etwas ähnliches oder um etwas noch Schlimmeres …« Nach einer Zeit der Stille sah ich einen schwer deutbaren Ausdruck auf ihrem Gesicht und sagte: »Ich frage mich, wie Sie es finden, mich darüber reden zu hören, wie es bei mir selbst war, als ich aufgewachsen bin.«

»Das wirkt auf mich beruhigend. Ich habe das Gefühl, daß Sie mich wegen Ihrer eigenen Erlebnisse ganz gut verstehen können. Das hat zur Folge, daß ich mich weniger verrückt und sicherer fühle.«

Sogar in diesem Moment ist mir bewußt, wie schwer es mir fällt, ihr die Zügel zu überlassen. »Ich denke an unser Gespräch und daran, wie tief diese alten Muster reichen. Ich tue es einfach immer wieder.« Mit einem Lächeln füge ich hinzu: »Offenbar bin ich kaum in der Lage, den Mund zu halten. Es fällt mir ziemlich schwer aufzuhören.«

Ebenfalls mit einem Lächeln erwidert sie: »Und für mich ist es schwer anzufangen.«

»Was meinen Sie damit?«

»Es fällt mir schwer, damit anzufangen, Verantwortung für mein Leben zu übernehmen. Ich übernehme automatisch immer wieder die Verantwortung für andere Menschen …« Sie seufzt.

»Wie ist es für Sie in diesem Augenblick?«

»Ich fühle mich besser.«

»Hmm, wissen Sie, wie es dazu gekommen ist?«

«Durch das Reden und das Weinen.« Sie wirkt, als würde sie im nächsten Moment wieder weinen, während sie mir erklärt, wie schwer es für sie ist, das Weinen zuzulassen: Sie sei so sehr daran gewöhnt, sich von diesen Gefühlen abzuwenden. Sie fürchtet, wieder in eine Depression zu versinken, wenn sie zurückschaut und betrauert, wie anders ihr Leben hätte sein können. Sie sagt, sie assoziiere das Weinen mit Depression, und sie hat schreckliche Angst davor, wieder depressiv zu werden.

»Ich nehme an, daß Ihr Weinen jetzt Traurigkeit ist, nicht Depression. Depression bedeutet, nicht zu fühlen. Ihre Traurigkeit zuzulassen könnte Ihnen helfen, nicht wieder in die Depression zurückzufallen.« Als sie einwendet, das Zurückschauen führe immer dazu, daß sie sich an allem die Schuld gibt, halte ich dem entgegen, Selbstbeschuldigung könne für sie eine Art sein, zu betrauern, was sie als Kind zu bekommen verdient hätte, aber nie bekommen habe.

Gegen Ende der Sitzung sagt sie mir, sie habe sehr gemischte Gefühle dabei, ihre Depression und ihren Plan, sich umzubringen, aufzugeben. »Das war der Inhalt meines Lebens. ... Es war für mich eine Art zu leben. ... Und die Intensität der Traurigkeit und Wut, die ich empfinden würde, wenn ich es zuließe, ist für mich beängstigend ...«

»Ich weiß. Aber Sie lassen diese Gefühle jetzt ohnehin schon zu.«

Enactments und die Doppelhelix

Therapeutische Veränderungen sind mysteriös. Doch Folgen von Sitzungen wie diejenigen, die ich skizziert habe, verstärken mein Gefühl, daß die Veränderung des Patienten von Veränderungen beim Therapeuten abhängt (Slavin & Kriegman 1998) – und in vielen Fällen müssen sich die Therapeuten zuerst verändern. Rückblickend scheint klar zu sein, daß Ellen und ich in einem Enactment gefangen waren, zu dem meine eigene psychische Verfassung wahrscheinlich ebensoviel beigetragen hat wie ihre.

Zu Beginn unserer Beziehung war es so gewesen, als hätte sie mich gebraucht, um sie vor dem Ertrinken zu retten, so überwältigt war sie von der Intensität ihrer Emotionen und den (zugegebenermaßen) niederschmetternden Umständen ihres Lebens gewesen. Und weil ihr Bedürfnis, gerettet zu werden, so perfekt mit meinem Bedürfnis, sie zu retten, zusammenpaßte, merkte ich erst ziemlich spät, daß das, was vorher Ellens grundlegende Schwierigkeit, zu fühlen und mit ihren Gefühlen umzugehen *(feeling and dealing* – Fosha 2000) gewesen war, nun mindestens ebensosehr ihre tiefe Abneigung hervorrief.

Mein eigenes Mentalisieren und meine Achtsamkeit ermöglichten mir, allmählich sowohl meine eigene Rolle in unserem Enactment zu erkennen als auch mein Verhalten entsprechend zu verändern. Das Bild der Doppelhelix ist hier sehr treffend, weil die reflektierende und die achtsame Haltung sich verbinden und dem Therapeuten helfen, sich aus dem Zustand des Eingebettetseins zu befreien, was oft eine der Voraussetzungen dafür ist, daß dies auch dem Patienten gelingt.

Durch das Mentalisieren kam ich auf mein anfängliches Bild, wie ich Ellen bei der Hand nahm und sie in eine neue Welt führte, und auch zu meinem zweiten Bild von ihr, auf dem sie in ihrem Auto sitzt, aber darauf wartet, daß jemand anders sich hinters Lenkrad setzt und fährt. Diese Bilder in Worte zu übersetzen half mir, das Wesen des Szenarios, das wir gemeinsam inszenierten, zu verstehen: ein jeweils unterschiedliches, persönliches Amalgam für jeden von uns, unsere jeweiligen individuellen Versionen von Mains (1995) kontrollierend-fürsorglicher Strategie sowie Starks (2000) unermüdlicher Hoffnung und Weigerung zu trauern, die zentralen Probleme bei der Behandlung verstrickt gebundener Patienten (Eagle 1999; Blatt & Blass 1996).

Das bewußte Sich-Hineinversetzen in eine achtsame Haltung – indem ich nicht nur auf die Patientin, sondern auch auf meinen atmenden Körper fokussierte – ermöglichte mir, mich in einem gewissen Maße von meinem Zwang zu helfen zu befreien, teilweise weil es mir dadurch möglich wurde, den gegenwärtigen Status quo zu akzeptieren, statt daß ich mich ihm widersetzte, und das Bedürfnis entwickelte, ihn zu verändern. Aufgrund dieser akzeptierenden Haltung gelang es mir vermutlich allmählich besser, Ellen zu ermöglichen, eine ruhige, statt einer ängstlich intervenierenden Bindungsfigur zu erleben. Dieser Veränderung im relationalen Kontext folgt, wohl kaum zufällig, eine deutliche Steigerung ihrer Fähigkeit zu fühlen und über ihre Gefühle nachzudenken – also zu mentalisieren.

In der Psychotherapie können Mentalisieren und Achtsamkeit zu jener Art von entwicklungsförderndem Dialog beitragen, der nachweislich eine sichere Bindung fördert (Lyons-Ruth 1999). Insbesondere als zwei unterschiedliche und einander ergänzende Formen des »Wissens« können beide den Dialog inklusiver werden lassen und ihn auf neue Ebenen des Gewahrseins befördern. Besonders wichtig ist es, sich zu vergegenwärtigen, wie Mentalisieren und Achtsamkeit zu Affektregulation, Selbstwirkung *(self-agency)* und Integration beitragen können.

Affektregulation und die Doppelhelix

Bucci (2003) benutzte den Begriff »Emotionsschema« statt der Bezeichnung »inneres Modell«, um hervorzuheben, wie fest innere Repräsentationen mit Affekten verbunden sind. Tatsächlich ist es wichtig, daß wir unsere Affekte wirksam regulieren – d. h., wir müssen sie erkennen, ertragen und modulieren –, um uns aus der Einbettung in die Emotionsschemata zu befreien, die wir mit unseren Patienten gemeinsam inszenieren. Wenn uns dies gelingt, sind wir besser in der Lage, für unsere Patienten als sichere Basis zu fungieren und eine Beziehung aufzubauen, in der ihre problematischen Affekte wirksam reguliert werden können.

Mentalisieren stärkt die Affektregulation. Je mehr ich meinen angstgetriebenen Wunsch, mich um Ellens Wohl zu kümmern, erkennen, benennen und verstehen konnte, um so besser gelang es mir, ihn einzugrenzen. Je besser ich Ellens Wünsche, umsorgt zu werden und andere zu umsorgen, verstand, um so besser gelang auch ihr dies. Die Arbeit an diesen angstgetriebenen Wünschen schaffte Raum für die »tieferen«, unter ersteren verborgenen Gefühle – Wut und, am wichtigsten, Traurigkeit.

Indem ich mit Ellen zusammen über die Grundlagen meines Verhaltens reflektierte, demonstrierte ich anschaulich, was eine reflektierende Haltung gegenüber dem Erleben beinhaltet, so wie mein implizites *und* explizites Mentalisieren es hinsichtlich *ihres* Verhaltens geleistet hatte. Ich bin mir sicher, daß letzteres bewirkte, daß sie sich besser gefühlt, verstanden und umsorgt fühlte. Außerdem glaube ich, daß es ihr ermöglichte, ihre belastenden Gefühle als mentale Zustände anzusehen, die man verstehen konnte, nicht als Fakten, auf die man nur mit einer Handlung reagieren konnte. So verstanden, konnte sie die Gefühle besser ertragen.

Auch Achtsamkeit kann uns ermöglichen, stärkere Gefühle zu ertragen, denn die Essenz der achtsamen Haltung ist ein völlig offenes und mitfühlendes Gewahrsein dessen, was wir erleben, *so wie es ist*, was auch schmerzhafte Erlebnisse einschließt. Deshalb beinhaltet die Achtsamkeitsübung, sich schwierigen Gefühlen und Gedanken bewußt zuzuwenden – bei unseren Patienten ebenso wie bei uns selbst –, in einer Haltung »radikalen Akzeptierens« (Brach 2003; Linehan 1993/1996). Radikales Akzeptieren ist pragmatisch, weil ein so großer Teil unseres Leidens aus unserem Bemühen, Schmerz zu vermeiden, erwächst. Ein Patient hat einmal gesagt: »*Schmerz x Widerstand = Leiden*« (R. D. Siegel 2005, S. 182). Somit vermag das »Aufweichen« schmerzhafter Erlebnisse oder das »Hineinatmen« in sie das Leiden zu verringern. Allerdings ist es etwas völlig anderes, sich auf belastende Erlebnisse einzulassen, als sie zu billigen oder sich gar an sie zu klammern. Akzeptieren bedeutet auch »loslassen«. Paradoxerweise entsteht durch unser radikales Akzeptieren von Erlebtem, das wir normalerweise reflexhaft ablehnen, ein Kontext, in dem wir solche Erlebnisse loslassen können. Außerdem ist das Gewahrsein schmerzhafter Gefühle eine Lektion über deren flüchtige Natur. Je klarer uns wird, daß diese Gefühle auftauchen und wieder vergehen, umso geringer wird ihre Macht, uns einzuschüchtern. Und schließlich kann, wie bereits erwähnt, auch das bloße Beobachten des Atemflusses die Ruhe fördern, insbesondere wenn diese Aufmerksamkeit sich in Verbindung mit einem Geisteszustand manifestiert, der uns durch die Meditationsübung vertraut geworden ist. Dies war einer der Gründe, derentwegen ich Ellen empfohlen hatte, sowohl in unseren Sitzungen als auch in ihrer übrigen Zeit zu meditieren.

Indem ich mich bewußt in eine achtsame Haltung versetzte, wenn ich mit ihr kommunizierte, blieb ich trotz meiner eigenen Angst relativ ruhig, statt mich von ihr in eine Aktivität hineintreiben zu lassen. Diese geistige Verfassung ermöglichte es mir, meine auftauchenden Gefühle zu akzeptieren und mit Interesse zu verfolgen. Durch die Eingrenzung meiner eigenen Gefühle konnte ich Ellen zu mehr Raum für ihr eigenes emotionales Erleben verhelfen: Ich schenkte ihren schwierigen Emotionen im Hier und Jetzt freundliche Aufmerksamkeit und half ihr gleichzeitig, diese Emotionen einzugrenzen, indem ich in mehrerlei Hinsicht »auf die Bremse trat«. Dies bewirkte, daß sie sich von ihren Emotionen weniger bedroht fühlte.

Agency und die Doppelhelix

Persönliche Wirkkraft – Agency – ist mit Willen, Entscheidungsfähigkeit, Freiheit und Verantwortlichkeit eng verwandt. Agenten *bewirken*, daß Dinge geschehen. In der Psychotherapie können wir verschiedene Arten von Agency fördern. Der mentalisierende Therapeut fördert das Selbstempfinden des Patienten als eines *mentalen* Agenten – als jemanden, der erkennt, daß sein eigenes Erleben und das Erleben anderer Deutung zuläßt, daß subjektives Erleben nicht »einfach so passiert«, sondern durch das Verstehen, mit dem wir ihm begegnen, geformt und umgeformt werden kann. Dementsprechend fördert der achtsame Therapeut das Selbstempfinden des Patienten als eines *Aufmerksamkeits*agenten – eines Menschen, der für seine Aufmerksamkeit und seinen Fokus verantwortlich ist und aufgrund dessen beeinflussen kann, wie er die Dinge, die geschehen, erlebt.

Sowohl in einer mentalisierenden als auch in einer achtsamen Haltung – aber nicht im Zustand des Eingebettetseins – können wir entscheiden, worauf wir unser Gewahrsein richten. Ellen ließ in den Sitzungen, die ich hier geschildert habe, zunehmend die Fähigkeit erkennen, als Agentin ihres Gewahrseins zu wirken. Sie berichtete mir, sie könne nun Dinge zusammenfügen, die ihr vorher als isoliert erschienen waren; sie hatte sich also dafür entschieden, über ihr Erleben zu *reflektieren*, statt es ungeprüft zu lassen. Außerdem erklärte sie mir, sie entscheide sich bewußt, die Aufmerksamkeit ihren Gefühlen zuzuwenden, statt sich von ihnen abzulenken. Erschienen ihr diese Gefühle als überwältigend, lernte sie, sich dafür zu entscheiden, sich von ihnen abzuwenden, indem sie auf ihren Atem fokussierte oder sich in der Vorstellung an einen sicheren Ort versetzte. So praktizierte sie mentale und aufmerksamkeitsbezogene Agency.

Ellen entdeckte allmählich, daß sie sich dafür *entscheiden* konnte, zu mentalisieren und/oder achtsam zu sein. Beides war eine Abkehr von ihrer habituellen eingebetteten Haltung, in der Entscheidungen und Intentionen kaum eine Rolle spielten. Als Agentin konnte sie sich weniger hilflos fühlen, auch wenn dies ein beträchtliches Risiko mit sich brachte. Uns beiden wurde klar, daß Ellen nur dann auf dem Fahrersitz heimisch werden würde, wenn sie sich mit ihrer Trauer über ihre verlorene Kindheit auseinandersetzte und auf die Vertrautheit ihres depressiven Kokons verzichtete.

Integration und die Doppelhelix

Als Therapeuten praktizieren wir Agency, wenn wir uns bewußt dafür entscheiden, uns eine mentalisierende oder achtsame Haltung hinsichtlich dessen, was wir mit dem Patienten erleben, zu eigen zu machen. Solche bewußten Entscheidungen sind besonders wichtig, wenn uns klar wird, daß wir in einen vermeidenden oder einen ängstlich-verstrickten mentalen Zustand hinsichtlich der Bindung eingebettet sind. Als ich beispielsweise merkte, daß ich bei meiner Arbeit mit Ellen zu zwanghaftem Intervenieren neigte, um meine eigene Angst abzuwehren, war es für mich sehr wichtig, über unsere Interaktion *reflektieren* zu können – oder mit dem, was ich erlebte, in achtsamer Haltung einfach *da sein* zu können, statt mich in Reaktion darauf in eine Aktivität zu stürzen. Solange wir mit unseren Patienten in Enactments eingebettet bleiben, schaffen wir nicht viel Raum für die Erschließung und Integration dissoziierter Gefühle oder unentwickelter Fähigkeiten wie Ellens Trauer oder ihr Erleben von Agency.

Das absichtliche Mentalisieren des Therapeuten und des Patienten und ihre Achtsamkeit sind Facetten eines einzigen Integrationsprozesses, die einander unterstützen. Allerdings ist es oft die Achtsamkeit des Therapeuten, die diesen Prozeß in Bewegung setzt. Sich in einen achtsamen Zustand fallen zu lassen und im gegenwärtigen Augenblick zu »landen«, ermöglicht uns, zu »wissen« (zu spüren, zu fühlen oder zu erahnen), was an unserer Interaktion mit dem Patienten am wichtigsten ist. Diese Art zu wissen verbindet Gewahrsein und Akzeptieren. Durch eine Art von ganzheitlicher, integrierter und körperbasierter Empfänglichkeit dringt dieses Wissen durch die Worte zum emotionalen Kern der Sache vor, und dies erschließt den Zugang zu Dimensionen des Erlebens, die weder der Patient noch der Therapeut bis zu diesem Zeitpunkt artikulieren konnten. Und ist dieses implizite oder dissoziierte Erleben erst einmal erschlossen, steht es auch dem Mentalisieren offen. Sequenzen von achtsamem Ahnen und reflektierendem Verstehen sind für die Förderung des Integrationsprozesses entscheidend.

Beispielsweise entdeckte ich kürzlich in einer Sitzung mit einem neuen Patienten – einem unglücklichen Industriekapitän – ein Gefühl, das mir als unerklärlich fern erschien, ohne daß ich hätte herausfinden können, warum das so war. Mein Mentalisieren erwies sich in diesem Fall als Sackgasse. Nachdem ich mich in Anbetracht dessen entschlossen hatte, eine achtsame Geisteshaltung zu entwickeln, stellte ich fest, daß ich auf eine Art präsent sein konnte, die mir noch wenige Augenblicke vorher als unmöglich erschienen war. Fast augenblicklich gelang es mir, sowohl zu meiner eigenen Empfindung in Kontakt zu treten, daß der Patient mich kontrollierte und einschüchterte, als auch zu der Art, wie der Patient seine eigene tiefe und anhaltende Verletzlichkeit zu erleben schien. Indem ich all dies in Worte faßte, leitete ich einen von uns beiden gemeinsam bestrittenen Mentalisierungsprozeß ein, der dem Patienten half, die Angst und Verletztheit zu erkennen, die hinter seiner – wie er zugab – ziemlich explosiven Wut lag. Außerdem wurde ihm klar, daß er sich nie an seine Eltern hatte wenden können, wenn er Angst gehabt oder sich aufgeregt hatte. Gezwungenermaßen hatte er gelernt, mit den Ressourcen, die ihm zur Verfügung standen, selbst für sich zu sorgen, wobei ihm auch die Wut half, durch die er andere ängstigte und seine eigene Verletzlichkeit in Schach hielt.

Die Art von »Breitband«-Empfänglichkeit, die Achtsamkeit ermöglicht, ist ein wichtiger Vorläufer absichtlichen Mentalisierens. Man könnte sagen, daß sie Raum schafft für die »dissoziierte Gegenwart« – die Gefühle und Körperempfindungen, die Patienten und ihre Therapeuten unabsichtlich ausblenden. Dieses Erleben im Hier und Jetzt muß erschlossen werden, bevor es explizit mentalisiert werden kann – und die achtsame Haltung des Therapeuten ist für die Förderung dieses Zugangs perfekt geeignet.

Achtsamkeit schränkt das diskursive Denken über Vergangenheit und Zukunft ein. Der Fokus des Gewahrseins im achtsamen Zustand ist »nicht Ideen über die Sache, sondern die Sache selbst« (Titel eines Gedichts von Wallace Stevens 1954/1990]). Diese Art von Gewahrsein vermag Kanäle interpersonaler, somatischer und emotionaler Wahrnehmung und Kommunikation zu erschließen, die sich den Bemühungen des Therapeuten entziehen (und die auch manchmal durch diese blockiert werden), das Erleben durch Nachdenken zu verstehen. Im übrigen hängt Achtsamkeit weitgehend von der Qualität des Akzeptierens ab, die sie fördern kann. Dieses Akzeptieren von seiten des Therapeuten – sowohl in Form von Sich-selbst-Akzeptieren als auch von Akzeptieren des Patienten – trägt zum Auftauchen und Gewahrwerden zuvor impliziter oder dissoziierter Erlebnisse bei.

Für uns als Therapeuten rückt unsere auf den gegenwärtigen Augenblick gerichtete Achtsamkeit solche Erlebnisse schärfer in den Fokus. Und unser Mentalisieren wendet dann zahlreiche Perspektiven auf diese Erlebnisse an und versieht sie dadurch mit einem tieferen Kontext, der uns ermöglicht, ihre Bedeutung(en) besser zu begreifen. Dieser Kontext vermag Erleben im Hier und Jetzt zu Vergangenheit und Zukunft in Beziehung zu setzen. Er stellt eine Verbindung zwischen dem gegenwärtigen Augenblick und der Geschichte der therapeutischen Beziehung sowie zum Leben außerhalb dieser Beziehung her. Er setzt auch das, was im Augenblick im Vordergrund steht, zu momentan nicht zugänglichen Facetten der Psychologie des Patienten in Beziehung. Auf diese Weise kann unser Mentalisieren – in Verbindung mit dem Mentalisieren des Patienten – das, was der Patient mit dem Therapeuten erlebt, allmählich in eine neue, adaptivere und kohärentere Erzählung integrieren. Explizit stellt eine solche Erzählung das, was der Patient erlebt, in einen Sinnzusammenhang. Außerdem stellt die Integration die Verbindung zu dissoziierten Gefühlen, Gedanken und Wünschen wieder her, die im Rahmen der eingestimmten und einschließenden Bindungsbeziehung des Therapeuten zum Patienten weitgehend implizit vonstatten geht.

Fördern der Achtsamkeit

... and all is always Now.
— T. S. Eliot, *Four Quartets, Burnt Norton, V* (1943)

Psychotherapie ist eine intime Partnerschaft, die unter anderem das Umfeld für die gemeinsame Übung der Achtsamkeit schafft, in dem (zunächst) der Therapeut und (später auch) der Patient versucht, aus einer akzeptierenden Haltung heraus völlig präsent und gewahr zu sein. Wenn wir die Therapie in diesem Sinne, als eine Art Meditation verstehen, an der zwei Personen beteiligt sind, so wird dadurch die Konzentration auf das, was tatsächlich im gegenwärtigen Augenblick geschieht, in den Fokus gerückt — es geht also nicht um unsere Ideen über das, was in der therapeutischen Interaktion geschieht, sondern um das Geschehen selbst. In einer achtsamen Haltung kann diese Aufmerksamkeit zu einem befreienden Gewahrsein des Unterschieds zwischen dem, was uns *von außen* widerfährt, und dem, was *in uns* geschieht, führen. Der buddhistischen Philosophie gemäß wirkt diese Übung »reiner Aufmerksamkeit« - das Beobachten dessen, was wir erleben, und unserer Reaktionen darauf, von Augenblick zu Augenblick - an und für sich heilend (Epstein 1995). Als Therapeuten haben wir verschiedene Möglichkeiten, einen solchen Heilungsprozeß bei unseren Patienten und uns selbst zu initiieren.

Der achtsame Therapeut

Wenn ein Therapeut sich der formellen Meditation widmet, trainiert er den geistigen Muskel, der Achtsamkeit ermöglicht, und zwar nicht nur, wenn er schweigend meditiert, sondern auch, wenn er mit anderen Menschen, einschließlich seiner Patienten, interagiert. Diese Praxis weckt unser *Gewahrsein des Gewahrseins* und ermöglicht uns zu verstehen, was es bedeutet, wirklich präsent zu sein. Außerdem stärkt sie unsere Fähigkeit, uns dem Erleben gegenüber jene Haltung zu eigen zu machen, die der Zen-Meister Shunryu Suzuki in seinem Buch *Zen-Geist, Anfänger-Geist* und Sigmund Freud mit dem Begriff der *gleichschwebenden Aufmerksamkeit* erstaunlich ähnlich beschrieben haben. Suzuki schreibt:

> Wenn euer Geist leer ist, ist er stets für alle bereit; er ist offen für alles. Im Anfänger-Geist gibt es viele Möglichkeiten, im Geist des Experten nur wenige (Suzuki 1970/2002, dt. S. 23).

Freud schreibt:

> Diese Technik ... besteht einfach darin, sich nichts besonders merken zu wollen und allem, was man zu hören bekommt, die nämliche »gleichschwebende Auf-

> merksamkeit« ... entgegenzubringen. ... Sowie man nämlich die Aufmerksamkeit absichtlich bis zu einer gewissen Höhe anspannt, beginnt man auch unter dem dargebotenen Materiale auszuwählen. ... Gerade dies darf man aber nicht; folgt man bei der Auswahl seinen Erwartungen, so ist man in Gefahr, niemals etwas anderes zu finden, als was man bereits weiß; folgt man seinen Neigungen, so wird man sicherlich die mögliche Wahrnehmung fälschen (Freud 1912, GW 8, S. 377).

Wenn man flexibel und relativ unparteiisch die Aufmerksamkeit auf alles Beobachtbare richtet, verringert man dadurch nicht nur die Neigung, sich von den eigenen Vorurteilen beeinflussen zu lassen, sondern läuft auch in geringerem Maße Gefahr, Patienten die eigenen Erwartungen aufzubürden. Bion (1976/1981) beschreibt diese Art von Aufmerksamkeit sehr eindrucksvoll:

> Der Psychoanalytiker sollte bestrebt sein, einen Geisteszustand zu erreichen, in dem er in jeder Sitzung das Gefühl hat, er habe den Patienten noch nie zuvor gesehen. Hat er das Gefühl, ihn schon einmal gesehen zu haben, behandelt er den falschen Patienten. (S. 259)

Wenn wir merken, daß unsere gleichschwebende, gegenwartszentrierte Aufmerksamkeit starken Gefühlen oder starren Denkmustern zum Opfer gefallen ist, können wir entweder mentalisieren (zu verstehen versuchen, was geschehen ist) oder uns bemühen, in das Hier und Jetzt zurückzukehren, so wie wir es in der Meditation tun – indem wir als gegeben anerkennen, was geschehen ist, dann die Aufmerksamkeit sanft auf unseren Atem oder eine andere Empfindung richten, die es uns ermöglicht, unsere Aufmerksamkeit – unser bewußtes Gewahrsein – neu zu fokussieren. Subjektiv wird dies manchmal als »Erwachen« aus der Trance eines »Lebens auf Autopilot« empfunden. Die Psychoanalytikerin Marion Milner (1960/1987) ist diesbezüglich der Auffassung, daß Therapeuten oft gut daran täten, auf ihr eigenes körperliches Erleben zu fokussieren.[1]

Wir können uns in einer Psychotherapie den gegenwärtigen Augenblick auch wieder zu eigen machen, indem wir mit unserem Tun innehalten (oder es verlangsamen). Statt uns damit abzumühen, die Therapie oder den Patienten von Punkt A nach Punkt B zu befördern, können wir auch mit verstärktem Fokus und entsprechender Neugier auf Details des tatsächlichen Geschehens im Hier und Jetzt achten. Innezuhalten, um die Aufmerksamkeit auf das Erleben des Augenblicks zu richten – sich von dem Bemühen, »etwas geschehen zu lassen« oder »Veränderung zu fördern«, zu lösen –, ermöglicht uns zu *sein*, statt zu tun (siehe Germer 2005/2009). Es kann uns auch helfen, unser Gewahrsein zu lokalisieren – jenen »stillen Punkt« in uns, der für uns zur sicheren Basis werden kann. Absichtlich die Aufmerksamkeit immer auf nur ein Objekt zu richten – eine der »zentralen Achtsamkeitsfähigkeiten« der dialektisch-behavioralen Therapie –, kann die gleiche Wirkung haben (Linehan 1993/1996). Indem wir selbst in eine achtsamere, gegenwartszentriertere Haltung wechseln, bringen wir oft auch den Patienten dazu, entweder selbst präsenter zu werden oder seiner Schwierigkeiten mit der Präsenz bewußter zu werden.

Und schließlich können wir uns auch intensiver in den gegenwärtigen Augenblick versetzen, indem wir uns während der Arbeit mit einem Patienten vorstellen, wir hätten beide nur noch *fünfzig Minuten zu leben* (oder so lange, wie in der betreffenden Sitzung noch an Zeit bleibt). Dieser mentale Taschenspielertrick erdet mich oft so gut im Hier und Jetzt, daß sich mein Erleben der therapeutischen Begegnung deutlich in Richtung einer achtsameren Haltung bewegt. Wenn ich mich in einem verstrickten oder distanzierten, übermäßig emotionalen oder stark intellektualisierenden Zustand befinde, bringt mich dieses Gedankenexperiment in der Regel in die Gegenwart zurück.

Der achtsame Patient

Was dem Therapeuten hilft, Achtsamkeit zu entwickeln, könnte diese Funktion auch beim Patienten erfüllen: Meditieren (in der Therapiesitzung oder außerhalb von ihr), Fokussieren der Aufmerksamkeit auf Körperempfindungen, Unterbrechen der laufenden Aktivität, Konzentration auf jeweils nur ein Objekt oder auch die Vorstellung, man habe nur noch fünf Minuten zu leben. Implizit können wir durch die achtsame Qualität unserer eigenen Präsenz beim Patienten eine achtsame Haltung fördern, wenn wir zu ihm in Beziehung treten. Explizit können wir durch eine Vielzahl »meditativer Bewegungen« (Aronow, zitiert in Germer et al. 2005/2009) eine achtsame Haltung fördern. In dem Bewußtsein, daß Achtsamkeit aus drei Elementen besteht – nämlich *Gewahrsein* des *gegenwärtigen Erlebens* aus einer *akzeptierenden Haltung* heraus –, können wir unsere Interventionen in jedem Augenblick auf eines oder mehrere der genannten drei Elemente fokussieren.

Erstens gibt es Interventionen, welche die Aufmerksamkeit des Patienten auf das Erleben im Hier und Jetzt lenken: *Was fühlen oder spüren Sie in diesem Augenblick in Ihrem Körper? Was wollen Sie in diesem Moment für sich selbst? Was erhoffen Sie sich jetzt von mir?* Oder: *Ich sehe in diesem Moment ein Lächeln auf Ihrem Gesicht, während Sie über etwas sprechen, das Sie wahrscheinlich absolut nicht amüsant finden.* Ganz gleich, ob Sie eine Frage stellen oder über eine Beobachtung berichten, in jedem Fall geht es darum, dem Patienten zu helfen, des Geschehens im gegenwärtigen Augenblick gewahr zu werden.

Zweitens können wir dem Patienten mit unserer Intervention zu helfen versuchen, sein Erleben im gegenwärtigen Augenblick zu akzeptieren. Natürlich scheuen sich unsere Patienten oft (wie wir alle es manchmal tun), voll und ganz zu spüren, was sie fühlen. Sie erstarren, um sich vor Schmerz zu schützen, oder halten an einer Emotion (beispielsweise Wut) fest, um zu einer anderen, bedrohlicheren (beispielsweise Scham) Distanz zu halten. Sehr oft sind sie (verständlicherweise) ihres Widerwillens dagegen, das, was sie erleben, so zu akzeptieren, wie es ist, gar nicht bewußt. Um diesen häufig unbewußten Widerstand abzumildern, muß er oft bewußt gemacht werden. Sobald der Patient ihn erkannt und anerkannt hat, können wir ihm empfehlen, sich mit seinem Widerstand vertraut zu machen, um zu begreifen, woraus er besteht: *Was ist Ihnen im Moment bewußt, das Sie spüren? Ist Ihnen klar, was zu fühlen Sie* fürchten *könnten?* Manchmal ist es nützlich, den Patienten anschließend zu fragen, ob er versuchen will, sich auf das Erlebnis, das er zu vermeiden versucht, »hinzubewegen« oder sich »in dieses hinein zu entspannen«. Germer (2005/2009) empfiehlt eine Form *Motivierender Gesprächsführung*, die zum Ziel hat, einen Kontext zu schaffen, in dem der Patient seine Fähigkeit, das, zu akzeptieren, was er erlebt, mit dem Therapeuten gemeinsam entwickeln kann.

> Ist der Patient bereit, seinen Wunsch, sich ruhiger zu fühlen, eine Weile zurückzustellen – oder sich sogar zunächst *schlechter* zu fühlen, während er genauer untersucht, was er erlebt –, um sich später besser zu fühlen? Kann er die Vorstellung zulassen, daß eine eingefleischte Gewohnheit, sich zu verspannen, um Unbehagen erträglicher zu machen, die Wurzel seines Problems ist? Ist der Patient bereit zu erforschen, ob die Gefühle leichter wieder vergehen, wenn er sie so sein läßt, wie sie sind? (S. 114)

Ähnlich habe ich versucht, Eltern meine Sicht zu erläutern, daß ein schmerzhaftes Erlebnis sich durch Widerstand verfestigt und daß es sich leichter verändern läßt, wenn man es akzeptiert. Faßt man dies in Worte, hilft man Patienten zu verstehen, daß sie durch simples Akzeptieren dessen, was sie erleben, so wie es ist, eine heilende Kraft mobilisieren.

Wir können auch versuchen, unseren Patienten zu helfen, den Unterschied zwischen den (inneren oder äußeren) Ereignissen, die sie erleben, und ihren Reaktionen auf sie zu begreifen: *Ist Ihnen schon einmal aufgefallen, daß Sie die langen Arbeitszeiten ihrer Frau nur dann als Zurückweisung empfinden, wenn Sie sich niedergeschlagen fühlen? Und daß Ihre Sicht eine völlig andere ist, wenn Sie sich besser fühlen?*

Und schließlich können wir im Lichte der Einsichten, die uns die Achtsamkeit erschließt, intervenieren, insbesondere im Lichte der Erkenntnis, daß unsere Gedanken und Gefühle ständig im Fluß sind, sich wandelnde mentale Ereignisse, keine festen und unveränderlichen »Realitäten«: *Können Sie bei dem bleiben, was Sie im Moment fühlen? Was fällt Ihnen auf? Erkennen Sie, daß sich bezüglich dessen, was Sie fühlen, irgend etwas verändert?* Wenn subjektives Erleben nichturteilend beobachtet wird (was zugegebenermaßen ziemlich schwierig ist), verändert es sich in der Regel: Belastende Empfindungen werden weniger belastend und angenehme Erlebnisse werden weniger angenehm (Segal et al. 2002).

Fördern des Mentalisierens

Das Leiden von Patienten basiert großenteils darauf, daß es den Betreffenden erst gar nicht gelingt, ihrem Erleben gegenüber eine mentalisierende Haltung zu entwickeln, oder daß diese in sich zusammenbricht. Depression und unaufgelöste Traumata sowie Persönlichkeitsstörungen sind allesamt Beispiele dafür, daß *»der Geist den Status seiner eigenen Inhalte und Funktionen falsch versteht und falsch darstellt«* (Allen & Fonagy 2002, S. 28). Depressive Patienten beispielsweise erleben ihre Hoffnungslosigkeit und ihre Selbstzweifel nicht als deutbare mentale Zustände, sondern als zutreffende Spiegelungen der Wirklichkeit. Der Gegensatz zu dieser für den depressiven Zustand charakteristischen Gleichsetzung der inneren mit der äußeren Welt ist die Entkopplung beider, so wie sie bei Patienten mit dissoziativen oder narzißtischen Abwehrstrategien zu finden ist. Zwischen diesen beiden nicht mentalisierenden Zuständen pendeln Patienten mit einer Borderline-Persönlichkeitsstörung, die sich davor fürchten, sowohl in ihren eigenen Geist als auch in den Geist anderer Menschen hineinzuschauen. Um ihnen allen zu helfen, müssen wir ihre Mentalisierungsfähigkeit entfachen oder wiederherstellen können.

Der Schlüssel hierzu ist unsere eigene Mentalisierungsfähigkeit. Wenn wir das, was wir erleben, aus mehreren Perspektiven gleichzeitig betrachten können, statt es in eine einzige Sichtweise eingebettet zu sehen, können wir innere und äußere Realitäten zueinander in Beziehung setzen, statt sie einander schlicht gleichzusetzen oder sie dissoziativ voneinander zu trennen. Und wenn wir in der Lage sind, einander und uns selbst im Sinne der jeweils zugrundeliegenden mentalen Zustände zu verstehen, können wir unseren Patienten helfen, dies ebenfalls zu tun.

Mentalisieren lehren, indem wir lesen, was im Geist des Patienten vor sich geht

Um lesen zu können, was im Geist des Patienten vor sich geht, müssen wir zu seinem inneren Erleben in Resonanz treten, darüber reflektieren und es akkurat spiegeln – mit unserem Körper oder mit Worten. Dadurch ermöglichen wir dem Patienten, eine Spiegelung seines Geistes in unserem Geist zu sehen. Unser *implizites* Mentalisieren – unsere großenteils nonverbalen Reaktionen auf die weitgehend nonverbalen

Signale des Patienten – spielt in seinem intersubjektiven Prozeß eine wichtige Rolle. Eine achtsame Haltung kann diese automatischen und intuitiven Reaktionen verstärken. Unser *explizites* Mentalisieren nutzt die Sprache, um Facetten des impliziten Erlebens hervorzuheben oder zu erklären, die verwirrend, widersprüchlich und/oder beunruhigend sind. Dieses Mentalisieren »expliziert das Implizite« (Allen & Fonagy 2002; Boston Change Process Study Group 2002).

Doch wenn der Therapeut in zu starkem Maße explizit mentalisiert, kann dadurch die entstehende Fähigkeit des Patienten, die Vorgänge in seinem eigenen Geist und im Geiste anderer Menschen zu lesen, unterminiert werden. Fonagy warnt vor einer »Expertenhaltung«, in der Therapeuten ihren Patienten erklären, was vor sich geht (»Ich glaube, Sie fühlen sich im Moment wütend.«). Statt dessen empfiehlt er eine »wißbegierige Haltung« des »Nicht-Wissens«, was bedeutet, daß der Therapeut zu klären versucht, was der Patient erlebt, indem er Fragen stellt, auf Aspekte der Interaktion im Hier und Jetzt achtet, Fakten umformuliert und dergleichen mehr (»Mir fällt auf, daß Ihr momentanes Verhalten nur einen Sinn ergibt, wenn Sie sich wütend fühlen. Könnte das zutreffen?«). Hinsichtlich der Deutung erklärt Fonagy: »Entscheidend ist nicht das Ziel, sondern die Reise«: Statt den Patienten über unsere Erkenntnisse aufzuklären, sollten wir mit jeder unserer Deutungen das Ziel verfolgen, den Patienten selbst zur Deutung anzuregen (Fonagy, persönliche Mitteilung, 2006).

Als Ellen wiederholt zu Therapiesitzungen zu spät kam, merkte ich, daß ich mich darüber immer mehr ärgerte. In einer Situation gelang es mir, diese Verärgerung (bzw. ihr Zuspätkommen) nicht von mir Besitz ergreifen zu lassen, sondern durch die Art, wie ich sie deutete, Ellens Neugier zu wecken. Ich gab zu, daß ihr Zuspätkommen mich irgendwann soweit bringen könnte, daß ich in die Luft ginge – obwohl ich mir natürlich wünschte, daß es nicht dazu komme. Ich fragte mich, ob sie sich sicherer fühle, wenn sie es auf einen solchen Streit ankommen lasse und dadurch zwischen uns eine Distanz kreiere, statt sich mir nahe zu fühlen und eine Zurückweisung zu riskieren. Sie wirkte einige Augenblicke lang sehr nachdenklich und gab dann zu, sie habe an diesem Tag beim Betreten des Raumes *tatsächlich* Streit gesucht, wisse aber nicht warum: »Ich weiß nur, daß ich es *hasse*, von Ihnen abhängig zu sein. … Vielleicht mache ich Sie wütend, um selbst auf Sie wütend sein zu können, und damit all dieses Zeugs darüber, daß sich hier jemand um mich kümmert, einfach weg ist.« Später in der Therapie fiel Ellen auf, daß sie tatsächlich dazu neigte, Streit anzufangen. Offenbar konnte sie sich oft nur mit viel Mühe davon abhalten, diesem Impuls nachzugeben, und statt mir dies einzugestehen, entschied sie sich dafür, es mit mir gemeinsam zu verstehen zu versuchen.

Das Mentalisieren des Patienten und die Interventionen des Therapeuten

Wenn wir im Sinne der Bedürfnisse unserer Patienten zu intervenieren versuchen, bedeutet das oft, daß wir mehr von ihnen erwarten, als sie in einem bestimmten Augenblick selbst leisten zu können glauben. Deshalb werden unsere Bemühungen, die Mentalisierungsfähigkeit unserer Patienten zu nutzen, in jedem Augenblick einer Therapiesitzung in dem Maße verstärkt, wie es uns gelingt, ihre (fluktuierende) Mentalisierungsfähigkeit und den Modus des Erlebens, in dem sie sich aktuell befinden (psychische Äquivalenz, Als-ob oder Mentalisieren), richtig einzuschätzen.

Die Mentalisierungsfähigkeit ad hoc einzuschätzen ist nicht leicht. In Kapitel 4 wurde erläutert, daß dabei die von Fonagy et al. (1998) entwickelte »Reflexionsfunktions«-Skala ebenso helfen kann wie Mains (1991) Beobachtung, die Fähigkeit zur Metakognition komme in dem Gewahrsein zum Ausdruck, daß Erscheinung und Realität unterschiedlich sein können, daß Menschen unterschiedliche Sichtweisen ein und derselben Realität gleichzeitig aufrechterhalten können und daß sich diese Sichtweisen im Laufe der Zeit verändern können. Doch oft haben wir nur einen Eindruck, eine intuitive Empfindung dessen, inwieweit der Patient in der Lage ist, unsere Worte zu nutzen, wenn diese über das hinausgehen, was er selbst in einem bestimmten Moment denkt oder fühlt. Wird es sich als nützlich erweisen, ihm eine andere Sicht seines subjektiven Erlebens zu präsentieren, oder nicht? Weil die Antwort auf diese Frage von Augenblick zu Augenblick anders ausfallen kann, überdenke ich meine klinischen Urteile oft und passe die »Tiefe« meiner Interventionen manchmal sogar mitten in einem Satz meiner aktuellen Sicht an.

Ob ich die Situation richtig sehe, läßt sich nur empirisch in Zusammenarbeit mit dem Patienten herausfinden, dessen implizite oder explizite Reaktionen oft sehr aufschlußreich sind. Vielleicht ist »Zusammenarbeit« auch nicht ganz das richtige Wort für die Wut, die verstärkte Furcht oder die Abschottung, die wir hervorrufen können, indem wir falsch einschätzen, was der Patient zu hören fähig ist. Unpassende Deutungen werden regelmäßig als Anschuldigungen oder als Im-Stich-Lassen gedeutet, wenn die Fähigkeit des Patienten zur Reflexion temporär oder dauerhaft stärker beeinträchtigt ist, als wir angenommen haben. Günstigstenfalls rufen entsprechende Fehleinschätzungen beim Patienten ein Gefühl der Unzulänglichkeit hervor.

In der Regel ist das Anbieten alternativer Sichtweisen oder Deutungen dann am nützlichsten, wenn ein Patient über starke metakognitive Fähigkeiten verfügt. Sind diese hingegen beeinträchtigt oder noch nicht voll entwickelt, sind andere Interventionen wahrscheinlich sinnvoller.

Wir können uns über das subjektive Empfinden eines Patienten Klarheit verschaffen, indem wir vor allem die seinem Verhalten zugrunde liegenden Gefühle und den

Kontext derselben identifizieren. Wenn diese Klärung gelingt, kann sie das Leiden und die Verwirrung verringern, die andernfalls den Patienten zu selbstschädigenden Handlungen veranlassen könnten. Dies kann für den Patienten eine wichtige praktische Lektion sein – ein konkretes Erlebnis des Wertes des Mentalisierens. Ein Erlebnis dieser Art wirkt wahrscheinlich noch intensiver, wenn die Gefühle, die der Patient nur schwer ertragen kann, in seiner Beziehung zum Therapeuten auftreten, mit dessen Hilfe sie geklärt, verstanden und gelindert werden.

Auch der Ausdruck von Empathie bezüglich des subjektiven Erlebens des Patienten kann nützlich sein, allerdings nur, wenn unsere Empathie sich nicht auf die manifesten Gefühle des Patienten beschränkt, sondern auch diejenigen einschließt, die er noch nicht spürt oder ausdrücken kann. Dies ist besonders wichtig, insofern die ausgedrückten Gefühle (beispielsweise Wut oder Feindseligkeit) andere (beispielsweise Abhängigkeit oder Verletzlichkeit) überdecken können, deren Ausdruck zwar als problematischer erscheint, aber adaptiver sein könnte. Oft helfen unsere Gegenübertragungsreaktionen uns zu erkennen, vor welchen Gefühlen der Patient sich zu schützen versucht (Bateman & Fonagy 2006).

In anderen Fällen spiegelt unsere Gegenübertragung hauptsächlich, daß es uns schwerfällt, die mangelnde Bereitschaft (oder Unfähigkeit) des Patienten zu mentalisieren, zu ertragen. Hat unsere Frustration über die eindimensionale Sicht, die der Patient mit allen Mitteln aufrechtzuerhalten versucht, in eine Empathie-Sackgasse geführt, ist es manchmal nützlich, ihm einen zusammenfassenden Bericht über unsere Reaktion darauf zu präsentieren, daß er nicht in der Lage ist, mehr als eine Sicht dessen, was er erlebt, gleichzeitig zuzulassen. Man könnte dann beispielsweise sagen: »Während wir hier miteinander reden, fühle ich mich zwiespältig: Einerseits möchte ich Ihnen vermitteln, daß ich Ihre Sicht verstehe und daß mir klar ist, daß Sie unter starkem Schmerz leiden. Andererseits sehe ich die Dinge aber auch anders als Sie, befürchte aber, wenn ich versuchen würde, Ihnen diese Sicht zu vermitteln, könnten Sie das Gefühl bekommen, daß ich Ihnen nicht zugehört habe oder daß ich Sie im Grunde nicht verstehe. Deshalb weiß ich im Moment nicht, wie ich weitermachen soll.« Diese Äußerung ist einerseits ein Beispiel für das Mentalisieren und lädt den Patienten andererseits zur Kooperation ein. Ich verweise auf die Existenz alternativer Sichtweisen, auch wenn ich diese nicht explizit erwähne. Bei diesem Vorgehen stelle ich oft fest, daß meine Fähigkeit, dem Patienten gegenüber Empathie zu empfinden, wiederhergestellt wird. Häufig reagieren Patienten auch mit einer gewissen Erleichterung, weil sie sich nach einer solchen Selbstoffenbarung nun weniger einsam fühlen und besser in der Lage sind, sich mit mir über ein uns gemeinsames Dilemma auszutauschen. Patienten mögen einerseits fürchten, was der Therapeut ihnen zu sagen hat, doch andererseits *brauchen* sie dringend eine andere Perspektive, weil ihre eigene ihr Leiden nicht aufzulösen vermag.

Da unser vorrangiges Ziel hier ist, mit dem Patienten zusammen einen Reflexionsprozeß zu initiieren, nicht, ihm zu bestimmten Einsichten zu verhelfen, sollten wir uns mit Gründen für die Einschränkung der Mentalisierungsfähigkeit befassen, bevor wir versuchen, seine konkreten mentalen Zustände zu verstehen. Solchen Einschränkungen liegt fast immer ein Gefühl psychologischer Notwendigkeit zugrunde. Deshalb sollte der Therapeut in der Regel stillschweigend oder in Kooperation mit dem Patienten die emotionale Logik der allem Anschein nach beschränkten Mentalisierungsfähigkeit untersuchen (Seligman 1999).

Im Falle zeitweiligen Erstarrens der Reflexionsfunktion des Patienten ist es oft nützlich, sich zu vergegenwärtigen, was in unserer Beziehung zu ihm in letzter Zeit geschehen ist. Durch eine solche Rückschau wird uns vielleicht klar, daß wir den Patienten unabsichtlich beschämt haben, einen Bereich, in dem er verletzlich ist, angerührt haben oder mit ihm zusammen in ein Enactment eines (normalerweise) dissoziierten Erlebnisses hineingeraten sind. Dies können kurzfristige Störungen sein, aber man sollte sich sofort darum kümmern, um festzustellen, daß die Einschränkung seiner Fähigkeit zu kooperativem Mentalisieren wirklich nur vorübergehend besteht.

Natürlich ist die Mentalisierungsfähigkeit manchmal auch dauerhafter eingeschränkt. Nicht alle Patienten können in einer ähnlich umfassenden Bandbreite denken und fühlen. Einige müssen aus psychischen Gründen eine Dissoziation aufrechterhalten und fühlen sich deshalb durch die Integration, die durch das Mentalisieren in der Regel gefördert wird, bedroht. Manche Patienten werden durch Wissensverbote behindert, die häufig auf Traumata und Verletzungen der Privatsphäre zurückzuführen sind. Andere Patienten müssen zum Schutz ihres schwachen Identitätsgefühls die Phantasie aufrechterhalten, daß man die Realität nur auf eine einzige Weise sehen kann und daß der Therapeut sich mit ihnen darin einig ist (Seligman 2000). Und schließlich gibt es Patienten wie Ellen, für welche die Möglichkeit, selbständig zu denken und zu fühlen, beinhaltet, daß sie ihre unermüdliche Hoffnung aufgeben und sich der zwar schmerzhaften, aber letztlich auch befreienden Arbeit des Trauerns widmen müssen.

Abgesehen von der Einschätzung der Reflexionsfähigkeit des Patienten – ob sie stark oder schwach, temporär oder dauerhaft eingeschränkt ist – kann es auch nützlich sein, sich über das Wesen der »präreflektiven« Haltung des Patienten dem Erleben gegenüber klar zu werden. Setzt er in jedem konkreten Augenblick den Geist und die Welt gleich – oder entkoppelt er sie? Und lebt er ständig in einer subjektiven Wirklichkeit, die vorwiegend starr und nicht deutbar ist, oder in einer, in der hauptsächlich Wünsche und Gedanken das Bild bestimmen?

Für Patienten im Modus psychischer Äquivalenz ist das, was sie fühlen und glauben, dem gleich, was echt und wahr ist. Bei solchen Patienten gleicht unsere Aufgabe als Therapeuten derjenigen von Eltern, die ihrem Kind implizit zwei Arten, sein Spiel zu sehen, anbieten, nämlich gleichzeitig als »real« und als »Als ob«. Einerseits müssen wir die Fähigkeit des Patienten unterstützen, sich eine individuelle Empfindung des eigenen Erlebens zu erhalten, *und* andererseits müssen wir ihn mit alternativen Sichtweisen bekannt machen, die der Komplexität seines Erlebens Rechnung tragen.

Die Sichtweise des Patienten zuzulassen und gleichzeitig unsere eigene aufrechtzuerhalten kann besonders schwierig sein, wenn uns unwohl dabei ist, so gesehen zu werden, wie der Patient uns sieht. Und doch müssen wir genau das versuchen. Ein Patient, der in seiner Kindheit und Jugend eine desorganisierte Bindung entwickelt und/oder ein Trauma erlebt hat, ist meist zumindest anfangs nicht in der Lage, dem Therapeuten zu vertrauen. Wenn wir erreichen wollen, daß er uns jemals als vertrauenswürdig empfindet, müssen wir in der Lage sein, ihn so zu akzeptieren, wie er ist, so unangenehm dies für uns auch sein mag. Indem wir dem Patienten die Nachvollziehbarkeit seiner ganz individuellen dunklen Sicht zugestehen und gleichzeitig selbst andere Sichtweisen in Betracht ziehen – und ihm manchmal auch mitteilen –, tragen wir dazu bei, einen sicheren Raum zu schaffen, in dem der Patient sich selbst und andere in einem komplexeren Zusammenhang zu sehen lernen kann. Natürlich ist es zu begrüßen, wenn unser dementsprechendes Verhalten bewirkt, daß der Patient seine eigenen schlimmsten Befürchtungen anzweifelt: »Der Kontrast zwischen der Art und Weise, wie der Patient den Therapeuten wahrnimmt und wie dieser tatsächlich ist, erleichtert es, die Übertragungserfahrung gewissermaßen in Anführungszeichen zu setzen« (Fonagy et al. 2002/2004, S. 372).

Dem Patienten komplexe Deutungen zu erläutern verhilft ihm kaum zu einem komplexeren Denken. Seine Neigung, Gefühle und Überzeugungen als Fakten zu verstehen, kann der Therapeut eher durch seine stetigen Bemühungen auflösen, die Veränderungen im emotionalen Erleben des Patienten von Augenblick zu Augenblick zu registrieren, zu bezeichnen und zu erforschen. Besonders nützlich ist es manchmal, die inneren oder interpersonalen Umstände zu identifizieren, die den Patienten unter starken Streß setzen. Wenn er diese Trigger zu verstehen lernt, kann schon allein dies zu einer gewissen Linderung führen. Außerdem kann er dadurch im Laufe der Zeit dem Gewahrsein näherkommen, daß das, was er erlebt, keine unmittelbare Spiegelung der Realität ist, sondern ein idiosynkratisches Produkt subjektiver Reaktionen auf die Realitäten, mit denen er konfrontiert wird.

Im Gegensatz zu Patienten, deren Realitätserleben zu beklemmender »Echtheit« neigt, sind Patienten im »Als ob«-Modus sehr versiert darin, bedrückende Realitäten beiseite zu schieben. Erstere könnte man als verstrickt oder unaufgelöst gebunden bezeichnen, und sie sind häufig zu sehr von dem, was sie erleben, überwältigt, als daß sie darüber nachdenken könnten. Letztere hingegen könnte man als abweisend gebunden bezeichnen, und sie sind oft zu stark von ihrem Erleben abgeschnitten, als daß sie Gefühle darüber zulassen könnten – oder sie fürchten sich, ihre Gefühle anzuerkennen. Es ist sehr wichtig zu erkennen, welche Patienten sich im Als-ob-Modus befinden, weil die Betreffenden oft den Eindruck erwecken, daß sie die in der Therapie anstehende Arbeit erledigen, obwohl sie genau das *nicht* tun: Sie mögen den Anschein erwecken zu »arbeiten«, aber wahrscheinlich sind sie nicht produktiv, weil ihre Einsichten und ihr Erleben der therapeutischen Beziehung nicht in der emotionalen Realität verwurzelt sind.

Oberste Priorität hat für Therapeuten in solchen Fällen, eine Kollusion mit der Annahme zu vermeiden, daß der emotional nicht anwesende Patient wirklich völlig präsent ist. Statt dessen müssen wir uns vergegenwärtigen, wie schwer es einem solchen Patienten fällt, die Wirkung unwillkommenen Erlebens oder auch generell das Erleben tiefer Gefühle anzuerkennen. Natürlich müssen wir auch dem roten Faden des Affekts folgen, indem wir unsere Patienten auf Anzeichen für Gefühle aufmerksam machen, die sie lieber ignorieren würden oder derer sie nicht gewahr sind. Manche Patienten sind sehr beeindruckt, wenn wir ihre reflexhafte Flucht vor Gefühlen beleuchten, deren sie gewahr geworden *sind*. Unsere wichtigsten Interventionen – einschließlich expliziten Offenbarens von Aspekten unseres eigenen emotionalen Erlebens – zielen in solchen Fällen nicht nur darauf, das, was der Patient erlebt, wenn er mit uns zusammen ist, als »echter« erscheinen zu lassen, sondern es geht auch darum, Brücken zwischen einzelnen Facetten des Erlebens zu schlagen, die der Patient bisher voneinander getrennt halten mußte.

Sowohl Patienten im Modus psychischer Äquivalenz als auch diejenigen im Als-ob-Modus treten zu ihrem Erleben in einem Zustand der *Des*integration in Beziehung. Nach Fonagy und Kollegen lernt das Kind durch Integration dieser präreflexiven Modi zu mentalisieren – »mit der Realität zu spielen« (Fonagy & Target 1996), statt sich davon überwältigt oder abgeschnitten zu fühlen. Wir fördern diese Integration in der Psychotherapie durch die soeben beschriebenen Arten von Interventionen und indem wir Patienten eine sichere Beziehung bieten, in der sie sich im Geiste des Therapeuten als integrierte denkende, fühlende und wünschende Wesen sehen – und in seinem Herzen fühlen – können.

Mentalisieren, Achtsamkeit und der Beitrag des Therapeuten

Unsere Fähigkeit, auf die beschriebenen Arten zu intervenieren und unseren Patienten eine sichere Beziehung zu bieten, hängt stark von unserer eigenen Integrationsfähigkeit ab. Und ebenso wie unsere Patienten durch das, was ihre Bindungsfiguren denken, fühlen und wünschen konnten und was nicht, beeinflußt worden sind, entscheidet unsere eigene frühe Bindungsgeschichte darüber, welches Spektrum subjektiven Erlebens wir bei uns selbst und anderen zulassen können.

Die neue Bindungsbeziehung, die wir als Kliniker in unserer eigenen Psychotherapie oder Psychoanalyse erleben, spielt in unserer Lebensgeschichte oft eine wichtige Rolle – wobei unsere Berufswahl oft zumindest teilweise aus der unbewußten Hoffnung hervorgegangen ist, mit Hilfe unseres Berufs frühe Bindungsverletzungen heilen zu können. In der neuen Bindungsbeziehung, die wir unseren Patienten zu ermöglichen versuchen, können wiederholte Erlebnisse der Auflösung von Zuständen des Eingebettetseins (»Entbettung«) durch Achtsamkeit sowie das Mentalisieren ein neues Organisationszentrum sowohl im Geist als auch im Gehirn etablieren. Auf diese Weise können Erlebnisse die unsicheren inneren Modelle des Patienten durch »verdiente sichere« ersetzen.

Das Mentalisieren des Patienten ist sowohl eine wichtige eigenständige Fertigkeit als auch ein Mittel, mit dessen Hilfe seine autobiographische Erzählung »umgeschrieben« werden kann – die Geschichte, mit deren Hilfe er bisher versucht hat, sein Leben zu verstehen. In dieser Hinsicht fördert das Mentalisieren die Entwicklung eines eigenständigen Geistes. Achtsamkeit ist eine ähnlich wertvolle Fertigkeit. Doch statt »eine Lebenserzählung umzuformulieren«, transformiert sie den Autor jener Erzählung.

Durch die Förderung dieser Fertigkeiten ermöglicht eine effektive Psychotherapie ein neues Erlebnis der Sicherheit, das jedem Patienten zugute kommt. Doch wenn es sich um Patienten handelt, die Kinder haben (oder bekommen werden), kann der Therapeut noch wesentlich mehr bewirken, indem er jene Kette der Benachteiligung durchbricht, die jede Generation mit der Unsicherheit und den Traumata der vorherigen belastet.

ANMERKUNG

1. In Milners (1960/1987) Sicht schafft diese meditative »Konzentration des Körpers« einen Kontext, in dem das Erleben von Patient und Therapeut auf tiefreichende Weise »gekannt werden« kann. Sie beschreibt die Art von Aufmerksamkeit, die dieses »Ganzkörpergewahrsein« erfordert, wie folgt:

> Mir fielen die verblüffenden Veränderungen der Qualität der Wahrnehmungen auf, sowohl der Wahrnehmung meiner selbst als auch derjenigen der äußeren Welt, zu denen es durch die absichtliche Nutzung eines weiten statt eines engen Fokus der Aufmerksamkeit kam. ... [Der] innere Seinsgrund als realer psychophysicher Hintergrund aller bewußter Gedanken ... kann direkt mittels eines weiten, nach innen gerichteten Aufmerksamkeitsfokus erlebt werden. ... [Diese] Art von Aufmerksamkeit zielt darauf, sich in ein totales inneres Körpergewahrsein zu vertiefen, hingegen sucht es nicht im Geringsten nach korrekten Deutungen und ganz generell nicht nach Ideen – allerdings können Deutungen aus diesem Zustand spontan auftauchen (S. 236–240).

Literatur

Ainsworth, M. D. S. (1963). The development of infant–mother interaction among the Ganda. In: B. M. Foss (Hrsg.), *Determinants of infant behavior* (Bd. 2, S. 67–112). New York: Wiley.

— (1967). *Infancy in Uganda: Infant care and the growth of love.* Baltimore: Johns Hopkins University Press.

— (1969). Object relations, dependency and attachment: A theoretical review of the infant-mother relationship. *Child Development, 40,* 969–1025.

—, & Eichberg, C. (1991). Effects on infant-mother attachment of mother's unresolved loss of an attachment figure, or other traumatic experience. In: C. M. Parkes (Hrsg.), *Attachment across the life cycle* (S. 160–185). NewYork: Routledge.

—, et al. (1978). *Patterns of attachment: A psychological study of the Strange Situation.* Hillsdale: Erlbaum.

Allen, J. P., & Fonagy, P. (2002). *The development of mentalizing and its role in psychopathology and psychotherapy* (Technical Report No. 02–0048). Topeka: Menninger Clinic, Research Department.

Amini, F. et al. (1996). Affect, attachment, memory: Contributions toward psychobiologic integration. *Psychiatry, 59,* 213–237.

Aron, L. (1991). The patient's experience of the analyst's subjectivity. *Psychoanalytic Dialogues, 1,* 29–51.

— (1992). Interpretation as expression of the analyst's subjectivity. *Psychoanalytic Dialogues, 2,* 475–505.

— (1996). *A meeting of minds: Mutuality in psychoanalysis.* Hillsdale: Analytic Press.

— (1998). The clinical body and the reflexive mind. In: L. Aron & F. S. Anderson (Hrsg..), *Relational perspectives on the body* (S. 3–38). Hillsdale: Analytic Press.

Austin, J. H. (1999). *Zen and the brain: Toward an understanding of meditation and consciousness.* Cambridge: MIT Press.

Baer, R. (2003). Mindfulness training as a clinical intervention: A conceptual and empirical review. *Clinical Psychology: Science and Practice, 10* (2), 125–142.

Baron-Cohen, S. (1999). Does the study of autism justify minimalist innate modularity? *Learning and Individual Differences, 10,* 179–191.

Basch, M. F. (1992). *Practicing psychotherapy: A casebook.* New York: Basic Books.

Bateman, A., & Fonagy, P. (2006). Mentalizing and borderline personality disorder. In: J. G. Allen & P. Fonagy (Hrsg.), *Handbook of mentalization based treatment* (S. 185–200). Hoboken: Wiley; dt. (2009). *Mentalisierungsgestützte Therapie.* Stuttgart: Klett-Cotta.

Bateson, G. (1979). *Mind and nature: A necessary unity.* New York: Ballantine Books; dt. (1982). *Geist und Natur*. Frankfurt/M.: Suhrkamp.

Beebe, B. (2004). Symposium on intersubjectivity in infant research and its implications for adult treatment, Part II. *Psychoanalytic Dialogues, 14* (1), 1–52.

—, & Lachmann, F. (2002). *Infant research and adult treatment: Co-constructing interactions.* Hillsdale: Analytic Press.

—, et al. (2000). Systems models in development and psychoanalysis: The case of vocal rhythm coordination and attachment. *Infant Mental Health Journal, 20* (21), 99–122.

—, et al. (2003). Symposium on intersubjectivity in infant research and its implications for adult treatment, Part I. *Psychoanalytic Dialogues, 13* (6), 743–842.

Belsky, J. et al. (1991). Continuity and discontinuity in infant negative and positive emotionality: Family antecedents and attachment consequences. *Developmental Psychology, 27*, 421–431.

Benjamin, J. (1999). Recognition and destruction: An outline of intersubjectivity. In: S. Mitchell & L. Aron (Hrsg.), *Relational psychoanalysis: The emergence of a tradition.* Hillsdale: Analytic Press. (Original 1990)

Bion, W. R. (1959). Attacks on linking. *International Journal of Psycho-Analysis, 40*, 308–315.

— (1962). *Learning from experience.* London: Heinemann; dt. (1990). *Lernen durch Erfahrung.* Frankfurt/M.: Suhrkamp.

— (1965). *Transformations.* New York: Basic Books; dt. (1997). *Transformationen.* Frankfurt/M.: Suhrkamp.

— (1967). *Second thoughts.* Northvale: Jason Aronson; dt. (2013). *Frühe Vorträge und Schriften mit einem kritischen Kommentar: »Second Thoughts«.* Frankfurt/M.: Brandes & Apsel.

— (1970). *Attention and interpretation.* London: Karnac; dt. (2006). *Aufmerksamkeit und Deutung.* Tübingen: Edition Diskord.

— (1981). Notes on memory and desire. In: R. Langs (Hrsg.), *Classics in psychoanalytic technique* (S. 259–261). Northvale: Jason Aronson. (Original 1967).

Blackmore, S. (2004). *Consciousness: An introduction.* Oxford: Oxford University Press.

Blatt, S. J., & Blass, R. B. (1996). Relatedness and self-definition: A dialectic model of personality development. In: G. G. Noam & K. W. Fischer (Hrsg.), *Development and vulnerabilities in close relationships* (S. 309–338). Hillsdale: Erlbaum.

Bobrow, J. (1997). Coming to life: The creative intercourse of psychoanalysis and Zen Buddhism. In: C. Spezzano & G. Garguilo (Hrsg.), *Soul on the couch: Spirituality, religion and morality in contemporary psychoanalysis* (S. 109–146). Hillsdale: Analytic Press.

Bollas, C. (1987). *The shadow of the object: Psychoanalysis of the unthought known.* New York: Columbia University Press; dt. (1997). *Der Schatten des Objekts: Das ungedachte Bekannte. Zur Psychoanalyse der frühen Entwicklung.* Stuttgart: Klett-Cotta.

Boston Change Process Study Group (1998). Interventions that effect change in psychotherapy: A model based on infant research. *Infant Mental Health Journal, 19*, 277–353.

— (2002). Explicating the implicit: The local level and the microprocess of change in the analytic situation. *International Journal of Psycho-Analysis, 83*, 1051–1062.

— (2005). The »something more than interpretation« revisited: Sloppiness and co-creativity in the psychoanalytic encounter. *Journ. of the American Psychoanal. Association*, *53*(3), 693–730.

Bowlby, J. (1944). Forty-four juvenile thieves: Their characters and home life. *International Journal of Psycho-Analysis*, *25*, 19–52.

— (1951). *Maternal care and mental health* (WHO Monograph Series No. 2). Genf: WHO.

— (1982). *Attachment and loss: Vol. 1. Attachment.* London: Hogarth Press and the Institute of Psycho-Analysis. (Original 1969); dt. (1975). *Bindung.* München: Kindler.

— (1973). *Attachment and loss: Vol. 2. Separation: Anxiety and anger.* New York: Basic Books; dt. (1976). *Trennung.* München: Kindler.

— (1980). *Attachment and loss: Vol. 3. Loss, sadness and depression.* New York: Basic Books; dt. (1983). *Verlust, Trauer und Depression.* Frankfurt/M.: Fischer-Tb-Verlag.

— (1985). The role of childhood experience in cognitive disturbance. In: M. J. Mahoney & A. Freeman (Hrsg.), *Cognition and psychotherapy* (S. 181–200). New York: Plenum Press.

— (1986). *John Bowlby discussing his life and work.* (Videotape von Mary Main, Department of Psychology, University of Virginia/Charlottesville).

— (1988). *A secure base: Clinical applications of attachment theory.* London: Routledge.

Brach, T. (2003). *Radical acceptance: Embracing your life with the heart of a Buddha.* New York: Bantam/Dell; dt. (2005). *Mit dem Herzen eines Buddha.* München: Knaur.

Brennan, K. A. et al. (1998). Self-report measurement of adult romantic attachment. In: J. A. Simpson & W. S. Rholes (Hrsg.), *Attachment theory and close relationships* (S. 46–76). New York: Guilford Press.

Bretherton, I. (1985). Attachment theory: Retrospect and prospect. *Monographs of the Society for Research in Child Development*, *50* (1–2), 3–35.

— (1991). The roots and growing points of attachment theory. In: C. M. Parkes (Hrsg.), *Attachment across the life cycle* (S. 9–32). New York: Routledge.

— (1995). The origins of attachment theory: John Bowlby and Mary Ainsworth. In: S. Goldberg, R. Muir & J. Kerr (Hrsg.), *Attachment theory* (S. 45–84). Hillsdale: Analytic Press.

—, & Munholland, K. A. (1999). *Internal working models in attachment relationships: A construct revisited.* In: J. Cassidy & P. R. Shaver (Hrsg.), *Handbook of attachment* (S. 89–111). New York: Guilford Press.

Bromberg, P. M. (1998a). *Standing in the spaces: Essays on clinical process, trauma, and dissociation.* Hillsdale: Analytic Press.

— (1998b). Staying the same while changing: Reflections on clinical judgment. *Psychoanalytic Dialogues*, *8*, 225–236.

— (2003). Something wicked this way comes: Trauma, dissociation, and conflict: The space where psychoanalysis, cognitive science, and neuroscience overlap. *Psychoanalytic Psychology*, *20* (3), 558–574.

Brothers, L. (1997). *Friday's footprint: How society shapes the human mind.* New York: Oxford University Press.

Buber, M. (1970). *I and thou.* New York: Charles Scribners Sons; dt. (1923). *Ich und Du.* Leipzig: Insel-Verlag.

Bucci, W. (2002). The referential process, consciousness, and the sense of self. *Psychoanalytic Inquiry*, 22, 766–793.

— (2003). Varieties of dissociative experiences: A multiple code account and a discussion of Bromberg's case of »William.« *Psychoanalytic Psychology*, 20 (3), 542–557.

Buck, R. (1994). The neuropsychology of communication: Spontaneous and symbolic aspects. *Journal of Pragmatics*, 22, 265–278.

Burke, W. (1992). Countertransference disclosure and the asymmetry/mutuality dilemma. *Psychoanalytic Dialogues*, 2, 241–271.

Carlson, V. et al. (1989). Disorganized/disoriented attachment relationships in maltreated infants. *Developmental Psychology*, 25, 525–531.

Cassidy, J., & Shaver, P. R. (Hrsg.). (1999). *Handbook of attachment: Theory, research, and clinical applications.* New York: Guilford Press.

Coates, S. W. (1998). Having a mind of one's own and holding the other in mind: Commentary on paper by Peter Fonagy and Mary Target. *Psychoanalytic Dialogues*, 8, 115–148.

Cooper, P. (1999). Buddhist meditation and countertransference. *American Journal of Psychoanalysis*, 59 (1), 71–85.

Cozolino, L. J. (2002). *The neuroscience of psychotherapy: Building and rebuilding the human brain.* New York: Norton.

Craik, K. (1943). *The nature of explanation.* Cambridge: Cambridge University Press.

Crowell, J. A. et al. (2002). Stability of attachment representations: The transition to marriage. *Developmental Psychology*, 38, 467–479.

Damasio, A. R. (1994). *Descartes' error.* New York: Avon Books; dt. (1995). *Descartes' Irrtum.* München: List.

— (1999). *The feeling of what happens.* New York: Harcourt; dt. (2000). *Ich fühle, also bin ich.* München: List.

— (2003). *Looking for Spinoza.* New York: Harcourt; dt. (2003). *Der Spinoza-Effekt.* München: List.

Darwin, C. (1998). *The expression of the emotions in man and animals* (3. Aufl.). New York: Oxford University Press (Original 1872); dt. (1872). *Der Ausdruck der Gemüthsbewegungen bei dem Menschen und den Thieren.* Stuttgart: E. Schweizerbartsche Verlagshandlung.

Davidson, R. J. et al. (2003). Alterations in brain and immune function produced by mindfulness meditation. *Psychosomatic Medicine*, 65 (4), 564–570.

Davies, J. M. (1998). Multiple perspectives on multiplicity. *Psychoanalytic Dialogues*, 8(2), 195–206.

Deikman, A. J. (1982). *The observing self.* Boston: Beacon Press; dt. (1986). *Therapie und Erleuchtung.* Reinbek: Rowohlt.

Dennett, D. C. (1987). *The intentional stance.* Cambridge: MIT Press.

Dimberg, U. et al. (2000). Unconscious facial reactions to emotional facial expressions. *The American Psychological Society*, 11, 86–89.

Dimen, M. (1998). Polyglot bodies: Thinking through the relational. In: L. Aron & F. S. Anderson (Hrsg.), *Relational perspectives on the body* (S. 65–96). Hillsdale: Analytic Press.

Dozier, M., & Kobak, R. (1992). Psychophysiology in attachment interviews: Converging evidence for deactivating strategies. *Child Development, 63,* 1473–1480.

—, et al. (1999). Attachment and psychopathology in adulthood. In: J. Cassidy & P. R. Shaver (Hrsg.), *Handbook of attachment* (S. 497–519). New York: Guilford Press.

Eagle, M. (15. Nov. 1999). *Attachment research and theory and psychoanalysis.* Präsentation: Psychoanalytic Association of New York.

Ehrenberg, D. (1992). *The intimate edge: Extending the reach of psychoanalytic interaction.* New York: Norton; dt. (1986). *Jenseits der Wörter.* Stuttgart: Klett-Cotta.

Eigen, M. (1993). Breathing and identity. In: A. Phillips (Hrsg.), *The electrified tightrope* (S. 43–48). Northvale: Jason Aronson. (Original 1977)

— (1999). The area of faith in Winnicott, Lacan, and Bion. In: S. A. Mitchell & L. Aron (Hrsg.), *Relational psychoanalysis: The emergence of a tradition* (S. 3–36). Hillsdale: Analytic Press. (Original 1981)

Ekman, P. (2003). *Emotions revealed.* New York: Times Books; dt. (2004). *Gefühle lesen.* München: Elsevier.

—, Friesen, W., & Ancoli, S. (1980). Facial signs of emotional experience. *Journal of Personality and Social Psychology, 39,* 1125–1134.

—, Roper, G., & Hager, J. C. (1980). Deliberate facial movement. *Child Development, 51,* 886–891.

—, et al. (1983). Autonomic nervous system activity distinguishes among emotions. *Science, 221,* 1208–1210.

Elicker, J. et al. (1992). Predicting peer competence and peer relationships in childhood from early parent-child relationship. In: R. Parke & G. Ladd (Hrsg.), *Family-peer relationships: Modes of linkage* (S. 77–106). Hillsdale: Erlbaum.

Eliot, T. S. (1991a). Ash Wednesday. In: *Collected poems, 1909–1962* (S. 83–96). New York: Harcourt Brace. (Original 1930)

— (1991b). Four quartets. In: *Collected poems, 1909–1962* (S. 173–210). New York: Harcourt Brace. (Original 1943)

Engler, J. (2003). Being somebody and being nobody: A reexamination of the understanding of self in psychoanalysis and Buddhism. In: J. D. Safran (Hrsg.), *Psychoanalysis and Buddhism: An unfolding dialogue* (S. 35–100). Somerville: Wisdom.

Epstein, M. (1995). *Thoughts without a thinker: Psychotherapy from a Buddhist perspective.* New York: Basic Books; dt. (1996). *Gedanken ohne den Denker.* Frankfurt/M.: Krüger.

— (2001). *Going on being: Buddhism and the way of change.* London: Continuum.

Falkenstrom, F. (2003). A Buddhist contribution to the psychoanalytic psychology of self. *International Journal of Psychoanalysis, 84,* 1–18.

Fonagy, P. (1991). Thinking about thinking: Some clinical and theoretical considerations in the treatment of a borderline patient. *International Journal of Psychoanalysis, 72,* 639–656.

— (2000). Attachment and borderline personality disorder. *Journal of the American Psychoanalytic Association, 48* (4), 1129–1147.

— (2001). *Attachment theory and psychoanalysis.* New York: Other Press; dt. (2003). *Bindungstheorie und Psychoanalyse.* Stuttgart: Klett-Cotta.

—, et al. (1991a). Maternal representations of attachment during pregnancy predict the organization of infant-mother attachment at one year of age. *Child Development, 62*, 891–905.
—, et al. (1991b). The capacity for understanding mental states: The reflective self in parent and child and its significance for security of attachment. *Infant Mental Health Journal, 12*, 201–218.
—, et al. (1995). Attachment, the reflective self, and borderline states: The predictive specificity of the Adult Attachment Interview and pathological emotional development. In: S. Goldberg et al. (Hrsg.), *Attachment theory* (S. 233–278). Hillsdale: Analytic Press.
—, & Target, M. (1996). Playing with reality: I. Theory of mind and the normal development of psychic reality. *International Journal of Psycho-Analysis, 77*, 217–233.
—, Leigh, T., Steele, M. et al. (1996). The relation of attachment status, psychiatric classification, and response to psychotherapy. *Journal of Consulting and Clinical Psychology, 64*, 22–31.
—, et al. (1998). *Reflective-functioning manual, version 5.0, for application to adult attachment interviews*. London: University College London.
—, et al. (2002). *Affect regulation, mentalization, and the development of the self.* New York: Other Press; dt. (2004). *Affektregulierung, Mentalisierung und die Entwicklung des Selbst.* Stuttgart: Klett-Cotta.
—, & Target, M. (2006). The mentalization focused approach to self pathology. *Journal of Personality Disorders, 20*(6), 544–576.
Forster, E. M. (1999). *Howards end.* New York: Modern Library Classics (Original 1910); dt. (1987). *Wiedersehen in Howards End.* München: Nymphenburger.
Fosha, D. (2000). *The transforming power of affect.* New York: Basic Books.
— (2003). Dyadic regulation and experiential work with emotion and relatedness in trauma and disorganized attachment. In: M. F. Solomon & D. J. Siegel (Hrsg.), *Healing trauma* (S. 221–281). New York: Norton.
Fox, N. A., & Card, J. A. (1999). Psychophysiological measures in the study of attachment. In: J. Cassidy & P. R. Shaver (Hrsg.), *Handbook of attachment* (S. 226–245). N. Y.: Guilford Press.
Freud, S. (1912). Ratschläge für den Arzt bei der psychoanalytischen Behandlung. In: *GW 8*, S. 376–387. Frankfurt/M.: S. Fischer.
— (1914). Erinnern, Wiederholen und Durcharbeiten. In: *GW 10*, S. 126–136. Frankfurt/M.: S. Fischer.
— (1923). Das Ich und das Es. In: *GW 13*, S. 237–292. Frankfurt/M.: S. Fischer.
— (1895). Entwurf einer Psychologie. *GW, Nachtragsband – Texte aus den Jahren 1885–1938*, S. 387–477. Frankfurt/M.: S. Fischer.
Friedman, L. (1988). *The anatomy of psychotherapy.* Hillsdale: Analytic Press.
Fulton, P. R. (2005). Mindfulness as clinical training. In: C. K. Germer et al. (Hrsg.), *Mindfulness and psychotherapy* (S. 55–72). New York: Guilford Press; dt. (2009). *Achtsamkeit in der Psychotherapie.* Freiburg: Arbor.
Gallese, V. (2001). »The shared manifold« hypothesis: From mirror neurons to empathy. *The Journal of Consciousness Studies, 8* (5–7), 33–50.
Gazzaniga, M. S. et al. (1996). Collaboration between the hemispheres of a callosotomy patient – Emerging right hemisphere speech and the left brain interpreter. *Brain, 119*, 1255–1262.

George, C. et al. (1984). *Adult Attachment Interview Protocol.* Unveröffentl. Manuskript, University of California at Berkeley.

—, et al. (1985). *Adult Attachment Interview Protocol (2. Ausg.).* Unveröffentl. Manuskript, University of California at Berkeley.

—, et al. (1996). *Adult Attachment Interview Protocol* (3. Ausg.). Unveröffentl. Manuskript, University of California at Berkeley.

Germer, C. K. (2005). Teaching mindfulness in therapy. In: C. K. Germer et al. (Hrsg.), *Mindfulness and psychotherapy* (S. 113–129). New York: Guilford Press; dt. (2009). *Achtsamkeit in der Psychotherapie.* Freiburg: Arbor.

—, Siegel, R. D., & Fulton, P. R. (2005). *Mindfulness and psychotherapy.* New York: Guilford Press; dt. (2009). *Achtsamkeit in der Psychotherapie.* Freiburg: Arbor.

Gerson, S. (1996). Neutrality, resistance, and self-disclosure in an intersubjective psychoanalysis. *Psychoanalytic Dialogues, 6*(5), 623–647.

Ghent, E. (1999). Masochism, submission, surrender: Masochism as a perversion of surrender. In: S. A. Mitchell & L. Aron (Hrsg.), *Relational psychoanalysis* (S. 213–239). Hillsdale: Analytic Press. (Original 1990)

Gill, M. (1983). The interpersonal paradigm and the degree of the therapist's involvement. *Contemporary Psychoanalysis, 19,* 200–237.

—, & Hoffman, I. Z. (1982). *Analysis of transference* (Bd. II). N. Y.: New York Intern. Univers. Pr.

Ginot, E. (2001). The holding environment and intersubjectivity. *The Psychoanalytic Quarterly, 70*(2), 417–446.

Goldbart, S., & Wallin, D. (1996). *Mapping the terrain of the heart: Passion, tenderness, and the capacity to love.* Northvale: Jason Aronson.

Goldstein, J., & Kornfield, J. (1987). *Seeking the heart of wisdom.* Boston: Shambhala; dt. (1989). *Einsicht durch Meditation.* München: Scherz.

Goleman, D. (1988). *The meditative mind.* New York: Tarcher/Putnam Books; dt. (1990). *Meditation: Wege nach innen.* Weinheim: Beltz.

— (1995). *Emotional intelligence.* New York: Bantam Books; dt. (1996). *Emotionale Intelligenz.* München: Hanser.

— (Hrsg.). (2003). *Destructive emotions.* New York: Bantam Books; dt. (2003). *Dialog mit dem Dalai Lama. Wie wir destruktive Emotionen überwinden können.* München: Hanser.

Gopnik, A., & Astington, J. W. (1988). Children's understanding of representational change and its relation to the understanding of false belief and the appearance-reality distinction. *Child Development, 59,* 26–37.

—, & Slaughter, V. (1991). Young children's understanding of changes in their mental states. *Child Development, 62,* 98–110.

Greenberg, J. (1995). Psychoanalytic technique and the interactive matrix. *The Psychoanalytic Quarterly, 63,* 1–22.

Grossmann, K., & Grossmann, K. E. (1991). Newborn behavior, early parenting quality and later toddler-parent relationships in a group of German infants. In: J. K. Nugent et al. (Hrsg.), *The cultural content of infancy* (Bd. 2, S. 3–38). Norwood: Ablex.

Grossmann, K. E. (1995). The evolution and history of attachment research and theory. In: S. Goldberg et al. (Hrsg.), *Attachment theory* (S. 85–121). Hillsdale: Analytic Press.

—, Grossmann, K., & Zimmermann, P. (1999). A wider view of attachment and exploration: Stability and change during the years of immaturity. In: J. Cassidy & P. R. Shaver (Hrsg.), *Handbook of attachment* (S. 760–786). New York: Guilford Press.

Hariri, A. R. et al. (2000). Modulating emotional responses: Effects of a neocortical network on the limbic system. *Neuroreport, 11*, 43–48.

—, et al. (2003). Neocortical modulation of the amygdala response to fearful stimuli. *Biological Psychiatry, 53*, 494–501.

Haviland, J. M., & Lelwica, M. (1987). The induced affect response: 10-week-old infants' responses to three emotion expressions. *Developmental Psychology, 23* (1), 97–104.

Hawkins, J. (2005). *On intelligence.* New York: Owl Books/Holt; dt. (2006). *Die Zukunft der Intelligenz: Wie das Gehirn funktioniert und was Computer davon lernen können.* Reinbek: Rowohlt-Tb-Verlag.

Hesse, E. (1996). Discourse, memory and the adult attachment interview: A note with emphasis on the emerging Cannot Classify category. *Infant Mental Health Journal, 17*, 4–11.

— (1999). The adult attachment interview: Historical and current perspectives. In: J. Cassidy & P. R. Shaver (Hrsg.), *Handbook of attachment* (S. 395–433). New York: Guilford Press.

—, & Main, M. (2000). Disorganized infant, child, and adult attachment: Collapse in behavioral and attentional strategies. In: *Journ. of the Americ. Psychoanal. Association, 48* (4), 1097–1148.

Hobson, P. (2002). *The cradle of thought: Exploring the origins of thinking.* Oxford: Oxford University Press.

Hoffman, I. (1983). The patient as interpreter of the analyst's experience. *Contemporary Psychoanalysis, 19*, 389–422.

— (1992). Expressive participation and psychoanalytic discipline. *Contemporary Psychoanalysis, 28*, 1–15.

— (1994). Dialectical thinking and therapeutic action in the psychoanalytic process. *Psychoanalytic Quarterly, 63*, 187–218.

— (1996). The intimate and ironic authority of the psychoanalyst's presence. *Psychoanalytic Quarterly, 65*, 102–136.

— (2001). *Ritual and spontaneity in the psychoanalytic process: A dialectical-constructivist view.* Hillsdale: Analytic Press.

Holmes, J. (1996). *Attachment, intimacy, autonomy.* Northvale: Jason Aronson.

— (2001). *The search for the secure base: Attachment theory and psychotherapy.* New York: Brunner-Routledge.

Hopenwasser, K. (1998). Listening to the body: Somatic representations of dissociated memory. In: L. Aron & F. S. Anderson (Hrsg.), *Relational perspectives on the body* (S. 215–236). Hillsdale: Analytic Press.

Iacoboni, M. (2005). Understanding others: Imitation, language, empathy. In: S. Hurley & N. Chater (Hrsg.), *Perspectives on imitation: From neuroscience to social science: Vol I. Mechanisms of imitation and imitation in animals* (S. 77–100). Cambridge: MIT Press.

Jaffe, J. et al. (2001). Rhythms of dialogue in early infancy. *Monographs of the Society for Research in Child Development, 66* (2, Serial No. 264), S. 1–132.

James, W. (1884). What is an emotion? *Mind, 9*, 188–205.

— (1950). *The principles of psychology*. Mineola: Dover Publications. (Original 1890)

Kabat-Zinn, J. (1990). *Full catastrophe living*. New York: Dell; dt. (1991). *Gesund und stressfrei durch Meditation*. München: O. W. Barth.

— (2005). *Coming to our senses*. New York: Hyperion; dt. (2006). *Zur Besinnung kommen*. Freiamt: Arbor.

Kahn, M. (1963). The concept of cumulative trauma. *The Psychoanalytic Study of the Child, 18*, 286–306.

Kaplan, N. (Mai 1987). *Internal representations of attachment in six-year-olds*. Präsentation: Biennial meetings of the Society for Research in Child Development, Baltimore.

Karen, R. (1994). *Becoming attached: First relationships and how they shape our capacity to love*. New York: Oxford University Press.

Karmiloff-Smith, A. (1992). *Beyond modularity: A developmental perspective on cognitive science*. Cambridge: MIT Press.

Kegan, R. (2000). What »form« transforms? A constructive-developmental approach to transformative learning. In: J. Mezirow (Hrsg.), *Learning as transformation* (S. 35–69). San Francisco: Jossey-Bass.

Kernberg, O. F. (1976). *Object relations theory and clinical psychoanalysis*. Northvale: Jason Aronson; dt. (1981). *Objektbeziehungen und Praxis der Psychoanalyse*. Stuttgart: Klett-Cotta.

— (1995). *Love relations: Normality and Pathology*. New Haven: Yale University Press; dt. (1998). *Liebesbeziehungen: Normalität und Pathologie*. Stuttgart: Klett-Cotta.

Koback, R. (1999). The emotional dynamics of disruptions in attachment relationships: Implications for theory, research, and clinical intervention. In: J. Cassidy & P. R. Shaver (Hrsg.), *Handbook of attachment* (S. 21–43). New York: Guilford Press.

Kornfield, J. (1993). *A path with heart*. New York: Bantam Books; dt. (1997). *Geh den Weg des Herzens*. München: Kösel.

Kramer, S., & Akhtar, S. (Hrsg.). (1991). *The trauma of transgression: Psychotherapy of incest victims*. Northvale: Jason Aronson.

Krystal, H. (1988). *Integration and self-healing*. Hillsdale: Analytic Press.

Kurtz, R. (1990). *Body-centered psychotherapy*. Mendocino: LifeRhythm; dt. (1994). *Hakomi: eine körperorientierte Psychotherapie*. München: Kösel.

Lakoff, G., & Johnson, M. (1999). *Philosophy in the flesh: The embodied mind and its challenge to western thought*. New York: HarperCollins.

Lazar, S. W. (2005). Mindfulness research. In: C. K. Germer et al. (Hrsg.), *Mindfulness and psychotherapy* (S. 220–239). New York: Guilford Press.

—, et al. (2005). Meditation experience is associated with increased cortical thickness. *NeuroReport, 16* (17), 1893–1897.

LeDoux, J. (1996). *The emotional brain*. New York: Simon & Schuster; dt. (1998). *Das Netz der Gefühle*. München: Hanser.

Libet, B. et al. (1999). *The volitional brain: Towards a neuroscience of free will.* Exeter: Imprint Academic.

Lieberman, M. D. (2007). Social cognitive neuroscience: A review of core processes. *Annual Review of Psychology, 58.*

Linehan, M. (1993). *Cognitive-behavioral treatment of borderline personality disorder.* New York: Guilford Press; dt. (1996). *Dialektisch-behaviorale Therapie der Borderline-Persönlichkeitsstörung.* München: CIP-Medien.

Liotti, G. (1995). Disorganized/disoriented attachment in the psychotherapy of the dissociative disorders. In: S. Goldberg et al. (Hrsg.), *Attachment theory* (S. 343–367). Hillsdale: Analytic Pr.

— (1999). Disorganization of attachment as a model for understanding dissociative psychopathology. In: J. Solomon & C. George (Hrsg.), *Attachment disorganization* (S. 291–317). New York: Guilford Press.

Looker, T. (1998). »Mama, why don't your feet touch the ground?«: Staying with the body and the healing moment in psychoanalysis. In: L. Aron & F. S. Anderson (Hrsg.), *Relational perspectives on the body* (S. 237–262). Hillsdale: Analytic Press.

Lyons-Ruth, K. (1998). Implicit relational knowing: Its role in development and psychoanalytic treatment. *Infant Mental Health Journal, 19* (3), 282–289.

— (1999). The two-person unconscious: Intersubjective dialogue, enactive relational representation, and the emergence of new forms of relational organization. *Psychoanalytic Inquiry, 19,* 576–617.

—, & Boston Change Process Study Group (2001). The emergence of new experiences: Relational improvisation, recognition process, and non-linear change in psychoanalytic psychotherapy. *Psychologist/Psychoanalyst, 21* (4), 13–17.

MacLean, P. (1990). *The triune brain in evolution.* New York: Plenum Press.

Mahler, M. S. et al. (1975). *The psychological birth of the human infant.* New York: Basic Books; dt. (1978). *Die psychische Geburt des Menschen.* Frankfurt/M.: S. Fischer.

Main, M. (1981). Avoidance in the service of attachment: A working paper. In: K. Immelman et al. (Hrsg.), *Behavioral development* (S. 651–693). New York: Cambridge University Press.

— (1990). Cross-cultural studies of attachment organization: Recent studies, changing methodologies and the concept of conditioned strategies. *Human Development, 33,* 48–61.

— (1991). Metacognitive knowledge, metacognitive monitoring, and singular (coherent) vs. multiple (incoherent) model of attachment: Findings and directions for future research. In: C. M. Parkes et al. (Hrsg.), *Attachment across the life cycle* (S. 127–159). London: Tavistock/Routledge.

— (1995). Attachment: Overview, with implications for clinical work. In: S. Goldberg et al. (Hrsg.), *Attachment theory* (S. 407–474). Hillsdale: Analytic Press.

— (1999). Epilogue. Attachment theory: Eighteen points with suggestions for future studies. In: J. Cassidy & P. R. Shaver (Hrsg.), *Handbook of attachment* (S. 407–474). N. Y.: Guilford Press.

— (2000). The organized categories of infant, child, and adult attachment: Flexible vs. inflexible attention under attachment-related stress. *Journal of the American Psychoanalytic Association, 48* (4), 1055–1096.

—, & Weston, D. R. (1982). Avoidance of the attachment figure in infancy. In: M. Parkes & J. Stevenson-Hinde (Hrsg.), *The place of attachment in human behavior* (S. 31–59). New York: Basic Books.

—, & Solomon, J. (1990). Procedures for identifying infants as disorganized/disoriented during the Ainsworth Strange Situation. In: M. Greenberg et al. (Hrsg.), *Attachment during the preschool years* (S. 121–160). Chicago: University of Chicago Press.

—, & Goldwyn, R. (1994). *Adult attachment scoring and classification system.* Unveröffentl. Manuskript, University of California at Berkeley.

—, et al. (1985). Security in infancy, childhood, and adulthood: A move to the level of representation. *Monographs of the Society for Research in Child Development, 50*(1–2), 66–104.

—, et al. (2005). Predictability of attachment behavior and representational processes. In: K. E. Grossmann et al. (Hrsg.), *Attachment from infancy to adulthood* (S. 245–304). New York: Guilford Press.

Mandal, M. K., & Ambady, N. (2004). Laterality of facial expressions of emotion: Universal and culture-specific influences. *Behavioural Neurology, 15*, 23–34.

Maroda, K. (1999). *Seduction, surrender, and transformation.* Hillsdale: Analytic Press.

Martin, J. (1997). Mindfulness: A proposed common factor. *Journal of Psychotherapy Integration, 7*(4), 291–312.

Marvin, R. S., & Britner, P. A. (1999). Normative development: The ontogeny of attachment. In: J. Cassidy & P. R. Shaver (Hrsg.), *Handbook of attachment* (S. 44–67). New York: Guilf. Press.

—, et al. (2002). The Circle of Security project: Attachment-based intervention with caregiver-pre-school child dyads. *Attachment and Human Development, 4*(1), 107–124; siehe auch: Powell, B., Cooper, G., Hoffman, K., & Marvin, B. (2015). *Der Kreis der Sicherheit. Die klinische Nutzung der Bindungstheorie.* Lichtenau: G. P. Probst Verlag.

McDougall, J. (1978). *Plea for a measure of abnormality.* New York: International Universities Press; dt. (1989). *Plädoyer für eine gewisse Anormalität.* Frankfurt/M.: Suhrkamp.

— (1989). *Theaters of the body.* New York: Norton; dt. (1991). *Theater des Körpers.* Weinheim: Verl. Internat. Psychoanalyse.

Meltzoff, A. (1985). The roots of social and cognitive development. In: T. Field & N. Fox (Hrsg.), *Social perception in infants* (S. 1–30). Norwood: Ablex.

— (1990). Foundations for developing a concept of self: The role of imitation in relating to others, and the value of social mirroring, social modeling, and self-practice in infancy. In: D. Cicchetti & M. Beeghly (Hrsg.), *The self in transition: Infancy to childhood* (S. 139–164). Chicago: University of Chicago Press.

—, & Moore, M. (1998). Infant intersubjectivity: Broadening the dialogue to include imitation, identity and intention. In: S. Braten (Hrsg.), *Intersubjective communication and emotion in early ontogeny* (S. 47–88). Cambridge: Cambridge University Press.

Merriam-Webster dictionary (11. Aufl.). (2003). New York: Merriam-Webster.

Mikulincer, M., & Shaver, P. R. (2003). The attachment behavioral system in adulthood: Activation, psychodynamics, and interpersonal processes. In: M. P. Zanna (Hrsg.), *Advances in experimental social psychology* (Bd. 35, S. 53–152). New York: Academic Press.

Milner, M. (1987). The concentration of the body. In: *The suppressed madness of sane men: Forty-four years of exploring psychoanalysis* (S. 234–240). London: Tavistock and the Institute of Psychoanalysis. (Original 1960)

Mitchell, S. (1993). *Hope and dread in psychoanalysis.* New York: Basic Books.

— (1995). Interaction in the interpersonal and Kleinian traditions. *Contemporary Psychoanalysis, 31*, 65–91.

— (1997). *Influence and autonomy in psychoanalysis.* Hillsdale: Analytic Press; dt. (2005). *Psychoanalyse als Dialog.* Gießen: Psychosozial.

— (2000). *Relationality: From attachment to intersubjectivity.* Hillsdale: Analytic Press; dt. (2003). *Bindung und Beziehung.* Gießen: Psychosozial.

Morgan, W. D., & Morgan, S. T. (2005). Cultivating attention and empathy. In: C. K. Germer et al. (Hrsg.), *Mindfulness and psychotherapy* (S. 73–90). New York: Guilford Press.

Nathanson, D. (1992). *Shame and pride: Affect, sex, and the birth of the self.* New York: Norton.

Natterson, J., & Friedman, R. (1995). *A primer of intersubjectivity.* Northvale: Jason Aronson.

Nyanaponika, T. (1972). *The power of mindfulness.* San Francisco: Unity Press; dt. (1975). *Geistestraining durch Achtsamkeit.* Konstanz: Christiani.

Ochsner, K. N., & Gross, J. J. (2005). The cognitive control of emotion. *Trends in Cognitive Science, 9*, 242–249.

Ogden, P. (5. März 2006). *The role of the body in the treatment of trauma.* Präsentation: The Embodied Mind: Integration of the Body, Brain, and Mind in Clinical Practice conference, UCLA Extension and Lifespan Learning Institute, Los Angeles.

—, & Minton, K. (Okt. 2000). Sensorimotor psychotherapy: One method for processing traumatic memory. *Traumatology, 6*(3); siehe auch: Ogden, P., Minton, K., & Pain, C. (2010). *Trauma und Körper.* Paderborn: Junfermann.

—, et al. (2005). Including the body in mainstream psychotherapy for traumatized individuals. *Psychologist/Psychoanalyst, 25*(4), 19–24.

Ogden, T. (1994). *Subjects of analysis.* Northvale: Jason Aronson.

Ornstein, R. (1997). *The right mind: Making sense of the hemispheres.* New York: Harvest Books.

Patrick, M. et al. (1994). Personality disorder and the mental representation of early social experience. *Development and Psychopathology, 6*, 375–388.

Person, E. (1988). *Dreams of love and fateful encounters.* New York: Norton; dt. (1990). *Lust auf Liebe.* Reinbek: Rowohlt.

Polan, H. J., & Hofer, M. A. (1999). Psychobiological origins of infant attachment and separation responses. In: J. Cassidy & P. R. Shaver (Hrsg.), *Handbook of attachment* (S. 162–180). New York: Guilford Press.

Porges, S. W. (2006). The role of social engagement in attachment and bonding: A phylogenetic perspective. In: C. S. Carter (Hrsg.), *Attachment and bonding: A new synthesis* (S. 33–55). Cambridge: MIT Press.

— (2010). *Die Polyvagal-Theorie. Neurophysiologische Grundlagen der Therapie.* Paderborn: Junfermann.

Putnam, F. W. (1992). Discussion: Are alter personalities fragments or figments? *Psychoanalytic Inquiry, 12*, 95–111.

Racker, H. (1968). *Transference and countertransference.* New York: International Universities Press; dt. (1978). Übertragung und Gegenübertragung. München: Ernst Reinhardt.

Rauch, S. L. et al. (2000). Exaggerated amygdala response to masked facial stimuli in posttraumatic stress disorder: A functional MRI study. *Biological Psychiatry, 47*, 769–776.

Renik, O. (1993). Countertransference enactment and the psychoanalytic process. In: M. Horowitz et al. (Hrsg.), *Psychic structure and psychic change* (S. 135–158). Madison: International Universities Press.

— (1995). The ideal of the anonymous analyst and the problem of self-disclosure. *Psychoanalytic Quarterly, 64*, 466–495.

— (1996). The perils of neutrality. *Psychoanalytic Quarterly, 65*, 495–517.

— (1999a). Analytic interaction: Conceptualizing technique in the light of the analyst's irreducible subjectivity. In: S. Mitchell & L. Aron (Hrsg.), *Relational psychoanalysis* (S. 408–422). Hillsdale: Analytic Press. (Original 1993)

— (1999b). Playing one's cards face up in analysis. *Psychoanalytic Quarterly, 68*, 521–539.

Ringstrom, P. A. (2001). Cultivating the improvisational in psychoanalytic treatment. *Psychoanalytic Dialogues, 1*(5), 727–754.

Robertson, J., & Robertson, J. (1971). *Thomas, aged 2 years 4 months, in foster care for 10 days* [Film]. Young Children in Brief Separation Film Series. (Penn State Audiovisual Services, University Park, PA)

Rothschild, B. (2000). *The body remembers.* New York: Norton; dt. (2002). *Der Körper erinnert sich.* Essen: Synthesis.

Rubin, J. (1996). *Psychotherapy and Buddhism.* New York: Plenum Press.

Safran, J. D. (Hrsg.). (2003). *Psychoanalysis and Buddhism: An unfolding dialogue.* Somerville: Wisdom.

—, & Muran, J. C. (2000). *Negotiating the therapeutic alliance.* New York: Guilford Press.

Sander, L. W. (1980). Investigation of the infant and its caregiving environment as a biological system. In: S. Greenspan & G. Pollack (Hrsg.), *The course of life: Volume I. Infancy and early childhood* (S. 177–201). Adelphi: Nat. Institute of Mental Health.

— (2002). Thinking differently: Principles of process in living systems and the specificity of being known. *Psychoanalytic Dialogues, 12*(1), 11–42.

Sandler, J. (1981). Countertransference and role-responsiveness. In: R. Langs (Hrsg.), *Classics in psychoanalytic technique* (S. 273–278). New York: Jason Aronson. (Original 1976)

Sapolsky, R. (2004). *Why zebras don't get ulcers.* New York: Holt/Owl Books; dt. (1996). *Warum Zebras keine Migräne kriegen.* München: Piper.

Scaer, R. S. (2001). *The body bears the burden: Trauma, dissociation and disease.* New York: Haworth Medical Press.

— (2005). *The Trauma Spectrum.* New York: Norton; dt. (2014). *Das Trauma-Spektrum. Verborgene Wunden und die Kraft der Resilienz.* Lichtenau: G. P. Probst Verlag.

Schafer, R. (1983). *The analytic attitude.* New York: Basic Books.

— (1992). *Retelling a life: Narration and dialogue in psychoanalysis.* New York: Basic Books; dt. (1995). *Erzähltes Leben.* München: Pfeiffer.

Schachner, D. A. et al. (2005). Patterns of nonverbal behavior and sensitivity in attachment relations. *Journal of Nonverbal Behavior, 29* (3), 141–169.

Schore, A. N. (1994). *Affect regulation and the origin of the self: The neurobiology of emotional development.* Hillsdale: Erlbaum.

— (2002). Advances in neuropsychoanalysis, attachment theory, and trauma research: Implications for self psychology. *Psychoanalytic Inquiry*, 22, 433–484.

— (2003). *Affect regulation and the repair of the self.* New York: Norton; dt. (2007). *Affektregulation und die Reorganisation des Selbst.* Stuttgart: Klett-Cotta.

— (27. März 2004). *Advances in regulation theory: The role of attachment and right brain development in the etiology and treatment of borderline personality disorder.* Präsentation: Traumatic Attachments and Borderline Personality Disorders: Implications for Clinical Treatment conference, UCLA Extension and Lifespan Learning Institute, Los Angeles.

— (12. März 2005). *Changes in the mind, the brain, and the body in various psychotherapeutic contexts.* Präsentation: How Psychodynamic Psychotherapies Change the Mind and the Brain conference, UCLA Extension and Lifespan Learning Institute, Los Angeles.

— (5. März 2006). *Attachment trauma and the developing right brain: Origins of pathological dissociation.* Präsentation: The Embodied Mind: Integration of the Body, Brain, and Mind in Clinical Practice conference, UCLA Extension and Lifespan Learning Institute, Los Angeles.

Segal, Z. V. et al. (2002). *Mindfulness-based cognitive therapy for depression.* New York: Guilford Press.

Seligman, S. (1999). Integrating Kleinian theory and intersubjective infant research: Observing projective identification. *Psychoanalytic Dialogues: A Journal of Relational Perspectives, 9* (2), 129–159.

Seligman, S. (2000). Clinical implications of attachment theory. *Journal of the American Psychoanalytic Association, 48* (4), 1189–1196.

— (2003). The developmental perspective in relational psychoanalysis. *Contemporary Psychoanalysis (in memoriam, Stephen A. Mitchell, Ph.D.), 39* (3), 477–508.

Shapiro, F., & Maxfield, L. (2003). EMDR and information processing in psychotherapy treatment: Personal development and global implications. In: M. F. Solomon & D. J. Siegel (Hrsg.), *Healing trauma* (S. 196–220). New York: Norton.

Shin, L. M. et al. (2004). Regional cerebral blood flow in the amygdala and medial prefrontal cortex during traumatic imagery in male and female Vietnam veterans with PTSD. *Archives of General Psychiatry, 61*, 168–176.

Siegel, D. J. (1999). *The developing mind.* New York: Guilford Press; dt. (2006). *Wie wir werden, die wir sind.* Paderborn: Junfermann.

— (2001). Toward an interpersonal neurobiology of the developing mind: Attachment relationships, »mindsight«, and neural integration. *Infant Mental Health Journal*, 22, 67–94.

— (6. Nov. 2004). *Understanding emotion and empathy in relationships: Connection and empathy.* Präsentation: R. Cassidy Seminars, San Francisco.

— (3. Juni 2005). *The mindful brain*. Präsentation: Emotion Meets Spirit conference, Deep Streams Institute, Watsonville.

— (4. März 2006). *Awakening the mind to the wisdom of the body*. Präsentation: The Embodied Mind: Integration of the Body, Brain, and Mind in Clinical Practice conference, UCLA Extension and Lifespan Learning Institute, Los Angeles.

— (2006). An interpersonal neurobiology approach to psychotherapy: How awareness, mirror neurons, and neural plasticity contribute to the development of well-being. *Psychiatric Annals, 36*(4), 248–258.

—, et al. (2006). Mind, brain, and behavior. In: D. Wedding & M. L. Stuber (Hrsg.), *Behavior and medicine* (4. Aufl., S. 3–22). Cambridge: Hogrefe & Huber.

Siegel, R. D. (2005). Psychophysiological disorders: Embracing pain. In: C. K. Germer et al. (Hrsg.), *Mindfulness and psychotherapy* (S. 173–196). New York: Guilford Press.

Slade, A. (1999). Attachment theory and research: Implications for the theory and practice of individual psychotherapy with adults. In: J. Cassidy & P. R. Shaver (Eds.), *Handbook of attachment* (S. 575–594). New York: Guilford Press.

— (2000). The development and organization of attachment: Implications for psychoanalysis. *Journal of the American Psychoanalytic Association, 48*(4), 1147–1174.

Slavin, M. O., & Kriegman, D. (1998). Why the analyst needs to change: Toward a theory of conflict, negotiation, and mutual influence in the therapeutic process. *Psychoanalytic Dialogues, 8*, 247–284.

Smith, H. F. (1993). Engagements in analysis and their use in self-analysis. In: J. W. Barron (Hrsg.), *Self-Analysis* (S. 88–109). Hillsdale: Analytic Press.

Solomon, J., & George, C. (1999). *Attachment disorganization*. NewYork: Guilford Press.

Solomon, M. F., & Siegel, D. J. (2003). *Healing trauma: Attachment, mind, body, and brain*. New York: Norton.

Spangler, G., & Grossmann, K. E. (1993). Biobehavioral organization in securely and insecurely attached infants. *Child Development, 64*, 1439–1450.

Spezzano, C. (1995). »Classical« versus »contemporary« theory: The differences that matter clinically. *Contemporary Psychoanalysis, 31*, 20–46.

— (1998). Listening and interpreting: What analysts do to kill time between disclosures and enactments. *Psychoanalytic Dialogues, 8*, 237–246.

Sroufe, L. A. (1983). Infant-caregiver attachment and patterns of adaptation in preschool: The roots of maladaptation and competence. In: M. Perlmutter (Hrsg.), *Minnesota Symposium in Child Psychology* (Bd. 16, S. 41–83). Hillsdale: Erlbaum.

— (1996). *Emotional development: The organization of emotional life in the early years*. Cambridge: Cambridge University Press.

—, & Waters, E. (1977a). Attachment as an organizational construct. *Child Development, 48*, 1184–1199.

—, & Waters, E. (1977b). Heart rate as a convergent measure in clinical and developmental research. *Merrill-Palmer Quarterly, 23*, 3–28.

Stark, M. (2000). *Modes of therapeutic action*. Northvale: Jason Aronson.

Stern, D. N. (1985). *The interpersonal world of the infant*. New York: Basic Books; dt. (1992). *Die Lebenserfahrung des Säuglings*. Stuttgart: Klett-Cotta.

— (11. März 2002). *The change process in psychoanalysis*. Präsentation: San Francisco Psychoanalytic Institute, San Francisco.

— (2004). *The present moment in psychotherapy and everyday life*. New York: Norton; dt. (2005). *Der Gegenwartsmoment. Veränderungsprozesse in Psychoanalyse, Psychotherapie und Alltag*. Frankfurt/M.: Brandes und Apsel.

—, et al. (1998). Non-interpretive mechanisms in psychoanalytic psychotherapy: The »something more« than interpretation. *International Journal of Psychoanalysis, 79*, 903–921.

Stern, S. (1994). Needed relationships and repeated relationships: An integrated relational perspective. *Psychoanalytic Dialogues, 4*, 317–346.

— (2002). The self as a relational structure: A dialogue with multiple-self theory. *Psychoanalytic Dialogue, 12*, 693–714.

Stevens, W. (1990). Not ideas about the thing but the thing itself. In: *The collected poems of Wallace Stevens* (S. 534). New York: Vintage. (Original 1954)

Stolorow, R., Brandschaft, B., & Atwood, G. (1987). *Psychoanalytic treatment: An intersubjective perspective*. Northvale: Jason Aronson.

Stolorow, R., & Atwood, G. (1997). Deconstructing the myth of the neutral analyst: An alternative from intersubjective systems theory. *Psychoanalytic Quarterly, 66*, 431–449.

Sullivan, H. S. (1953). *The interpersonal theory of psychiatry*. New York: Norton; dt. (1980). *Die interpersonale Theorie der Psychiatrie*. Frankfurt/M.: S. Fischer.

— (1964). *The illusion of personal identity: The fusion of psychiatry and social science*. New York: Norton.

Suzuki, S. (1970). *Zen mind, beginner's mind*. New York: Weatherhill; dt. (2002). *Zen-Geist, Anfänger-Geist*. 11., überarbeitete Auflage. Berlin: Theseus.

Teilhard de Chardin, P. (1959). *The Phenomenon of man*. New York: Harper and Row; dt. (1959). *Der Mensch im Kosmos*. München: Beck.

Trevarthen, C. (1979). Communication and cooperation in early infancy: A description of primary intersubjectivity. In: M. Bullowa (Hrsg.), *Before speech: The beginnings of human communication* (S. 321–347). Cambridge: Cambridge University Press.

— (1998). The concept and foundations of infant intersubjectivity. In: S. Braten (Hrsg.), *Intersubjective communication and emotion in early ontogeny* (S. 15–46). Cambridge: Cam. Univers. Pr.

Tronick, E. (1989). Emotions and emotional communication in infants. *American Psychologist, 44*, 112–119.

— (1998). Dyadically expanded states of consciousness and the process of therapeutic change. *Infant Mental Health Journal, 19* (3), 290–299.

van der Kolk, B. (1996). The body keeps the score: Approaches to the psychobiology of post-traumatic stress disorder. In: B. A. van der Kolk et al. (Hrsg.), *Traumatic stress* (S. 214–241). New York: Guilford Press; dt. (2000). *Traumatic Stress* (S. 195–217). Paderborn: Junfermann.

— (2006). Clinical implications of neuroscience research in PTSD. *Annals of the New York Academy of Sciences, 1071*, 277–293.

— (2014). *The Body Keeps the Score*. New York: Viking; dt. (2015). *Verkörperter Schrecken. Traumaspuren in Gehirn, Geist und Körper und wie man sie heilen kann*. Lichtenau: G. P. Probst Verlag.

—, et al. (Hrsg.). (1996). *Traumatic stress*. New York: Guilford Press; dt. (2000). *Traumatic Stress*. Paderborn: Junfermann.

van IJzendoorn, M. H. (1995). Adult attachment representations, parental responsiveness, and infant attachment: A meta-analysis on the predictive validity of the Adult Attachment Interview. *Psychological Bulletin, 117*, 387–403.

—, et al. (1999). Disorganized attachment in early childhood: Meta-analysis of precursors, concomitants, and sequelae. *Development and Psychopathology, 11*, 225–249.

Varela, F. J. et al. (1992). *The embodied mind: Cognitive science and human experience*. Cambridge: MIT Press; dt. (1992). *Der mittlere Weg der Erkenntnis*. München: Scherz.

Wallin, D. (1997). Clinical controversies: The analyst's right to privacy. *Psychologist/Psychoanalyst, 17*(1), 9–10.

Walsh, R., & Shapiro, S. L. (2006). The meeting of meditative disciplines and western psychology: A mutually enriching dialogue. *American Psychologist, 61*(3), 227–239.

Weil, A. (2004). *Natural health, natural medicine*. Boston: Houghton Mifflin.

Weinfield, N. S. et al. (1999). The nature of individual differences in infant-caregiver attachment. In: J. Cassidy & P. R. Shaver (Hrsg.), *Handbook of attachment* (S. 68–88). New York: Guilford Press.

Weiss, J., & Sampson, H. (1986). *The psychoanalytic process*. New York: Guilford Press.

Wheeler, M. A. et al. (1997). Toward a theory of episodic memory: The frontal lobes and autonoetic consciousness. *Psychological Bulletin, 121*, 331–354.

White, R. W. (1959). Motivation reconsidered: The concept of competence. *Psychological Review, 66*(5), 297–331.

Winer, R. (1994). *Close encounters: A relational view of the therapeutic process*. Northvale: Jason Aronson.

Winnicott, D. W. (1965). The theory of the parent-infant relationship. In: D. W. Winnicott (Hrsg.), *The maturational processes and the facilitating environment* (S. 37–55). London: Hogarth Press; dt. (1974). *Reifungsprozesse und fördernde Umwelt*. München: Kindler.

— (1971a). Mirror role of mother and family in child development. In: D. W. Winnicott, *Playing and reality* (S. 111–118). London: Tavistock (Original 1967); dt. (1979). Die Spiegelfunktion von Mutter und Familie in der kindlichen Entwicklung (S. 128–136). In: D. W. Winnicott, *Vom Spiel zur Kreativität*. Stuttgart: Klett-Cotta.

Wrye, H. K., & Welles, J. K. (1994). *The narration of desire: Erotic transferences and countertransferences*. Hillsdale & London: Analytic Press.

Personen- und Stichwortverzeichnis

Bert Powell, Glen Cooper,
Kent Hoffman & Bob Marvin

Der Kreis der Sicherheit

Die klinische Nutzung der Bindungstheorie

Übersetzt von Theo Kierdorf & Hildegard Höhr
464 Seiten, Klappenbroschur, mit Lesezeichen

Dies ist die erste ausführliche Beschreibung der *Circle of Security Intervention* (COS). Das Buch erläutert sowohl theoretisch als auch praktisch, wie man Eltern helfen kann, besser auf die emotionalen Bedürfnisse ihrer Kinder bis zum Alter von fünf Jahren einzugehen. Die konzeptionellen Grundlagen der COS werden sehr anschaulich erläutert und die innovativen bindungsorientierten Einschätzungs- und Interventionsstrategien in allen klinischen Facetten geschildert.

»In meinen Augen hat der Kreis der Sicherheit eine entscheidende Wende herbeigeführt. Dieser Ansatz übersetzt die Bindungsforschung plausibler und direkter in die klinische Praxis als alles, was wir bisher gesehen haben.«
– CHARLES H. ZEANAH, JR., MD

»Was für ein wunderbares Buch! Es vermittelt wichtige neue Erkenntnisse, atmet Mitgefühl, berührt emotional, ist kristallklar in der Darstellung und überaus nützlich. Es beinhaltet die bestmögliche Kombination ausgezeichneter Wissenschaft, tiefreichender klinischer Erfahrung und kohärenter Instruktion für Therapeuten, die ich jemals kennengelernt habe. Das Buch ist für alle, die verstehen wollen, was gute elterliche Fürsorge wirklich beinhaltet, absolute Pflichtlektüre.« – PHILLIP R. SHAVER, PHD

»Den Autoren dieses Buches ist es meisterhaft gelungen, komplexe Konzepte der Bindungstheorie in eine praktische Methode zur Stärkung von Bindungsbeziehungen zu übersetzen.« – ALICIA F. LIEBERMAN, PHD

G. P. PROBST VERLAG
Lichtenau/Westfalen

Bessel van der Kolk

Verkörperter Schrecken

Traumaspuren in Gehirn, Geist und Körper und wie man sie heilen kann

Übersetzt von Theo Kierdorf & Hildegard Höhr

496 Seiten, Klappenbroschur, mit Lesezeichen

Dieses Buch erschließt ein faszinierendes neuartiges Verständnis der Ursachen und Folgen von Traumata und schenkt jedem, der die zerstörerische Wirkung eines solchen Erlebnisses kennengelernt hat, Hoffnung und Klarheit. Bessel van der Kolk, der seit über 30 Jahren in den Bereichen der Forschung und der klinischen Praxis an vorderster Front aktiv ist, beschreibt in seinem Buch, daß das Entsetzen und die Isolation im Zentrum eines jeden Traumas buchstäblich Gehirn und Körper verändern.

»Das Buch Verkörperter Schrecken *ist von atemberaubendem, geradezu epischem Ausmaß, ein Grundlagenwerk, geschrieben von einem der wichtigsten Pioniere der Erforschung und Behandlung von Traumata.«* – PETER A. LEVINE

»Dr. van der Kolks Meisterwerk.« – JUDITH HERMAN

»Das Buch markiert einen Wendepunkt im Traumaverständnis, und es wird in der Psychiatrie und in der gesamten Kultur als der Punkt in Erinnerung bleiben, an dem die Auswirkungen traumatischer Ereignisse und unserer Bemühungen, ihre Wirkung zu leugnen, in ihrem ganzen Ausmaß erkannt wurden.« – RICHARD SCHWARTZ

G. P. PROBST VERLAG
Lichtenau/Westfalen

Eine ausführliche Präsentation sämtlicher lieferbaren und geplanten Titel unseres Verlages finden Sie im Internet unter *www.gp-probst.de*

TITELLISTE – Auswahl

Band 02 – Emerson & Hopper: *Trauma-Yoga* (5. Aufl.)
Band 03 – Williams & Poijula: *Das PTBS-Arbeitsbuch* (3. Aufl.)
Band 12 – Putnam: *Handbuch Dissoziative Identitätsstörung* (2. Aufl.)
Band 13 – Scaer: *Das Trauma-Spektrum* (2. Aufl.)
Band 17 – Paulsen: *Trauma und Dissoziation mit neuen Augen sehen* (2. Aufl.)
Band 21 – Powell, Cooper, Hoffman & Marvin: *Der Kreis der Sicherheit*
Band 23 – van der Kolk: *Verkörperter Schrecken* (10. Aufl.)
Band 24 – Emerson: *Trauma-Yoga in der Therapie* (2. Aufl.)
Band 28 – Shapiro: *Ego-State-Interventionen – leicht gemacht* (3. Aufl.)
Band 29 – Porges: *Die Polyvagal-Theorie und die Suche nach Sicherheit* (6. Aufl.)
Band 32 – Steele, Boon & v. d. Hart: *Die Behandlung traumabasierter Dissoziation* (2. Aufl.)
Band 34 – Schwartz: *Arbeitsbuch Komplexe PTBS* (3. Aufl.)
Band 35 – Najavits: *Trauma, Sucht und die Suche nach Sicherheit* (2. Aufl.)
Band 36 – Dana: *Die Polyvagal-Theorie in der Therapie* (4. Aufl.)
Band 37 – Anderson et al.: *Therapeutische Arbeit im System d. Inneren Familie* (2. Aufl.)
Band 40 – Mischke-Reeds: *Somatische Psychotherapie – ein Werkzeugkasten* (2. Aufl.)
Band 43 – Dana: *Arbeiten mit der Polyvagal-Theorie* (3. Aufl.)
Band 45 – Delahooke: *Mehr als Verhalten* (2. Aufl.)
Band 48 – Porges: *Heilen mit der Polyvagal-Theorie* (2. Aufl.)
Band 49 – Kurtz: *HAKOMI – eine körperorientierte Psychotherapie*
Band 50 – Fisher: *Traumaspuren transformieren*
Band 54 – Anderson: *Traumata überwinden mit der IFS-Therapie*
Band 55 – Sanders & Thompson: *Die Polyvagal-Theorie und die Entwicklung des Kindes*
Band 56 – Schwartz: *Therapeutisches Yoga und Polyvagal-Theorie*
Band 58 – Truitt: *Die heilende Macht des Self-Havening*
Band 59 – Porges & Porges: *Sicherheit und Heilung finden* (2. Aufl.)
Band 61 – Erickson & Rossi: *Der Februarmann*
Band 63 – Porges & Onderko: *Das Safe and Sound Protokoll*
Band 64 – Mischke-Reeds: *Traumasensible Bewegung*